TRAITÉ

DE

MATIÈRE MÉDICALE.

Paris. — Imprimerie de Cosson,
Rue Saint-Germain-des-Prés, n. 9.

TRAITÉ

DE

MATIÈRE MÉDICALE,

OU

DE L'ACTION PURE

DES MÉDICAMENS HOMŒOPATHIQUES,

PAR

SAMUEL HAHNEMANN,

AVEC

DES TABLES PROPORTIONNELLES

DE L'INFLUENCE QUE DIVERSES CIRCONSTANCES EXERCENT
SUR CETTE ACTION,

PAR C. BOENNINGHAUSEN;

TRADUIT DE L'ALLEMAND,

PAR A.-J.-L. JOURDAN,

MEMBRE DE L'ACADÉMIE ROYALE DE MÉDECINE.

TOME PREMIER.

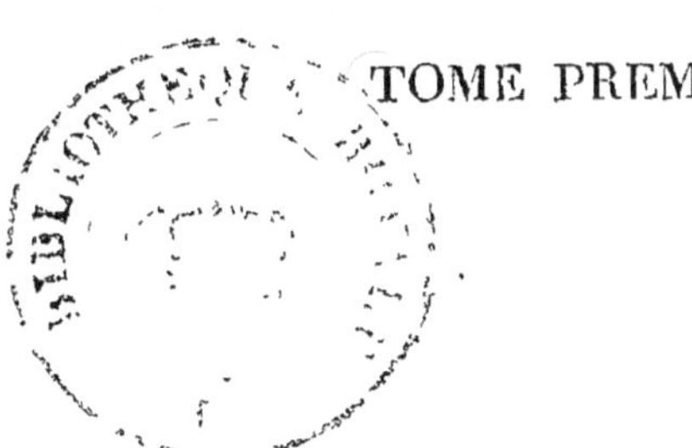

PARIS,

J.-B. BAILLIÈRE, LIBRAIRE

DE L'ACADÉMIE ROYALE DE MÉDECINE,

RUE DE L'ÉCOLE DE MÉDECINE, N° 13 bis.

LONDRES, MÊME MAISON, 219, RÉGENT-STREET.

1834.

[illegible]

[illegible]

1861 [illegible]

[illegible]

[illegible]

L.-B. [illegible]
[illegible]

PRÉFACE

Il est naturel qu'à son apparition dans le monde intellectuel, toute idée qui s'écarte de la route battue trouve peu de sympathie, et que la défiance contre elle redouble lorsque, loin de se concentrer dans le cercle des conceptions purement spéculatives, elle manifeste, au contraire, une énergique tendance à se glisser jusque dans la vie pratique, lorsqu'elle aspire à changer le mouvement machinal dont l'impulsion règle l'action de la plupart des hommes, non moins qu'à bouleverser les principes qu'une longue habitude les porte à regarder comme autant de vérités solidement établies. Tel a été le sort de toutes les doctrines, en philosophie comme dans les sciences exactes, en médecine de même qu'en politique. L'homœopathie pouvait moins qu'une autre y échapper, à cause de l'apparente étrangeté de ses dogmes. Mais, comme si tout ce qui se rattache à elle devait sortir des règles communes, elle nous offre le bizarre spectacle d'une doctrine médicale aux progrès de laquelle la polémique, animée par les passions, s'est moins opposée qu'une sorte de résistance passive, qui ne l'a point empêchée de grandir pour ainsi dire dans l'ombre, et d'acquérir, par cela seul qu'elle a étendu ses racines jusque dans toutes les parties du monde civilisé, assez d'importance pour qu'il ne soit plus permis de rester indifférent à la révolution dont elle menace la plus importante des branches de la médecine, celle qui la constitue art de guérir. C'est un devoir, aujourd'hui, pour tous les esprits éclairés, d'examiner les prétentions d'une nouvelle école devenue assez influente pour que plusieurs gouvernemens aient cru devoir favoriser son développement par des mesures législatives, et qui paraît être appelée à soulever bientôt les plus hautes questions, non seulement scientifiques, mais même morales et politiques. Il y aurait plus que de l'insouciance à ne pas soumettre au creuset de la raison froide et dégagée de préjugés, une doctrine qui se dit en possession de moyens propres à faire disparaître toutes les maladies aiguës en peu d'heures et sans convalescence, à guérir radicalement la majorité des maladies chroniques réputées incurables, et à obtenir ces résultats extraordinaires par les moyens les plus simples, sans avoir jamais besoin d'exciter la moindre affection nouvelle, surtout lorsque déjà cette doctrine proclame ses succès par milliers, et qu'elle-même demande à grands cris qu'on la juge par les faits, qu'on la traduise devant le tribunal de l'expérience, sévère, mais loyale.

Le temps n'est déjà plus où des plaisanteries relatives aux doses infinitésimales pouvaient sembler d'assez bons argumens contre l'homœopathie (1). Des faits incontes-

(1) Le simple raisonnement nous dit déjà qu'à quelque degré qu'on atténue un corps, jamais on ne parvient à l'anéantir. Mais il était curieux de savoir si, comme le pense M. Hahnemann lui-même, la chimie perd absolument les traces des substances dans les préparations ho-

tables sont là, qui doivent imposer silence au raisonnement pur. Ces doses minimes agissent, exercent même une action puissante, surprenante. Le doute n'est plus permis à cet égard. Mais le champ des investigations n'en demeure pas moins immense. Admît-on même pour vrais tous les principes qui servent de base à l'homœopathie, et qui exigent une critique expérimentale scrupuleuse, il resterait encore à les coordonner avec les données positives qui sont étrangères au domaine de la thérapeutique. L'homœopathie s'est élevée contre les formes actuelles de la nosologie, dont les généralisations sont d'un si faible secours dans une pratique qui roule uniquement sur des individualités, de même que celles de nos codes ont trop souvent pour résultat de multiplier et d'envenimer les contestations entre particuliers. Mais l'abus n'est pas l'usage; et, en renonçant d'une manière absolue aux cadres no-

mœopathiques, et si, parmi celles du moins qui appartiennent au règne minéral, il ne s'en trouve pas quelques-unes dont les réactifs puissent encore révéler la présence. Pour résoudre ce problème intéressant, j'ai invoqué l'obligeance de MM. Pétroz et Guibourt, qui ont bien voulu se livrer à quelques essais, et qui m'ont remis la note suivante, avec autorisation de la publier. « En mettant dans un verre de montre une goutte de sublimé corrosif à la quinzième dilution alcoolique, et y ajoutant une quantité fort petite d'hydrosulfate de soude, il reste une légère couche opaque qui, interposée entre l'œil et un papier, présente une teinte noirâtre manifeste, surtout sur la limite du liquide évaporé. Si l'on répète l'expérience avec de l'hydrosulfate de soude et de l'alcool pur, on obtient de même une couche opaque avec un reflet grisâtre ou noirâtre, qu'il faut attribuer au degré d'atténuation du soufre précipité ; mais il est certain que cet effet est moins marqué que lorsqu'on employe la solution de sublimé corrosif ; de sorte qu'on doit conclure que la teinte noirâtre observée avec celui-ci est en partie due à la présence du composé mercuriel. »

sologiques, qu'elle aurait pu si facilement améliorer en les appropriant à ses exigences, elle s'est privée d'un puissant secours, elle a prodigieusement accru le nombre déjà si grand des obstacles à sa propagation. Car, il ne faut pas s'y tromper, malgré sa simplicité apparente, l'homœopathie est sans contredit celle de toutes les méthodes médicales connues jusqu'à ce jour, qui présente le plus de difficultés dans ses applications, à ceux du moins qui se respectent assez pour ne pas vouloir exercer le plus noble des arts à titre seulement de métier et de profession mécanique.

Un vague pressentiment me porte à croire que ces difficultés pourront un jour sinon disparaître, du moins s'atténuer beaucoup, et l'une des premières conditions serait, à mon avis, d'éviter tout ce qui, de manière ou d'autre, ressemble à l'esprit de secte. Car les plus tristes siècles de la médecine sont ceux où tous les esprits ont été servilement courbés sous l'autorité d'un seul homme, d'un Galien, d'un Boerhaave, d'un Brown, par exemple. Voltaire a dit, avec raison, que si l'enthousiasme n'est pas toujours le compagnon de l'ignorance, il l'est souvent d'une science erronée, et que la chose la plus rare est de le trouver uni à la raison. Cicéron avait déjà exprimé la même idée: *utatur motu animi, qui uti ratione non potest*, et il l'avait plus explicitement encore développée dans cette autre maxime: *nihil est turpius quam cognitioni et perceptioni assertionem approbationemque præcurrere*. La liberté a les mêmes caractères dans la littérature et dans la vie civile; en politique, être libre, c'est ne dépendre que des lois à la confection desquelles on a concouru par soi-même ou par ses propres mandataires; dans la république des lettres, c'est ne prendre pour guide que ses propres idées, ou, si l'on adopte celles des autres, ne le faire qu'après examen, après se les être appropriées par la méditation, toujours en se bornant à dire, comme l'abbé de Saint-Pierre, qu'on est de telle opinion quant à présent; car des faits nouveaux peuvent à chaque instant venir modifier ou changer nos convictions, et un esprit sage se défie même de l'expérience.

Mais, avant de songer à épurer une doctrine quelconque, il faut s'assurer de la valeur des principes qui lui servent de base, et de la réalité des faits dont ces principes sont le résumé. C'est pour aider mes compatriotes dans ce travail, devenu, je le répète, un devoir indispensable; en ce qui concerne l'homœopathie, que je leur offre la traduction de la Matière médicale pure de M. Hahnemann, ouvrage fondamental, sans lequel les essais homœopathiques sont sinon impossibles, au moins réduits à des tâtonnemens dont un hasard heureux pourrait seul faire jaillir quelque étincelle de vérité, et que tout homœopathe doit considérer en quelque sorte comme son bréviaire.

J'ai cru devoir faire subir à cet important ouvrage quelques modifications qui, du reste, portent sur la forme seule et non point sur le fond. En premier lieu, par un artifice purement typographique, j'ai réduit les six volumes de l'original allemand à trois, sans néanmoins me permettre le moindre retranchement. En second lieu, j'ai réuni, sous le titre de Prolégomènes, un certain nombre de morceaux que l'auteur avait placés presqu'au hasard, et dans lesquels je me suis attaché à reproduire d'une manière scrupuleuse la verve originale de son style si éminemment pittoresque. J'y ai joint aussi une dissertation sur la répétition des doses homœopathiques dont il a enrichi l'année dernière le Répertoire de M. Bœnninghausen, et des Tables fort utiles que ce dernier a publiées pour faciliter l'appréciation de l'influence que diverses circonstances exercent sur l'action des moyens mis en usage par la méthode dont il est un des partisans les plus chauds et les plus éclairés. Enfin, je n'ai adopté qu'un seul ordre alphabétique général pour toutes les substances, au lieu d'en suivre un particulier pour celles que chaque volume embrasse.

La Matière médicale pure, telle que je la donne au public, n'offre l'histoire que d'une partie des substances employées par les homœopathes, qui peu à peu en ont beaucoup accru le nombre. L'ouvrage le plus important du fondateur, quoiqu'absolument indispensable, ne suffit donc plus aujourd'hui. Il exige des additions, devant les difficultés desquelles je n'ai pas reculé, et dont les matériaux seront puisés surtout dans les écrits, à peu près inconnus chez nous, et pourtant si précieux, de MM. Stapf, Hartlaub, Trinks, Gross, Hartmann, Rummel, Schweickert, Jœrg, Rueckert, etc. C'est en réunissant tous ces travaux épars que j'espère arriver à offrir un supplément substantiel, en deux ou trois volumes, qui, joint au grand ouvrage de M. Hahnemann, formera un traité complet de matière médicale et de thérapeutique homœopathiques. Chacun alors aura les moyens de se livrer à tous les essais nécessaires pour asseoir un jugement raisonné, et l'opinion publique pourra enfin se fixer sur le compte d'une doctrine tant vantée par les uns, si dédaigneusement traitée par les autres. Alors, seulement, il deviendra facile de mettre en pratique cette pensée si juste de madame de Staël : « L'étude et l'examen peuvent seuls donner cette libéralité de jugement, sans laquelle il est impossible d'acquérir des idées nouvelles ou de conserver même celles qu'on a. » Mais alors aussi il ne faudra pas perdre de vue le précepte de Beaumarchais : « Ceux qui croyent qu'un auteur se trompe en s'élevant contre les opinions générales, doivent le réfuter, mais en respectant ses intentions et sa personne ; toute démarche pour empêcher certains ouvrages d'être lus et de se répandre, devient un crime contre les droits de la raison humaine, et un aveu secret du peu de confiance qu'on a dans les preuves des opinions qu'on professe. »

TABLES

*Pour faciliter la connaissance des particularités que tous les mé-
dicamens homœopathiques complétement étudiés jusqu'à ce jour
présentent, sous le rapport de l'aggravation ou de l'amélioration de leurs symptômes, suivant les époques de la journée et
les circonstances, et sous celui des états du moral qu'ils font
naître.*

PAR C. BOENNINGHAUSEN.

Les succès innombrables, et pour la plupart évidens, de l'homœopathie, dans le traitement des maladies tant aiguës que chroniques, auraient certainement multiplié bien davantage les partisans
de cette méthode curative parmi le public médical, si quelques difficultés assez graves ne se présentaient quand il s'agit d'en faire l'application. Non-seulement c'est un travail long et pénible que de
rechercher avec soin tous les caractères et toutes les particularités de
chaque cas individuel, même dans les épidémies, ou dans les maladies qui semblent être suffisamment désignées par les noms qu'on
leur donne, mais encore le choix qu'il faut faire ensuite du remède
le plus convenable, d'après l'analogie de ses effets purs, offre de
nouveaux embarras, et plonge souvent dans une mer de doutes,
d'où l'homœopathe peu exercé, et à plus forte raison celui qui
débute, ne savent comment sortir.

C'est sans contredit à cette cause et au mauvais choix des remèdes
qui s'ensuit fort souvent, qu'on doit s'en prendre le plus ordinairement, lorsqu'on ne voit point arriver le résultat sur lequel on
comptait. Tous ceux qui commencent auront éprouvé, ce qui leur
arrive de moins en moins à mesure qu'ils acquièrent plus d'habitude
et de circonspection dans la pratique de l'homœopathie, que, même
après avoir choisi avec tout le soin possible la substance médicinale
qui semble le mieux appropriée, l'événement ne répond pas toujours
à l'attente, et que parfois l'effet est nul, ou même les symptômes
s'exaspèrent. En pareil cas, on peut être certain, ou que le remède
avait déjà été employé auparavant à des doses allopathiques, ce qui
explique pourquoi ses symptômes, devenus habituels, se manifestent
alors d'une manière si prononcée, ou que quelque symptôme morbide, auquel on n'avait point eu égard, était en contradiction avec
ce même remède, qui s'est trouvé ainsi mal placé, et qui par cela
même a été inactif. Dans le premier cas, on observe généralement

une exaspération des symptômes de la maladie, tandis que, dans l'autre, il ne survient aucun changement appréciable. Il faut, dans le premier, commencer par détruire la maladie médicinale invétérée, à l'aide de l'antidote homœopathique le mieux approprié, si l'on veut pouvoir ensuite, par une élucubration plus scrupuleuse du portrait de la maladie et un choix plus attentif du médicament, réparer l'erreur qu'on avait commise en premier lieu. Ce serait effectivement faire preuve d'une grande inconséquence et se mettre en contradiction avec soi-même, que de tirer d'expériences semblables un argument contre l'exactitude du principe fondamental (*similia similibus*). Car, outre que chacun a pu se convaincre un jour ou l'autre de la réalité d'une des deux causes dont je viens de parler, il resterait alors à expliquer les cas bien plus fréquens où, en suivant une marche identique, on obtient une guérison durable, en si peu de temps que souvent toutes les espérances du médecin lui-même sont dépassées. Sans cela, on serait forcé de dire qu'il n'y a pas de principe fixe dans la nature, sous le point de vue de la thérapeutique, thèse à la défense de laquelle il serait difficile de trouver quelqu'un qui voulût se prêter.

On est donc fondé à espérer que les médecins qui cherchent la vérité de bonne foi accueilleront favorablement tout travail, quelque mince qu'il soit, qui pourra faciliter les applications de l'homœopathie, de cette méthode que Hufeland appelle la seule médecine directe, et aider à choisir les remèdes qui conviennent le mieux. Aussi n'ai-je point hésité à céder au vœu de plusieurs homœopathes, aux pressantes sollicitations même du vénérable fondateur de la doctrine, en publiant les Tables suivantes. Je n'attache certainement pas une grande importance à ce travail en lui-même, qui ne fait que reproduire des choses déjà connues; mais je le crois propre à faciliter l'appréciation de quelques particularités offertes par les médicamens dont jusqu'à ce jour on a fait l'essai sur l'homme en santé, et à aider dans leurs recherches les médecins qui apprécient l'importance de pareils rapprochemens. A peine ai-je besoin d'ailleurs de rappeler qu'en ce qui concerne plusieurs substances médicinales, celles surtout qui n'ont encore été éprouvées que d'une manière partielle et incomplète, il a dû se glisser des erreurs dont le temps seul procurera la rectification. Pour le moment actuel, je ne pouvais prendre que ce que j'avais sous la main; car l'homœopathie ne souffre nulle part ni conjectures ni hypothèses, et elle ne veut rien devoir à ce qui n'est qu'opinion, parce qu'elle sait comment on doit s'y prendre pour trouver la vérité pure dans le champ des réalités.

L'analogie entre la maladie naturelle et les effets produits par un remède homœopathique, analogie sans laquelle celui-ci ne peut éteindre celle-là, doit être complète sous tous les rapports. Il ne suffit donc point à l'homœopathie d'avoir trouvé un moyen qui ait la propriété d'exciter quelques sensations analogues à celles dont le malade se plaint; il lui suffit encore moins que l'analogie se borne à de simples noms génériques (mal de tête, mal de dents, mal de ventre, goutte, etc.), ainsi que des hommes fort ignorans n'ont pas rougi de le lui attribuer. Pour que le remède choisi guérisse avec certitude, il faut que ses effets purs correspondent au groupe entier des symptômes existans, à l'ensemble de tous les accidens morbides, non pas seulement aux sensations et douleurs, mais encore à l'augmentation ou à la diminution des symptômes suivant le temps et les circonstances, suivant aussi l'état moral du malade. Il faut que ses effets ressemblent le plus possible à toutes ces particularités. C'est seulement lorsque l'ensemble des symptômes a été relevé ainsi d'une manière complète et rigoureuse, et qu'ensuite, parmi les médicamens éprouvés, on en trouve un qui correspond à toutes les spécialités, ou qui du moins n'est en contradiction avec aucune, qu'on peut compter à coup sûr sur l'effet désiré, pourvu toutefois que d'autres n'aient pas déjà préalablement abusé du remède à des doses élevées, et qu'actuellement on n'en donne pas au-delà de la quantité que l'expérience a appris être suffisante pour atteindre au but.

Celui qui a déjà quelqu'habitude de la médecine homœopathique, et qui a vu les effets étonnans qu'elle produit dans les maladies les plus diversifiées, n'a besoin, pour apprécier convenablement ce qui précède, que de se rappeler les particularités dont l'immortel fondateur de cette méthode nous a révélé la connaissance, en ce qui concerne les effets purs de la pulsatille et de la noix vomique. Les nombreux symptômes de ces deux médicamens, qui sont si utiles et dont les propriétés ont été étudiées avec un soin tout spécial, peuvent fournir une multitude de portraits de maladies qui ne correspondent ni mieux ni moins bien à l'un qu'à l'autre. Ce que nous savons même être caractéristique pour ces deux substances n'est pas séparé par des limites tellement tranchées, qu'il ne puisse arriver à certains symptômes d'exprimer quelque chose d'analogue ou d'entrer en contradiction avec d'autres. Quand on choisit sans avoir égard à la particularité dominante de chaque remède, il ne peut manquer souvent de se faire que l'option porte à faux, parce que la substance pour laquelle on se décide, semble, d'après quelques uns de ses symptômes, pris isolément des autres, se rapprocher davantage du portrait de la maladie qu'on a sous les yeux. Ici donc, l'erreur ne tient point au principe de la méthode homœopathique, ni, à proprement parler, au choix lui-même, mais à ce qu'on a mal saisi l'ensemble des symptômes de la maladie et celui des symptômes du médicament. En effet, la pulsatille a beaucoup de symptômes qui paraissent le matin, au grand air et pendant le mouvement, comme la noix vomique en a de pareils qui se manifestent le soir, dans la chambre et pendant le repos du corps. Si par hasard on se borne à ceux-là, on se trouvera conduit à faire choix du moyen qui ne convient pas, et par conséquent on ne verra point survenir l'effet sur lequel on compte.

Il est donc de la plus haute importance de bien se pénétrer des symptômes caractéristiques de chaque médicament, et surtout de ceux qui appartiennent à la catégorie des antipsoriques. Ces derniers, en effet, possèdent tous le pouvoir de détruire les tristes suites d'un seul et même mal miasmatique fondamental, de sorte que, pour la plupart aussi, ils ont la même sphère d'action et qu'ils se ressemblent beaucoup quant à leurs vertus. Cependant chacun d'eux, comme tous les médicamens, a en outre ses spécialités, et l'emploi de l'un à la place de l'autre ne peut jamais être suivi du même résultat favorable.

Nous en avons eu la preuve péremptoire l'année dernière, dans les fièvres intermittentes si communes, qui, pour la majeure partie, étaient évidemment de nature psorique, et qu'en conséquence on ne pouvait guérir d'une manière certaine et durable qu'à l'aide des moyens antipsoriques. Presque tous les antipsoriques connus jusqu'à ce jour (1) furent employés d'après l'analogie diverse de leurs symptômes, sans qu'on pût attribuer de prééminence à aucun, et leur puissante efficacité curative, quand on les avait bien choisis, surtout eu égard aux symptômes observés pendant l'apyrexie, ne se manifestait pas seulement par la promptitude avec laquelle ils faisaient cesser la fièvre et les autres accidens morbides, mais encore et surtout parce qu'il n'y eut pas un seul malade qui n'obtînt guérison, et que, parmi tou ceux qui furent traités homœopathiquement, nul n'éprouva les récidives qui eurent lieu chez presque tous ceux dont la maladie avait été combattue par l'emploi allopathique du quinquina.

Il est vrai qu'une exposition complète des effets caractéristiques des médicamens, de laquelle on écarterait tout ce qu'il y a d'incertain ou d'à-moitié vrai dans leurs effets purs, parmi lesquels on à souvent tant de peine à distiguer l'action primitive de la réaction, ne saurait être le résultat que d'efforts réunis ou combinés, et sans un

(1) Cependant *Calc.* fut, pendant la dernière moitié de l'été, le médicament qui se trouva le plus fréquemment indiqué et qui guérit avec le plus de promptitude. Nous avons besoin de nouvelles observations faites avec plus de soin encore pour savoir si ce phénomène tient à l'époque de l'année et au temps, ou s'il dépend de ce que, dans la plupart des cas, le quinquina avait déjà été employé auparavant et toujours en vain. En 1832, *Natr. mur.*, *Amm. carb*, et *Carb.. veget.* furent les moyens qui convinrent le plus souvent, tandis que *Calc.* ne fut presque jamais indiquée.

hopital homœopathique placé sous la protection immédiate du gouvernement, seul lieu où l'on puisse épurer et constater la vérité, la science ne fera que de lents progrès. Mais jusqu'à ce que cette science, si jeune encore, et qui cependant a déjà opéré de si grandes choses, soit arrivée à voir combler le plus ardent de ses désirs, ceux qui la cultivent ne doivent pas rester oisifs ; c'est un devoir pour chacun d'eux de contribuer autant qu'il est en lui à l'achèvement du grand édifice, afin que l'humanité souffrante ait moins long-temps à attendre les bienfaits de découvertes qui se sont déjà montrées si souvent utiles, et qui promettent de donner à l'avenir infiniment plus encore qu'elles n'ont fait jusqu'à présent.

Les trois Tables suivantes contiennent un aperçu comparatif de la manière dont tous les médicamens qui jusqu'à ce jour ont été essayés d'une manière un peu complète sur l'homme en santé, se comportent suivant l'époque de la journée, selon la situation et les circonstances, enfin sous le rapport de l'état moral qu'ils font naître. Dans toutes trois, les rangs ont été indiqués au moyen des cinq premières lettres de l'alphabet, en sorte que *a* désigne la prédominance décidée, celle qui n'est sujette à aucune contestation, *c* le terme moyen, ou une même manière de se comporter dans des temps opposés ou des circonstances contraires, *e* le dernier rang, *b* et *d* les rangs intermédiaires, c'est-à-dire *b* celui qui se rapproche du premier, et *d* celui qui avoisine le dernier. Lorsqu'il n'y a rien de marqué, les effets purs n'offrent rien non plus qui ait pu trouver place dans les Tables. Cette méthode de désigner les rangs m'a semblé la plus convenable, et la plus commode, et j'ai pensé aussi que cinq nombres suffisaient pour marquer les degrés.

La première Table, indiquant l'augmentation et la diminution des symptômes suivant l'époque de la journée, était celle qui présentait le plus de difficultés à dresser, parce que les temps de la journée ne sont point séparés par des limites bien tranchées, et que le langage usuel manque d'expressions pour les désigner d'une manière précise. C'est ce qui a lieu surtout pour le matin et le soir, dont fort souvent on prolonge beaucoup trop la durée, en y comprenant une partie de la nuit, ou de l'avant-midi et de l'après-midi ; je ne doute pas que cette Table ne soit celle qui reçoive par la suite le plus de corrections et de rectifications.

La seconde Table, consacrée à exposer la manière dont les médicamens se comportent sous le point de vue de l'excitation ou de l'augmentation, et de l'apaisement ou de la cessation de leurs symptômes, par l'influence des circonstances, pouvait déjà, dans la plupart des cas, reposer sur des données plus certaines et plus clairement exprimées. Cependant, lorsque je l'ai rédigée, j'ai trouvé, comme en dressant la première, que tous les symptômes indistinctement ne devaient pas être pris en considération, mais qu'il fallait faire un choix parmi eux, et en laisser de côté un certain nombre qui auraient donné d'inexacts résultats. La principale règle à laquelle je me suis conformé en faisant ce choix, a été tirée des préceptes que le vénérable fondateur de l'homœopathie trace à cet égard dans les prolégomènes de ses articles *Noix vomique*, *Pulsatille*, *Bryone* et *Rhus*, comparés avec les symptômes de ces médicamens, qui en fournissent la confirmation. En conséquence, je n'ai eu égard, dans les deux premières Tables, qu'aux symptômes de la tête, des yeux, des dents, de la respiration et de la poitrine, des membres, des affections générales, des affections nocturnes et de la fièvre, et je n'y ai joint les autres que quand ils ne laissaient aucun doute, soit à cause de leur petit nombre, soit à cause de leur précision. Je dois faire remarquer encore que, par l'expression d'*attouchement*, inscrite en tête de la seconde colonne de la seconde Table, il faut entendre aussi *grattement*, *frottement*, *pression*, etc.; de même que celle d'*aggravation* comprend *excitation* et *accroissement* des symptômes, et celle d'*amélioration*, *cessation* et *apaisement* de ces mêmes symptômes. Le reste de ces deux Tables n'exige aucun commentaire.

Dans la troisième Table, qui a pour objet les états moraux provoqués par les médicamens, les cinq premières lettres de l'alphabet ont la même signification que dans les deux premières. Je me suis attaché, dans le classement des colonnes, à suivre, autant que possible, un ordre psychologique, afin de rendre la comparaison plus facile.

En ce qui concerne les médicamens eux-mêmes, j'ai pris pour guide l'*Exposition systématique* du docteur Rueckert, ouvrage qui se trouve entre les mains de tous les homœopathes. Seulement j'ai placé les acides immédiatement après leurs bases, parce que l'affinité de ces corps les uns pour les autres se manifeste aussi sous le point de vue thérapeutique, et qu'il m'a paru que c'était là un moyen de rendre la recherche des premiers plus facile.

Quant à l'usage des Tables, à peine est-il nécessaire de rappeler qu'elles ne sont pas le moins du monde destinées à introduire une sorte d'esprit de généralisation dans la médecine homœopathique. Après tous les inconvéniens dont cet esprit a été la source dans l'allopathie, de l'aveu presque unanime des écrivains et praticiens les plus recommandables, l'homœopathie serait suffisamment fondée à le repousser, quand bien même toute sa propre essence ne consisterait pas d'une manière rigoureuse à individualiser. C'est pourquoi quiconque veut agir en conscience ne doit consulter mes Tables qu'après avoir discuté avec soin le cas morbide qu'il a sous les yeux, et l'avoir comparé avec les médicamens divers qui concourent à s'en rapprocher, en quelque sorte pour dissiper les doutes qui pourraient encore rester dans son esprit, ou pour s'assurer que le choix qu'il a fait du remède est bon. Elles ne peuvent nullement indiquer le moyen qui convient le mieux; mais elles doivent en faciliter la recherche, et empêcher qu'on n'adopte un médicament inconvenant, comme il est si facile de le faire. Le principal est donc toujours de se livrer à une étude assidue des effets purs des médicamens, étude pour laquelle les débutans surtout avaient besoin d'un guide, qu'ils ne chercheront pas en vain, je l'espère, dans mes Tables.

Je pense que ces Tables aideront spécialement à mieux connaître et à grouper d'après l'analogie de leurs effets les médicamens qui, dans un cas donné, semblent rivaliser entr'eux de prééminence, en particulier les antipsoriques.

Ainsi, par exemple, la première nous apprend qu'il y a *accroissement notable*,

Le matin, dans les symptômes de *Aur., Calc., Caust., Con., Mang., Mur. magn., Natr. mur., Phosph.* et *Silic.*

Après-midi, dans ceux de *Agar., Alum.* et *Amm.*

Le soir, dans ceux de *Anac., Ars., Carbo an.* et *veg., Daph., Dulc., Petr., Sep., Stann., Stront., Sulph.* et *Zinc.*

La nuit, dans ceux de *Bar., Lyc., Mur. ac.* et *Sulph. ac.*

Le matin et l'après-midi, dans ceux de *Sass.*

Le matin et le soir, dans ceux de *Bov., Graph.* et *Kali.*

Le matin et la nuit, dans ceux de *Iod.* et *Natr.*

L'après-midi et le soir, dans ceux de *Magn.*

Le matin, l'après-midi et le soir; dans ceux de *Nitr. ac.*

Nous voyons, d'après la seconde Table, que les symptômes de *Bar., Iod., Graph., Kali, Mangan., Natr. mur., Nitr. ac., Petr., Sass.* et *Silic., s'accroissent pendant le mouvement.*

Que ceux de *Agar., Alum., Anac., Ars., Aur., Coloc., Con., Dulc., Lyc., Magn., Mur. ac., Mur. magn., Natr., Nitr., Sep., Stann.* et *Stront., s'accroissent pendant le repos.*

Et que ceux de *Amm., Bov., Calc., Carbo an.* et *veg., Caust., Daph., Phosph., Phosph. ac., Sulph. ac.* et *Zinc., sont également intenses pendant le repos et le mouvement.*

Que les symptômes d'*Agar., Amm., Anac., Bar., Calc., Carbo an.* et *veg., Caust., Coloc., Con., Dulc., Graph., Kali, Lyc., Mangan., Natr., Natr. mur., Nitr. ac., Petr., Phosph., Phosph. ac., Sass., Sep., Silic., Stann., Stront., Sulph., Sulph. ac.* et *Zinc., s'accroissent au grand air.*

Et que ceux de *Alum.*, *Bov.*, *Magnesia*, *Mur. magn.* et *Nitr.*, s'accroissent dans la chambre.

Que ceux d'*Ars.*, *Aur.*, *Daph.* et *Iod.*, sont également intenses au grand air et dans la chambre.

Que ceux d'*Alum.*, *Dulc.*, *Iod.*, *Sulph.* et *Zinc.*, s'accroissent à la chaleur.

Que ceux d'*Agar.*, *Amm.*, *Ars.*, *Bar.*, *Bov.*, *Calc.*, *Carbo an.* et *veg.*, *Con.*, *Daph.*, *Graph.*, *Lyc.*, *Mang.*, *Mur. ac.*, *Nitr. ac.*, *Petr.*, *Phosph.*, *Sep.*, *Stann.* et *Stront.*, s'accroissent au froid.

Et que ceux de *Caust.*, *Kali*, *Natr. mur.*, *Phosph. ac.* et *Silic.* ont la même intensité au froid et au chaud.

La troisième Table nous apprend qu'on rencontre surtout,

Sérénité d'âme, parmi les symptômes d'*Aur.*, *Carbo an.*, *Natr.*, *Phosph.*, *Phosph. ac.*, *Sulph. ac.* et *Zinc.*

Versatilité de l'humeur, parmi ceux de *Lyc.*, *Sass.* et *Zinc.*

Maladie imaginaire, parmi ceux de *Calc.*, *Kali* et *Sep.*

Agitation, parmi ceux de *Agar.*, *Ars.*, *Aur.*, *Calc.*, *Dulc.*, *Iod.*, *Kali*, *Mang.*, *Natr.*, *Nitr.*, *Nitr. ac.*, *Phosph. ac.*, *Stann.* et *Sulph. ac.*

Indifférence, parmi ceux de *Agar.*, *Carbo an.* et *veg.*, *Con.*, *Lyc.*, et *Sulph.*

Défiance et misanthropie, parmi ceux de *Bar.* et *Lyc.*

Irrésolution, parmi ceux de *Agar.*, *Bar.* et *Petr.*

Anxiété, parmi ceux de *Anac.*, *Ars.*, *Calc.*, *Caust.*, *Graph.*, *Iod.*, *Lyc.*, *Magn.*, *Natr.*, *Nitr.*, *Nitr. ac.*, *Phosph.*, *Sep.* et *Sil.*

Propension à la frayeur, parmi ceux de *Kali* et *Lyc.*

Abattement, parmi ceux de *Agar.*, *Aur.*, *Calc.*, *Coloc.*, *Con.*, *Graph.*, *Lyc.*, *Mur. ac.*, *Natr.*, *Natr. mur.*, *Nitr. ac.*, *Phosph.*, *Sass.*, *Sep.*, *Stann.*, *Sulph.* et *Sulph. ac.*

Propension à pleurer, parmi ceux de *Alum.*, *Amm.*, *Bov.*, *Calc.*, *Lyc.*, *Mur. ac.*, *Natr. mur.*, *Phosph.*, *Phosph. ac.*, *Sep.* et *Sulph.*

Morosité, parmi ceux de *Agar.*, *Bov.*, *Calc.*, *Caust.*, *Con.*, *Dulc.*, *Kali*, *Magn.*, *Mang.*, *Mur. ac.*, *Mur. magn.*, *Nitr.*, *Petr.*, *Phosph. ac.*, *Sass.*, *Stann.*, *Stront.*, *Sulph.*, *Sulph. ac.* et *Zinc.*

Irritabilité, parmi ceux de *Amm.*, *Carbo an.* et *veg.*, *Natr.*, *Phosph.*, *Stront.* et *Zinc.*

Propension à la colère, parmi ceux de *Ars.*, *Aur.*, *Calc.*, *Carbo an.* et *veg.*, *Caust.*, *Con.*, *Daph.*, *Dulc.*, *Kali*, *Lyc.*, *Natr. mur.*, *Petr.*, *Phosph.*, *Sep.*, *Stront.*, *Sulph.* et *Zinc.*

Les autres médicamens dans lesquels on constatera par la suite le caractère antipsorique, pourront être classés de la même manière, ce qui en facilitera singulièrement le choix et le rendra bien plus sûr.

Je termine en exprimant le désir que cet essai soit examiné dans tous ses détails, purgé des fautes qui ont dû infailliblement s'y glisser, et porté ainsi au degré de perfection que la chose en elle-même paraît mériter. Pour garant que ce vœu sera comblé, j'ai la tendance active vers le perfectionnement qui partout se prononce d'une manière si énergique chez les partisans de la médecine homœopathique.

TABLE I. *Manière dont les Médicamens se comportent, dans l'excitation de leurs symptômes, d'après l'époque de la journée.*

NOMS DES MÉDICAMENS.	Le matin.	Avant midi.	A midi.	Après midi.	Le soir.	La nuit.	Avant minuit.	Après minuit.
Aconitum.	b	—	—	—	a	c	—	b
Agaricus.	c	e	—	a	b	c	—	—
Alumina.	b	d	—	a	b	c	c	c
Ambra.	b	e	—	d	a	c	c	c
Ammon. carb. . .	b	b	—	a	c	b	—	b
Anacardium. . . .	b	c	—	c	a	d	—	—
Angustura. . . .	c	e	—	d	a	b	b	d
Antim. crud. . . .	b	—	—	a	c	b	—	—
Argentum.	b	—	a	—	b	e	e	—
Arnica.	a	—	c	c	—	b	b	—
Arsenicum. . . .	b	d	e	c	a	a	d	a
Asa foet.	c	—	—	a	—	e	e	—
Asarum.	c	—	—	b	b	e	—	—
Aurum.	a	c	e	e	—	b	—	b
Baryta	b	c	—	b	b	a	c	c
Belladonna. . .	b	e	e	d	a	c	c	—
Bismuthum. . .	c	—	—	—	b	a	—	—
Bovista.	a	e	e	b	a	d	—	—
Bryonia.	a	d	—	c	a	b	c	c
Caladium. . . .	c	—	—	d	b	a	d	d
Calcarea carb. .	a	c	c	c	b	b	—	b
Camphora . . .	b	—	—	b	b	a	—	—
Cannabis.	—	—	—	—	—	a	—	a
Cantharides. . .	d	—	e	a	c	c	—	b
Capsicum.	e	—	—	c	a	b	—	b
Carbo anim. . .	b	—	—	c	a	c	—	—
Carbo veget. . .	b	—	—	c	a	c	c	e
Causticum . . .	a	d	e	d	c	b	—	b
Chamomilla . .	c	—	—	c	b	a	c	c
Chelidonium . .	c	—	—	a	—	—	—	—
China.	a	e	—	d	b	c	d	c
Cicuta	b	—	a	—	—	b	—	—
Cina	a	—	—	c	b	d	—	—
Clematis	a	—	—	—	—	b	—	—
Cocculus.	b	c	—	—	a	c	—	c
Coffea	a	—	c	b	c	b	—	b

NOMS DES MÉDICAMENS.	Le matin.	Avant midi.	A midi.	Après midi.	Le soir.	La nuit.	Avant minuit.	Après minuit.
Colchicum	b	—	—	b	—	a	—	—
Colocynthis	c	—	—	—	c	c	—	—
Conium	a	d	—	c	c	b	—	c
Corall. rubr	a	—	—	—	c	b	b	—
Crocus	a	—	—	—	—	b	—	b
Cuprum	a	—	—	—	—	b	—	—
Cyclamen	—	—	—	—	a	d	d	c
Daphne	c	—	—	b	a	c	—	c
Datura	a	—	a	—	—	—	—	—
Digitalis	a	—	—	c	c	b	—	—
Drosera	a	c	—	c	b	c	—	c
Dulcamara	b	c	d	—	a	c	—	b
Euphorbium	a	—	—	—	—	b	—	—
Euphrasia	d	c	—	d	b	c	—	—
Ferrum	a	d	—	d	b	c	—	c
Graphites	a	—	d	c	a	b	d	b
Gratiola	c	b	—	b	b	a	b	c
Guajacum	a	b	—	—	b	b	—	—
Helleborus	a	—	—	c	b	—	—	d
Hepar sulph.	c	—	—	e	b	a	a	a
Hyoscyamus	c	—	—	—	a	a	—	—
Ignatia	b	—	e	c	a	d	e	d
Iodium	a	—	—	b	b	a	—	b
Ipecacuanha	b	d	—	d	a	d	—	—
Kali carb.	a	c	e	d	a	b	e	b
Kali hydriod.	c	e	—	d	a	c	c	—
Laurocerasus	—	c	—	a	b	—	—	d
Ledum	b	—	—	—	c	a	—	b
Lycopodium	c	e	e	d	b	a	a	b
Magnesia	d	e	—	b	a	a	—	a
Magn. arct.	c	e	e	c	a	b	b	e
Magn. austr	c	—	—	c	a	b	b	—
Manganum	a	d	—	d	b	é	—	c
Menyanthes	d	—	—	c	b	d	—	—
Mercurius	d	e	—	d	a	b	c	b
Moschus	c	—	—	a	b	—	—	—
Mur. acid.	c	—	—	—	b	a	a	—
Mur. magn.	a	—	—	—	c	b	—	—
Natrum	a	b	—	d	c	a	—	b
Natr. mur.	a	c	—	d	b	c	e	●

NOMS DES MÉDICAMENS.	Le matin.	Avant midi.	A midi.	Après midi.	Le soir.	La nuit.	Avant minuit.	Après minuit.
Nitrum	b	d	d	a	a	c	—	c
Nitri acid	a	d	c	a	a	b	b	c
Nux vom	a	d	d	b	c	c	d	c
Oleander	b	—	—	—	b	a	—	—
Oleum anim	b	d	c	b	a	e	—	e
Opium	a	—	—	c	c	a	—	—
Paris	b	—	—	—	b	a	—	—
Petroleum	b	d	e	c	a	b	b	—
Phellandrium	d	d	—	a	c	d	—	d
Phosphorus	a	d	e	c	b	b	c	c
Phosph. acid	a	d	—	d	b	b	—	c
Platina	c	d	—	d	a	b	—	b
Plumbum	a	—	—	b	—	b	—	c
Pulsatilla	c	—	—	d	a	b	b	c
Ranunculus	b	c	—	e	a	d	—	c
Ratanhia	c	c	e	c	a	d	d	d
Rheum	a	—	—	—	c	—	—	—
Rhododrendron	a	e	e	d	b	c	d	c
Rhus Toxic	c	e	e	d	a	b	b	—
Ruta	a	—	—	c	c	c	—	—
Sabadilla	b	a	—	c	c	a	—	—
Sabina	c	—	c	c	a	e	—	c
Sambucus	d	—	—	—	a	c	—	—
Sassaparilla	a	c	—	a	b	d	—	d
Senega	b	d	e	b	a	c	—	c
Sepia	c	b	e	d	a	b	b	c
Silicea	a	e	d	c	a	b	—	b
Spigelia	a	—	—	c	a	b	b	—
Spongia	c	—	—	b	—	a	a	—
Squilla	a	—	—	d	c	b	—	b
Stannum	c	d	—	c	a	—	b	—
Staphysagria	a	b	—	b	a	c	—	—
Strontiana	c	d	—	b	a	c	—	—
Sulphur	b	d	e	c	a	b	b	c
Sulph. acid	b	—	—	—	c	a	—	b
Tabacum	b	d	e	c	a	d	c	c
Taraxacum	a	—	—	b	c	c	—	b
Tartar. emet	c	e	—	c	b	a	a	b
Teucrium	b	—	c	b	a	—	b	b
Thuja	a	—	d	b	c	c	c	b

NOMS DES MÉDICAMENS.	Le matin.	Avant midi.	A midi.	Après midi.	Le soir.	La nuit.	Avant minuit.	Après minuit.
Valeriana. . . .	a	e	—	b	c	e	—	—
Veratrum. . . .	a	c	—	b	c	—	—	—
Verbascum.. . .	—	—	c	—	c	—	c	—
Viola odorata. .	a	—	—	—	—	—	—	—
Viola tricolor. .	c	b	—	a	b	a	—	—
Vitex	c	—	—	b	a	—	—	—
Zincum.	c	e	e	b	a	d	—	—

TABLE II. *Manière dont les Médicamens se comportent, dans l'excitation ou l'apaisement de leurs symptômes par les circonstances.*

NOMS DES MÉDICAMENS.	ATTOUCHEMENT.		MOUVEMENT.		REPOS.		SITUATION ASSISE.		SITUATION COUCHÉE.		GRAND AIR.		AIR DE LA CHAMBRE.		CHALEUR.	FROID.
	Aggravation.	Amélioration.	Aggravation.	Amélioration.	Aggravation.	Amélioration.	Aggravation.	Amélioration.	Aggravation.	Amélioration.	Aggravation.	Amélioration.	Aggravation.	Amélioration.	Aggravation.	Aggravation.
Aconitum	b	d	a	e	c	a	d	b	b	d	d	b	b	—	—	—
Agaricus	a	—	d	b	b	d	a	—	e	—	a	—	e	—	—	a
Alumina	b	d	d	b	b	d	b	d	c	d	e	a	a	—	a	a
Ambra	c	c	d	b	b	d	d	—	b	—	d	b	b	—	a	a
Ammon. carb.	a	—	c	c	c	c	c	—	c	—	b	d	d	h	—	a
Anacardium	a	e	d	b	b	d	a	—	e	—	a	d	a	—	—	a
Angustura	a	—	b	d	d	b	a	—	e	—	b	d	d	—	—	—
Antim. crud.	a	d	b	d	d	b	b	e	d	e	d	b	b	—	a	—
Argentum	a	e	d	b	b	d	c	—	c	—	d	b	b	—	—	—
Arnica	b	c	b	d	d	b	d	—	b	e	a	—	—	a	a	a
Arsenicum	a	e	d	b	b	d	d	—	b	—	c	c	c	—	—	a
Asa foet.	e	a	e	a	a	e	b	—	d	d	c	a	a	—	—	a
Asarum	a	—	b	d	d	b	d	d	b	d	c	c	—	c	—	a
Aurum	a	—	d	b	b	d	c	d	b	d	c	c	—	—	—	a
Baryta	a	—	a	e	e	a	b	d	d	d	a	a	—	—	—	a
Belladonna	a	e	b	d	d	b	c	e	c	—	a	e	—	e	—	—
Bismuthum	c	c	c	c	c	c	b	—	d	—	e	b	b	e	b	a
Bovista	a	e	c	c	c	c	e	—	b	—	e	b	b	a	b	d
Bryonia	a	c	b	d	d	b	c	e	c	e	a	e	e	a	b	d
Caladium	—	—	b	d	d	b	c	c	c	c	—	—	—	—	c	a
Calcarea carb.	c	c	c	c	c	c	a	e	c	—	a	—	—	—	c	a
Camphora	a	e	a	e	e	a	c	—	c	—	a	—	—	—	—	a
Cannabis	a	—	c	c	c	c	c	—	c	—	a	—	—	—	a	—
Cantharides	c	c	c	c	c	c	c	—	c	c	—	—	—	—	—	a
Capsicum	a	—	d	b	b	d	c	e	b	e	a	—	—	—	—	a
Carbo anim.	a	e	c	c	c	c	d	—	b	—	a	—	—	—	—	a
Carbo veget.	a	—	c	c	c	c	c	—	c	—	a	—	—	—	—	a
Causticum	a	e	c	c	c	c	c	—	c	e	a	e	e	a	c	c
Chamomilla	a	—	c	c	c	c	b	—	d	c	a	—	—	—	c	c
Chelidonium	b	d	b	d	d	b	b	—	d	—	a	—	—	a	—	—
China	a	e	c	a	c	c	a	e	d	e	a	—	e	a	—	—
Cicuta	—	—	b	d	d	b	a	e	e	e	—	e	—	—	—	—
Cina	c	c	d	b	b	d	a	e	e	e	c	e	—	—	—	—
Clematis	a	—	c	c	c	c	c	—	c	e	a	—	—	—	—	—
Cocculus	a	e	c	c	c	c	c	—	c	e	a	—	—	—	e	a

NOMS DES MÉDICAMENS.	ATTOUCHEMENT Aggravation	ATTOUCHEMENT Amélioration	MOUVEMENT Aggravation	MOUVEMENT Amélioration	REPOS Aggravation	REPOS Amélioration	SITUATION ASSISE Aggravation	SITUATION ASSISE Amélioration	SITUATION COUCHÉE Aggravation	SITUATION COUCHÉE Amélioration	GRAND AIR Aggravation	GRAND AIR Amélioration	AIR DE LA CHAMBRE Aggravation	AIR DE LA CHAMBRE Amélioration	CHALEUR Aggravation	FROID Aggravation
Coffea	a	—	b	d	d	b	—	e	a	—	a	e	—	a	—	—
Colchicum	a	—	b	d	d	b	—	—	a	—	—	—	a	—	a	—
Colocynthis	e	a	d	b	b	d	e	—	c	—	a	—	a	—	—	a
Conium	a	—	d	b	b	d	c	—	d	—	a	c	a	c	—	a
Corall. rubr.	a	—	—	a	a	a	—	—	—	—	a	—	a	—	—	—
Crocus	c	c	c	c	c	c	a	—	c	—	—	—	—	—	—	—
Cuprum	a	—	a	—	—	a	d	—	—	a	a	—	—	—	—	a
Cyclamen	d	b	c	c	c	c	—	d	b	e	a	c	c	c	—	—
Daphne	a	e	c	c	c	c	b	—	—	e	c	—	c	—	—	a
Datura	a	—	a	—	—	a	c	—	c	a	a	—	—	b	a	—
Digitalis	a	e	c	c	c	c	a	—	d	e	d	—	b	—	a	a
Drosera	c	c	d	b	b	d	b	e	—	e	a	e	e	e	a	a
Dulcamara	b	d	e	a	a	e	a	e	b	e	a	e	—	e	a	a
Euphorbium	c	c	d	b	b	d	a	—	b	—	a	d	—	—	—	b
Euphrasia	—	—	c	c	c	c	d	e	d	—	a	e	a	e	a	b
Ferrum	a	—	d	b	b	d	b	e	—	e	a	d	d	d	d	—
Graphites	a	—	b	d	d	b	a	e	b	—	b	d	d	d	d	a
Gratiola	—	a	d	b	b	d	d	—	b	—	a	d	d	—	d	a
Guajacum	—	a	c	c	c	c	d	—	a	e	b	—	d	a	—	a
Helleborus	a	—	b	d	d	b	e	—	b	—	c	e	—	d	a	a
Hepar sulph.	a	c	b	d	d	b	d	d	e	d	a	b	—	c	c	a
Hyoscyamus	a	e	c	c	c	c	—	—	d	—	c	b	a	—	c	a
Ignatia	a	—	b	d	d	b	c	—	c	d	a	d	—	—	c	c
Iodium	a	—	a	c	e	a	—	b	c	e	a	—	—	—	—	b
Ipecacuanha	b	d	a	e	e	a	c	e	—	d	d	e	e	e	c	c
Kali carb.	a	—	b	d	d	b	c	—	b	—	a	b	b	b	a	b
Kali hydriod.	b	d	d	b	d	d	c	c	c	—	a	b	b	b	a	—
Laurocerasus	d	b	b	d	e	a	d	—	b	e	c	a	—	d	a	—
Ledum	a	—	a	c	b	d	c	—	c	e	a	c	—	—	d	b
Lycopodium	a	—	d	b	b	b	c	—	—	e	d	a	a	a	—	—
Magnesia	a	—	d	b	d	d	d	d	c	—	a	d	a	d	a	—
Magn. arct.	a	—	b	d	e	d	c	c	a	—	a	e	e	e	—	—
Magn. austr.	a	—	a	e	d	a	a	c	c	e	c	e	—	c	a	a
Manganum	c	c	b	d	b	b	a	—	a	—	a	—	—	—	—	a
Menyanthes	e	a	d	b	b	d	b	—	a	e	a	—	—	a	a	a
Mercurius	a	c	d	b	b	d	c	—	c	e	a	—	a	—	—	a
Moschus	—	a	—	a	a	a	a	—	b	e	a	—	—	b	—	—
Mur. acid.	e	a	e	a	a	e	a	—	b	e	a	b	b	d	—	a
Mur. magn.	a	—	d	b	b	d	—	—	—	d	a	—	—	—	—	a

NOMS DES MÉDICAMENS.	ATTOUCHEMENT.		MOUVEMENT.		REPOS.		SITUATION ASSISE.		SITUATION COUCHÉE.		GRAND AIR.		AIR DE LA CHAMBRE.		CHALEUR.	FROID.
	Aggravation.	Amélioration.	Aggravation.	Amélioration.	Aggravation.	Amélioration.	Aggravation.	Amélioration.	Aggravation.	Amélioration.	Aggravation.	Amélioration.	Aggravation.	Amélioration.	Aggravation.	Aggravation.
Natrum	a	—	d	b	b	d	a	—	—	—	a	—	d	—	c	—
Natr. mur.	a	c	b	d	d	b	b	—	d	—	b	d	d	—	c	c
Nitrum	a	—	a	a	a	—	c	—	b	d	—	a	—	—	—	—
Nitri acid.	a	e	b	d	d	b	c	d	c	—	a	—	—	—	—	a
Nux vom.	a	—	a	e	e	a	c	b	c	b	a	e	e	—	s	e
Oleander	b	d	c	c	c	c	c	—	b	c	c	a	—	—	à	à
Oleum anim.	e	a	b	d	d	b	c	c	b	c	c	a	c	c	à	a
Opium	—	—	e	a	a	e	a	—	d	—	e	a	a	—	—	—
Paris	a	—	d	b	b	d	b	—	d	—	e	a	a	—	—	à
Petroleum	a	—	b	d	d	b	c	e	c	—	a	e	c	—	—	à
Phellandrium	b	d	d	b	b	d	b	d	c	e	d	b	b	—	d	a
Phosphorus	a	—	c	c	c	c	b	e	c	e	a	e	—	a	d	b
Phosph. acid.	a	—	c	c	c	c	b	—	d	—	a	—	—	a	c	c
Platina	b	d	e	a	a	e	a	—	c	e	a	—	e	a	a	a
Plumbum	c	c	c	c	c	c	c	—	c	—	c	—	c	—	b	a
Pulsatilla	c	c	d	b	b	d	b	—	d	—	d	—	b	—	b	d
Ranunculus	a	—	a	e	e	a	—	—	a	d	c	c	c	c	—	—
Ratanhia	—	a	d	b	b	d	a	—	d	—	a	a	a	—	—	—
Rheum	—	—	a	e	e	à	a	—	—	—	a	a	a	—	—	a
Rhododendron	a	e	e	a	a	e	a	c	a	e	b	d	d	e	—	a
Rhus Toxic.	a	e	d	b	b	d	a	e	b	e	b	d	d	—	—	a
Ruta	a	—	e	a	a	e	a	—	b	d	a	—	—	—	—	a
Sabadilla	a	—	c	c	c	c	c	—	c	d	a	—	—	—	—	a
Sabina	a	—	b	d	d	b	c	d	b	—	c	c	c	—	—	—
Sambucus	à	—	e	a	a	e	c	—	c	—	b	d	d	b	a	—
Sassaparilla	a	—	b	d	d	b	c	e	c	d	b	d	d	b	—	—
Senega	a	—	e	a	a	e	a	—	b	d	c	d	c	—	à	b
Sepia	a	e	d	b	b	d	b	e	b	d	b	c	c	—	d	c
Silicea	a	—	b	d	d	b	b	d	d	—	a	—	e	—	c	a
Spigelia	a	e	c	c	c	c	c	d	b	d	a	—	—	—	—	a
Spongia	b	d	b	d	d	b	c	d	c	—	a	—	—	—	—	—
Squilla	a	—	a	d	e	a	c	e	c	e	a	—	—	a	—	a
Stannum	b	d	d	b	b	d	c	c	d	—	a	—	—	a	a	a
Staphysagria	a	e	b	d	d	b	c	c	c	—	a	c	—	—	a	—
Strontiana	a	—	d	b	b	c	b	—	b	—	a	—	—	a	—	a
Sulphur	a	—	c	c	c	c	c	e	c	—	a	—	e	—	b	d
Sulph. acid.	a	—	c	c	c	c	b	—	b	—	a	—	a	a	—	—
Tabacum	a	c	d	b	b	d	c	d	b	e	a	e	a	e	—	—
Taraxacum	a	c	d	b	b	d	a	b	d	—	a	—	—	—	—	—

NOMS DES MÉDICAMENS.	ATTOUCHEMENT		MOUVEMENT		REPOS	
	Aggravation.	Amélioration.	Aggravation.	Amélioration.	Aggravation.	Amélioration.
Tartar. emet.	a	—	d	b	b	d
Teucrium.	b	d	d	b	b	d
Thuja.	c	c	b	d	d	b
Valeriana.	a	—	d	b	b	d
Vératrum.	c	c	a	c	e	a
Verbascum.	c	c	c	c	c	c
Viola odorata.	—	e	—	a	a	—
Viola tricolor.	a	e	c	a	c	c
Vitex.	b	d	a	e	e	a
Zincum.	a	—	c	c	c	c

NOMS DES MÉDICAMENS.	SITUATION ASSISE.		SITUATION COUCHÉE.		GRAND AIR.		AIR DE LA CHAMBRE.		CHALEUR.	FROID.
	Aggravation.	Amélioration.	Aggravation.	Amélioration.	Aggravation.	Amélioration.	Aggravation.	Amélioration.	Aggravation.	Aggravation.
Tartar. emet.	a	e	b	—	a	—	—	—	—	—
Teucrium.	d	—	b	—	c	—	c	—	—	—
Thuja.	b	d	d	—	b	d	d	—	—	a
Valeriana.	a	e	d	d	a	—	—	—	—	—
Vératrum.	b	e	d	e	a	—	—	—	a	—
Verbascum.	c	—	c	—	a	—	—	—	—	—
Viola odorata.	c	—	c	—	—	—	—	—	—	—
Viola tricolor.	b	—	d	—	a	—	—	—	—	a
Vitex.	—	—	—	—	a	—	—	—	—	—
Zincum.	b	—	d	—	a	—	—	—	a	—

TABLE III. *États du moral provoqués par les médicamens.*

NOMS DES MÉDICAMENS.	Sérénité et bonne humeur.	Versatilité de l'humeur.	Maladie imaginaire.	Agitation, impatience, précipitation.	Indifférence, insensibilité.	Défiance, misanthropie.	Irrésolution, hésitation.	Anxiétés, inquiétudes, désespoir.	Timidité, propension à la frayeur.	Abattement, morosité.	Tristesse, propension à pleurer, mélancolie.	Mauvaise humeur, caprices, dégoût de tout.	Excitabilité, susceptibilité.	Colère, humeur querelleuse, emportement.	Démence, fureur.	Idées fixes, défaut d'idées, distraction.
Aconitum	d	e	—	—	—	e	—	a	b	e	e	—	d	b	c	d
Agaricus	—	—	—	c	b	—	c	c	c	b	—	a	c	c	—	c
Alumina	—	—	—	—	d	—	—	b	d	d	a	c	d	a	—	c
Ambra	—	d	—	b	d	—	—	a	—	c	c	b	d	b	b	d
Ammon. carb.	—	—	—	d	d	—	—	d	d	c	b	d	b	—	—	b
Anacardium	—	—	—	—	d	—	—	a	d	c	d	d	—	c	—	b
Angustura	—	—	—	—	—	—	—	b	a	b	—	a	—	—	a	—
Antim. crud.	—	—	—	c	c	—	—	b	b	b	—	a	c	—	—	—
Argentum	—	a	—	—	—	—	—	b	c	c	d	a	c	b	c	d
Arnica	—	—	—	d	—	—	e	a	c	c	c	e	—	b	—	d
Arsenicum	d	c	d	b	—	—	e	a	d	c	c	e	e	—	c	d
Asa foet.	—	—	—	—	a	—	—	—	—	a	a	d	—	—	—	a
Asarum	—	b	—	—	—	—	—	—	—	—	d	—	—	—	—	—
Aurum	d	c	—	c	—	—	a	c	c	a	e	d	e	a	a	a
Baryta	—	—	—	—	—	c	a	e	c	c	e	e	e	e	a	a
Belladonna	—	e	—	c	c	e	—	a	c	c	a	a	d	b	a	a
Bismuthum	—	—	—	a	—	—	—	d	—	c	b	b	—	—	—	—
Bovista	d	d	—	d	d	—	e	d	—	d	b	d	c	a	d	d
Bryonia	—	—	—	e	—	—	e	c	b	e	c	c	—	c	—	d
Caladium	—	—	—	—	—	—	—	a	b	—	b	a	c	b	—	—
Calcarea carb.	—	—	c	c	d	—	—	a	c	b	b	a	c	b	—	d
Camphora	—	—	—	c	—	—	—	b	—	—	—	c	—	c	a	—
Cannabis	c	—	—	—	c	—	b	c	c	b	a	c	—	b	b	a
Cantharides	—	—	—	d	—	—	—	b	e	b	—	c	—	b	a	c
Capsicum	b	d	—	d	d			—	d	c	d	—	a	—	b	—	—
Carbo anim.	b	—	—	—	a	—	—	—	—	—	—	—	b	b	—	—
Carbo veget.	—	—	—	c	b	—	—	b	—	—	c	c	a	a	e	b
Causticum	—	c	—	e	—	—	—	a	d	d	d	b	c	a	—	a
Chamomilla	—	—	—	b	—	—	é	b	c	d	b	b	c	a	—	a
Chelidonium	—	—	—	—	—	—	c	—	—	a	b	d	a	—	—	c
China	c	—	—	—	c	—	c	c	c	a	d	a	—	b	d	b
Cicuta	—	—	—	—	d	b	—	c	c	—	a	b	c	—	—	—
Cina	—	—	—	c	a	—	—	c	—	—	b	—	—	c	—	—
Clematis	—	—	—	—	b	—	—	—	—	—	b	b	a	—	—	—

NOMS DES MÉDICAMENS.	Sérénité et bonne humeur.	Versatilité de l'humeur.	Maladie imaginaire.	Agitation, impatience, précipitation.	Indifférence, insensibilité.	Défiance, misanthropie.	Irrésolution, hésitation.	Anxiétés, inquiétudes, désespoir.	Timidité, propension à la frayeur.	Abattement, morosité.	Tristesse, propension à pleurer, mélancolie.	Mauvaise humeur, caprices, dégoût de tout.	Excitabilité, susceptibilité.	Colère, humeur querelleuse, emportement.	Démence, fureur.	Idées fixes, défaut d'idées, distraction.
Cocculus.	e	—	—	e	e	—	—	a	b	a	c	d	a	a	—	e
Coffea	b	—	—	—	—	—	—	a	—	b	—	a	b	a	—	b
Colchicum.	—	—	—	—	—	—	—	b	—	b	—	b	b	—	—	a
Colocynthis.	—	—	—	—	—	—	—	—	—	a	—	—	—	b	—	e
Conium.	—	—	—	—	c	d	—	e	—	a	d	b	—	b	b	e
Corall. rubr.	—	—	—	—	—	d	—	c	—	—	d	—	—	b	—	e
Crocus.	a	b	—	e	—	—	—	c	—	—	d	d	—	d	c	e
Cuprum.	—	—	—	d	—	d	d	c	d	—	d	b	—	—	a	c
Cyclamen.	—	b	—	—	—	—	d	d	—	a	d	b	—	a	—	c
Daphne.	—	—	—	—	d	—	d	c	b	—	c	b	—	a	a	a
Datura.	—	c	c	c	—	—	—	—	b	a	—	—	—	—	—	b
Digitalis.	—	—	—	c	c	—	—	c	—	a	b	b	—	d	e	—
Drosera.	—	—	—	b	—	—	—	a	—	a	c	e	—	b	a	—
Dulcamara.	—	—	—	b	—	—	—	—	—	b	—	a	—	—	—	—
Euphorbium.	—	—	—	—	—	—	—	a	—	b	b	—	—	—	—	—
Euphrasia	—	—	—	—	a	—	—	—	—	a	a	—	—	a	—	—
Ferrum.	—	b	—	—	—	—	—	a	—	—	a	—	—	e	—	—
Graphites	—	e	—	e	—	—	—	a	c	b	a	d	c	a	—	b
Gratiola	b	—	—	—	—	c	c	c	—	a	a	b	—	—	—	c
Gnajacum	—	—	—	—	—	—	—	—	—	a	a	d	—	—	—	c
Helleborus.	—	—	—	d	—	—	a	a	d	—	b	d	—	a	—	d
Hepar sulph.	—	—	—	—	—	—	d	d	e	—	c	d	—	a	a	d
Hyoscyamus.	—	—	—	b	—	—	c	c	a	—	e	e	e	c	—	d
Ignatia.	—	c	e	a	—	—	d	c	—	a	b	b	e	b	—	d
Iodium.	d	d	—	c	—	—	d	a	—	c	b	a	e	a	—	d
Ipecacuanba.	—	—	—	c	d	—	d	—	b	a	b	a	e	b	—	c
Kali carb.	—	e	c	c	—	—	d	b	b	c	e	a	c	a	—	—
Kali hydriod.	c	—	—	—	—	—	a	a	a	—	c	a	c	b	—	a
Laurocerasus.	—	—	—	—	—	—	—	—	—	a	a	a	—	c	—	a
Ledum.	—	—	—	d	—	c	—	c	c	d	c	c	—	b	—	d
Lycopodium.	e	d	—	e	c	c	—	b	b	b	b	b	c	a	d	d
Magnesia.	—	—	—	e	—	—	—	—	—	c	c	c	—	d	—	d
Magn. arct.	—	d	—	d	—	—	e	c	e	a	e	e	—	a	—	d
Magn. austr.	—	—	—	—	—	d	—	—	—	c	c	c	—	—	—	d
Manganum.	—	—	—	b	—	—	—	—	—	b	a	a	—	—	—	—
Menyanthes	—	—	—	—	b	b	—	d	d	b	a	a	—	e	c	b
Mercurius.	—	e	c	b	c	—	—	d	d	c	c	b	—	—	—	c
Moschus.	—	—	—	—	—	—	—	—	—	—	—	b	—	—	—	c

NOMS DES MÉDICAMENS.]	Sérénité et bonne humeur.	Versatilité de l'humeur.	Maladie imaginaire.	Agitation, impatience, précipitation.	Indifférence, insensibilité.	Défiance, misanthropie.	Irrésolution, hésitation.	Anxiétés, inquiétudes, désespoir.	Timidité, propension à la frayeur.	Abattement, morosité.	Tristesse, propension à pleurer, mélancolie.	Mauvaise humeur, caprices, dégoût de tout.	Excitabilité, susceptibilité.	Colère, humeur querelleuse, emportement.	Démence, fureur.	Idées fixes, défaut d'idées, distraction.
Mur. acid.	—	—	—	—	—	—	d	—	c	a	b	b	—	—	—	—
Mur. magn.	—	—	—	—	—	—	d	—	—	—	—	a	—	—	—	—
Natrum.	b	—	—	a	e	e	—	a	—	b	—	e	b	—	—	—
Natr. mur.	—	e	—	d	d	e	—	d	b	b	a	c	c	d	—	b
Nitrum.	—	—	—	c	e	—	—	b	c	—	—	a	c	b	—	—
Nitri acid.	—	e	e	b	e	—	—	a	—	a	d	c	—	c	—	c
Nux vom.	—	—	—	—	—	—	c	a	e	e	c	a	b	b	—	a
Oleander.	—	—	—	—	—	—	—	—	—	—	—	a	—	a	—	a
Oleum anim.	—	—	—	—	—	—	—	c	—	c	b	c	—	—	—	c
Opium.	b	e	—	—	e	—	—	e	e	e	d	d	—	e	a	—
Paris.	—	—	—	—	—	—	—	—	—	—	—	a	—	—	—	—
Petroleum.	—	—	—	e	—	—	c	e	c	d	a	b	e	a	—	—
Phellandrium.	b	—	—	—	—	—	—	b	—	b	b	c	—	—	—	c
Phosphorus.	c	—	—	d	—	c	—	a	—	a	b	d	—	a	—	b
Phosph. acid.	b	—	—	b	—	—	—	a	—	c	a	a	d	c	—	e
Platina.	c	b	—	e	—	d	—	d	—	d	a	c	—	d	—	—
Plumbum.	c	—	—	—	—	—	—	—	—	c	—	a	b	—	b	d
Pulsatilla.	—	—	—	d	b	—	b	a	c	b	c	a	—	e	—	a
Ranunculus.	—	—	—	—	—	—	—	b	b	b	b	a	—	b	—	—
Ratanhia.	—	—	—	—	—	—	—	—	—	—	—	a	—	b	—	—
Rheum.	—	—	—	—	—	—	—	—	—	a	—	a	—	—	—	—
Rhododendron.	—	—	—	—	b	—	—	c	c	d	b	d	—	e	—	b
Rhus Toxic.	—	—	—	c	e	—	—	a	c	c	b	a	—	a	—	b
Ruta.	—	—	—	—	c	c	—	b	c	c	b	a	—	a	—	c
Sabadilla.	—	—	—	c	c	—	—	—	c	b	—	a	—	—	—	c
Sabina.	—	—	—	—	c	—	—	c	b	b	—	a	—	b	—	c
Sambucus.	—	—	—	—	—	—	—	—	a	—	—	a	—	b	b	—
Sassaparilla.	—	c	—	—	—	—	—	d	—	b	—	a	—	—	—	—
Senega.	a	—	—	—	—	—	—	b	c	c	—	d	c	b	—	—
Sepia.	—	e	d	d	e	—	—	a	c	b	b	c	c	b	—	d
Silicea.	c	—	—	—	—	—	—	a	—	d	—	—	c	b	—	—
Spigelia.	c	d	—	—	d	—	—	a	d	a	b	a	—	b	—	c
Spongia.	c	a	—	—	—	—	—	c	b	b	b	a	—	c	—	c
Squilla.	—	—	—	—	—	—	—	c	—	—	—	a	—	c	—	—
Stannum.	—	—	—	—	d	e	—	b	—	a	—	a	—	c	—	—
Staphysagria.	—	d	—	—	c	—	—	b	—	c	—	a	—	d	—	—
Strontiana.	—	—	—	—	—	—	—	d	—	—	—	b	b	a	—	d
Sulphur.	—	c	—	—	c	—	e	b	c	b	b	a	d	b	d	d

NOMS DES MÉDICAMENS.	Sérénité et bonne humeur.	Versatilité de l'humeur.	Maladie imaginaire.	Agitation, impatience, précipitation.	Indifférence, insensibilité.	Défiance, misanthropie.	Irrésolution, hésitation.	Anxiétés, inquiétudes, désespoir.	Timidité, propension à la frayeur.	Abattement, morosité.	Tristesse, propension à pleurer, mélancolie.	Mauvaise humeur, caprices, dégoût de tout.	Excitabilité, susceptibilité.	Colère, humeur querelleuse, emportement.	Démence, fureur.	Idées fixes, défaut d'idées, distraction.
Sulph. acid.	c	—	—	c	—	—	—	c	—	a	—	a	—	—	—	—
Tabacum	b	—	—	d	—	—	—	a	—	c	d	e	—	—	—	—
Taraxacum	a	—	—	—	—	—	b	a	—	b	—	—	—	—	—	—
Tartar. emet.	—	c	—	b	—	—	—	a	c	c	—	—	—	—	—	—
Teucrium	b	—	—	—	—	—	—	c	—	—	—	a	—	c	—	—
Thuja	—	—	—	c	—	—	—	c	—	a	—	b	—	—	—	a
Valeriana	b	—	—	a	—	—	—	b	b	—	—	—	—	—	—	c
Veratrum	d	—	c	b	c	—	—	b	c	b	c	b	e	b	a	c
Verbascum	a	—	—	—	—	—	—	a	—	b	—	b	—	b	—	a
Viola odorata	—	—	—	—	—	—	—	—	c	—	—	a	—	—	—	—
Viola tricolor	—	c	—	c	—	—	—	—	—	a	c	a	—	—	—	a
Vitex	—	—	—	—	—	—	—	c	c	c	c	a	—	—	—	b
Zincum	b	c	—	d	d	—	—	d	—	d	e	a	a	a	e	d

PRÉFACE

DE L'AUTEUR.

Je n'écris point une critique des matières médicales reçues; autrement je ferais connaître en détail tous les vains efforts qu'on a tentés jusqu'ici pour juger des vertus qui appartiennent aux médicamens d'après la couleur, la saveur et l'odeur, ou pour les y découvrir à l'aide de la chimie, en soumettant les substances qui les possèdent à la distillation soit sèche, soit humide, afin d'en extraire le phlegme, les essences, les acides et les huiles empyreumatiques, les sels fixes et les terres contenues dans le caput mortuum; qui offre presque partout les mêmes, ou enfin, pour les apprécier d'après les procédés de la chimie moderne, en dissolvant ce que les médicamens contiennent de soluble dans différens liquides, évaporant la liqueur qui a servi de menstrue, retirant les résines, les gommes, le gluten, l'amidon, la cire, l'albumine, les sels et les terres, par l'addition de divers réactifs, ou même les décomposant et les réduisant à l'état de gaz. On sait que toutes ces tortures techniques n'ont jamais pu amener les substances médicinales à faire l'aveu de la vertu curative dont chacune d'elles est douée. Les principes matériels peu nombreux qu'on parvenait à en extraire, n'étaient point l'esprit individuel qui anime chaque médicament et le rend propre à guérir des états morbides particuliers. Cet esprit ne peut être touché

du bout des doigts : il ne se fait connaître que par le
effets qu'il détermine dans le corps vivant.

Le jour où l'on connaîtra réellement les substances
médicamenteuses et où le véritable art de guérir sera
proclamé, paraîtra lorsqu'on cessera de procéder d'une
manière si peu naturelle, lorsqu'on quittera l'habitude
de mêler ensemble des médicamens qu'on ne connaît
que d'après des vertus présumées et des éloges vagues,
c'est-à-dire qu'on ne connaît point du tout, enfin quand
on aura renoncé à la méthode de traiter aveuglément
par ces mélanges (1) des cas morbides qu'on n'a point
pris la peine d'étudier individuellement dans l'ensemble
de leurs signes et symptômes, et qu'on apprécie seulement d'après les formes et les maladies nominales que
la pathologie a imaginées ; car, en suivant cette marche,
il est impossible de savoir laquelle d'entre tant de substances a pu être utile ou nuire, ni d'acquérir aucune

(1) La médecine ordinaire, qui n'y voit pas plus loin, continue toujours à envoyer ses recettes composées aux pharmaciens. Elle n'a pas
besoin pour cela de connaître l'étendue des effets de chaque ingrédient,
d'avoir une notion exacte et complète de sa vraie manière d'agir.
D'ailleurs le mélange de plusieurs drogues ôterait toute possibilité
d'apprécier l'effet du mélange, quand bien même on connaîtrait parfaitement le mode d'action de chacune d'elles en particulier. C'est là
ce que les médecins vulgaires appellent *traiter*, les maladies ; et ils en
resteront là jusqu'à ce qu'un esprit d'amélioration se développe en
eux, et leur inspire le désir de *guérir*, ce qui n'est praticable qu'avec
des substances simples ; car il n'y a que ces substances dont on puisse
étudier l'effet pur, et à l'égard desquelles il soit possible, par conséquent, de prévoir si telle ou telle d'entr'elles conviendra dans un cas
donné. Mais quel est l'homme de conscience qui voudrait continuer
à agir sur des malades, sur des hommes dont la vie est en danger,
avec des instrumens possédant la propriété de nuire et de détruire,
sans connaître positivement cette propriété ? On ne voit pas un charpentier travailler le bois avec des outils qui lui soient inconnus ; il
connaît bien tous ceux qu'il emploie, et sait dans quel cas il doit recourir à tel ou tel pour être certain de produire l'effet qu'il a en vue.
Et cependant, c'est sur du bois seulement qu'il opère ! et cependant
ce n'est qu'un charpentier !

notion sur la tendance curative de chacune d'elles en particulier.

Ce jour luira, lorsque l'on confiera à un seul médicament le soin de guérir seul des cas entiers de maladies, et que, laissant de côté tous les systèmes accrédités, on étudiera chacun de ces cas isolément, d'après la totalité de ses symptômes, pour ne lui opposer ensuite qu'une seule d'entre les substances médicamenteuses dont les effets positifs auront été reconnus, celle dont l'ensemble des symptômes montrera une grande analogie avec le groupe des symptômes de la maladie qu'on aura sous les yeux.

Parmi les observations dues à d'autres personnes, que j'ai consignées dans ce livre (1), il s'en trouve quelques unes qui ont été recueillies sur des sujets déjà malades. Mais comme il s'agissait de maladies chroniques dont on connaissait les symptômes, et qu'on ne mêlait point ces derniers avec les nouveaux effets du remède mis en expérience, ainsi que Greding semble l'avoir fait avec soin, ces observations ne sont point sans valeur, et servent au moins de temps en temps à

---

(1) J'ai admis un certain nombre d'observations faites par mes élèves, et la plupart du temps sur eux-mêmes. J'ai cité leurs noms en ajoutant ces mots : *dans un mémoire.* Chaque fois qu'un de mes élèves de Leipsick m'apportait un mémoire, je l'interrogeais sur les symptômes médicamenteux observés par lui, afin de rectifier autant que possible les expressions dont il se servait pour rendre ce qu'il avait éprouvé, et de lui faire noter exactement les circonstances dans lesquelles les changemens étaient survenus, ce qui, je crois, a fait ressortir la vérité. Je savais aussi que mes élèves s'étaient conformés ponctuellement, dans leurs expériences, au régime restreint et à la sérénité d'âme qui sont nécessaires pour pouvoir bien observer, de sorte que l'influence des médicamens se faisait sentir en eux d'une manière pure et bien prononcée. C'est en s'exerçant ainsi qu'on devient un observateur attentif et habile, et quand on y joint encore la pureté des mœurs, on s'élève au rang d'homme capable de traiter les maladies, après avoir acquis les autres connaissances qui sont indispensables.

confirmer les symptômes analogues ou identiques qui ont été vus sur des personnes bien portantes, dans des expériences pures.

Dans mes propres expériences, j'ai observé tout ce qui pouvait contribuer à en établir la pureté, afin que la véritable vertu de chaque médicament ressortît clairement du résultat qui serait obtenu. Elles ont été faites sur des personnes aussi bien portantes que possible, et dans des circonstances qu'on a cherché à rendre égales partout.

Mais lorsqu'il survenait, dans le cours de l'expérience, une circonstance extraordinaire, susceptible de modifier le résultat d'une manière qui ne fût même que vraisemblable, par exemple, une peur, un chagrin, une crainte, une forte lésion extérieure, un écart quelconque de régime, ou tout autre grand et important événement; dès lors on cessait de noter les symptômes dans cette expérience, tout était anéanti, afin que rien d'impur ne pût se glisser dans l'observation.

Ce n'était que quand il survenait un événement de peu d'importance, jugé incapable de modifier sensiblement l'effet du médicament, qu'on continuait à recueillir les symptômes; mais ceux qui survenaient après, étaient mis entre deux parenthèses, comme n'étant pas bien purs.

Quant à ce qui concerne le durée d'action assignée à chaque substance médicamenteuse, et que j'ai cherché à déterminer par des expériences multipliées, je dois faire remarquer à cet égard, qu'elle ne peut jamais avoir lieu quand on administre le médicament à grande dose et dans un cas de maladie auquel il ne convient pas. Dans l'une comme dans l'autre circonstance, cette durée s'abrège beaucoup, parce que la nature se décharge en quelque sorte du médicament par les évacuations qui surviennent (saignement de nez et autres hémorrhagies, coryza, flux d'urine, diarrhée, vomissement ou sueur), en sorte que sa

vertu se dissipe avec promptitude. Le corps vivant
l'expulse rapidement de cette manière, comme il a
coutume de le faire pour les miasmes des maladies
contagieuses, lorsqu'il affaiblit et chasse en partie cet
ennemi par le vomissement, la diarrhée, des hémorrhagies, un coryza, des convulsions, la salivation, la sueur,
ou autres mouvemens et évacuations. De là vient que,
dans la pratique ordinaire, on ne connaît ni les effets
particuliers ni la durée de l'action de l'émétique, du
jalap, etc., parce qu'on n'administre ces substances qu'à
des doses dont l'excès pousse l'organisme à s'en débarrasser promptement. C'est seulement lorsqu'elles ne
produisent pas cet effet, c'est-à-dire quand elles ne
provoquent pas d'évacuations, qu'on voit apparaître
les accidens purs, souvent fort considérables et de très-
longue durée, mais qu'il est fort rare qu'on observe
et plus encore qu'on signale.

Le vomissement déterminé par deux à trois grains
d'émétique ou vingt grains d'ipécacuanha, la purgation
que produisent trente grains de jalap, les sueurs que
provoquent une poignée de fleurs de sureau prises en infusion, sont moins des effets propres à ces substances
qu'un effort partant de l'organisme pour éteindre le
plus promptement possible leur action particulière.

Voilà pourquoi les très-petites doses que prescrit la
médecine homœopathique ont un effet immense; car
elles ne sont point assez fortes pour que l'organisme se
trouve forcé de s'en débarrasser par des mouvemens
en quelque sorte révolutionnaires, comme sont les
évacuations dont je viens de parler. Cependant ces petites doses elles-mêmes poussent encore la nature à des
évacuations qui raccourcissent la durée de leur action,
dans les cas morbides où le remède ne convenait point
et n'était pas parfaitement homœopathique.

Celui qui a compris la vérité développée dans l'Organon, que les médicamens, dont l'action est purement
dynamique, n'éteignent les maladies que par l'analogie

des symptômes qu'ils peuvent faire naître, celui qui reconnaît que, s'il est une matière médicale qui mette au jour avec certitude la destination des substances médicinales, ce doit être celle qui s'abstient de toute conjecture et de toute assertion vague relativement aux prétendues vertus dont elles sont douées, et qui se contente d'indiquer ce que les médicamens manifestent de leur vraie tendance à agir par les symptômes auxquels ils donnent lieu dans le corps humain, celui-là se félicitera de trouver enfin ici une méthode qui lui permette de guérir les souffrances de ses semblables d'une manière certaine, rapide et durable, et de leur rendre le bienfait de la santé avec infiniment plus de certitude qu'on n'en avait jamais eu jusqu'alors.

Ce n'est point ici le lieu de dire comment, après avoir réuni le groupe des symptômes de chaque cas morbide, on doit s'y prendre pour choisir les médicamens dont l'effet pur offre un groupe aussi semblable que possible de symptômes particuliers. Je l'ai enseigné dans l'Organon, où l'on trouvera également tout ce qui pouvait être dit en général des doses envisagées sous le point de vue homœopathique.

Les plus petites doses suffisent pour remplir le but qu'on se propose.

J'ai rangé, dans un certain ordre, les symptômes des substances médicinales complètement étudiées, afin qu'on retrouvât aisément celui dont on aurait besoin, quoique, parmi les symptômes composés, il s'en rencontre assez souvent quelques uns auxquels j'aurais pu renvoyer, par des citations, si le temps me l'avait permis.

Voici quel est l'ordre ordinaire des symptômes :

Vertige.

Obnubilation ou offuscation de la tête.

Défaut d'intelligence.

Défaut de mémoire.

Mal de tête, interne, externe.

Front, cheveux.

Visage en général (*vultus*)) ou (*visus.*
Yeux et visage (*visus*)   )   (*vultus.*

Oreilles, ouïe (articulation de la mâchoire).

Nez, odorat.

Lèvres.

Menton.

Mâchoire inférieure (glandes sous-maxillaires).

Dents.

Langue (vices de la parole).

Salive.

Intérieur du col, arrière-gorge.

Pharynx, œsophage.

Goût.

Rapports, soda, hoquet.

Mal de cœur, vomissement.

Envie de manger et de boire (1), faim.

Creux de l'estomac, estomac.

Bas-ventre, épigastre, région hépatique, hypochondres (2) (région au-dessous des côtes).

Hypogastre.

Région lombaire (3).

Aines, anneau inguinal.

Rectum, anus, périnée.

Selles.

Urine, vessie, urètre.

Parties génitales.

Appétit vénérien.

Facultés génitales, pollutions.

(1) La soif se trouve quelquefois après le hoquet, et revient aussi
en partie plus bas, avec les fièvres.

(2) Quelquefois on les trouve avec la poitrine.

(3) Parfois elle est comprise dans la région du dos et des vertèbres
lombaires.

Règles, écoulement par le vagin.

Éternuement, coryza, catarrhe, enrouement.

Toux.

Haleine.

Poitrine.

Mouvement du cœur.

Région du sacrum , vertèbres lombaires.

Dos.

Omoplates.

Nuque.

Extérieur du col (1).

Épaules (aisselles).

Bras, mains.

Hanches, bassin.

Fesses.

Cuisses, jambes, pieds.

Affections générales du corps, et maladies cutanées.

Accidens qui surviennent en plein air.

Transpiration, température du corps, paroxysmes, spasmes, paralysie, faiblesse, syncope.

Bâillement, envie de dormir, somnolence, sommeil, affections nocturnes, rêves.

Fièvre, froid, chaleur, sueur.

Anxiété, battemens de cœur (2), agitation (3), tremblement.

Changemens du caractère , maladies de l'âme.

(1) L'extérieur du col vient quelquefois après la mâchoire inférieure.

(2) Les battemens de cœur sans anxiété sont ordinairement relatés parmi les symptômes de la poitrine.

(3) L'agitation purement corporelle , à laquelle l'esprit ne prend aucune part, se trouve la plupart du temps parmi les affections générales ou communes du corps.

TRAITÉ

DE

MATIÈRE MÉDICALE

PURE.

PROLÉGOMÈNES.

---

§ I. Examen des sources de la matière médicale ordinaire.

Après la connaissance de l'objet de la guérison, de ce qui est à guérir dans les maladies, c'est-à-dire dans chaque cas morbide pour lequel les secours de l'art peuvent être réclamés, il ne saurait y en avoir qui soit plus nécessaire au praticien que celle des instrumens de guérison, de ce que chaque médicament est apte à guérir d'une manière certaine.

Il y a vingt-trois siècles qu'on s'efforce d'acquérir cette connaissance, et qu'on cherche les moyens d'arriver sûrement au but vers lequel elle tend. Mais tous les efforts ont été inutiles, et aujourd'hui encore l'on n'a point fait un pas de plus que le premier jour.

Si les millions de médecins qui, durant un si long espace de temps, ont opéré dans cette direction, avaient connu seulement la marche qu'il faut suivre pour découvrir les vertus curatives de chaque médicament, le travail serait déjà fort avancé, presque entièrement achevé même. Il aurait suffi de marcher dans la même voie, et le zèle, les efforts des esprits les plus éclairés n'auraient pas tardé à nous mettre en possession d'une masse considérable de documens, en sorte que ce qui serait resté encore à étudier n'aurait pas tardé non plus à tomber en notre puissance.

Mais jamais on n'est entré dans la voie qui pouvait conduire certainement et sûrement au but. On s'est toujours engagé dans de fausses routes, comme chaque siècle le reprochait à l'autre. C'est ce que je vais examiner d'une manière sommaire.

La première source de la matière médicale actuelle, est la fiction au moyen de laquelle on a prétendu assigner des vertus thérapeutiques générales aux médicamens.

Ce qu'on lisait, il y a dix-sept siècles, dans Dioscoride, telle substance est dissolvante, incisive, diurétique, sudorifique, emménagogue, anodine, antispasmodique, laxative, etc., on le retrouve encore aujourd'hui dans les matières médicales les plus accréditées. Ce sont les mêmes attributions de vertus générales, qui n'appartiennent pas toujours aux substances qu'on en décore, les mêmes assertions générales, qui ne se justifient point au lit du malade. L'expérience dit qu'un médicament produit fort rarement, dans le corps humain, des effets correspondans à la vertu thérapeutique générale qui lui est attribuée par les livres, et que, quand il les détermine, le phénomène dépend d'autres circonstances, ou du moins n'est qu'un effet palliatif et passager, après lequel on voit presque toujours arriver un résultat inverse, au grand détriment du malade.

De ce que les substances qu'on décore du titre de diurétiques, sudorifiques, emménagogues, auraient paru, employées seules, produire l'effet annoncé une fois sur un grand nombre de cas, et cela au milieu de circonstances particulières, serait-on fondé à conclure de ce cas spécial, qu'il faut leur attribuer d'une manière absolue la vertu diurétique, sudorifique, emménagogue? En raisonnant ainsi, l'homme qui ne se conduit avec probité que dans des occasions rares, serait précisément celui qu'on devrait honorer du titre d'honnête homme, et celui qui dit rarement la vérité, aurait droit à l'épithète d'homme véridique!

Se peut-il que les idées des hommes soient renversées à tel point?

Mais ces cas peu communs ne prouvent même pas qu'on doive s'attendre à un résultat certain dans certaines circonstances rares; car, sur plusieurs milliers de fois qu'une substance a été donnée, on en citerait à peine une où elle l'ait été seule, et presque toujours elle a été administrée conjointement avec d'autres médicamens.

Combien peu de médecins s'est-il trouvé jusqu'à présent qui n'aient donné à leurs malades qu'un seul médicament, qu'une seule substance simple, et qui aient attendu jusqu'à ce que ce remède eût épuisé son effet, en évitant avec soin d'administrer toute autre substance capable d'exercer la moindre action médicinale ? Ce n'est jamais qu'un mélange de plusieurs médicamens que prescrivent les médecins ordinaires. Et quand, par hasard, il leur arrive de donner une substance simple, par exemple sous forme de poudre, toujours s'empressent-ils d'y joindre une infusion de quelque autre médicament, un lavement dont une autre substance fait la base, une fomentation ou une lotion préparée avec des herbes différentes ; jamais ils n'en agissent autrement. Ce péché héréditaire est tellement enraciné chez eux, qu'ils ne peuvent s'empêcher d'y retomber à chaque instant. Ils ne seraient point tranquilles si, avec telle substance, leur malade n'en avait encore pris telle ou telle autre.

Ils font valoir plusieurs motifs pour justifier cette conduite.

D'abord ils prétendent que telle substance, dont cependant la vertu pure et spéciale ne leur est point connue, joue le rôle principal dans le mélange prescrit par eux, et que l'effet tout entier doit être rapporté à elle. Les autres, disent-ils, ne sont là que pour appuyer l'action du principal remède, pour la corriger, pour la diriger vers tel ou tel point du corps, comme s'il s'agissait d'êtres doués d'intelligence, de volonté, d'obéissance, devant faire, dans l'intérieur du corps, précisément ce qu'un docteur leur commande, et rien de plus !

Mais ces moyens accessoires cessent-ils donc à votre gré d'exercer, concurremment avec la substance principale, ou contrairement à son action, la vertu médicinale spéciale et inconnue dont ils sont doués, et de produire, d'après les lois éternelles de leur nature intime, des effets qu'on ne peut ni soupçonner ni prévoir, à moins que des expériences pures n'en aient révélé la connaissance ?

N'est-il pas absurde d'attribuer un effet à une force, tandis qu'il y avait en jeu, dans le même temps, d'autres forces qui souvent ont contribué plus qu'elle à le produire ?

Il ne serait pas plus ridicule de nous dire qu'on a découvert un aliment d'excellente qualité dans le sel de cuisine ; qu'on l'a prescrit avec succès à un homme demi-mort de faim qui s'en est trouvé sur-le-champ restauré comme par miracle, et que la formule à suivre en pareil cas est celle-ci :

Prenez une demi-once de sel marin , principale substance de votre recette analeptique; faites dissoudre ce sel , selon les règles de l'art , dans suffisante quantité d'eau bouillante, à titre d'excipient ou de véhicule ; ajoutez , pour correctif, un bon morceau de beurre , puis , pour adjuvant, une livre de pain coupé par tranches minces, et donnez le tout à la fois, après avoir bien remué. On serait tout aussi fondé à dire que le sel fait la base de cette soupe, que le beurre et le pain n'y sont que des accessoires, et que, préparée ponctuellement d'après la formule , elle ne manque jamais son effet salutaire. Si ensuite, dans la matière médicale culinaire , à la suite de l'article consacré au sel , on inscrivait les vertus , *saturans*, *analepticum*, *restaurans*, *reficiens*, *nutriens*, tout cela ne serait certainement pas plus absurde que quand un médecin pose en première ligne , sur une feuille de papier , le nom d'une substance arbitrairement choisie, qu'il dit être la base d'un moyen destiné à pousser aux urines, par exemple, place au dessous ceux de deux, trois ou quatre autres médicamens , dont il ignore la véritable action , mais qu'il n'en décore pas moins des titres de *correctif, adjuvant, excipient*, fait prendre cette drogue au malade en lui recommandant d'aller et venir sans cesse dans une chambre froide , lui prescrit en même temps de boire abondamment un mélange chaud et bien sucré de petit lait et de vin blanc , et triomphe enfin du succès étonnant de sa base , qui, suivant lui, a fait rendre au malade plus d'urine qu'à l'ordinaire. A ses yeux les moyens qui ont été joints à cette base, et le régime suivi pendant l'usage du tout, sont des choses purement accessoires, sans aucune conséquence, et qui n'ont point eu de part à l'événement, celui-ci ne pouvant être attribué qu'à la substance placée en tête de la formule, et à laquelle il porte un intérêt spécial, souvent sans trop savoir lui-même pourquoi. C'est à la faveur de pareils éloges, prodigués sans discernement à des remèdes que tel ou tel médecin a pris en affection , et auxquels il est fort aisé de pouvoir attacher quelque vertu positive, que les qualités mensongères de diurétiques, emménagogues, résolutifs, sudorifiques, expectorans, antispasmodiques, s'impatronisent dans la matière médicale, et y figurent comme autant de vérités qui en imposent au peuple des imitateurs.

Ce serait donc sur le compte de tous les médicamens employés simultanémeut qu'il faudrait mettre le résultat obtenu! Mais alors combien peu resterait-il à chacun de sa réputation équivoque, de sa prétendue vertu diurétique, sudorifique, emménagogue, etc. !

Il faut par conséquent reléguer parmi les mensonges les vertus thérapeutiques générales qui, depuis Dioscoride jusqu'à nos jours, jouent un si grand rôle dans les matières médicales, et les remplissent presque en entier (1).

La propriété d'inciser et de résoudre, celle d'exalter ou d'affaiblir la sensibilité, l'irritabilité ou la nutrition, reposent également sur des suppositions. C'était déjà une pure hypothèse qu'il fût nécessaire, dans les maladies, de provoquer immédiatement l'effet auquel ces propriétés font allusion. Or est-il raisonnable d'attribuer aux médicamens des vertus qui n'ont rien de réel par elles-mêmes, à part même cette circonstance que les substances auxquelles on les accordait n'étaient presque jamais prescrites qu'associées et mêlées avec d'autres? Il est facile de sentir que toutes les assertions de ce genre sont des mensonges flagrans.

Qu'a-t-on jamais vu dans l'intérieur du corps dont les médicamens aient procuré l'*incision*, la *résolution?* Par quels faits s'est-on assuré qu'il existe des substances ayant la propriété d'exercer une action dissolvante sur des parties *vivantes* dans l'organisme? Pourquoi n'allègue-t-on pas les preuves irréfragables d'une pareille propriété mise en jeu par un médicament quelconque? ou, puisqu'il est impossible d'apercevoir les effets mécaniques et chimiques d'un agent médicinal sur les parties vivantes de l'organisme, dont l'intérieur se soustrait à nos investigations, comment ne rougit-

(1) Quand on ne savait quelle vertu attribuer aux médicamens, on les disait au moins *évacuans*. Ils devaient être évacuans d'une manière ou d'une autre, parce que, d'après les idées grossières qu'on se faisait de toutes les maladies, on ne concevait pas qu'on pût guérir celles-ci sans expulser quelque principe morbifique. Or, comme, dans cette hypothèse, la production et la durée des maladies dépendaient des principes morbifiques arbitrairement admis, on avait les yeux ouverts sur tous les émonctoires du corps par lesquels les médicamens pourraient éconduire ces derniers, et les remèdes étaient obligés de se prêter à cette manie, qui parvint enfin à les classer tous en un certain nombre de catégories. Un effet expulsif étant ce qu'on demandait surtout aux substances médicinales, elles avaient été obligées presque toutes de prendre un rôle qui s'y rapportât.

on pas au moins d'ériger de pareilles hypothèses en dogmes fondamentaux? Quand il s'agit de ce qu'un homme peut entreprendre de plus important et de plus grave au monde, la guérison de son semblable, une erreur est déplorable à cause des tristes résultats qu'elle peut entraîner, mais le mensonge devient un véritable crime?

Et où, dans l'intérieur vivant que nos regards ne peuvent sonder, y a-t-il quelque chose, soit à résoudre, soit à inciser, que l'organisme humain, ramené à la santé par un médicament bien choisi, n'ait pas le pouvoir de dissoudre lui-même au besoin?

D'ailleurs ce qu'on dit être dans l'intérieur qui réclame l'application d'une force dissolvante venue du dehors, existe-t-il réellement? Sœmmerring n'a-t-il pas prouvé que les glandes tuméfiées, qu'on regardait de temps immémorial comme obstruées, se font remarquer, au contraire, par le calibre énorme de leurs vaisseaux? Les expériences faites sur des sujets bien portans avec la méthode de Kaempf n'ont-elles pas démontré que les déjections horribles dans lesquelles ce médecin voyait la cause de presque toutes les maladies chroniques, étaient le produit même des lavemens dont il administrait souvent plusieurs centaines? Cependant il fut un temps où les médecins, adoptant les idées de Kaempf, et ne voyant, dans la plupart des maladies, que des obstructions des capillaires du bas-ventre, accablaient les pauvres malades de lavemens médicamenteux multipliés au point de les conduire jusque sur le bord de la tombe.

Mais, en admettant même comme une chose vraie qu'il puisse y avoir quelque chose à inciser ou à résoudre dans le corps humain malade, quel est celui qui, en cas de guérison, a vu les médicamens opérer cette incision ou résolution dans l'intérieur du corps, d'une manière immédiate, et tellement à eux seuls que la force vitale, à laquelle il appartient d'ailleurs de dominer toutes les fonctions de l'organisme, soit demeurée spectatrice oisive de l'opération, qu'elle ait laissé l'agent médicinal travailler sur la partie prétendue obstruée et indurée, comme un tanneur sur des peaux?

On lit, dans un recueil périodique (1), que l'usage du calomélas fit cesser un vomissement chronique habituel

_____

(1) *Journal de Hufeland*, 1815, décembre, p. 121.

après le repas. L'auteur soutient hardiment que la maladie
dépendait d'une induration de l'estomac et du pylore , sans
s'appuyer d'aucune preuve, uniquement dans la vue d'attribuer au calomélas une vertu dissolvante absolue , et de lui
faire honneur de la guérison d'un mal qui est aussi rare qu'il
est incurable. Un autre (1) suppose , d'après des pesanteurs
et des spasmes d'estomac , des rapports et des vomissemens
qui existaient chez son malade , que celui-ci était atteint
d'une lésion organique , squirrhe , tumeur ou induration de
l'estomac , et comme l'affection se dissipa par un long usage
d'une tisane de chiendent , à laquelle fut jointe sans doute
une amélioration du régime et du genre de vie , il croit avoir
prouvé par là que le chiendent a la vertu de résoudre les
squirrhosités de l'estomac. Mais des pesanteurs d'estomac ,
des rapports et des vomissemens après le repas , même datant
de fort loin , ne sont point une chose rare ; ces symptômes,
qui cèdent souvent avec promptitude à un changement de
régime , ne sont pas une preuve de l'existence d'un squirrhe
et d'une induration à l'estomac ou au pylore. Il en faut
de bien autrement graves pour attester la présence de cette
maladie.

Mais c'est l'usage consacré d'ériger un médicament en
remède fondant , résolutif, etc., sans qu'il y ait le moindre
droit , par pure conjecture , et en supposant hardiment
l'existence d'une grave affection interne dont il n'y a jamais
eu aucune trace.

La seconde source des vertus assignées aux médicamens
dans les matières médicales , semblerait avoir des fondemens
plus solides que la précédente. Elle consiste à dériver les
propriétés de ces substances des qualités physiques qui les
caractérisent. Nous allons voir que cette source est également
impure.

Je ne rappellerai pas la folie de ces anciens médecins qui
déduisaient les vertus curatives des drogues médicinales de
leur forme et de leur couleur , en un mot de la doctrine des
signatures ; qui croyaient l'orchis propre à ranimer les facultés viriles , parce que sa racine porte deux bulbes grossièrement semblables à des testicules , le curcuma utile dans la
jaunisse, parce qu'il est jaune, les fleurs du millepertuis per-

(1) *Journal de Hufeland*, 1813, p. 63.

foré efficaces dans les plaies et les contusions , parce qu'il en suinte un suc rouge , etc. Je laisse toutes ces futilités de côté, quoiqu'on en trouve encore des traces jusque dans les matières médicales les plus récentes.

Je veux seulement parler des tentatives presque aussi ridicules qu'ont faites même les modernes pour deviner les vertus des médicamens à l'aide de l'odorat et du goût.

On a cru en effet pouvoir juger par le palais et le nez de la manière dont les substances médicinales doivent agir sur le corps, et cette prétention a également fait créer des termes de thérapeutique générale.

Les plantes qui ont une saveur amère doivent, décréta-t-on, avoir une seule et même manière d'agir , uniquement parce qu'elles sont amères au goût.

Mais quelle infinie variété n'y a-t-il pas déjà entre les saveurs amères! Et ces nuances multipliées n'annoncent-elles pas que l'effet ne doit point non plus être le même?

Cependant, comment la saveur amère en général est-elle parvenue à l'honneur que lui font les auteurs de matières médicales et les médecins praticiens, de prouver l'existence, dans les médicamens qui la possèdent , des vertus stomachique et tonique , et de démontrer qu'ils ont tous des effets uniformes et identiques , de sorte que , suivant cette assertion arbitraire, tous les amers ne doivent être que toniques et stomachiques ?

Si quelques uns d'entre eux ont la puissance spéciale d'exciter des maux de cœur, du dégoût, des pesanteurs d'estomac , des envies de vomir chez les personnes bien portantes, et par conséquent de guérir homœopathiquement les incommodités de cette espèce, chacune de ces substances n'en possède pas moins encore des vertus médicinales particulières, tout-à-fait différentes et inaperçues jusqu'à ce jour, qui sont souvent beaucoup plus importantes que celles en raison desquelles on les rapproche les unes des autres. Par conséquent prescrire indistinctement les amers l'un pour l'autre, les mêler ensemble sans choix dans une seule formule, et les englober tous sous le nom collectif d'amers, comme médicamens sans nul doute identiques , c'est faire preuve de la plus aveugle et de la plus grossière routine.

Si, prenant à la lettre cette décision dictatoriale de la matière médicale et de la thérapeutique, on considérait l'amertume comme suffisant seule pour établir d'une manière absolue le pouvoir d'activer la digestion et de fortifier, alors la coloquinte, la scille, l'agaric, l'angusture, la saponaire, le galé, le lupin, l'acide hydrocyanique, l'upas, etc., auraient droit, en leur qualité d'amers, à être rangés dans la classe des toniques et des stomachiques.

On voit, d'après cela, combien les assertions de la matière médicale ordinaire sont arbitraires et peu raisonnées, combien elles se rapprochent du pur mensonge. Et quel crime que de fonder la thérapeutique sur des mensonges!

On a trouvé une saveur amère et astringente au quinquina. C'en fut assez pour faire juger des vertus inhérentes à cette écorce. Dès lors toutes les substances douées d'une saveur amère et styptique durent avoir les mêmes propriétés médicinales que le quinquina. Telle est la précipitation, tels sont les préjugés avec lesquels on a, dans les matières médicales, établi le mode d'action des médicamens sur le corps humain, d'après l'impression que l'organe du goût reçoit de leur part. Cependant c'est un mensonge que l'écorce de saule, qu'un mélange d'aloès et de noix de galle jouissent des mêmes vertus médicinales que le quinquina. Combien n'a-t-on pas déjà préconisé de ces quinquina factices, dont la prétendue efficacité, soi-disant égale à celle de l'écorce du Pérou, n'a pas manqué de gens à foi robuste pour y croire, sur la parole de quelques médecins titrés!

Voilà comment la santé et la vie des hommes ont été livrées au caprice de quelques brouillons, dont l'imagination faisait tous les frais de ce qu'on appelait la matière médicale.

On a opéré sur les odeurs de la même manière que sur les saveurs. Une foule d'odeurs prodigieusement différentes les unes des autres ont été réunies ensemble sous l'appellation commune d'aromatiques, afin d'avoir la commodité de leur attribuer un même mode d'action médicinale. Tous les corps englobés dans cette vaste catégorie furent érigés d'une manière absolue et sans scrupule, en excitans, nervins, résolutifs, etc.

Ainsi le plus imparfait des sens de l'homme policé (1),

(1) Les médicamens les plus violens, la belladonne, la digitale, le tartre stibié, l'arsenic, etc., n'ont presque pas d'odeur.

celui qui occasione le plus d'erreurs, celui pour lequel nos idiomes ont le moins de mots propres à exprimer les nuances diverses de ses impressions, est précisément celui qu'on prétend suffire pour faire apprécier l'action des substances médicinales sur le corps humain, tandis que tous nos sens réunis sont insuffisans, même avec l'application la mieux soutenue, pour nous révéler le plus important de tous les secrets de la nature, qu'on ne peut découvrir qu'en faisant soi-même usage de chaque substance et observant ses effets immédiats sur l'activité vitale de l'organisme.

Ou bien le muguet, la menthe crêpue, l'angélique, l'arnica, le sassafras, la serpentaire, le santal blanc, la coriandre, la camomille, doivent-ils posséder les mêmes vertus médicinales, parce qu'il plaît aux auteurs des matières médicales de dire que toutes ces substances sont simplement aromatiques?

Entasser ainsi pêle-mêle des médicamens qui diffèrent tant les uns des autres, et auxquels leur différence de manière d'agir sur l'organisme donne tant d'importance, n'est-ce pas imprimer à la matière médicale le cachet d'une présomption ignorante et sans conscience?

Le dernier des ouvriers ne se donne point ainsi le ridicule de vouloir imaginer le but et la manière d'agir des matériaux et outils qu'il employe. On commence toujours, lorsqu'on veut faire usage d'un moyen, par l'essayer sur une petite partie de l'objet à l'élaboration duquel il doit servir, afin de consulter les changemens qui peuvent résulter de son action, avant de l'appliquer à des travaux en grand, où une méprise entraînerait des dommages considérables. Le blanchisseur a essayé sur quelques morceaux d'étoffe la propriété dont jouit le chlore d'anéantir toutes les couleurs végétales, avant d'exposer des magasins entiers de marchandises aux ravages qu'aurait pu y causer une substance si destructive. Avant de préférer le fil de chanvre à celui de lin, le cordonnier s'était assuré qu'il a plus de solidité, qu'il résiste mieux aux causes de destruction, et qu'il possède à un plus haut degré la propriété de se renfler par l'humidité dans les trous que l'alène a faits au cuir; et cependant ce n'est qu'un cordonnier!

Mais dans l'orgueilleuse médecine, c'est uniquement d'après de superficielles et trompeuses apparences, d'après des opinions arrêtées d'avance, d'après des jugemens entachés d'illusion ou d'erreur, qu'on procède à l'action la plus grave qu'un homme puisse exercer sur son semblable, à une action de laquelle dépendent la vie et la mort d'un individu, souvent même le bonheur ou l'infortune de familles entières.

La chimie s'est arrogé aussi le droit de faire connaître les vertus thérapeutiques générales des médicamens. Nous allons voir que cette troisième source de la matière médicale ordinaire n'est pas plus pure que les deux précédentes.

Il y a un siècle, depuis Geoffroy, qu'on s'adresse à la chimie pour obtenir des éclaircissemens auxquels on n'a pu arriver par d'autres voies.

Je ne dirai rien des hypothèses purement théoriques, dont les partisans, à l'exemple de Baumes, de Steffens et de Burdach, soutiennent que tel ou tel des principes élémentaires d'un médicament est la seule chose qu'il contienne de médicinal, et lui assignent d'après cela des vertus curatives avec une promptitude qu'on ne se lasse point d'admirer. Comme il ne faut, pour agir ainsi, ni consulter la nature, ni invoquer l'expérience, ni faire aucun essai sur l'homme vivant, et qu'il suffit de lâcher la bride à l'imagination, l'édifice est bientôt achevé.

Je veux parler ici des efforts consciencieux que les modernes ont faits pour arriver, avec le secours de la chimie organique, à la découverte des vrais et purs effets des médicamens, dont on sentait bien que la connaissance manquait tout-à-fait à la matière médicale consacrée.

Faire de la chimie, cette science qui produit souvent des miracles sous nos yeux, la base ou la source des notions positives de la matière médicale, était une idée bien plus raisonnable, en apparence, que toutes celles dont nous avons parlé jusqu'ici. Aussi séduisit-elle beaucoup de personnes, principalement parmi celles qui n'avaient aucune connaissance positive, soit en chimie, à laquelle ils demandaient beaucoup plus qu'elle ne peut donner, soit en médecine, dont ils ignoraient les vrais besoins, soit même dans l'une et l'autre à la fois.

La chimie organique ne peut extraire des matières animales que des parties mortes, qui varient dans leur manière de se comporter à l'égard des réactifs. Mais ce ne sont pas ces principes immédiats qui, dans le désaccord de l'organisme vivant et la guérison de ses maladies, agissent tels que les chimistes nous les montrent après les avoir séparés. Les parties que la chimie retire de la chair musculaire, savoir : la fibrine, la lymphe coagulable, la gélatine, l'acide lactique et divers sels, diffèrent infiniment de ce que le muscle vivant et irritable était, chez l'homme sain ou malade, quand il jouissait de son intégrité organique. Ce que le chimiste en a séparé n'a pas même l'analogie la plus éloignée avec lui. Quelle conclusion tirer de ces parties mortes, qui puisse s'appliquer à l'organisme vivant, ou à ce que les médicamens auraient été capables de produire en elles lorsqu'elles faisaient partie du cercle de la vie? La digestion, cette surprenante conversion des substances les plus hétérogènes en un liquide propre à réparer les pertes des organes si prodigieusement diversifiés du corps humain, s'expliquerait-elle par la présence d'un peu de soude et de quelques phosphates dans le suc gastrique? Ce que la chimie découvre dans ce suc rend-il raison des altérations morbides de la digestion et de la nutrition, à tel point qu'on puisse fonder là dessus une méthode de traitement digne d'inspirer la confiance? Il n'est rien de tout cela.

De même, les principes immédiats que la chimie organique retire des plantes médicinales n'offrent rien, ni dans leur odeur, ni dans leur saveur, qui puisse exprimer et mettre au jour ces effets si différens que les remèdes végétaux produisent, et surtout cette influence qu'ils exercent sur la manière d'agir et de sentir de l'homme en santé et en maladie.

L'huile essentielle, l'eau distillée ou la résine qu'on tire d'une plante, n'est pas le principe actif du végétal. Ce principe résidait seulement d'une manière invisible dans les matériaux que la chimie a isolés, et par lui-même il n'est point susceptible de frapper nos sens. Ses effets ne deviennent appréciables pour nous que quand l'eau distillée, l'huile essentielle, la résine, ou surtout la plante elle-même est prise par un homme vivant, sur l'organisme sensible duquel elle agit d'une manière dynamique et virtuelle.

Quelle importance médicale pourraient avoir les autres principes qu'on extrait des végétaux, la fibre végétale, les terres, les sels, la gomme, l'albumine, etc., qu'on rencontre à très-peu de chose près les mêmes partout, même dans les plantes les plus différentes les unes des autres sous le rapport de leurs propriétés médicinales? Est-ce que la petite quantité d'oxalate calcaire, dont la chimie constate l'existence dans la rhubarbe, peut annoncer que cette substance produit chez l'homme bien portant une altération si morbide du sommeil, avec une si singulière chaleur du corps , sans soif, et qu'elle est susceptible de guérir les états maladifs analogues ?

Quelles données tous ces principes immédiats, avec quelque soin qu'on procède à leur extraction chimique , peuvent-ils nous fournir touchant la vertu que chaque plante a de produire, dans le corps humain vivant, une modification virtuelle particulière qui modifie sa manière de sentir et d'agir ?

Le chimiste Gren, qui ne savait pas un mot de médecine, et dont le traité de pharmacologie fourmille des assertions les plus hardies, voulait persuader aux médecins qu'on ne peut connaître la manière d'agir des médicamens qu'autant qu'on a été informé par la chimie de la nature des principes constituans qui dominent en eux.

Eh! que nous apprend la chimie à l'égard des principes immédiats morts des médicamens? Elle nous fait uniquement connaître le rôle qu'ils jouent dans ses propres opérations ; elle nous enseigne la manière dont ils se comportent avec tel ou tel réactif, et ce qui fait qu'on doit les appeler gomme, résine, albumine, mucus, terres, sels, etc., toutes choses fort indifférentes pour le médecin. Ces dénominations ne disent rien de ce que le végétal ou le minéral, chacun suivant le caractère propre de son invisible nature virtuelle, peut produire, en fait de changemens, dans l'état de l'homme vivant. Et cependant c'est uniquement là dessus que repose l'art tout entier de guérir! Il n'y a que les effets provoqués par l'esprit actif de chaque substance médicinale appliquée à l'homme, qui puisse éclairer le médecin sur la sphère d'activité des médicamens, et lui indiquer les résultats curatifs auxquels chacun d'eux peut conduire. On ne tire aucune lumière à cet égard des noms imposés aux principes immédiats que la chimie en extrait, et qui sont à peu près les mêmes dans la plupart des plantes.

Ainsi la chimie peut bien nous apprendre que le calomélas

est composé de huit à dix parties de mercure et d'une de chlore réunies ensemble par la sublimation, et qu'il noircit quand on le broie avec de l'eau de chaux ; mais la chimie, comme telle, ne sait et ne peut pas nous apprendre qu'il excite chez l'homme une abondante salivation, accompagnée d'une puanteur particulière de l'haleine. Cet effet dynamique du mercure doux sur le corps humain ne nous est révélé que par l'application médicinale qu'on en fait et l'observation des phénomènes qui résultent de son action sur l'organisme vivant. L'expérience peut donc seule prononcer relativement à l'influence dynamique des médicamens sur nous, c'est-à-dire à leurs vertus médicinales, et la chimie est tout-à-fait impuissante sous ce rapport, puisqu'elle n'opère jamais que sur des substances inorganiques en conflit les unes avec les autres.

La chimie peut bien nous apprendre une chose fort peu importante à savoir, que les feuilles de la belladonne ont à peu près les mêmes principes constituans que celles du chou rouge et d'une foule d'autres plantes ; qu'on en extrait de l'albumine, du gluten, de l'extractif, de la résine verte, un acide, de la potasse, de la chaux, de la silice, etc. Mais si cette connaissance des matériaux prédominans, telle que la chimie nous la procure au moyen des réactifs, pouvait servir, comme le disait Gren, à déterminer l'activité médicinale des médicamens, il s'ensuivrait qu'on pourrait manger une salade de feuilles de belladonne sans plus d'inconvénient qu'une salade de chou rouge. Est-ce là ce que prétend le chimiste ? Cependant si la chimie s'arroge le droit de déterminer les vertus médicinales d'un corps naturel d'après ceux des principes immédiats que l'analyse y constate, elle ne peut se dispenser, quand ses réactifs lui indiquent l'existence de principes semblables, d'admettre aussi l'identité de l'action médicinale, et elle doit, par conséquent, déclarer que le chou rouge et la belladonne sont tous deux ou des plantes également innocentes, ou des végétaux également vénéneux, ce qui met en pleine évidence le ridicule de ses prétentions, et démontre, de la manière la plus claire, son incompétence à prononcer sur les propriétés médicinales des corps.

Les partisans du système de Gren ne s'aperçoivent donc

pas qu'on ne peut obtenir de la chimie que des notions chimiques sur la présence de tel ou tel principe matériel dans tel ou tel corps de la nature; qu'elle ne voit par conséquent que des êtres chimiques dans tous ces principes? L'analyse indique bien la manière dont ils se comportent avec les réactifs; mais c'est là toute la portée de son cercle d'action, et quant à ce qui concerne le changement dynamique qu'une substance médicinale, mise en contact avec le corps vivant, peut apporter en lui, voilà ce qu'elle ne saurait découvrir ni dans ses cornues, ni dans ses récipiens.

En général toute science quelconque ne peut juger que des objets de son ressort. C'est folie que d'attendre d'elle des lumières sur des sujets dévolus à d'autres sciences.

Il appartient à l'hydrostatique de faire connaître exactement la différence de pesanteur spécifique qui existe entre l'or pur et l'argent fin; mais elle ne s'arroge point le droit de déterminer la valeur respective que ces deux métaux doivent avoir dans les transactions commerciales. Elle ne peut dire si, à poids égal, la valeur conventionnelle de l'or est douze, treize ou quatorze fois supérieure à celle de l'argent, en Europe ou en Chine, la rareté de l'un ou de l'autre dans le commerce étant la seule circonstance de laquelle dépende cette proportion.

De même, quelque nécessaire qu'il soit à l'agronome de connaître exactement la forme des plantes et de savoir les distinguer les unes des autres d'après leurs parties extérieures, cependant la botanique, qui lui procure ces notions, ne lui apprendra jamais si tel végétal est propre ou non à la nourriture des brebis ou des porcs; elle ne lui fera jamais savoir quelle graine, quelle racine donne plus de force au cheval, engraisse mieux le bétail. Ni le système de Tournefort ou de Linné, ni la méthode de Haller ou de Jussieu, ne l'éclairent à cet égard. Il n'acquiert les lumières dont il a besoin que par des expériences comparatives faites avec soin sur différens animaux.

Chaque science ne peut discuter que les objets qui rentrent dans son domaine.

Que trouve la chimie dans l'aimant naturel et dans l'aimant artificiel? Elle ne rencontre dans le premier qu'un riche minerai de fer, intimement combiné avec de la silice, souvent

aussi avec du manganèse, et dans le second que du fer pur.
L'analyse même la plus délicate ne lui fait point découvrir
la moindre trace de la vertu magnétique, qui est pourtant si
puissante.

Mais une autre science, la physique, démontre, par ses
expériences, que cette force réside dans la pierre d'aimant
et dans l'aimant artificiel ; elle dévoile les propriétés physiques du magnétisme ; elle montre les rapports qui existent
entre lui et le monde extérieur ; elle fait connaître l'attrac-
tion qu'il exerce sur le fer, le nickel et le cobalt ; elle
découvre la tendance qu'a l'une des extrémités de l'aiguille
aimantée à se diriger vers le nord ; elle constate la décli-
naison de cette aiguille, soit vers l'est, soit vers l'ouest, à
des époques et dans des régions différentes ; elle signale
enfin les variations de son inclinaison suivant la diversité des
latitudes.

La physique sait donc dire, au sujet de l'aimant, quelque
chose de plus que la chimie : elle sait parler de sa vertu
magnétique envisagée sous le point de vue physique.

Mais ces deux sciences, la physique et la chimie, n'épui-
sent point encore tout ce qui mérite d'être su à l'égard de
l'aimant. Ni l'une ni l'autre ne peut enseigner sur ce sujet
que ce qui rentre dans le cercle de ses attributions ; ni les
notions que la chimie procure, ni celles que fournit la physique n'apprennent à connaître la puissante influence spéciale et caractéristique que le magnétisme exerce sur l'homme
mis en rapport avec lui, et l'énergique vertu curative qu'il
déploye dans les maladies appropriées à son mode particulier d'action. La chimie et la physique sont toutes deux
muettes à l'égard de ces propriétés, dont elles doivent abandonner la recherche à l'investigation et aux expériences du
médecin.

Maintenant qu'il est bien établi qu'une science ne saurait, sans se rendre ridicule, afficher des prétentions sur ce
qui ne peut être discuté que par une autre science, j'espère
qu'on deviendra peu à peu assez raisonnable pour sentir que
l'unique but de la chimie est d'isoler et de réunir les élémens
chimiques des corps, et que, sous ce rapport seulement, elle
peut être d'une utilité technique à la pharmacie ; j'espère
qu'on commencera à entrevoir que les médicamens n'exis-

tent pas pour elle à titre de médicamens, c'est-à-dire de puissances déterminant un changement dynamique dans l'homme, mais uniquement comme substances chimiques, c'est-à-dire comme des corps dont elle a mission de mettre la composition et les élémens en évidence ; qu'en conséquence, elle ne procure à leur égard que des renseignemens purement chimiques, et qu'il n'est pas en son pouvoir de nous éclairer sur les modifications dynamiques de l'organisme auxquelles ils sont susceptibles de donner lieu, ni sur les vertus médicinales et curatives dont chacun d'eux peut être doué.

Une quatrième source impure des assertions dont la matière médicale fourmille est celle des indications puisées dans la clinique et la thérapeutique spéciale (*ab usu in morbis*).

Nulle autre source n'a été mise plus à contribution que celle-là pour arriver à la connaissance des propriétés médicinales des médicamens. En s'appuyant sur ce qu'on appelle la pratique, c'est-à-dire sur l'usage qu'on fait des remèdes dans les maladies elles-mêmes, on a cru pouvoir arriver sûrement à savoir quels sont les états morbides auxquels chacun d'eux porte un secours efficace.

Cette marche a été suivie dès l'origine de la médecine. On l'a bien abandonnée de temps en temps, pour en essayer d'autres dont on espérait plus de succès, mais toujours on y est revenu, parce qu'elle semblait être la plus naturelle.

Admettons pour un instant que ce soit là en effet le vrai moyen de découvrir les vertus des médicamens. On croirait qu'avec un pareil point de départ, les médecins n'ont jamais essayé au lit des malades que des médicamens simples et isolés, parce qu'en prescrivant plusieurs substances à la fois, il est impossible de jamais savoir à laquelle d'entr'elles le résultat doit être attribué. Mais, en ouvrant les livres de médecine, on trouve peu de cas, on n'en trouve même point, où cette pensée toute naturelle ait réglé la conduite du praticien, et où il se soit borné à l'emploi d'un seul médicament pour se convaincre de son aptitude réelle ou de son insuffisance à procurer une guérison complète.

C'était donc un usage presque exclusivement établi d'employer dans les maladies des médicamens mêlés les uns avec les autres. Or, en procédant ainsi, lorsqu'on parvenait à guérir, on ne savait jamais avec certitude auquel des ingrédiens réunis ensemble appartenait l'honneur du succès. En un mot, cette méthode n'apprenait rien. Si, au contraire, le mélange médicamenteux ne produisait pas d'effet salutaire, ou même nuisait, ce qui arrivait ordinairement, on ne pouvait point non plus savoir à quelle drogue en particulier ce fâcheux résultat devait être attribué.

Que ce fût par pédantisme qu'on entassait ainsi médicamens sur médicamens dans les formules, ou par défiance du pouvoir attribué à chacun d'eux en particulier, toujours est-il que cette coutume absurde remonte aux siècles les plus reculés, aux temps qui suivirent Hippocrate. Parmi les nombreux ouvrages faussement attribués à ce médecin, dont la plupart furent écrits, soit immédiatement après sa mort, par ses deux fils, Dracon et Thessale, soit plus tard, par ses petits-fils, Hippocrate II et Hippocrate IV, tandis que les autres furent fabriqués à Alexandrie par Artémidore Capiton et son parent Dioscorides, il n'y en a pas un seul où l'on trouve ces prescriptions de plusieurs médicamens à la fois, dont l'usage est devenu ensuite universel.

Les médecins modernes seuls ont commencé à s'apercevoir que l'emploi simultané de plusieurs substances médicamenteuses ne peut fournir aucune notion sur les vertus de chacune contre les maladies, et plusieurs d'entr'eux, s'écartant de la route vulgaire, ont publié le récit des cures qu'ils disent avoir été obtenues à l'aide d'un seul médicament.

Mais comment s'y est-on pris pour mettre à exécution une idée qui paraît si raisonnable en elle-même ? C'est ce que nous allons examiner.

Je vais, à cet effet, parcourir trois années du *Journal de médecine pratique* de Hufeland, et je ferai voir que la faculté de guérir telle ou telle maladie a été attribuée à des médicamens sans qu'on se fût contenté de n'employer qu'eux et eux seuls (1). C'est donc là une nouvelle illusion, qui a pris la place de celle des anciennes formules composées.

(1) Il est vrai que dans l'un des volumes publiés pendant ces trois années on trouve un médecin, Ebers, qui a fait des expériences en n'administrant qu'un seul remède dans diverses maladies (Hufland's journal; 1813, septembre et octobre.) Il s'est servi de l'arsenic tout seul. Mais de quelle nature sont ses expériences ? Elles sont telles qu'elles ne sauraient jeter la moindre lumière sur la vertu curative de l'arsenic. En effet, d'abord les accès de fièvre intermittente contre lesquels il employa ce remède, ne sont point exactement décrits : ensuite

Une suppuration des poumons fut guérie, dit-on, par le fenouil aquatique (1). Mais il résulte de l'observation même (2), que le pas-d'âne, le sénéga et le lichen d'Islande avaient été simultanément employés. De quel droit donc le rédacteur s'écrie-t-il, en terminant, qu'il est persuadé que le malade a dû sa guérison au fenouil aquatique seul? Des convictions comparables à celles-ci résulteraient aussi des effets de plusieurs médicamens prescrits à la fois dans une même formule.

Une syphilis invétérée (3), qui n'avait pas voulu céder à diverses préparations hydrargyriques (et qui n'était au fond qu'une maladie mercurielle), céda, dans l'espace d'un mois, à l'ammoniaque, avec laquelle on ne donna que du camphre et de l'opium. N'est-ce donc rien que de l'opium et du camphre?

Une épilepsie (4) fut guérie en quatorze mois par la valériane. Le malade ne prit rien autre chose, si ce n'est de l'huile de tartre par défaillance, de la teinture de coloquinte et des bains de calamus, de menthe et autres substances

la dose était telle qu'elle devait plutôt nuire qu'être utile; cependant la franchise avec laquelle Ebers avoue le mal qu'a causé l'arsenic, est infiniement plus louable que ne le sont toutes les prétendues histoires de guérison dont nous avons été accablés par d'autres, entre les mains de qui, à les en croire, les plus fortes doses d'arsenic n'auraient fait que du bien, sans jamais entraîner aucun inconvénient. Ebers assure que les doses auxquelles il a eu recours étaient si faibles que, dans la plupart des cas, elles ne s'élevaient pas à un grain, qu'un de ses malades ne reçut même que deux neuvièmes de grain, dans l'espace de vingt-quatre heures, et que cependant il fut en danger de mort : d'où il suit qu'une si faible quantité suffit pour produire les plus effroyables maux. C'est ce que savaient déjà depuis long-temps tous les médecins qui observent consciencieusement. Ebers avoue qu'induit en erreur par la matière médicale, il a cru que deux neuvièmes de grain d'arsenic, en vingt-quatre heures, étaient une très-faible dose. Or, l'expérience dit que c'est une dose énorme dans les maladies. Comment sait-on que l'arsenic puisse être employé par grains ou par dixièmes de grain, dans les maladies? Des essais multipliés ont appris qu'une goutte contenant un décillionième de grain en dissolution, est une dose trop forte encore dans beaucoup de cas, même lorsque l'arsenic est parfaitement indiqué. Si Ebers avait su tout cela, il n'aurait pas été surpris de voir les deux neuvièmes de grain compromettre la vie des malades. Ainsi, mêmes ces expériences qui ont été faites par un homme scrupuleux, ne peuvent rien nous apprendre, pas même quelles sont les maladies que l'arsenic saurait guérir, puisque l'énormité des doses s'est opposée à tout résultat avantageux, et l'a rendu impossible.

(1) 1813, août. — (2) Pag. 110. — (3) 1813, février. — (4) 1813, mars.

aromatiques. Est-ce que tout cet accessoire doit compter pour rien ?

Dans un autre cas d'épilepsie (1), on n'eut recours non plus qu'à la valériane. Cependant on prescrivit aussi une once et demie de feuilles d'oranger. N'est-ce donc rien que cela ?

Une aliénation mentale (2), avec nymphomanie, fut guérie uniquement par de l'eau froide bue en abondance. Mais, afin que l'effet de l'eau froide fût troublé au point de n'être plus reconnaissable, on administra sagement l'infusion de valériane, avec la teinture de quinquina de Whytt (3). Il en fut de même d'un autre malade qui fit moins souvent usage de ces puissans moyens accessoires (4).

Tymon (5) dit avoir constaté la spécificité contre la rage de la saignée poussée jusqu'à la syncope ; mais, en même temps, on fit prendre, toutes les deux heures, trois cents gouttes de laudanum en lavement, et faire toutes les trois heures une friction avec un gros d'onguent mercuriel. Est-ce donc là démontrer que la saignée est le vrai, l'unique remède de la rage ?

Une hydrophobie fut, dit-on, guérie uniquement par une saignée, à laquelle succéda une défaillance d'une heure (6). Mais on employa en même temps l'opium à fortes doses, la poudre de James, et le calomélas poussé jusqu'à la salivation. Tout cela doit-il donc être compté pour rien ?

Pour que la saignée, poussée jusqu'à l'évanouissement, pût être considérée comme le moyen auquel céda une hydrophobie déjà déclarée (7), il aurait fallu qu'on n'appliquât pas de vésicatoires, et surtout qu'on ne fît pas toutes les deux heures des frictions avec l'onguent mercuriel, qu'on ne donnât point de fortes doses de calomélas, avec de l'opium, jusqu'à ce qu'il survînt une abondante salivation. Il est ridicule à l'auteur de chercher à nous prouver qu'à peine avait-il eu besoin du calomélas (8).

Cette manie d'attacher la gloire d'une guérison à un remède favori, tandis que les autres moyens aussi énergiques qu'on a employés en même temps y auraient au moins autant de droit, est devenue à la mode parmi le peuple des

---

(1) 1813, mars, pag. 57. — (2) 1814, janvier. — (3) Pag. 12. — (4) Pag. 16. — (5) 1814, août, pag. 38. — (6) 1814, avril. — (7) 1815, juillet, pag. 8-16. — (8) Pag. 20.

médecins. Le lecteur est prié de fermer un œil, et de permettre à l'auteur de soutenir que tout ce qu'il a pu employer
simultanément est demeuré sans effet.

Un tétanos céda, dit-on (1), à de simples affusions d'eau
froide. Il est vrai, ajoute l'auteur, qu'on donna aussi de
l'opium ; mais comme le malade lui-même attribua la guérison aux seules affusions, on ne peut pas élever de doutes
à cet égard. C'est là ce qui s'appelle puiser à une source bien
pure pour établir la vertu des médicamens !

On prétend que la potasse (2) a montré une grande efficacité dans le croup (3) ; mais on fit en même temps usage
d'autres substances très-actives. Ainsi, chez deux enfans,
on administra le tartre stibié, avec l'infusion de sénéga.
Quelle singulière logique que celle qui met sur le compte
d'une seule substance l'effet appartenant à deux au moins!

Le graphite a guéri, prétend-on (4), une multitude d'anciens ulcères fistuleux ; mais le sublimé corrosif entrait dans
le mélange. En vain l'auteur fait remarquer, dans une note,
que le sublimé, dont on s'était déjà servi auparavant, n'avait
rien produit : on ne l'avait pas employé seul, mais avec de
l'opium, avec une foule-de tisanes sudorifiques, et avec du
quinquina artificiel. Il avait donc été, en grande partie ou
totalement, décomposé par les principes astringens de ces remèdes accessoires, et sa vertu curative n'avait pu se déployer
en pareille compagnie. En vain aussi l'auteur cherche à
excuser l'adjonction au graphite du sublimé, qui, suivant
lui, n'avait été mis là qu'à titre d'adjuvant. Si l'on accueil-
lait de semblables raisonnemens, il faudrait croire que les
médicamens agissent en vertu des ordres du médecin, et non
d'après ce que leur nature exige qu'ils opèrent. Peut-on
pousser plus loin l'arbitraire et les prétentions ? Quel
homme de bon sens attribuera une pareille obéissance servile
aux substances médicinales, dont l'action est réglée par les
lois éternelles de la nature ? L'auteur voulait-il savoir si le

(1) 1814, pag. 119.
(2) 1815, septembre, pag. 128.
(3) L'un de ces cas est relatif à un enfant qui habitait la campagne ; l'auteur ne
put pas le voir, et ce fut seulement d'après le récit qui lui fut fait de sa maladie,
qu'il le jugea atteint du croup !
(4) 18 5, novembre, pag. 40.

graphite pouvait être utile, et convaincre le lecteur de ce qu'il dirait ensuite ; il devait ne donner que cette substance. Mais, dès qu'il y adjoignait du sublimé, celui-ci ne pouvait manquer d'agir d'une manière conforme à sa nature, quoi qu'il eût plu au médecin de lui ordonner de faire ou de ne pas faire. Voilà donc encore une cure qui ne nous apprend rien. Le graphite passe pour avoir tant opéré, et cependant on avait fait usage d'une substance médicinale aussi puissante que le sublimé !

Une prétendue guérison de phthisie pulmonaire par le charbon en poudre a moins de fondement encore, s'il est possible. Le charbon de tilleul ne fut jamais administré seul; toujours on le donna de concert avec la digitale pourprée. Ainsi la digitale pourprée, un remède si énergique, devait être comptée pour rien dans le mélange! Celui qui raisonnait ainsi s'est-il fait illusion à lui-même, ou bien a-t-il voulu se moquer du lecteur ?

On prétend que la racine d'angélique a guéri une hydropisie (1), ou à proprement parler une maladie inconnue, avec symptômes de tuméfaction; car la pathologie embrasse tous les états de ce genre sous le nom d'hydropisie, pour peu qu'il y ait la moindre analogie entre eux. Mais la teinture d'opium, l'éther, et sur la fin aussi le calamus furent associés à l'angélique. Or, d'après cela, un homme de bon sens peut-il mettre le résultat sur le compte de la seule teinture d'angélique ?

Personne ne refusera de grandes vertus médicinales aux eaux de Dribourg; mais quand on attribue à elles seules la guérison de maladies dans lesquelles ont été administrés beaucoup de médicamens doués d'une grande puissance (2), on ne peut s'empêcher de croire à quelque illusion. Ainsi la cure par ces eaux d'un spasme d'estomac, accompagné de vomissemens fréquens (3), d'une hypocondrie et d'une hystérie (4), ne prouve rien, tant parce que ces noms de maladies sont vagues et équivoques, que parce que toujours d'autres substances ont été simultanément administrées. C'est comme si l'on attribuait à un seul homme d'avoir soulevé un rocher, en comptant pour rien les aides et les machines qui

(1) 1815, avril, pag. 19, 20. — (2) 1815 avril, pag. 75, 80, 82. — (3) Pag. 85 à 93. — (4) Pag. 94 à 97.

lui auraient prêté secours. Il y aurait un grand ridicule à mettre sur le compte d'un seul ce qui serait le résultat des efforts réunis d'une association.

Ce ne sont là que quelques exemples choisis parmi la foule de ceux que je pourrais puiser dans les ouvrages des médecins modernes. Ils font voir comment les praticiens qui prétendaient traiter les maladies simplement, c'est-à-dire par des médicamens isolés, afin de découvrir les véritables propriétés de ces derniers, ne manquaient néanmoins jamais d'en prescrire simultanément d'autres, souvent plus énergiques encore. Quoique l'écrivain fasse sonner bien haut sa conviction, et même celle du malade, que la guérison est due au remède tout seul, et que ce qu'on a pu faire prendre en même temps, n'a été donné qu'à titre d'adjuvant, tous ces beaux discours ne parviennent pas à convaincre un homme sensé que quand plusieurs substances médicinales, ou même seulement deux, ont été données à la fois, la guérison doive être attribuée uniquement à celle que le médecin affectionne d'une manière spéciale. Il n'en demeure pas moins vrai que la cure n'appartient point à cette substance seule. La matière médicale qui, sur la foi d'une si impure observation, lui attribue la vertu curative à laquelle elle n'a pas de droits, ne fait que répandre un mensonge, dont les fâcheux résultats pour le genre humain sont incalculables.

Je ne prétends pas nier que les guérisons dont il vient d'être cité quelques exemples, ne se rapprochent de la simplicité. Assurément elles étaient bien plus près des traitemens par un seul remède que ne l'est la routine vulgaire, qui semble mettre sa gloire à multiplier les médicamens dans les formules, et à changer une ou plusieurs fois par jour ces dernières. Mais s'approcher d'un but, ce n'est pas y toucher ; autrement il faudrait féliciter celui qui ne manquerait le gros lot à la loterie que parce que le 3 sortirait en place du 4, sur lequel il aurait spéculé, ou le chasseur qui aurait touché le gibier au pelage, ou le pilote qui aurait échappé au naufrage si son vaisseau cût passé seulement à un pouce de l'écueil.

Quelle croyance mérite la matière médicale, quand elle assigne aux médicamens des vertus déduites de l'usage qui en a été fait dans les maladies ? Que doit-on dire à la louange de substances médicinales dans telle ou telle maladie, lorsqu'elle ne s'appuye que sur des observations de ce genre, souvent même sur les seuls titres des observations publiées par des médecins, qui presque jamais n'ont guéri avec un seul remède, mais en ont, la plupart du temps, employé simultanément d'autres en plus ou moins grand nombre, de sorte qu'on n'est pas plus certain de l'effet qu'il convient de leur attribuer réellement, que si on avait, comme les routiniers vulgaires, prescrit un grand mélange à la fois? Que penser de ces effets curatifs si positivement attribués à des remèdes simples, qui n'ont presque jamais été administrés seuls? Rien, sinon que c'est tout au plus si, parmi un millier de ces pompeuses assertions, il s'en trouve une seule à laquelle on doive ajouter foi, et qu'il ne faut croire ni aux vertus médicinales déduites de la thérapeutique générale, ni à celles qui reposent sur les données de la clinique ou de la thérapeutique spéciale.

Toute vertu attribuée à un médicament qui n'a jamais été employé seul et sans mélange d'aucune autre substance, qu'on peut par conséquent considérer comme à peu près inconnu dans sa manière d'agir sur l'organisme vivant, est une illusion ou un mensonge.

Mais, dira-t-on, si, à dater de ce jour, les médecins, adoptant une nouvelle marche, se bornaient à ne prescrire jamais qu'un seul médicament simple dans chaque maladie, ne finirions-nous pas par savoir ce que chaque substance médicinale est apte à guérir?

On n'en viendra jamais là tant qu'il existera des hommes qui regarderont comme autant de vérités toutes les assertions consignées dans la matière médicale, à quelque source impure qu'elles aient été puisées, et qui préconiseront sérieusement l'emploi des mélanges de drogues sous prétexte qu'un médicament seul ne saurait satisfaire aux indications multiples d'une maladie, et qu'on doit, pour les remplir toutes, en prescrire plusieurs à la fois.

Ce pernicieux axiome repose sur deux suppositions tout-à-fait fausses; la première, que les vertus assignées aux médicamens, dans les traités de médecine pratique, sont fondées, et par conséquent capables de remplir les indications qui se présentent dans un cas donné; la seconde, qu'il faut prescrire plusieurs médicamens pour satisfaire à plusieurs indications, parce qu'un seul n'en peut pas remplir plus d'une.

Mais la matière médicale ordinaire qui, puisant à des sources impures, attribue gratuitement le résultat total de l'emploi de plusieurs médicamens à celui des ingrédiens que le médecin affectionne plus particulièrement, que sait-elle de l'étonnante variété des effets d'une substance médicinale isolée, elle qui n'a jamais soumis aucune drogue simple à des expériences pures, c'est-à-dire qui n'en a jamais étudié l'action sur des sujets bien portans et non en proie à des symptômes morbifiques? Le tissu de mensonges et de demi-vérités qu'elle étale, d'après l'autorité d'écrivains dont la plupart même se bornent à donner les noms pathologiques des maladies, sans les décrire, épuiserait-il donc le tableau de tous les effets que les médicamens sont aptes à produire? Non! La toute-puissance divine a voulu, dans sa sagesse et sa bonté, qu'ils en pussent produire bien d'autres encore dont la découverte n'a point été faite jusqu'ici, mais qui, une fois connus, contribueront bien plus puissamment au soulagement et au bonheur de l'homme, que les pâles et vagues aperçus de la matière médicale vulgaire.

Quelque certain qu'il soit qu'un remède donné seul suffit au traitement rationnel d'une maladie, je suis bien loin cependant de vouloir persuader aux médecins qu'il conviendrait de ne prescrire qu'un seul médicament dans chaque maladie, afin d'arriver à connaître quel est celui qui conviendrait dans tel ou tel cas donné, et d'établir ainsi une nouvelle matière médicale *ab usu in morbis*.

Loin de moi l'idée de donner un semblable conseil, quoique ce puisse paraître là, aux praticiens ordinaires, la meilleure manière d'arriver au but qu'on se propose.

Non! la matière médicale ne peut jamais tirer la moindre vérité utile des tentatives de guérison faites même avec des médicamens isolés. La méthode *ab usu in morbis* ne saurait lui être d'aucun secours.

Ce serait une source non moins impure que celle dont j'ai entretenu jusqu'ici le lecteur. Il n'en résulterait jamais rien d'utile ni de vrai à l'égard des vertus curatives de chaque substance médicinale.

Je dois m'expliquer à cet égard. Il n'y aurait que deux

manières d'essayer ainsi les médicamens ; l'une exigerait qu'on expérimentât chaque substance médicinale dans toutes les maladies, afin de découvrir quelle est celle dans laquelle elle exerce une action véritablement salutaire ; l'autre consisterait à essayer tous les médicamens dans un cas donné de maladie, afin de reconnaître quel serait celui qui guérirait de la manière la plus sûre et la plus complète.

Occupons-nous d'abord de cette seconde hypothèse : il s'ensuivra tout naturellement ce que nous devrons penser de la première.

Un million d'expériences sur l'effet de toutes les substances simples imaginables, faites contre une maladie bien déterminée et qui se représenterait toujours la même, pourraient assurément, quoique par l'effet du hasard, conduire à la découverte d'un remède véritable et spécifique, en raison du grand nombre de sujets qui se trouveraient atteints de la même affection.

Mais qui sait combien de siècles les habitans des vallées profondes auraient à souffrir de leurs goîtres avant que le hasard fît savoir que l'éponge brûlée est ce qu'il y a de mieux à employer contre cette maladie? Du moins est-ce au treizième siècle seulement qu'Arnauld de Villeneuve parla pour la première fois de la propriété qu'a l'éponge brûlée de guérir le goître.

On sait combien, après la première apparition de la syphilis, les médecins routiniers du temps furent d'années à la combattre inutilement par la faim, les évacuans et autres moyens usités contre la lèpre des Arabes, avant qu'on en vînt à essayer le mercure, dont la spécificité s'établit bientôt, malgré la vive opposition théorique des Arabistes.

La fièvre intermittente endémique dans les contrées marécageuses de l'Amérique méridionale, qui ressemble beaucoup à notre fièvre intermittente des marais, avait déjà depuis long-temps conduit les Péruviens à lui opposer l'écorce du quinquina, comme le plus efficace et le plus puissant de tous les moyens, tandis que les Européens ne lui reconnurent cette propriété qu'en 1638.

Long-temps on eut à souffrir des maux qui succèdent à un coup, à une chute, à une contusion, avant que le hasard dévoilât au peuple la vertu spécifique dont l'arnica jouit contre cette affection. Du moins François Joel est-il le premier qui en fasse mention au seizième siècle, et c'est au dix-huitième seulement que J.-M. Fehr et J.-D. Gohl l'ont fait connaître d'une manière plus générale.

Ainsi il a fallu des milliers d'essais, répétés par des milliers d'individus peut-être, sur des substances de toute espèce, pour que le hasard fît enfin découvrir le remède convenable et spécifique dans les maladies qui viennent d'être passées en revue. L'homme ne fut pas obligé d'exercer son jugement pour cela : il n'eut qu'à essayer l'un après l'autre tous les corps qui lui tombaient sous la main. Le temps et le hasard ont été les seuls élémens de ces découvertes.

L'indication de ces spécifiques, si peu nombreux, et dont on doit la connaissance en grande partie, uniquement même, à la médecine domestique, est la seule vérité que renferment les immenses pages de la matière médicale ordinaire.

Mais pourquoi des remèdes spécifiques ne pourraient-ils point être trouvés de la même manière contre les autres maladies ?

Ce qui s'y oppose, c'est que les autres maladies sont des cas individuels tout-à-fait isolés, ou des épidémies qui n'ont jamais reparu exactement les mêmes. On pouvait arriver à des spécifiques contre celles dont il vient d'être parlé, parce qu'elles ont des formes constantes, et qu'elles se ressemblent toujours, soit qu'elles proviennent d'un miasme transmissible d'une génération à l'autre, comme la syphilis, soit qu'elles dépendent d'une cause occasionelle égale pour tous, comme la fièvre intermittente due aux effluves des marécages, le goître auquel sont sujets les habi-tans des gorges profondes, les contusions produites par des chutes ou des coups. On ne le peut pas contre les autres, parce qu'elles ne se représentent jamais deux fois de suite exactement les mêmes.

Pour qu'il y ait une manière constante de satisfaire un besoin, il faut que ce besoin soit lui-même constant.

Toutes les écoles médicales paraissent avoir non pas seulement soupçonné, mais même profondément senti combien cette condition est indispensable à la découverte des vrais remèdes par la voie de l'empirisme. Il faudrait, disaient-elles, que toutes les maladies de l'homme se présentassent sous de certaines formes déterminées pour qu'on pût espérer de trouver un remède assuré contre chacune d'elles, en essayant successivement tous les moyens dont on pourrait disposer.

On crut d'abord qu'il serait possible d'arriver à présenter toutes les autres maladies sous des formes fixes et déterminées.

Pour parvenir à ce but, on imagina de prendre, dans le nombre immense de tous les cas divers de maladies, les formes qui avaient de la ressemblance les unes avec les autres à certains égards, d'y attacher des noms particuliers, de les impatroniser dans la pathologie comme autant d'êtres à part, et, sans s'arrêter aux continuelles aberrations qu'elles présentent quand on les rencontre réellement dans la nature, de les déclarer espèces distinctes, modèles à toujours avoir sous les yeux pour pouvoir trouver un remède spécial contre chacune.

C'est ainsi qu'on réduisit les innombrables cas de maladie à un petit nombre de formes morbides, sans réfléchir que l'homme a beau se faire telle ou telle idée fausse de la nature, celle-ci ne change jamais pour cela. De même, en plaçant devant l'œil un verre taillé de certaine façon, les objets extérieurs sont réunis et confondus par lui en une seule image; mais dès qu'on l'éloigne et qu'on regarde la nature elle-même, on aperçoit des élémens tout-à-fait différens et hétérogènes.

Rien n'excuse les médecins d'avoir créé ces combinaisons contre nature, ces formes morbides soi-disant fixes, afin de trouver un remède certain contre chacune d'elles, soit par l'effet du hasard, soit en essayant l'un après l'autre tous les médicamens connus. Il était tout naturel qu'on ne trouvât pas de spécifiques contre des images ainsi formées de toutes pièces, car on ne peut pas concevoir d'armes réelles contre des fantômes.

Par conséquent les vertus que la matière médicale ordinaire assigne aux médicamens, dans ces espèces factices de maladies, n'ont pas le moindre caractère de certitude.

En effet, à quel heureux résultat est-on parvenu depuis tant de siècles qu'on essaie tant de médicamens contre les maladies factices et nominales de la pathologie? Quelles méthodes assurées de traitement a-t-on trouvées? N'en sommes-nous pas encore, sous ce point de vue, précisément où en étaient déjà les anciens il y a vingt-trois siècles, c'est-à-dire à savoir que les médicamens font bien subir, par l'action violente qu'ils exercent, quelques modifications aux innombrables cas morbides qu'on rencontre dans la nature, mais qu'ordinairement leur effet se borne à nuire, et que la guérison est ce qu'ils produisent le moins souvent? Était-il possible que cet état de choses changeât, même durant une si longue période de temps, puisqu'ou s'en tenait toujours à ce qui avait été établi dès l'origine, savoir, à des maladies fictives et nominales, et à des vertus imaginaires de médicamens dont on ne connaissait point la véritable et pure manière d'agir? Comment l'emploi de ceux-ci contre celles-là aurait-il pu faire jaillir des vérités thérapeutiques?

Qu'on ne m'objecte point qu'il n'est pas rare de voir des maladies graves, portant peut-être des noms pathologiques différens, céder à un moyen simple, dans la pratique domestique, ou disparaître comme par enchantement sous les soins d'un médecin qui leur oppose un médicament ou une recette qu'un hasard heureux a fait tomber entre ses mains.

Cela s'est vu quelquefois sans doute : il n'est pas d'homme tant soit peu expérimenté qui voulût le révoquer en doute. Seulement on ne doit pas conclure de là autre chose que ce que nous savons tous, savoir, que des médicamens peuvent guérir des maladies. Mais il n'y a aucune instruction à puiser dans ces cas fortuits ; jusqu'à présent nous les voyons mourir isolés dans l'histoire, et n'avoir pas la moindre utilité pour la pratique.

Il ne faut féliciter que l'homme à qui un hasard heureux fait échoir en partage de recouvrer ainsi la santé d'une manière prompte et durable. Mais sa cure miraculeuse ne nous apprend rien absolument : elle n'enrichit pas le moins du monde l'art de guérir.

Cependant ce sont précisément ceux d'entre ces cas heureux de guérison fortuite dont le spectacle rare a pu s'offrir aux médecins, qui ont le plus contribué à encombrer la matière médicale d'assertions fausses et mensongères sur les vertus curatives des médicamens.

En effet, le médecin ordinaire ne décrivant presque jamais une maladie individuelle avec exactitude, et ne croyant pas que l'énumération circonstanciée de tous les symptômes d'un cas morbide particulier puisse servir à rien s'il n'y attache un nom pathologique, s'il n'en fait une maladie nominale, il ne manque jamais non plus de rapporter le cas fortuit dont il est témoin à quelqu'une de ces maladies de convention, et le nom qu'il lui donne passe ensuite en droite ligne, à la faveur de la recette, ou du constituant de la recette auquel seul le médecin attribue la guérison, dans la matière médicale qui, d'ailleurs, ne peut se servir que des noms pathologiques des maladies quand elle énumère les vertus et qualités des substances médicamenteuses.

Celui à qui dans la suite il passe par la tête de considérer un cas morbide dont il a le tableau sous les yeux, comme étant précisément cette espèce pathologique de maladie (et qui empêcherait qu'il ne le fît, puisque l'école lui enseigne à agir ainsi ?) celui-là, dis-je, fait aussitôt usage de la merveilleuse recette, du précieux spécifique, sur la parole de l'inventeur, ou d'après l'indication de la matière médicale. Mais, quoique la maladie nominale soit la même, l'ensemble des symptômes constitue un état morbide fort différent, et il arrive alors ce qui doit nécessairement avoir lieu, c'est-à-dire que le remède tant vanté ne sert à rien : il nuit, au contraire, ce qui est tout naturel.

Telle est la source impure de toutes ces indications de vertus curatives de médicamens que la matière médicale donne comme étant déduites *ab usu in morbis*, et qui fourvoient tout médecin tenté de se laisser guider par elles.

Si les soi-disant observateurs s'étaient contentés, ce qu'ils n'ont presque jamais fait, de faire connaître au monde médical les cures ainsi opérées par eux, en vertu d'un hasard heureux, par la description exacte de tous les symptômes des cas morbides et l'indication du remède mis en usage, ils auraient écrit la vérité, et la matière médicale, ne trouvant pas de noms pathologiques dans leurs ouvrages, n'aurait pu en tirer des mensonges. Ils auraient écrit la vérité, dis-je; mais cette vérité n'aurait eu d'autre utilité que de faire connaître à tous les médecins futurs le cas morbide précis hors duquel le moyen ne doit pas être employé, si l'on veut qu'il porte réellement secours. Dès lors toute imitation fausse, et par conséquent malheureuse, aurait été évitée. Une simple description exacte de ce genre aurait convaincu tous les médecins des siècles subséquens qu'un cas morbide ne se représente jamais deux fois dans la nature sous la même forme, qu'en conséquence il ne peut jamais être de nouveau guéri par l'effet d'un miracle.

De cette manière, tant de milliers d'assertions mensongères, à l'égard des effets curatifs produits par les médicamens, ne rempliraient point la matière médicale ordinaire, dont tout le mérite consiste à répéter fidèlement les propriétés thérapeutiques générales dont l'imagination des écrivains décore les agens médicinaux, et à recueillir avec non moins de soin les propriétés thérapeutiques spéciales qu'ils déduisent *ab usu in morbis* dans des cas fortuits de guérison.

Voilà comme les sources de la matière médicale ordinaire sont impures ! Voilà comme son contenu se réduit à rien.

Quelle médecine doit-on faire avec des médicamens méconnus à tel point ?

De ce qu'on est déjà parvenu réellement à trouver des remèdes spécifiques contre quelques maladies constantes et fixes (1), il paraît découler qu'on pourrait aussi en découvrir contre toutes celles qui présentent le même caractère.

En effet, on en a trouvé plusieurs depuis que la seule manière certaine d'y parvenir, l'homœopathie, compte des partisans sincères et zélés (2).

(1) Il est vrai qu'on n'est arrivé à cette découverte qu'après les essais faits en aveugle sur tous les médicamens imaginables, parce que la médecine a totalement manqué jusqu'à ce jour de moyens rationnels pour y parvenir.

(2) C'est par la voie homœopathique, c'est-à-dire, d'après l'ensemble des symptômes de la fièvre scarlatine, autrefois contagieuse et de temps en temps épidémique en Europe, que j'ai trouvé un spécifique assuré contre cette affection dans les plus faibles doses de la belladonne, qui a par elle-même la propriété d'exciter une fièvre très-voisine de celle-ci, avec rougeur de la peau. De même l'ensemble des symptômes de la miliaire m'a démontré que l'aconit devait être spécifique contre cette maladie, et l'expérience a justifié mes prévisions. Les symptômes du croup se trouvent, dans la matière médicale pure, parmi ceux que l'éponge brûlée et le sulfure de chaux produisent par eux-mêmes. Aussi ces deux moyens, alternés l'un avec l'autre et donnés à très-petite dose, guérissent-ils cette redoutable maladie des enfans, comme je m'en suis assuré le premier. Nul médicament connu ne reproduit mieux les effets particuliers de la coqueluche épidémique que la *Drosera rotundifolia.* Cette maladie qui, malgré tous les efforts des allopathistes, passe à l'état chronique ou se termine par la mort, cède à coup sûr à la plus petite parcelle d'une goutte de la décillionnième dilution du suc de *Drosera,* et guérit ainsi en peu de jours. Qui

Mais les autres cas morbides qu'on rencontre chez l'homme, quelque variété qu'on observe parmi eux, et qu'ils soient aigus ou chroniques, à moins que ces derniers ne puissent être rapportés à un mal primitif fixe et constant, ne sont que des êtres isolés et à part, quand on les considère sous le point de vue de la guérison, et on ne peut les traiter qu'en opposant à l'ensemble de leurs symptômes un médicament qui, dans son action pure sur les personnes en santé, provoque la manifestation de symptômes semblables.

Cette médecine perfectionnée, c'est-à-dire la médecine homœopathique, ne puise pas aux sources impures de la matière médicale ordinaire. Elle ne s'engage pas dans ces vieux détours, dans ces antiques erreurs dont il a été parlé plus haut; mais elle suit la voie que lui trace la Nature. Elle ne commence à mettre un médicament en usage contre l'état maladif de l'homme que quand elle a reconnu par l'expérience quels sont ses effets purs, c'est-à-dire les modifications qu'il apporte à l'état de l'homme bien portant. Sa source est donc la matière médicale pure.

On conçoit d'après cela comment elle peut agir sur l'organisme vivant. Le véritable rôle qu'elle est appelée à jouer se déroule de lui-même à nos yeux; l'action propre de chaque médicament devient claire, exempte de tout mensonge, dégagée de toute illusion; les symptômes qu'on lui a vu produire mettent au grand jour tous les élémens de ses facultés curatives, et annoncent clairement quels sont les cas morbides à la guérison desquels on peut l'appliquer en toute confiance.

Dans cette médecine perfectionnée, les cas morbides, à

pouvait, avant moi et avant l'apparition de la Matière médicale pure, guérir radicalement la sycose, avec toutes ses excroissances extérieures? On se contentait de brûler, lier ou exciser les excroissances à mesure qu'elles pullulaient; personne ne parvenait à les guérir. Mais les symptômes du *Thuya occidentalis* m'ont appris que cette plante devait guérir la sycose; en effet, son suc étendu, donné à très petites doses, la fait disparaître, ainsi que les excroissances. L'allopathiste accable de médicamens dictés par l'empirisme les malades qui sont en proie à la dysenterie, et quel est le résultat de ses efforts! Mais les symptômes du sublimé corrosif ressemblent tellement à ceux de la dysenterie, que cette substance doit en être le spécifique, ce dont l'expérience m'a convaincu depuis long-temps : il suffit d'une seule dose d'une petite parcelle d'une goutte de la trillionnième dilution d'un grain de sublimé pour procurer une guérison prompte et complète.

moins qu'ils ne puissent être ramenés à quelque mal fixe
antérieur à eux, et plus profondément caché, sont regardés,
chaque fois qu'ils se présentent, comme des événemens neufs
et qui n'ont point encore eu lieu, c'est-à-dire exactement
tels qu'ils sont. On invoque le témoignage de tous les sens
pour mettre en évidence la forme, ou, en d'autres termes,
les symptômes qui les caractérisent : après quoi, comparant
l'image qui résulte de là avec les ensembles de symptômes
produits par les médicamens dont l'action pure a été étudiée,
on choisit, parmi ces derniers, celui qui engendre la collection d'accidens le plus analogue ou le plus semblable, et on
le donne à la plus petite dose possible. L'expérience constate
qu'à l'aide de ces précautions, on guérit mieux et plus parfaitement que par toutes les autres méthodes suivies jusqu'à
ce jour.

Une pareille doctrine des effets purs des médicamens ne
promet point des secours illusoires et trompeurs contre des
maladies nominales : elle n'imagine pas de vertus thérapeutiques générales, mais elle contient explicitement les élémens
de guérison de tous les cas de maladies qui sont bien connus,
c'est-à-dire dont on a relevé tous les symptômes, et de cette
manière elle devient, entre les mains de celui qui prend la
peine de choisir les médicamens pour les opposer aux maladies d'après la plus grande analogie possible de leurs symptômes avec ceux de ces dernières, une source inépuisable de
secours prompts et efficaces contre les souffrances de ses
semblables.

§ II. ESPRIT DE LA DOCTRINE HOMOEOPATHIQUE (1).

On ne peut connaître l'essence des maladies et les changemens cachés qu'elles produisent dans le corps : il y a donc de
l'absurdité à prétendre fonder le traitement sur les conjectures qu'on établit sur ce sujet. On ne saurait deviner les
vertus curatives des médicamens au moyen d'hypothèses chimiques, ou avec le secours des impressions qu'ils exercent
sur le sens de l'odorat, de la vue et du goût, et il est absurde
de vouloir, d'après les présomptions qui naissent d'une pa-

____

(1) Ce mémoire a paru, dans un journal, en 1813, à une époque où les
Allemands n'avaient plus le loisir de lire et moins encore celui de réfléchir sur
des sujets scientifiques. Aussi passa-t-il inaperçu.

reille source, appliquer à la guériso_1 des maladies ces substances dont l'abus entraîne tant de danger. Une telle méthode
a beau invoquer l'usage général en sa faveur, être même la
seule qu'on suive depuis des milliers d'années, il n'en est pas
moins contraire à la raison et aux intérêts du genre humain
de prendre pour des vérités les vagues hypothèses qu'on se
forge sur la nature intime des maladies, et d'opposer à celles-
ci des vertus non moins imaginaires attribuées aux médicamens.

Il faut que ce qui a besoin d'être enlevé dans chaque maladie pour la convertir en santé, soit clairement reconnaissable à nos sens, et que chaque médicament exprime d'une
manière manifeste et appréciable ce qu'il peut guérir avec
certitude, avant que nous soyons fondés à l'employer contre
une maladie quelconque. Sans cela la médecine ne cessera
d'être une sorte de loterie où l'on joue sur la vie de ses semblables, et jamais elle ne deviendra un véritable secours pour
l'homme malade.

Je vais faire voir ce qui s'offre à nous d'incontestablement
guérissable dans les maladies, et comment il faut s'y prendre
pour s'assurer des vertus curatives que possèdent les médicamens, afin d'employer ensuite ces substances à titre de
remèdes.

Nous ne pouvons connaître la vie que d'une manière empirique, par ses manifestations ou phénomènes, et il est absolument impossible de s'en faire une idée *à priori*, par des
spéculations métaphysiques. Jamais les mortels n'apercevront,
jamais ils ne découvriront par des conjectures, ce que la vie
est en elle-même et dans son essence intime.

La vie de l'homme et ses deux états, la santé et la maladie,
ne sauraient être expliqués par aucun des principes qui servent à l'explication d'autres objets. La vie ne peut être comparée à rien dans le monde, si ce n'est à elle-même. Nul
rapport entr'elle et une machine hydraulique ou autre, une
opération chimique, une décomposition et une production
de gaz, une batterie galvanique. En un mot elle ne ressemble
à rien de ce qui ne vit point. La vie humaine n'obéit sous
aucun rapport à des lois purement physiques, qui n'ont de
force que parmi les substances inorganiques. Les substances
matérielles dont l'organisme humain est composé ne suivent

plus, dans cette combinaison vivante, les lois auxquelles la matière est soumise dans l'état de non-vie, et elles ne reconnaissent que les lois propres à la vitalité; elles sont alors animées et vivantes, comme le tout est animé et vivant. Dans l'organisme règne une force fondamentale, ineffable et toute-puissante, qui anéantit toute tendance des parties constituantes du corps à se conformer aux lois de la pression, du choc, de la force d'inertie, de la fermentation, de la putréfaction, etc., et qui les soumet uniquement aux lois merveilleuses de la vie, c'est-à-dire les maintient dans l'état de sensibilité et d'activité nécessaire à la conservation du tout vivant, dans un état dynamique presque spirituel.

L'état de l'organisme dépendant donc uniquement de celui de la vie qui l'anime, il s'ensuit que le changement auquel nous donnons le nom de maladie, est également, non point un effet chimique, physique ou mécanique, mais le résultat de modifications dans la manière vivante dont l'homme sent et agit, c'est-à-dire un changement dynamique, une sorte de nouvelle existence, dont la conséquence doit être d'amener un changement dans les propriétés des principes constituans matériels du corps.

L'influence des causes morbifiques, dont la plupart agissent du dehors, pour engendrer en nous les diverses maladies, est aussi presque toujours tellement invisible et immatérielle (1), qu'elle ne saurait ni altérer immédiatement la forme et la substance des parties constituantes de notre corps, ni verser dans nos veines aucun liquide àcre et nuisible, capable de modifier et de corrompre chimiquement la masse de nos humeurs, hypothèse insoutenable et sans preuves, imaginée par quelques têtes remplies d'idées mécaniques. C'est par leur virtualité que les causes excitatrices des maladies agissent sur l'état de notre vie d'une manière purement dynamique, en quelque sorte spirituelle. Elles commencent par désaccorder les organes de la force vitale, et l'existence modifiée qui en résulte, le changement dynamique qui s'ensuit, entraîne un changement dans la manière de sentir (malaise, douleurs) et d'agir (anomalie des fonc-

(1) Il faut excepter quelques maladies chirurgicales et les maux produits par des corps étrangers non susceptibles d'être digérés qui s'introduisent quelquefois dans le canal alimentaire.

tïons) de chaque organe en particulier et de l'ensemble des organes, ce qui doit nécessairement en entraîner aussi dans les liqueurs dont nos vaisseaux sont pleins , et déterminer la sécrétion de substances inaccoutumées. C'est là l'inévitable résultat du nouveau caractère qu'a pris la vie, caractère qui diffère de celui qu'elle a dans l'état de santé.

Ces substances inaccoutumées ou anormales qui se manifestent dans les maladies ne sont donc que des produits de la maladie elle-même ; elles doivent nécessairement être excrétées tant que cette dernière conserve son caractère actuel, et elles font ainsi partie de ses symptômes. Ce sont uniquement des effets et par suite des manifestations de l'anomalie qui existe à l'intérieur, et quoiqu'elles soient souvent contagieuses pour d'autres personnes saines, elles n'exercent sur le corps malade qui les a produites aucune action capable d'engendrer ou d'entretenir la maladie , c'est-à-dire qu'elles ne réagissent point comme causes morbifiques matérielles (1), pas plus qu'un homme ne peut infecter d'autres parties de son corps ou augmenter son mal avec le liquide qui découle de son chancre ou de son urètre atteint de gonorrhée, pas plus qu'une vipère ne peut se faire une morsure mortelle ou dangereuse avec son propre venin.

D'après cela, il est évident que les maladies de l'homme, engendrées par l'influence dynamique et virtuelle de causes morbifiques , ne sont originairement que des modifications dynamiques et pour ainsi dire spirituelles du caractère vital de notre organisme.

On voit sans peine que ces altérations dynamiques du caractère vital de notre organisme, auxquelles nous donnons le nom de maladies, n'étant autre chose que des changemens dans la manière de sentir et d'agir, elles ne peuvent non plus s'exprimer que par une agrégation de symptômes, et que c'est seulement sous cette forme qu'elles peuvent arriver à notre connaissance.

Puisque, dans un acte aussi important pour la vie humaine

(1) On ne peut donc pas plus, en balayant et éloignant mécaniquement ces substances, tarir la source d'où elles dépendent et guérir la maladie elle-même, qu'il n'est possible de raccourcir la durée d'un coryza ou de le guérir en se mouchant souvent ; on a beau ne pas se moucher, le coryza n'en dure pas un jour de moins que ne le comporte sa nature.

que la curation d'une maladie, il n'y a d'autre objet de guérison à admettre qu'un état du corps malade distinctement reconnaissable à l'aide des facultés dont nous sommes doués,
puisque nous ne devons pas prendre d'autre guide, attendu
qu'invoquer de simples conjectures ou des hypothèses
dénuées de preuves, ce serait démence, et même attentat
contre l'humanité, il suit de là que les maladies, modifications dynamiques du caractère de la vie, s'expriment uniquement par des modifications dans la manière de sentir et
d'agir de notre organisme, c'est-à-dire uniquement par une
agrégation de symptômes appréciables. Il n'y a non plus que
ceux-ci qui puissent être l'objet de la guérison dans chaque
cas de maladie. En effet, tous les symptômes étant enlevés, il
ne reste que la santé.

Les maladies n'étant que des altérations dynamiques de
l'état de notre organisme et du caractère de notre vie, il
n'est pas non plus possible aux hommes de les anéantir
autrement qu'au moyen de puissances et de forces qui soient
également capables de produire des modifications dynamiques dans l'état de l'organisme humain. En d'autres termes,
les médicamens guérissent les maladies d'une manière virtuelle et dynamique (1).

Ces substances actives et ces forces qui sont à notre dispo-

(1) Ils ne les guérissent ni par de prétendues propriétés dissolvantes et mécaniquement incisives, dépuratives et évacuatives, ni en vertu d'une activité
qui les rendrait propres à expulser électivement des principes morbifiques imaginaires, ni au moyen d'un pouvoir antiseptique, agissant comme sur de la
viande pourrie, ni par aucune autre influence chimique ou physique, comme
s'ils agissaient sur des choses matérielles mortes, ainsi que les écoles médicales
l'ont de tout temps imaginé et rêvé. A la vérité, les médecins modernes ont jusqu'à un certain point commencé à considérer les maladies comme des modifications dynamiques, et cherché d'une certaine manière à les combattre dynamiquement aussi par des médicamens; mais, ne reconnaissant pas que l'activité sensible, irritable et nutritive de la vie est variable à l'infini *in modo et qualitate*,
seuls changemens intimes qui puissent venir à notre connaissance par leur réflexion à l'extérieur, ne considérant pas ces changemens, tels qu'ils sont réelle-
lement, comme le seul objet de guérison qui ne puisse induire en erreur, n'admettant hypothétiquement qu'une augmentation et une diminution anormales de
cette activité *quoad quantitatem*, enfin attribuant non moins arbitrairement aux
substances médicamenteuses la vertu de ramener cette augmentation et cette diminution au type normal, moyen dont ils se servent pour expliquer la guérison, ils n'ont également devant les yeux que chimères, chimères quant à
l'indication, et chimères quant à la manière d'opérer des médicamens.

sition (médicamens) opèrent la guérison des maladies par la
même puissance dynamique de modifier l'état actuel et le
caractère vital de notre organisme, dans sa manière de sentir
et d'agir, que celle en vertu de laquelle elles affectent aussi
l'homme en santé, le modifient dynamiquement, et provoquent en lui certains symptômes morbides dont la connaissance, comme on le verra plus loin, nous procure les notions
les plus certaines sur les états maladifs que chacun de ces
médicamens peut guérir le plus sûrement. Il n'est donc,
dans le monde, rien qui puisse accomplir la guérison, nulle
substance ou force qui soit apte à produire dans l'organisme
humain un changement de nature à en expulser la maladie,
si ce n'est un agent susceptible de désaccorder l'état de
l'homme en général (dynamiquement), et en conséquence
aussi de modifier morbidement l'état des sujets qui se portent bien (1).

Mais, d'un autre côté, il n'y a point non plus dans la nature
d'agent ni de force capable d'affecter morbidement l'homme
en santé, qui ne possède en même temps le pouvoir de guérir
certains états morbides.

Maintenant, puisque la faculté de guérir une maladie et
celle de produire une affection morbide chez les personnes
bien portantes sont inséparables l'une de l'autre dans tous les
médicamens, et que ces deux facultés procèdent manifestement d'une seule et même source, c'est-à-dire de la puissance
qu'ont les médicamens de modifier dynamiquement l'état de
l'homme, et que par conséquent aussi ceux-ci ne peuvent
point agir sur les malades d'après une autre loi naturelle
inhérente que celle qui préside à leur action sur les individus se portant bien, il suit de là que la puissance du
médicament qui guérit la maladie chez les malades est la
même que celle qui lui fait exciter des symptômes morbides
chez l'homme en pleine santé (2).

Nous trouverons donc aussi que la puissance curative des
médicamens, ou ce qui peut être opéré par chacun d'eux dans
les maladies, ne s'exprime jamais plus clairement et ne peut

(1) Par conséquent, cette puissance n'appartient à aucune substance qui ne
serait, par exemple, que nourrissante.

(2) La différence du résultat dans ces deux cas dépend uniquement de celle
de l'objet à modifier.

arriver à notre connaissance d'une manière plus pure et plus complète que par les phénomènes et symptômes morbides (sortes de maladies artificielles) auxquels ces substances donnent lieu chez l'homme en santé ; car dès que nous avons sous les yeux le tableau des symptômes morbides particuliers produits chez l'homme bien portant par les diverses substances médicinales , il ne nous reste plus qu'à recourir à des expériences pures , seules capables de déterminer quels sont les symptômes médicamenteux qui toujours font cesser et guérissent certains symptômes morbides d'une manière rapide et durable , pour connaître d'avance celui d'entre les médicamens dont on a étudié les symptômes particuliers , qui est le plus sûr moyen de guérison dans chaque cas donné de maladie (1).

(1) Quelque simple, vraie et naturelle que soit cette proposition , quoiqu'on soit en droit de croire qu'elle aurait déjà dû depuis long-temps être admise, comme principe fondamental dans l'appréciation des vertus curatives, cependant, personne jusqu'ici n'en a eu aucun soupçon, même éloigné. Pendant les milliers d'années sur les événemens desquels l'histoire s'exerce, nul n'a pressenti cette source si naturelle de la connaissance des propriétés curatives des médicamens, et n'a eu l'idée d'y recourir avant d'employer ceux-ci dans les maladies elles-mêmes. Jusqu'au temps actuel, on a toujours cru ne pouvoir constater l'action des médicamens que d'après le résultat de leur application à l'homme malade : on cherchait à la connaître dans les circonstances où tel médicament donné (le plus souvent un mélange de diverses substances) avait été efficace contre un cas également donné de maladie. Mais le résultat heureux de l'administration d'une substance médicamenteuse , même, ce qui se rencontre rarement, dans un cas de maladie décrit avec exactitude, ne saurait jamais nous faire connaître les circonstances dans lesquelles cette substance pourrait désormais être salutaire, puisque , à l'exception des maladies produites par un miasme fixe, la petite vérole, la rougeole, les syphilis, la gale, etc. , ou de celles qui sont dues à plusieurs vices toujours semblables à eux-mêmes, comme la goutte, etc. , toutes les autres ne sont que des cas isolés, c'est-à-dire que chacun apparaît dans la nature sous la forme d'un assemblage différent de symptômes, que jamais elle n'a existé, ou n'existera jamais exactement semblable à ce qu'on la voit être aujourd'hui, et que, par conséquent, la réussite d'un remède dans tel ou tel cas ne peut servir à conclure que la même substance opérera la guérison dans un autre cas (qui sera différent). Le rapprochement forcé de ces cas de la maladie que, dans sa sagesse, la nature a rendus différens à l'infini, leur réunion sous un certain nombre de formes nominales, comme celles que la pathologie crée arbitrairement, est une œuvre humaine, sans réalité, qui entraîne de continuelles illusions, et qui fait sans cesse confondre ensemble des états différens les uns des autres. Une autre méthode non moins incertaine et sujette à induire en erreur , quoique généralement suivie de toute antiquité, consiste à établir des propriétés curatives générales pour les médicamens , d'après l'effet qu'ils ont produit dans des

Interrogeons-nous ensuite l'expérience, pour savoir d'elle quels sont les élémens morbides artificiels (ou observés par suite de l'action des médicamens) sur le secours desquels on peut compter dans certains états morbides naturels ; lui demandons-nous si le moyen de ramener la santé de la manière la plus certaine et la plus durable consiste à employer soit les médicamens qui sont aptes à produire chez l'homme en santé un état maladif *différent* de celui qu'on veut guérir, soit ceux qui déterminent chez l'homme bien portant un état *opposé* à celui qui a lieu dans les cas dont on se propose la guérison, soit enfin ceux qui provoquent chez les sujets en bonne santé un état *analogue* à la maladie naturelle qu'on a sous les yeux, car il n'y a que ces trois manières possibles de modifier l'organisme, la réponse à une semblable question n'est point équivoque.

Déjà, par soi-même, il est manifeste que des médicamens qui agissent en sens *différent (allopathiquement)*, qui ont de la tendance à produire, chez l'homme bien portant, des symptômes non identiques à ceux qu'embrasse la maladie dont on se propose la guérison, ne sauraient, d'après la nature des choses, être convenables et salutaires, et qu'ils doivent agir d'une manière en quelque sorte oblique, autrement chaque maladie pourrait être guérie promptement, sûrement et avec durée par le premier médicament venu. Mais comme

cas isolés. En procédant ainsi, la matière médicale, se fondant sur ce qu'un médicament a produit, par exemple, de temps en temps et dans quelques cas morbides, une sécrétion d'urine plus abondante, de la sueur, l'apparition des règles, la cessation des convulsions, une sorte de sommeil, l'expectoration, etc., érige cette substance en diurétique, sudorifique, emménagogue, antispasmodique, soporifique, béchique, etc., confondant ainsi les mots de *pendant l'usage* avec ceux de *par l'usage*, concluant du particulier au général, contre toutes les lois de la logique, et faisant même du conditionnel l'absolu ; car ce qui n'a pas le pouvoir de provoquer dans tous les cas l'urine, la sueur, les règles, le sommeil, l'expectoration, ne saurait non plus, pour l'homme qui raisonne juste, mériter absolument le titre de sudorifique, de diurétique, d'emménagogue, de soporifique, de béchique. C'est là cependant ce que fait la matière médicale ordinaire. Somme totale, il est impossible que, dans des associations si diversifiées de symptômes différens, telles que sont les maladies infiniment variées de l'homme, l'emploi d'un moyen puisse mettre au jour son action médicamenteuse pure et primitive, et enseigner ce qu'on doit positivement attendre de lui sous le rapport des modifications à éprouver de la part de l'organisme. Les médicamens ne peuvent nous fournir ces renseignemens qu'autant qu'on les fait agir sur l'homme en santé.

chaque médicament possède un mode d'action différent de celui des autres, comme chaque maladie détermine, d'après les lois éternelles de la nature, un désaccord de l'organisme humain différent de celui qui est occasioné par les autres, cette proposition implique contradiction, ce qui suffit pour démontrer l'impossibilité d'un bon résultat en pareil cas, tout changement quelconque ne pouvant être opéré que par une cause appropriée, et non *per quamlibet causam*. Aussi l'expérience confirme-t-elle tous les jours qu'avec ses mélanges disparates de médicamens inconnus, la pratique vulgaire produit sans doute toutes sortes d'effets, mais que la guérison est celui qui se rencontre le moins.

La seconde manière de traiter les maladies par des médicamens, consiste à employer des substances qui agissent d'une manière *contraire* (*énantiopathiquement* ou *antipathiquement*) à l'état morbide existant. Il n'est pas difficile non plus de concevoir qu'une pareille méthode ne saurait jamais procurer de guérison durable, parce que le mal ne doit pas tarder à reparaître, et à un degré plus fort qu'auparavant. Voici ce qui arrive en pareil cas. D'après une disposition admirable de la création, les êtres organisés vivans n'obéissent point aux lois de la nature inorganique; ils ne reçoivent point, comme celle-ci, l'impression des choses extérieures d'une manière purement passive, ne cèdent pas comme elle aux influences du dehors, mais tendent à établir le contraire de cette action qu'ils ressentent (1). A la vérité

(1) Le suc vert qu'on vient d'exprimer d'une plante et qui ne jouit plus de la vie, ne tarde pas à pâlir sous l'influence de la lumière solaire, et finit par se décolorer, tandis que la plante vivante qu'on a fait étioler dans une cave, reprend promptement sa teinte verte naturelle, par l'effet de son exposition au soleil. Une racine tirée de terre et sèche (morte), se détruit bientôt dans un sol chaud et humide, au lieu qu'une racine vivante y pousse de vigoureux rejetons. La bierre mousseuse se change rapidement en vinaigre à 96° du thermomètre de Fahrenheit, dans une bouteille; mais, à la même température, dans l'estomac, elle cesse de fermenter, et devient en peu de temps un suc nourricier très-doux. La viande à demi pourrie, mangée par un homme bien portant, est celle qui fournit les excrémens les moins fétides, tandis que le quinquina, qui arrête si puissamment la putréfaction dans les substances animales privées de la vie, opère sur les viscères sains de manière à produire des vents de l'odeur la plus repoussante. La chaux s'empare de tous les acides dans la nature inorganique; mais lorsqu'elle est ingérée dans un estomac sain, elle détermine communément des sueurs aigres. Tandis qu'il n'y a rien qui préserve plus sûrement la fibre ani-

le corps humain vivant éprouve, dans les premiers momens, quelque changement par suite de l'action qu'exercent sur lui les puissances physiques; mais ce changement n'est pas durable, comme dans les êtres inorganiques, et ainsi qu'il devrait l'être pour que la puissance médicamenteuse agissant en sens inverse de la maladie pût produire un effet stable, une guérison durable. Bien loin de là, l'organisme humain vivant tend à déterminer, par antagonisme, le contraire précisément de l'affection qu'il a reçue du dehors (1). Ainsi la main qu'on a tenue pendant quelque temps plongée dans de l'eau à la glace, ne reste plus froide après en avoir été retirée, ou ne se borne pas à reprendre la température de l'air ambiant, comme il arriverait à une boule de pierre; elle ne conserve pas non plus la chaleur du reste du corps; mais plus l'eau du bain est froide, plus cette eau a long-temps agi sur la peau saine de la main, plus aussi cette dernière s'enflamme et devient chaude après avoir été retirée.

Il ne peut donc pas manquer d'arriver qu'un médicament agissant en sens opposé des symptômes de la maladie, ne modifie en bien que pour un temps très-court (2) le symptôme morbide existant, et ne tarde pas à être obligé de céder à l'antagonisme qui prédomine dans les corps vivans et qui provoque le contraire, c'est-à-dire un état opposé à l'amélioration fallacieuse produite par le palliatif, et semblable au mal primitif. Or cet état est une véritable addition faite à la maladie première, qui n'a point été guérie; c'est par conséquent cette maladie première à un degré plus fort. Le mal continue certainement ainsi à toujours s'aggraver,

male morte de la putréfaction que le tannin, les ulcères de l'homme vivant deviennent sordides et verts quand on les asperge fréquemment de tannin. Une main plongée dans l'eau chaude, devient ensuite plus fraîche que l'autre main qui n'a point été baignée, et cela d'autant plus que l'eau du bain était plus chaude.

(1) C'est la loi de la nature, d'après laquelle l'emploi de chaque médicament produit bien d'abord certains changemens dynamiques et symptômes morbides dans le corps humain vivant (*effet primitif*), mais détermine ensuite, au moyen d'un antagonisme particulier, qu'on peut appeler, dans beaucoup de cas penchant à la conservation de soi-même, un état directement opposé à celui-là (*effet secondaire*). C'est ainsi, par exemple, que l'usage des substances narcotiques détermine d'abord l'insensibilité, ensuite l'endolorissement.

(2) De même qu'une main qu'on s'est brûlée ne reste guère froide et sans douleur qu'autant qu'on la laisse plongée dans l'eau froide.

après que le palliatif ou le médicament agissant d'une manière opposée et énantiopathique, a épuisé son action (1).

C'est dans les maladies chroniques, pierre de touche de la vraie médecine, que le caractère nuisible des moyens palliatifs ou agissant énantiopathiquement, se prononce surtout à un haut degré; car, en les répétant, il faut, si l'on veut qu'ils produisent leur effet décevant, une apparence fugace d'amélioration, les donner à des doses toujours de plus en plus fortes, qui compromettent fréquemment la vie, et qui assez souvent causent réellement la mort du malade (2).

Il ne reste donc plus qu'une troisième manière d'employer les médicamens pour guérir réellement; c'est d'en donner chaque fois un qui ait de la tendance à provoquer dans l'organisme une affection morbide artificielle analogue, et le plus analogue qu'il est possible, au cas maladif présent.

Il est facile de prouver par le raisonnement que cette manière d'employer les médicamens est la plus parfaite méthode, la seule qui soit bonne, ainsi que le constatent déjà d'innombrables observations, et que le démontrent l'expérience des médecins partisans de ma doctrine, et celle des faits qui se passent chaque jour sous nos yeux (3).

(1) Ainsi la douleur d'une brûlure à la main est calmée promptement, mais pour quelques minutes seulement, par l'eau froide, après quoi la douleur cuisante et l'inflammation deviennent plus vives qu'elles ne l'étaient auparavant. L'inflammation, effet secondaire de l'eau froide, s'ajoute à l'inflammation, effet primitif de la brûlure et que l'eau froide n'a pu détruire. Le sentiment pénible de plénitude qu'on éprouve dans l'abdomen par l'effet du resserrement habituel du ventre, paraît cesser, comme par enchantement, aussitôt après l'action d'un purgatif; mais, dès le lendemain, la plénitude douloureuse reparaît, avec la tension de l'abdomen et le resserrement du ventre, et au bout de quelques jours, ces accidens sont mêmes plus graves que par le passé. La stupeur somnolente que produit l'opium est suivie de nuits dans lesquelles on dort beaucoup moins que de coutume. Mais ce qui démontre que cet état consécutif est une véritable aggravation, c'est que quand on lui oppose de nouveau le palliatif (par exemple, l'opium à une insomnie habituelle ou à une diarrhée chronique), il faut le donner à plus forte dose, comme pour combattre une maladie plus forte, si l'on veut qu'il produise, pendant tout aussi peu de temps que la première fois, la même apparence d'amélioration.

(2) Comme lorsqu'on répète l'opium à dose toujours croissante pour pallier les symptômes graves d'une maladie chronique.

(3) Pour ne citer qu'un petit nombre de faits qui s'offrent journellement à nous, je rappellerai que la douleur cuisante produite par l'eau bouillante versée

On n'aura pas de peine à comprendre d'après quelles lois de la nature s'opère et doit s'opérer la seule curation rationnelle des maladies, leur curation homœopathique.

La première loi naturelle qu'on ne saurait méconnaître ici, est celle-ci : *l'affectibilité de l'organisme vivant par les maladies naturelles est, sans comparaison, plus faible que celle par les médicamens.*

Tous les jours et à chaque heure une foule de causes excitatrices de maladies agissent sur nous, mais n'ont pas le pouvoir de détruire notre équilibre, de rendre malades ceux qui se portent bien. L'activité de la force vitale conserva-

sur notre peau, se calme en approchant du feu la partie, si elle est médiocrement brûlée, ou en la tenant continuellement humectée d'eau-de-vie ou d'essence de térébenthine chaude, qui occasione une sensation encore plus vive de brûlure. Ce mode infaillible de guérison est fort usité parmi les artisans. La douleur cuisante que l'alcool et l'essence déterminent, reste ensuite seule pendant quelques minutes encore, attendu que l'organisme, homœopathiquement débarrassé par elle de l'inflammation excitée par la brûlure, ne tarde pas à réparer a lésion de la peau et forme un nouvel épiderme, ce qui empêche l'esprit de pénétrer davantage. C'est ainsi qu'en quelques heures on guérit, à l'aide d'un moyen excitant des douleurs cuisantes, une brûlure qui, traitée par des palliatifs rafraîchissans et des onguens ordinaires, dégénère en un ulcère malin, et continue ordinairement à suppurer pendant des semaines et des mois, en causant beaucoup de douleur. Les danseurs de profession savent par une longue et vieille expérience que, quand on s'est échauffé au plus haut point en dansant, on se rafraîchit très-bien, pour quelques instans, en se découvrant et buvant de l'eau froide, mais qu'infailliblement ensuite on est atteint d'une maladie mortelle, et sagement, au lieu de s'exposer à l'air, ou d'ôter leurs vêtemens, ils prennent une boisson échauffante de sa nature, du punch ou du thé chaud avec du rhum, ce qui, joint à une douce promenade dans la chambre, les débarrasse promptement de la fièvre chaude produite par la danse. De même un vieux moissonneur, après s'être fatigué outre mesure, à l'ardeur du soleil, ne prend jamais qu'un verre d'eau-de-vie pour se refaire : à peine une heure s'est-elle écoulée, qu'il n'éprouve plus ni froid ni chaleur, et qu'il se trouve parfaitement bien. Nul homme expérimenté ne s'avisera de plonger dans l'eau chaude ou d'approcher du feu un membre gelé ; l'application de la neige ou le frottement avec de l'eau à la glace est le remède homœopathique connu de tout le monde en pareil cas. Le malaise produit par une joie trop vive (gaîté délirante, agitation, tremblement, mobilité excessive, battemens de cœur, insomnie) cède d'une manière prompte et durable au café, qui produit les mêmes phénomènes quand on n'y est point habitué. Il y a encore une foule d'événemens journaliers qui confirment cete grande vérité, que la nature a voulu qu'il fût possible aux hommes de se débarrasser de leurs longues maladies par de courtes maladies très-analogues à celles-là. Des peuples qui avaient langui pendant des siècles dans l'esclavage et l'apathie, se réveillèrent, reprirent le sentiment de leur dignité, et recouvrèrent leur liberté, après avoir été foulés aux pieds par la tyrannie d'un conquérant.

trice qui réside en nous résiste ordinairement à la plupart de ces causes, et l'homme conserve la santé. Ce n'est que quand elles sont arrivées à un haut degré d'intensité, et que nous nous y exposons trop à découvert, que nous tombons malades; mais, même alors, nous ne le devenons gravement que quand, pour l'instant, notre organisme a un côté faible et prêtant plus particulièrement aux attaques, qui le rend plus apte à être affecté par la cause morbifique présente (simple ou composée), et à être mis par elle en désaccord.

Si les puissances naturelles, tant morales que physiques, auxquelles on donne le nom de causes morbifiques, avaient un pouvoir absolu de désaccorder l'organisme humain, comme elles sont répandues partout, elles ne laisseraient personne en santé; tout le monde serait malade, et nous n'aurions même point l'idée de la santé. Mais comme, généralement parlant, les maladies ne sont que des exceptions dans l'état des hommes, et qu'il faut le concours d'un si grand nombre de circonstances et de conditions diverses, de la part tant des puissances morbifiques que du sujet à rendre malade, pour qu'une maladie soit réellement produite par ses causes excitatrices, il s'ensuit que l'homme est si peu susceptible d'être affecté par de semblables causes, qu'elles ne peuvent jamais, d'une manière absolue, le rendre malade, et qu'au moins ne peuvent-elles désaccorder son organisme, au point de le plonger dans l'état de maladie, qu'autant qu'il y existe en lui une prédisposition spéciale.

Mais il en est tout autrement des puissances dynamiques artificielles que nous appelons médicamens. En effet, tout vrai médicament agit en tout temps, dans toutes les circonstances, sur tous les corps vivans et animés, et il excite dans ces derniers les symptômes qui lui sont particuliers (même susceptibles de frapper les sens, lorsque la dose a été assez forte), de sorte qu'évidemment tout organisme humain vivant doit être, en tout temps et d'une manière absolue, saisi et en quelque sorte infecté de la maladie médicamenteuse, ce qui, comme on sait, n'est nullement le cas des maladies naturelles (1).

(1) Les maladies pestilentielles elles-mêmes ne sont pas contagieuses d'une manière absolue, et n'attaquent point tout le monde. Les autres maladies respectent un bien plus grand nombre d'hommes, quoique ceux-ci s'exposent trop

Il suit incontestablement de toutes ces observations, que le corps humain est beaucoup plus enclin à être affecté et modifié par les puissances médicinales que par les causes de maladie et les miasmes contagieux, ou, ce qui revient au même, que les puissances médicinales ont une vertu absolue de désaccorder l'organisme humain, et que les affections morbifiques n'en ont qu'une très-conditionnelle, susceptible d'être vaincue par l'autre.

A la vérité il suit déjà de là que les maladies peuvent être guéries par des médicamens, c'est-à-dire que l'affection morbide peut être éteinte, dans l'organisme malade, lorsqu'on lui oppose la modification convenable provoquée par une substance médicamenteuse. Mais pour que la guérison ait lieu réellement, il faut que la seconde loi de la nature se trouve également observée. Cette seconde loi dit qu'une affection dynamique plus forte éteint, d'une manière durable, une autre affection dynamique moins forte dans l'organisme vivant, lorsque la première ressemble à la seconde, quant à l'espèce. En effet, comme je crois l'avoir prouvé, la modification dynamique à espérer du médicament ne doit point être d'une autre espèce que la modification maladive, ne doit pas être allopathique, afin qu'il n'en résulte pas un désordre plus grand encore, ce qui arrive dans la pratique vulgaire ; elle ne doit pas non plus être opposée, ou énantiopathique, afin qu'elle n'ait point pour effet une simple apparence de soulagement, une simple palliation, inévitablement suivie de l'exaspération du mal primitif ; elle doit être semblable, c'est-à-dire que le médicament, pour procurer une guérison durable, doit avoir la propriété de faire naître des symptômes analogues chez l'homme qui jouit de la santé.

Maintenant, comme les affections dynamiques de l'organisme dues soit à la maladie, soit aux médicamens, ne sont reconnaissables que par des manifestations de changemens survenus dans la manière d'agir et de sentir, et que par conséquent aussi la ressemblance de ces affections dynamiques ne peut s'exprimer que par celle des symptômes, mais que l'organisme, étant bien plus susceptible d'être attaqué par le médicament que par la maladie, cède davantage à l'affection

aux vicissitudes du temps. à celles des saisons, et à l'influence d'une foule d'autres impressions.nuisibles.

médicamenteuse, c'est-à-dire se laisse plus modifier par elle que par l'affection maladive analogue, de là suit incontestablement qu'il doit être débarrassé de l'affection maladive lorsqu'on fait agir sur lui un médicament qui, différent de la maladie par sa nature (1), se rapproche le plus possible d'elle par l'analogie de ses symptômes, c'est-à-dire est homœopathique ; car l'organisme, en sa qualité d'unité vivante, ne peut admettre à la fois deux affections dynamiques semblables, sans que la plus faible soit obligée de céder à la plus forte. Or puisqu'il a de la tendance à être affecté plus fortement par un médicament que par une maladie analogue, celle-ci doit nécessairement le quitter, et il se trouve ensuite guéri.

Qu'on ne s'imagine pas que, quand, pour guérir l'organisme vivant de sa maladie, on lui communique une affection nouvelle et semblable, par une dose de médicament homœopathique, il se trouve par là plus chargé qu'auparavant, c'est-à-dire qu'une addition ait été faite à sa maladie, de même qu'une lame de plomb, comprimée par un poids en fer, s'amincit encore davantage lorsqu'à celui-ci on ajoute une pierre, ou comme une pièce de cuivre échauffée par le frottement devient plus chaude encore si on la plonge dans de l'eau bouillante. Il n'en est point ainsi. Notre organisme vivant ne se comporte pas d'après les lois physiques de la nature morte ; il réagit avec un antagonisme vital pour, en qualité de tout vivant et clos de toutes parts, se débarrasser de sa modification maladive et la laisser s'éteindre en lui, quand il vient à être saisi d'une autre affection semblable plus forte, excitée par un médicament homœopathique.

Voilà comme notre organisme vivant réagit d'une manière dynamique et en quelque sorte spirituelle. En vertu d'une force active par elle-même, il fait cesser dans son intérieur une modification discordante plus faible (la maladie) dès que la puissance plus forte du médicament homœopathique lui

____

(1) Sans cette différence naturelle entre l'affection maladive et l'affection médicamenteuse, il n'y aurait pas de guérison possible ; si les deux affections étaient non-seulement semblables, mais encore de même nature, c'est-à-dire identiques, il ne surviendrait rien, ou tout au plus une exaspération du mal, de même qu'on n'obtiendrait jamais la guérison d'un chancre en le pansant avec le pus pris sur le chancre d'une autre personne.

procure une affection autre, mais très-analogue. En d'autres termes, l'unité de sa vie ne permet pas qu'il puisse souffrir simultanément de deux désaccords généraux semblables, et il faut que l'affection dynamique présente (maladie) cesse dès qu'une seconde puissance dynamique (médicament) plus capable de le modifier, agit sur lui, et provoque des symptômes ayant beaucoup d'analogie avec ceux de l'autre. Quelque chose d'analogue se passe dans l'esprit humain (1).

Mais si l'organisme humain jouissant de la santé est déjà plus susceptible de recevoir l'impression des médicamens que celle des maladies, comme je l'ai démontré, dans l'état de maladie, il ressent l'impression des médicamens homœopathiques avec incomparablement plus de force que celle des médicamens allopathiques ou énantiopathiques, et il l'éprouve même au suprême degré, parce qu'étant déjà poussé par la maladie à la manifestation de certains symptômes, il doit se trouver disposé à en laisser paraître d'analogues provoqués par le médicament, de même qu'une affection morale rend plus impressionnable aux récits d'affections du même genre. Il doit donc n'être utile et nécessaire que de donner la plus petite dose possible du médicament pour procurer la guérison, et la nécessité de faire prendre une dose très-faible ressort déjà de ce qu'ici la puissance dynamique du médica-

. (1) Par exemple, une jeune fille affligée de la mort d'une compagne, qu'on mène auprès de pauvres enfans dont le père, leur unique soutien, vient de périr, ne devient pas plus triste à la vue de ce tableau touchant, mais y puise un motif de consolation ; son propre malheur étant plus faible, elle se trouve guérie des regrets que lui inspirait sa compagne, parce que l'esprit, qui est un, ne peut être agité que d'une seule affection de même nature à la fois, et qu'une affection s'éteint en lui, lorsqu'une autre analogue, mais plus forte, s'empare de lui, et l'impressionne à la manière d'un médicament homœopathique. Mais la jeune fille ne se consolerait pas, si sa mère se mettait en colère contre elle (puissance allopathique) ; loin de là, ce nouveau chagrin d'une autre nature, ne ferait que rendre son esprit plus malade encore. De même une fête joyeuse n'agirait sur elle que comme un palliatif, qui la distrairait seulement pendant quelques heures, parce que la nouvelle affection qui en résulterait serait énantiopathique, et, lorsqu'elle rentrerait dans la solitude, sa tristesse n'en deviendrait que plus profonde, elle pleurerait plus amèrement que jamais la perte de sa compagne. Ce qui a lieu ici dans la vie morale, arrive là dans la vie organique. Notre vie, qui n'est qu'une, ne peut être en proie simultanément à deux affections dynamiques générales à la fois ; car lorsque la seconde ressemble à la première, mais qu'elle a plus de force, elle ne manque jamais de l'éteindre et de la faire cesser.

ment arrive au but, non par la quantité, mais par la virtualité et la qualité (appropriation dynamique, homœopathie).
Plus considérable, elle ne serait point utile, mais nuirait,
parce que, d'un côté, elle ne guérirait pas la modification
dynamique de l'affection morbide plus certainement qu'une
très-faible, et que, d'un autre côté, elle produirait une maladie médicamenteuse plus compliquée, qui est toujours un
mal, quoiqu'elle se dissipe dans un laps de temps déterminé.

L'organisme est donc fortement affecté par la puissance
d'une très-petite dose même d'une substance médicinale qui
peut contrebalancer et éteindre la totalité des symptômes de
la maladie par sa tendance à provoquer des symptômes semblables. Ainsi que je l'ai déjà dit, il est délivré de l'affection
maladive au moment où l'affection médicamenteuse s'empare
de lui, affection par laquelle il est infiniment plus enclin à
se laisser modifier que par l'autre.

Si les puissances médicinales, même à fortes doses, n'affectent l'organisme en santé que pendant un petit nombre
déterminé de jours, on conçoit qu'une faible dose, et dans
les maladies aiguës, une très-petite dose, comme l'expérience
a prouvé qu'elle doit être dans les traitemens homœopathiques, puisse n'affecter le corps que pendant très-peu de temps,
pendant même quelques heures seulement, puisqu'alors l'affection médicamenteuse qui a pris la place de la maladie se
dissipe insensiblement et ne tarde point à être remplacée par la
santé parfaite.

Il ne peut point y avoir d'autres lois que celles-là d'après
lesquelles la nature de l'organisme vivant procède à la guérison durable des maladies par les médicamens, et c'est effectivement de cette manière qu'elle agit avec une certitude pour
ainsi dire mathématique. Il n'y a point au monde un seul
cas de maladie dynamique (à l'exception de l'agonie, de la
décrépitude et de la destruction d'un viscère ou d'un membre
non indispensable à l'existence) dont les symptômes ne puissent être rencontrés avec une grande ressemblance parmi les
effets positifs de quelque médicament, qui ne puisse être
guéri par ce médicament (1) d'une manière rapide et durable.

____

(1) Les guérisons elles-mêmes qui, dans des cas rares de la pratique vulgaire,
étonnent par leur succès, n'ont lieu qu'en raison d'un médicament homœopathique que le hasard a glissé dans la formule. Jusqu'ici, les médicamens ne

De toutes les méthodes curatives imaginables, il n'en est pas
une seule qui puisse débarrasser l'homme malade de la maladie avec plus de facilité, de certitude, de promptitude et
de solidité, que l'administration d'un remède homœopathique
à petite dose.

§ III. L'OBSERVATEUR EN MÉDECINE.

En médecine, l'observation suppose, ce qu'on ne rencontre
même pas à un degré médiocre chez les médecins ordinaires,
la capacité et l'habitude de bien saisir les phénomènes qui
ont lieu soit dans les maladies naturelles, soit dans les états
morbides artificiellement provoqués chez les personnes en
santé par les médicamens dont on fait l'essai, et de les peindre
d'une manière naturelle, de les rendre par les expressions
les plus convenables.

Pour bien apercevoir ce qui se présente à observer chez
les malades, il faut y consacrer sa pensée tout entière, sortir
en quelque sorte de soi-même, et s'attacher pour ainsi dire
de toute la puissance de son esprit au sujet; c'est le seul
moyen de ne rien laisser échapper de ce qui existe réellement,
et d'accueillir par les sens éveillés tout ce qu'ils peuvent saisir.

Il faut alors imposer silence à l'imagination, s'abstenir des
conjectures, éviter les interprétations, les explications, les
spéculations. L'observateur n'est là que pour saisir les phénomènes, pour constater ce qui a lieu. Son attention seule doit
veiller non-seulement à ce que rien ne lui échappe, mais
encore à ce que les choses qu'il aperçoit soient comprises
telles qu'elles sont réellement.

Cette faculté d'observer rigoureusement n'est jamais tout-
à-fait innée : elle s'acquiert en grande partie par l'exercice, et se perfectionne par l'éducation des sens, c'est-à-dire
par une critique sévère des aperçus que nous saisissons rapidement dans les objets extérieurs. Le sang-froid, le calme et

pouvaient point être choisis homœopathiquement contre les maladies par les
médecins, puisque ceux-ci ne cherchaient point leurs effets positifs, leurs effets
observables chez l'homme en santé, que, par conséquent, ils les ignoraient, qu'ils
ne regardaient pas comme applicables au traitement des maladies ceux que le
hasard m'a fait connaître avant et depuis mon ouvrage, et qu'ils ne soupçonnaient
point la nécessité, pour obtenir des guérisons radicales, d'une coïncidence
entre les effets des médicamens et les symptômes des maladies.

la droiture du jugement ne lui sont pas moins nécessaires qu'une continuelle défiance de la faculté que nous avons de saisir les phénomènes.

La haute importance de notre objet doit nous faire diriger tous nos efforts vers l'observation ; il faut qu'une patience longuement éprouvée, et forte de l'appui de la volonté, nous maintienne dans cette direction jusqu'à ce que nous soyons devenus bons observateurs.

Pour nous former à cette faculté, nous avons besoin d'être versés dans la lecture des meilleurs écrivains de la Grèce et de Rome, qui nous apprennent à penser juste, à bien sentir, à exprimer simplement et convenablement nos sensations. Nous avons besoin aussi de l'art du dessin, qui exerce notre vue, et par suite nos autres sens, à saisir les véritables traits des objets, à les représenter tels qu'ils s'offrent à nous, sans que l'imagination y ajoute rien, tout comme les mathématiques nous enseignent à mettre la sévérité nécessaire dans nos jugemens.

Muni de tels moyens, l'observateur médical ne manquera pas son but, principalement s'il a sans cesse devant les yeux la haute dignité de sa profession, qui le rend vicaire du Tout-Puissant pour créer en quelque sorte de nouveau l'existence de ses semblables, détruite par la maladie. Il sait que les observations relatives aux objets du ressort de la médecine doivent être recueillies dans une disposition d'esprit pure et simple, comme sous les yeux du Dieu qui voit tout, du juge de nos pensées, et qu'elles doivent être rédigées sous l'inspiration d'une conscience pure, pour les communiquer au monde ; car il n'ignore pas non plus que, parmi tous les biens dont nous jouissons ici-bas, nul n'est plus digne de piquer notre zèle que la vie et la santé de nos frères.

La meilleure occasion d'exercer et de perfectionner notre talent pour l'observation, nous est fournie par les essais de médicamens sur nous-mêmes. Evitant toute influence médicinale étrangère, toute impression morale qui pourrait apporter le moindre trouble, celui qui se livre à cette importante expérimentation, a son attention entière tendue sur les moindres changemens qui s'opèrent en lui, afin que ses sens soient toujours ouverts pour les bien saisir et les exprimer fidèlement.

En continuant cette recherche scrupuleuse de tous les changemens qui surviennent en lui, l'observateur acquiert la faculté d'apercevoir toutes les sensations, quelques compliquées qu'elles soient, que lui fait éprouver le médicament sur lequel il expérimente, toutes les modifications, même les plus délicates, que cette substance apporte en lui, et, après s'en être fait une idée claire et précise, d'en écrire le narré en termes appropriés et qui ne laissent rien à désirer.

Là seulement il est possible à celui qui débute de faire des observations pures, exactes et dégagées de toute cause de trouble, parce qu'il sait qu'il ne se trompera pas soi-même, que personne ne lui dira rien de faux, et que c'est lui-même qui sent, voit et remarque ce qui se passe dans son propre intérieur. C'est ainsi qu'il s'exerce à observer ensuite sur les autres avec non moins d'exactitude.

Dans les recherches pures et exactes, il devient évident pour nous que toute la symptomatologie de la médecine vulgaire n'est qu'une œuvre superficielle, et que la nature a coutume d'apporter, par la maladie ou les médicamens, tant de modifications diverses à la manière de sentir et d'agir de l'homme, que des termes généraux sont absolument insuffisans pour exprimer les symptômes morbides souvent si compliqués, lorsqu'on veut représenter avec vérité et complétement les changemens qui se sont opérés.

On n'a pas encore vu de peintre assez négligent pour laisser de côté les spécialités des traits d'une personne dont il veut faire le portrait, ou pour s'imaginer qu'il suffit de tracer deux trous ronds comme des yeux, au dessous du front, de mettre entr'eux un trait perpendiculaire figurant le nez, et sous ce trait un autre transversal représentant la bouche. Nul peintre n'a encore agi de cette manière en retraçant les traits d'une personne ; aucun naturaliste non plus n'a suivi cette marche en décrivant une production quelconque de la nature.

Une pareille méthode n'a été adoptée que par la sémeiologie de la médecine vulgaire, dans sa description des phénomènes morbides. Là les sensations si infiniment variées, là les souffrances si prodigieusement multipliées des malades, sont si peu peintes, quant à leurs particularités, à leurs différences, aux complications de la douleur, à ses degrés, à ses nuances, en un mot sont si peu exprimées par des descriptions exactes et complètes, qu'on voit tous ces phénomènes englobés dans un petit nombre de termes généraux qui ne disent rien à l'esprit, tels que sueur, chaleur, fièvre, mal de tête, mal de gorge, angine, asthme, toux, mal de poitrine, point de côté, mal de ventre, défaut d'appétit, mal de dos, mal de hanche, affection hémorrhoïdale, dysurie, douleur dans les membres (qu'on appelle à volonté goutteuse ou rhumatismale), éruption cutanée, spasmes, convulsions, etc. Avec de si plates expressions, les souffrances infiniment variées des malades sont rendues dans les observations (à l'exception parfois de quelque grand symptôme qui est très-frappant dans tel ou tel cas) de telle sorte que toutes les descriptions se ressemblent, et semblent avoir été jetées dans le même moule.

Pour accomplir d'une manière si superficielle et avec tant de négligence le plus important de tous les actes, l'observation des malades et des différences infinies que présentent les modifications survenues en eux, il faut avoir un grand mépris des hommes, et ne pas attacher le moindre prix à savoir soit distinguer les états morbides d'après ce qu'ils ont de particulier, soit choisir, dans chaque cas spécial, le remède qui seul y soit approprié.

Le médecin consciencieux qui cherche sérieusement à connaître ce que les maladies qu'il veut guérir ont de spécial, afin de pouvoir leur opposer le remède convenable, procède avec beaucoup plus de soin à la distinction de ce qui est susceptible de frapper ses sens. La langue qu'il parle lui suffit à peine pour exprimer par des mots convenables les innombrables variétés des symptômes qu'offre l'homme malade. Il ne laisse échapper aucune sensation, quelque étrange qu'elle soit, qu'un médicament éprouvé sur lui-même lui a procurée, sans chercher à la rendre en des termes intelligibles pour tout le monde, afin de pouvoir, lorsqu'il s'agit de guérir, approprier au portrait fidèlement tracé de la maladie le remède qui lui ressemble le plus dans l'ensemble de ses symptômes, et qu'il sait être le seul apte à la faire disparaître.

Tant il est vrai que l'observateur attentif et soigneux peut seul devenir un vrai médecin.

§ IV. UN SOUVENIR.

Tant qu'à force d'observations exactes, de recherches as-
sidues et de comparaisons rigoureuses, on n'a pu rapporter
les innombrables phénomènes morbides que la nature semble
produire toujours différens les uns des autres et infiniment
variés, à des maux primitifs jouissant réellement d'une existence fixe, il est évident que tout cas isolé de maladie, tel
qu'il se présente à nous, doit être traité homœopathiquement,
d'après l'ensemble des symptômes qu'il offre, méthode bien
préférable encore, pour obtenir la guérison, à toutes celles
dont la médecine s'est servie jusqu'à présent.

La médecine reçue jusqu'à ce jour s'était imaginé que la
manière la plus facile d'en finir à l'égard du traitement de ces
phénomènes morbides si variés, consistait à établir de sa
propre autorité, sur le papier, une liste de formes de maladies, destinées, suivant elle, à représenter et à embrasser
tous les cas qui se rencontrent au lit du malade. Les médecins donnaient à cette œuvre de leur part le nom de *pathologie*.

Voyant l'impossibilité de traiter avec efficacité chaque cas
de maladie dans son isolement, ils crurent devoir, parmi
cette foule en apparence incalculable de phénomènes morbides auxquels la nature donne lieu, choisir quelques états
où tel symptôme reparaît le plus fréquemment à peu près le
même, les ériger en formes fondamentales, et, après leur
avoir assigné des caractères généraux qu'on rencontre assez
souvent dans les maladies, après leur avoir donné des noms
particuliers, les proclamer autant de maladies fixes, et toujours semblables à elles-mêmes. Ayant ainsi fabriqué des
formes de maladies, ils en donnèrent la réunion, comme
l'ensemble de toutes les maladies existantes, comme la pathologie elle-même, afin de pouvoir au moins établir pour
ces formes conventionnelles des plans spéciaux de curation,
dont l'ensemble constitua alors ce qu'ils appelèrent *thérapeutique*.

C'est ainsi qu'on fit de nécessité vertu. Mais on ne réfléchit
pas aux inconvéniens qui devaient résulter de cette marche
contraire à la nature; on ne pensa point que ces créations
arbitraires qui font violence à la nature finiraient, en traver-

sant les siècles, par être considérées comme une œuvre symbolique non susceptible de perfectionnement (1).

Celui qui, appelé alors comme médecin, se trouvait dans le cas de rechercher à quelle maladie nominale son malade était en proie, devait, en ne voyant pas les symptômes que la pathologie assigne à cette forme, admettre que c'était par pur accident qu'ils ne se rencontraient point dans ce cas, et qu'ils auraient bien pu exister, quoiqu'ils ne s'offrissent pas; quant aux autres accidens qui avaient lieu chez son malade, mais que son traité de pathologie ne lui retraçait point dans la définition de la maladie nominale, l'art lui prescrivait de les regarder comme non essentiels, comme accidentels en quelque sorte, comme des branches gourmandes, des symptômes de symptômes, indignes de toute attention.

Ce n'est qu'en ajoutant et retranchant ainsi d'une manière arbitraire à l'état morbide placé réellement sous les yeux, que la subtilité scolastique parvenait à construire la série des maladies, telles qu'elles sont établies dans la pathologie, et à démontrer au lit des malades l'existence de ces maladies, auxquelles la nature n'avait jamais songé.

Que nous importent, disent les pathologistes et leurs livres, la présence de tous les symptômes qui appartiennent à une maladie, ou l'absence de tel d'entre eux qui peut manquer ? Le médecin ne doit pas s'arrêter à de semblables minuties ; son tact, la pénétration de son œil clairvoyant (2), qui plonge dans la nature intime du mal, suffit pour, à la première vue du malade, reconnaître ce dont il est atteint, à quelle forme morbide pathologique il est en

---

(1) Malheureusement ce doux rêve s'évanouit lorsqu'on consulte les nombreux traités de pathologie avec leurs dénominations et leurs descriptions variées des maladies, lorsqu'on compare les cent cinquante définitions connues de la fièvre, ainsi que les méthodes aussi nombreuses de traitement, qu'on indique contre elle dans les thérapeutiques, et qui prétendent toutes à l'infaillibilité. De laquelle d'entre ces méthodes les prétentions sont-elles fondées? Ne suffit-il pas de cela même pour prouver qu'elles sont toutes apocryphes et contraires à la nature ?

(2) Quel est l'homme d'honneur qui, n'ayant point été mis en clairvoyance par un magnétiseur, pourrait se vanter d'avoir la vue assez perçante pour pénétrer à travers chair et os, jusqu'à l'essence intime des choses, dont le créateur seul peut avoir la conception, et pour laquelle les mortels n'auraient ni idées, ni langage, quand bien même elle viendrait à leur être dévoilée ? N'est-ce pas là le comble du charlatanisme et de l'impudence ?

proie, quel nom on doit donner à sa maladie, et, avec le secours de la thérapeutique, quelles recettes on doit employer contre elle.

Voilà comment ont été créées les formes mensongères de maladies qu'on prête ensuite aux malades sur la foi de la pathologie, et qui rendent si facile au médecin de trouver au moment même, dans sa mémoire, quelques formules, dont la thérapeutique tient déjà d'avance un bon nombre en réserve contre ces maladies nominales.

Mais d'où ont pu provenir les recettes contre ces noms de maladies ? quelle révélation divine les a procurées si directement ?

Tantôt ce sont des formules provenant d'un praticien renommé, qui les employa dans tel ou tel cas de maladie auquel il avait arbitrairement imposé tel nom tiré de la pathologie, qui les composa avec élégance et d'une manière conforme, sinon aux exigences réelles du cas, du moins aux préceptes de la chimie et de la pharmacie, en réunissant dans sa tête, et d'après les règles d'un art important, qu'on appelle *art de formuler*, plusieurs drogues diverses dont les noms lui étaient bien connus; formules sous l'empire desquelles le malade ne mourait du moins pas, et se rétablissait peu à peu, grâce à son tempérament et à la bonté divine. Tantôt ce sont des recettes que, sur la demande d'un libraire qui sait combien les formulaires ont de débit, un barbouilleur avide fabrique dans son grenier, en prenant pour guide les vertus que les matières médicales attribuent aventureusement et mensongèrement à chaque substance médicamenteuse.

Cependant, si le médecin trouvait la maladie de son malade trop peu correspondante à l'une des formes morbides de la pathologie pour pouvoir lui appliquer ainsi un nom déterminé, il était libre, d'après ses livres, de l'attribuer à une source éloignée et cachée, afin de diriger le traitement en conséquence de cette hypothèse. Ainsi, par exemple, lorsque jadis le malade avait eu une fois des douleurs dans les reins et le dos, sa maladie passait pour des hémorrhoïdes, soit latentes, soit remontées çà ou là : s'il avait le ventre tendu, des selles muqueuses, de l'inappétence alternant avec de la voracité, ou même seulement des démangeaisons dans le nez, c'était d'une affection vermineuse qu'il s'agissait; s'il

avait éprouvé quelquefois des douleurs, peu importe lesquelles, dans les membres, on devait voir en lui une goutte
larvée, ou même encore incomplétement développée; puis
on traitait d'après cette prétendue cause interne de maladie.
Quand on rencontrait des accès de douleurs dans le bas-
ventre, on en accusait des spasmes. Si le sang se portait souvent au visage, ou s'il y avait de fréquentes hémorrhagies
nasales, nul doute que le malade ne fût pléthorique. Le malade venait-il à maigrir beaucoup pendant le traitement,
chose fort naturelle, c'était contre l'étisie qu'il fallait s'ar-
mer. Avait-il en outre un caractère irritable, la faiblesse
nerveuse se présentait à combattre. S'il toussait, on soupçon-
nait un catarrhe caché, ou même une disposition latente à
la phthisie pulmonaire. S'il ressentait de temps en temps des
douleurs dans le côté droit du ventre, ou même seulement
dans l'épaule droite, nul doute qu'il ne fût affecté d'une hé-
patite latente, ou d'une squirrhosité occulte du foie. Pour
régler convenablement la cure d'une ancienne éruption cutanée ou d'un ulcère aux jambes, il fallait imaginer une
âcreté dartreuse, un vice scrofuleux, de même qu'une douleur chronique à la face dénotait la présence d'un virus cancéreux. Après avoir combattu en vain cet état morbide interne, enfant de conjectures, par les moyens indiqués dans les
livres, si le malade avait épuisé la ressource des eaux miné-
rales, regardées comme bonnes dans tous les cas indistinctement, il ne restait plus qu'à le soumettre aux lavemens de
Kaempf pour détruire de prétendues obstructions des capillaires du bas-ventre, et à l'accabler de ces ridicules injections
jusqu'à ce qu'il demandât grâce.

Avec tant de conjectures si faciles à imaginer, on ne pouvait jamais manquer de plans de traitement pour remplir
les jours de souffrances du malade, car il y a des recettes en
abondance pour toutes les maladies nominales; on en trouvait de nouveaux aussi long-temps que le permettait sa
bourse, sa patience ou la durée de sa vie.

Cependant, non! nous pouvons encore procéder d'une
manière plus savante et plus ingénieuse, et chercher la cause
des maux dont l'homme est affligé dans les profondeurs d'ab-
stractions physiologiques, examiner si la sensibilité, l'irritabilité ou la nutrition souffre en plus ou en moins, tandis que les

différences qualitatives infinies que ces trois manifestations de la vie peuvent et doivent offrir ne nous occuperont point, dans la crainte de trop accroître les motifs et les sujets de nos conjectures. Nous chercherons seulement à deviner si ces trois dimensions de la vie sont trop ou trop peu tendues. La première, la seconde ou la troisième d'entr'elles est-elle, à notre avis, affectée de trop ou de trop peu, nous pouvons hardiment manœuvrer en conséquence, à l'exemple de la nouvelle secte chémiatrique, qui a trouvé que l'azote, l'hydrogène et le carbone sont les âmes des médicamens, c'est-à-dire la seule chose active et salutaire en eux, que le carbone, l'hydrogène et l'azote régissent et accroissent ou dépriment à volonté l'irritabilité, la sensibilité et la nutrition, qu'ils ont par conséquent le pouvoir de guérir toutes les maladies. Malheureusement les partisans de cette secte n'ont point encore pu s'accorder entr'eux sur la question de savoir si c'est par leur analogie ou par leur opposition avec les substances de l'organisme qu'agissent les influences extérieures.

Mais afin que les médicamens possédassent réellement ces substances, qu'ils ne renfermaient pas jusqu'ici, autant qu'on peut s'en souvenir, on les leur conféra formellement à tous dans le silence du cabinet, et une matière médicale fut créée, qui décréta ce que chacun d'eux devait contenir d'azote, d'hydrogène et de carbone.

Est-il possible de pousser plus loin l'arbitraire médical, ou de se jouer plus audacieusement de la vie des hommes!

Combien durera encore ce jeu sans responsabilité sur l'existence de ses semblables?

N'est-il pas temps, après vingt-trois siècles, aujourd'hui surtout que le genre humain semble s'éveiller par toute la terre, afin de recouvrer ses droits, n'est-il pas temps enfin que le jour de la délivrance luise pour l'humanité souffrante, qu'ont tourmentée jusqu'ici non pas seulement les maladies réelles, mais encore les remèdes dirigés contre d'imaginaires maladies, au gré de la fantaisie délirante de médecins tirant vanité de l'antiquité de leur art?

Faut-il que les fatales déceptions du charlatanisme médical se prolongent encore de nos jours?

Les prières du malade, pour qu'on écoute le récit de ses souffrances, doivent-elles se perdre dans les airs?

Ou bien les plaintes si évidemment variées des malades, expriment-elles autre chose que les particularités de la maladie dont chacun est atteint ? Ce langage si frappant de la nature, qui s'exprime en termes bien clairs dans les accidens si diversifiés dont le malade est atteint, quel serait son but, sinon de mettre le médecin compatissant à portée de reconnaître aussi exactement que possible l'état maladif, afin qu'il puisse distinguer les nuances mêmes les plus délicates qui existent entre lui et tout autre ?

La nature, qui est si bienfaisante, et qui déploye si hautement sa toute-puissante en notre faveur, par le simple, sage et admirable don qu'elle nous a fait d'exprimer les modifications survenues dans notre manière de sentir et d'agir au moyen de signes et de sons, aurait-elle agi sans but, sans intention de nous mettre à portée de rendre notre état de souffrance, et d'employer à cet effet le seul genre de peinture qui ne puisse pas induire le médecin en erreur? La maladie, comme qualité, ne peut point parler, elle ne saurait se raconter elle-même; mais celui qui en est porteur peut l'exprimer par les divers signes du malaise et des souffrances qu'il ressent, par les plaintes que lui arrachent les accidens auxquels il est en proie, par les changemens que les sens signalent en lui. Or c'est là précisément ce que la fausse sagesse des médecins vulgaires croit digne à peine d'être pris en considération; c'est ce qu'elle regarde, quand elle s'en aperçoit, comme une chose insignifiante, comme une minutie empirique, comme une action fort irrationnelle de la part de la nature, qui ne saurait s'accommoder avec ses livres de pathologie. C'est ce qu'elle remplace par une image factice d'un état morbide intérieur qu'elle n'a jamais vu, par un portrait mensonger qu'elle substitue dans son délire au portrait fidèle et vrai, tracé par la nature, de l'état individuel de chaque cas morbide, et contre lequel, fière de ce qu'elle appelle son tact médical, elle dirige toutes les armes de sa matière médicale.

Et quelles armes encore? Des doses considérables de médicamens, c'est-à-dire, chose qu'on doit bien remarquer, de substances énergiques qui, lorsqu'elles ne peuvent porter secours, doivent nuire et nuisent réellement au malade, puisque la qualité de tout médicament, quel qu'il soit, tient uniquement à la faculté qu'il possède, après avoir été mis en contact avec le corps vivant et sensible, de lui faire éprouver une certaine modification morbide. Ces substances doivent donc rendre les malades plus malades encore qu'ils ne le sont, lorsqu'elles n'ont point été choisies avec le plus grand soin, afin que leur faculté spéciale s'accommode bien à l'état morbide. Or ce sont de pareils corps, nuisibles par eux-mêmes, souvent très-nuisibles, utiles seulement dans le cas approprié à leur usage, et inconnus sous le rapport de leur action véritable et spécifique, qu'on prend au hasard, ou d'après l'indication du recueil de mensonges appelé matière médicale, qu'on en tire comme d'une roue de loterie, qu'on mêle ensemble, quand on ne trouve pas le mélange tout fait dans le formulaire, pour martyriser encore davantage le malade en lui administrant ce barbare assemblage, d'odeur et de saveur repoussantes. Est-ce pour son bien qu'il le prend? Non, grand Dieu, c'est à son détriment. Un acte si contraire à la nature et à la raison, répété d'heure en heure, selon l'ordonnance, doit le plus ordinairement aggraver d'une manière visible son état, aggravation que le malheureux, dans son ignorance, attribue à la malignité de la maladie. Pauvre malade! que peuvent faire des substances si énergiquement nuisibles quand elles ne sont pas convenablement placées, et qu'on les amalgame ainsi au gré des caprices de l'école médicale dominante, sinon rendre plus fâcheux encore un état qui l'est déjà par lui-même?

Et l'on voudrait demeurer dans cette funeste route, dédaigner la vérité qui se fait entendre à haute et intelligible voix, parce que, depuis un temps immémorial, il est reçu de tourmenter ainsi méthodiquement les malades pour leur argent!

Quel homme, n'eût-il en son cœur que la moindre étincelle de la crainte de Dieu, voudrait ne pas abandonner de pareilles erreurs!

En vain crois-tu étouffer la voix redoutable de ta conscience par ce pitoyable subterfuge que les autres agissent comme toi, et que l'usage est, depuis des siècles, de se conduire ainsi; en vain cherches-tu à t'étourdir par les railleries de l'athéisme, par les fumées des boissons qui voilent la raison : le saint, le tout-puissant vit, et avec lui son éternelle et immuable justice!

Comme ce qui se passe dans l'organisme de l'homme vivant ne peut être aperçu de nous, comme nous ne saurions le connaître, ni dans l'état de santé, ni dans celui de maladie, tant que nous serons hommes et non pas dieux, comme, par conséquent, toute conclusion appliquée de l'extérieur à l'intérieur est fallacieuse, que la connaissance des maladies ne peut point être un problème de métaphysique, qu'on ne saurait non plus la créer en imagination, et qu'elle est le pur résultat de l'expérience acquise par les sens, puisque la maladie, en sa qualité de phénomène, ne peut être aperçue qu'à la faveur de l'observation, il suit de là que tout homme impartial n'a point de peine à sentir que, l'observation attentive nous faisant trouver tous les cas de maladie différens dans la nature (1), on ne doit attacher aux cas morbides réels aucun nom tiré de la pathologie humaine, et qu'en général il ne peut presque point y avoir d'image hypothétique qu'on cherche à se faire d'une maladie quelconque, qui ne soit imaginaire et contraire à la vérité.

Les maladies ne sont autre chose que des changemens survenus dans la manière dont nous nous trouvons régulièrement quand nous nous portons bien. Comme ce changement ne consiste que dans l'apparition de certains accidens, de symptômes morbides, de modifications appréciables aux sens, qui diffèrent de l'état où l'on se trouvait auparavant, puisqu'après l'enlèvement de tous ces accidens et symptômes, rien autre chose ne peut rester que la santé, le médecin ne saurait non plus, pour découvrir ce qui se présente à guérir dans les maladies, les considérer autrement que comme l'expression des changemens appréciables survenus chez le malade.

Par conséquent le médecin loyal, à qui sa conscience ne permet pas d'imaginer une image mensongère du mal qu'il doit guérir, ou de le donner légèrement pour une des formes déjà reçues dans la pathologie, qui, en un mot, prend sérieusement à cœur de savoir ce que la maladie actuelle offre de particulier, afin d'être mis par là en état de guérir son malade avec certitude, celui-là l'observera exactement avec le secours de tous ses sens ; il se fera raconter en détail ses

(1) A l'exception des maladies qui sont produites par des miasmes fixes ou des causes toujours semblables à elles-mêmes.

souffrances par lui-même et par ceux qui le soignent, et il mettra le tout par écrit, sans y rien ajouter, sans en rien retrancher : alors il aura une image fidèle et vraie de la maladie, et par suite une connaissance exacte de tout ce qui peut être objet de guérison dans ce cas; il aura une connaissance réelle de la maladie.

Les maladies ne pouvant être que des changemens apportés à l'état régulier dans lequel on se trouve pendant la santé, et toute modification apportée à la manière dont se sent un homme bien portant étant une maladie, la guérison ne saurait non plus être autre chose qu'une modification par l'effet de laquelle l'état non régulier redevient état régulier et de santé.

Si donc personne ne peut nier que les médicamens soient les moyens de guérir les maladies, ils devront aussi avoir la puissance de modifier l'état de l'homme.

Comme il ne peut y avoir aucune modification de l'état dans lequel se trouve l'homme en santé qui ne rende ce dernier malade de bien portant qu'il était, les médicamens, qui ont le pouvoir de guérir, qui par conséquent peuvent modifier l'état de l'homme, même de celui qui jouit de la santé, doivent, dans leur action sur ce dernier, provoquer certains accidens, certains symptômes, certaines aberrations du type de la santé.

Supposons maintenant, ce que personne ne contestera non plus, qu'en fait de guérison le principal devoir du médecin soit de connaître par avance le médicament dont on est fondé à espérer le rétablissement du malade avec le plus de certitude possible, comme la guérison au moyen des médicamens n'a lieu qu'en vertu d'un changement opéré dans l'état du sujet, avant de faire choix d'une susbtance médicinale pour l'administrer, il doit savoir ce qu'elle est en état de produire chez l'homme, sous peine de se rendre coupable d'une imprudence impardonnable : car si tout médicament énergique rend déjà malade l'homme qui se porte bien, un médicament qu'on choisit sans le connaître, et par conséquent sans qu'il soit approprié au cas, doit nécessairement rendre le malade plus malade encore qu'il ne l'était.

Les efforts de tout homme qui se consacre à la guérison des maladies doivent donc tendre avant tout à lui faire connaître par avance les effets des médicamens au moyen desquels il peut accomplir, avec le plus possible de certitude, la guérison ou l'amélioration des cas morbides individuels, c'est-à-dire qu'avant de commencer l'exercice de la médecine, il doit s'être instruit parfaitement des modifications spéciales que chaque substance médicamenteuse peut produire chez l'homme, afin d'être en état de choisir, dans chaque cas maladif, le médicament apte à provoquer la modification la plus appropriée à la guérison.

Maintenant il est impossible que les modifications susceptibles d'être produites par les médicamens se fassent connaître d'une manière plus pure, plus certaine et plus complète, que par l'action de ces substances sur l'homme bien portant. On ne conçoit même pas d'autre voie par laquelle il fût praticable d'arriver à connaître, d'une manière tant soit peu claire, les véritables changemens qu'ils sont susceptibles d'occasioner en nous. Car ce qu'ils manifestent avec les réactifs chimiques ne met en évidence que leurs propriétés chimiques, sans qu'on ait rien à en conclure relativement à l'organisme vivant de l'homme. Les changemens qu'ils provoquent chez les animaux auxquels on les fait prendre n'annoncent que ce qu'ils peuvent déterminer dans ces êtres, d'après la nature spéciale de chacun, mais ne conduit à aucune conclusion par rapport à ce qu'on doit attendre de leur part chez l'homme, dont l'organisation diffère en tout point de celle des animaux, et qui n'a point la même manière de sentir ni d'agir qu'eux. Si même on les donnait dans des maladies de l'homme, croyant par là connaître mieux leurs effets, les symptômes qui leur appartiendraient en propre, et à eux seuls, ne se prononceraient jamais clairement au milieu des symptômes morbides déjà existans, ils ne se dessineraient pas purement, et de manière à ce qu'il fût permis de distinguer quels dépendent du remède, quels doivent être attribués à la maladie. Aussi ne trouve-t-on pas un mot de la connaissance des effets vrais et purs des médicamens dans la matière médicale ordinaire, qui va puiser ses fables sur les vertus des drogues dans les résultats de l'administration des mélanges de médicamens contre des maladies dont les livres se contentent même fort souvent de rapporter les noms que la pathologie a imaginés pour elles.

Il ne nous reste que la voie simple de la nature pour connaître avec certitude, évidence et pureté les vertus des médicamens chez l'homme, c'est-à-dire les changemens qu'ils peuvent apporter dans notre état. Nous devons faire prendre ces substances à des personnes bien portantes, qui soient assez attentives pour observer sur elles-mêmes ce que chacune produit de changemens particuliers, et qui notent avec soin les symptômes, les modifications dans l'état du moral et du physique résultant de leur action. En effet, pendant la durée de l'action d'un médicament, si l'on est à l'abri de toute grande affection morale ou de tout autre influence nuisible du dehors, il ne peut rien survenir, chez un sujet bien portant, qui ne dépende du médicament, puisqu'alors il n'y a que celui-ci qui domine son existence tout entière.

Avant d'entreprendre le plus important de tous les actes, la guérison d'une maladie, le médecin doit avoir la connaissance la plus complète du plus grand nombre possible de médicamens. Cette condition est de rigueur pour se hasarder à donner des substances qui, prescrites mal à propos, sont si nuisibles, et mettent fréquemment la vie en danger.

C'est uniquement de cette manière que le médecin consciencieux procède dans l'action la plus grave et la plus sérieuse qu'il puisse accomplir, dans l'acquisition de la connaissance des effets purs des médicamens, et dans l'appréciation des cas individuels de maladies d'après les indications claires et hautement exprimées de la nature. Cette voie est la seule par laquelle il procède d'une manière conforme à la nature et avec conscience, en supposant même qu'il ne sût point encore quels symptômes morbides, artificiellement excités chez l'homme en santé par des médicamens, la nature a destinés à éteindre des symptômes donnés dans des maladies naturelles.

Ce problème ne peut non plus être résolu ni par des spéculations, ni par des raisonnemens *à priori*, ni par des créations de l'imagination. L'expérience et l'observation peuvent seules en procurer la solution.

Or ce n'est pas une seule expérience, ce sont toutes les expériences faites avec soin qui démontrent à quiconque veut se convaincre que, parmi les médicamens dont on a éprouvé les effets purs, les seuls aptes à guérir un cas donné de ma-

ladie avec promptitude, avec facilité et d'une manière durable,
sont ceux qui ont la faculté de produire par eux-mêmes des
états maladifs semblables chez l'homme bien portant, et que
ceux-là ne manquent jamais de la guérir. A la place de la
maladie naturelle s'établit dans l'organisme la maladie médicamenteuse artificielle, qui est un peu plus forte, et qui
désormais occupant seule la vie, s'éteint rapidement en raison
de l'exiguité de la dose, laissant le corps sans maladie, c'est-
à-dire homœopathiquement guéri.

Si donc la bienfaisante nature nous montre dans la médecine homœopathique le seul moyen certain et infaillible
d'enlever complétement, avec facilité et d'une manière durable, la totalité des symptômes d'une maladie, c'est-à-dire
tout ce qui la constitue telle, si toutes les cures entreprises
de cette manière nous font voir les guérisons les plus infail-
libles, qui pourrait être assez insensé pour refuser son propre
avantage et celui de ses semblables, pour vouloir conserver,
au détriment des malades, de vieilles méthodes curatives que
rien ne saurait défendre et dont l'imagination a fait tous les
frais ?

Je sais bien que quand des préjugés ont pris racine dans
notre esprit, et acquis par leur ancienneté une sorte de caractère de sainteté, il faut beaucoup de courage pour en
secouer soi-même le joug, et que, sans une force peu commune de jugement, on ne parvient point à se débarrasser de
toutes les folies dont notre impressionnable enfance a été
rebattue comme d'autant d'oracles, et à les échanger contre
des vérités nouvelles.

Mais le calme que nous procure une conscience tranquille
compense mille et mille fois les efforts qu'il doit nous en
coûter pour cela.

Est-ce que de vieux mensonges deviennent des vérités par
le seul fait de leur ancienneté? Est-ce que la vérité, n'eût-
elle été trouvée que depuis une heure, ne porte point en elle le
cachet de l'éternité? Perdrait-elle son caractère de vérité, parce
qu'on vient seulement de la découvrir? Y a-t-il une découverte
ou une vérité qui n'ait point commencé par être nouvelle?

§ V. AVIS AUX CRITIQUES.

J'ai lu plusieurs critiques qui portaient à faux sur la seconde partie de ma matière médicale pure, et notamment sur le mémoire intitulé *Esprit de la médecine homœopathique* (1).

Je pourrais, à l'exemple de tant d'autres, les présenter ici dans toute leur nudité. Mais je n'en ferai rien. Je ne veux pas me charger du péché d'éterniser ces folies et leurs auteurs, et j'aime mieux ne point révéler ces faiblesses de mes contemporains à la postérité, qui sera sans nul doute plus éclairée.

Cependant je me permettrai quelques réflexions générales.

Jouer sur les mots, tordre le sens des phrases, se perdre en longs discours inintelligibles auxquels on croit donner un vernis scientifique, accumuler des injures, et emprunter des doutes à la théorie, quand il faudrait prouver le contraire par des faits, me semble un système d'attaques par trop ridicule contre une chose telle que l'homœopathie. Elle n'a rien à craindre de si misérables moyens, dont tout l'effet retombe sur ceux qui les employent.

Mais je vais indiquer à mes adversaires un moyen plus puissant, infaillible, pour renverser, s'il est possible, cette doctrine qui menace d'étouffer leur art conjectural.

L'homœopathie repose uniquement sur l'expérience. Imitez-moi, dit-elle à haute voix, mais imitez bien, et vous verrez à chaque pas la confirmation de ce que j'avance. Ce que nulle matière médicale, ce qu'aucun système de médecine, aucune thérapeutique n'avait fait ni pu faire jusqu'ici, elle le demande à grands cris ; elle veut être jugée d'après les résultats.

(1) De quelle instruction n'ont pas fait preuve mes critiques ! Je parlerai seulement de ceux qui ont écrit *homopathie* et *homopathique* au lieu d'*homœopathie* et *homœopathique*. Ils démontrent par là qu'ils ne connaissent pas l'immense différence entre ὁμὸν et ὁμοιον, et qu'ils croient ces deux mots synonymes. N'auraient-ils donc jamais entendu parler de ce que tout le monde sait, de la scission en deux branches irréconciliables que la différence infinie entre ὁμουσιος et ὁμοιουσιος produisit jadis dans l'église chrétienne ? Ignoreraient-ils assez le grec pour ne pas savoir qu'ὁμὸν veut dire *semblable* (par exemple : Εἰς ὁμὸν λέχος ἐισυναβαινοι, Iliad. 9), et ὁμοιον, *analogue*. Jamais l'homœopathie n'a prétendu guérir les maladies par la même puissance que celle qui les produit ; elle veut le faire par une puissance qui n'est point identique, mais seulement analogue, par un médicament qui ne peut produire qu'un état morbide analogue à la maladie.

La voilà donc précisément où vous voulez qu'elle soit. Vous pouvez donc lui donner le coup de mort.

Prenez des cas de maladie l'un après l'autre, décrivez-les d'après la marche tracée dans l'Organon, peignez-les si bien, d'après tous leurs symptômes perceptibles, que l'auteur lui-même de l'homœopathie n'ait rien à dire contre l'exactitude du tableau, et, en supposant que ces cas soient de ceux pour lesquels on peut trouver un remède parmi les médicamens essayés jusqu'aujourd'hui, choisissez la substance médicamenteuse qui y est le mieux appropriée, homœopathiquement parlant, donnez-la seule et sans mélange, à des doses aussi faibles que le prescrit la doctrine, en éloignant toute autre influence médicinale, et si le malade ne guérit pas, s'il ne guérit pas promptement, s'il ne guérit pas doucement, s'il ne guérit pas d'une manière durable, couvrez publiquement l'homœopathie de honte, en proclamant l'insuccès d'un traitement suivi rigoureusement d'après ses principes.

Mais abstenez-vous, je vous prie, de tout faux. L'imposture tôt ou tard est démasquée et flétrie d'ineffaçables stigmates (1).

Si, après que vous aurez agi en conscience, d'autres non moins consciencieux que vous arrivent aux mêmes résultats en répétant vos essais, si tout ce que l'homœopathie promet à celui qui la suit fidèlement n'arrive point, alors cette doctrine peut être considérée comme perdue. Elle est perdue si elle ne se montre pas efficace, si même elle ne déploye pas une efficacité remarquable.

Connaissez-vous un meilleur moyen d'accabler cette doctrine, qui n'a besoin que d'en appeler au bon sens et aux esprits dégagés de préjugés pour trouver accès partout? On serait tenté de le croire.

Continuez donc, dans vos livres et dans vos journaux, à prôner, jusqu'au dégoût, le jargon journalier de votre école, et à fausser par malice le sens de ce que l'ignorance n'a pas

____

(1) Qu'on songe, par exemple, à la fameuse histoire répétée partout, d'une maladie qu'avait, disait-on, Kotzebue, et dont on prétendit que la médecine fondée sur la théorie de l'excitement, l'avait guéri comme par miracle. Il ne tarda pas à être prouvé que cette maladie était fantastique, qu'on l'avait imaginée en faveur de la théorie alors régnante, et la honte du mensonge pèse encore, pèsera éternellement sur le nom de celui qui se l'est permis.

pu dénaturer. Continuez à calomnier, à injurier. L'homme impartial n'en verra que mieux de quel côté est le bon droit.

L'homœopathie n'en paraîtra que plus avantageuse par comparaison. Elle dissipera la nuit des absurdités consacrées par le temps ; car elle enseigne à procurer des secours certains dans des maladies contre lesquelles on n'en avait point encore trouvé.

Que direz-vous en voyant l'auteur de l'homœopathie et ses vrais disciples guérir proportionnellement beaucoup plus de malades atteints des affections les plus graves et les plus chroniques, que vous n'en pourrez soulager , et le faire sans peine , d'une manière durable , avec des médicamens en petite quantité , qui sont doux et sans goût désagréable? Ce que vous appelez votre art vous permet-il d'en faire autant? Un pareil résultat ne renverse-t-il pas votre misérable scepticisme théorique et l'impuissant charlatanisme de votre pratique ?

Voulez-vous obtenir les mêmes succès ; imitez-moi franchement et loyalement.

Ne le voulez-vous pas? Continuez à vous traîner dans votre ornière d'aveugle observance , dans la nuit des systèmes que vous avez rêvés, attirés çà et là par les feux follets de vos autorités solennelles, qui vous laissent dans l'embarras là précisément où leur secours vous serait nécessaire.

Et si votre aventureuse pratique, dans laquelle vous voyez ordinairement arriver ce que vous ne vous proposiez ou promettiez pas, fait naître en vous de la bile , qui cherche à s'épancher en calomniant un art qui vaut mieux que le vôtre, continuez à dire qu'ils sont aigres ces raisins que le pédantisme ou la paresse vous empêche d'atteindre, et laissez-les à d'autres qui méritent mieux que vous de les avoir.

Continuez, si vous y trouvez plaisir, à lancer vos traits envieux contre l'homœopathie ; mais sachez bien qu'en s'attachant à la vérité, l'envie est comme le serpent, qui s'use les dents plutôt que d'entamer la lime.

§ VI. COMMENT SE PEUT-IL QUE DES FAIBLES DOSES DE MÉDI-CAMENS AUSSI ÉTENDUS QUE CEUX DONT SE SERT L'HOMOEO-PATHIE, AIENT ENCORE DE LA FORCE, ET BEAUCOUP DE FORCE ?

Telle est la question que font, et l'allopathiste habitué aux fortes doses de la médecine vulgaire, qui croit ne pouvoir jamais les élever assez dans ses recettes, et celui qui débute dans l'exercice de l'homœopathie.

Il me paraît fort étrange qu'on puisse douter de la force de ces doses, quand chaque jour on les voit agir si puissamment, et remplir l'objet qu'on se propose en y ayant recours, c'est-à-dire effectuer la guérison.

Car ce qui arrive réellement doit au moins être possible.

Mais ne pouvant se refuser à une évidence qui saute aux yeux, les adversaires de l'homœopathie cherchent à la tourner en ridicule.

Si, disent-ils, une goutte d'un remède étendu à un tel degré pouvait conserver encore quelque activité, il suffirait d'en laisser tomber une seule dans le lac de Genève pour qu'ensuite chacune des gouttes de l'eau du lac renfermât tout autant de vertu médicinale, et même en contînt davantage; car la liqueur raréfiante qui sert à préparer les remèdes homœopathiques est proportionnellement bien plus exorbitante, eu égard à la quantité de substance active qu'elle renferme.

A cela je répondrai que, quand on prépare un remède homœopathique, on ne se contente pas d'ajouter une petite quantité de médicament à une grande quantité de liquide non médicamenteux, ou tout au plus de les mêler légèrement. Bien au contraire, non-seulement les secousses et le frottement rendent le mélange plus intime, mais encore, ce qui est le point capital, il résulte de là un changement surprenant, tout-à-fait inconnu jusqu'à ce jour, dans le développement des forces dynamiques de la substance médicinale qui a été soumise à cette élaboration.

Dans l'exemple qu'on cite, il est impossible de songer à un mélange intime, de supposer que chaque goutte du lac puisse jamais contenir une portion de médicament.

Il en serait de même d'un volume bien moins considérable de liquide, par exemple, d'un muid d'eau dans lequel on instillerait une goutte de médicament; nulle machine au monde, quelque long-temps qu'elle agît, ne parviendrait à opérer un mélange uniforme, sans compter que les changemens chimiques qui ont lieu continuellement dans l'eau, auraient anéanti en quelques heures toute vertu médicinale d'une goutte de teinture végétale.

On ne réussirait non plus par aucun moyen mécanique à mêler un grain de poudre médicamenteuse avec un quintal de farine prise en masse, et de faire du tout un composé si homogène, que chaque grain de farine contînt une égale quantité de médicament.

Mais le cas est bien différent par rapport à la préparation des médicamens homœopathiques, en supposant même, ce qui n'est pas vrai, qu'ils ne soient que des mélanges ordinaires. La quantité de liquide dont on se sert pour étendre la teinture (cent gouttes pour une de cette dernière) est assez petite pour permettre qu'un mélange exact et une répartition uniforme s'opèrent en quelques instans.

Ce n'est pas seulement l'égale diffusion de la goutte médicamenteuse dans une grande quantité de liquide non médicamenteux, qui rend les dilutions propres aux usages de l'homœopathie. Le frottement ou les secousses qu'on emploie en préparant des remèdes, déterminent dans le mélange un changement d'une incroyable portée, et tellement salutaire au delà de tout ce qu'on peut s'imaginer, que le développement et l'exaltation de la vertu dynamique des médicamens, qui en est la conséquence, mérite d'être mis au nombre des plus grandes découvertes de notre époque.

Jusqu'ici on n'avait fait que soupçonner, d'après quelques faits, le changement physique et le développement d'énergie que le frottement produit dans la matière; mais on ne se doutait même pas des effets surprenans qui pourraient résulter de l'application de la même méthode à l'exaltation des vertus dynamiques dont les médicamens jouissent.

Le peuple seul croit encore à l'inertie de la matière, qui peut être amenée à faire sortir de son intérieur des forces d'une énergie surprenante.

Le vulgaire, en battant le briquet, voit se former des étincelles qui allument l'amadou. Combien y a-t-il de personnes qui ont réfléchi à ce qui se passe alors ? Mais qu'on batte le briquet sur une feuille de papier, on apercevra bientôt sur celle-ci des petites parcelles métalliques, qui se sont détachées de l'acier, à l'état de fusion et d'incandescence, par l'effet du choc de la pierre. Comment le frottement rapide de l'acier contre une pierre a-t-il pu produire une chaleur assez forte pour réduire cette substance mé-

tallique en globules fondus? Ne faut-il pas une tempéra-
de 3ooo degrés du thermomètre de Fahrenheit pour faire
entrer l'acier en fusion? D'où est venue cette énorme chaleur? Ce n'est point de l'air, car le phénomène a lieu tout
aussi bien dans le vide, sous le récipient de la machine
pneumatique. Elle est donc sortie des deux corps frottés
l'un contre l'autre.

Mais l'homme qui saisit un couteau d'acier pour allumer
son amadou croit-il que ce corps froid recèle dans son intérieur un magasin inépuisable de chaleur, qui ne s'en dégage
que par le frottement? Non, il ne le croit pas, et cependant
la chose est vraie.

En effet le frottement exerce une influence si puissante,
que non seulement il développe les forces physiques internes
des corps de la nature, comme le calorique, l'odeur (1), etc.,
mais encore, ce qu'on avait ignoré jusqu'à présent, il
exalte à un point étonnant la puissance médicinale des substances naturelles.

Il paraît que c'est moi qui ai découvert cette dernière propriété, dont l'influence est telle, qu'à sa faveur des substances auxquelles on n'avait jamais reconnu de propriétés
médicinales acquièrent une énergie surprenante.

Ainsi l'or, l'argent, le platine, le charbon de bois sont
sans action sur l'homme, dans leur état ordinaire. La personne la plus sensible peut prendre plusieurs grains d'or
battu, d'argent en feuilles ou de charbon, sans en éprouver
le moindre effet. Mais du broyement continué pendant une
heure d'un grain d'or avec cent grains de sucre de lait en
poudre, résulte une préparation qui a déjà beaucoup de vertu
médicinale. Qu'on en prenne un grain, qu'on le broye encore pendant une heure avec cent grains de sucre de lait, et
que l'on continue d'agir ainsi jusqu'à ce que chaque grain de
la dernière préparation contienne un quadrillionième de
grain d'or, alors on aura un médicament dans lequel la vertu
médicinale de l'or sera tellement développée, qu'il suffira
d'en prendre un grain, de le renfermer dans un flacon et de
le faire respirer pendant quelques instans à un mélancolique,

(1) La corne, l'ivoire, les os, le calcaire imprégné de pétrole, sont inodores par
eux-mêmes; mais, dès qu'on les lime ou qu'on les frotte, ils commencent à répandre de l'odeur, et finissent même par en exhaler une insupportable.

chez lequel le dégoût de la vie est poussé jusqu'au point de le conduire au suicide, pour qu'une heure après ce malheureux soit délivré de son mauvais démon et retrouve du charme à la vie.

On voit déjà d'après cela que les préparations des substances médicinales par le frottement exigent, pour remplir les vues de l'homœopathie, qu'on les donne à des doses d'autant plus faibles, que les vertus dont elles jouissent ont été plus amplement et plus complétement développées par ce procédé.

Les substances médicinales ne sont pas des matières mortes dans le sens vulgaire qu'on attache à ce mot. Leur véritable essence est dynamique, au contraire : c'est une force pure, que le frottement exercé à la manière homœopathique peut exalter jusqu'à l'infini.

Cela est si vrai, qu'il faut bien se garder de trop exalter les vertus des médicamens. Par ce moyen, une goutte de *drosera*, au trentième degré de dilution, à chacun desquels elle a reçu vingt secousses, met en danger la vie d'un enfant atteint de coqueluche à qui on la fait prendre, tandis que, quand on a secoué deux fois seulement chaque flacon, il suffit d'une dragée de la grosseur d'une graine de pavot qu'on en imbibe, pour procurer une guérison prompte et facile.

§ VII. QUELQUES EXEMPLES DE TRAITEMENS HOMOEOPATHIQUES.

Beaucoup de personnes qui ne s'étaient engagées qu'à demi dans les voies de l'homœopathie, m'ont invité, de temps en temps, à publier des instructions plus positives relativement à la manière dont on doit s'y prendre lorsqu'on veut pratiquer l'art de guérir d'après cette méthode. Je suis surpris de ce qu'après les détails étendus qui sont consignés dans l'Organon, on demande encore des règles de conduite plus claires et plus précises.

On m'a souvent aussi demandé de quelle manière on devait s'y prendre pour examiner la maladie, dans chaque cas particulier, comme si l'Organon ne disait pas également tout ce qu'on peut avoir besoin de savoir à cet égard.

Comme l'homœopathiste ne se règle, dans sa manière de guérir, ni d'après des causes internes gratuitement assignées à la maladie, ni d'après les noms imaginés par les nosologistes, et qui expriment des choses inconnues à la nature, comme aussi chaque cas de maladie non miasmatique est un fait isolé et à part, une collection de symptômes divers, dont l'existence ou la non-existence ne saurait jamais être supposée d'avance par hypothèse, on ne peut rien construire de fixe et de stable sur une base si mobile. Tout ce qu'il est permis de dire, c'est qu'à chaque agrégation de symptômes morbides constituant un cas de maladie, le médecin qui veut guérir doit opposer à celle-ci un groupe de symptômes médicinaux aussi semblable (qu'il lui est possible d'en trouver un en parcourant l'histoire des médicamens bien connus; car la médecine homœopathique ne comporte pas l'administration de plus d'un remède à la fois.

D'après cela, il est impraticable d'imposer des noms à toutes les agrégations possibles de symptômes de tous les cas morbides qui peuvent se rencontrer, de même qu'on ne saurait indiquer d'avance les remèdes homœopathiques de ces possibilités, qui ne sont pas non plus déterminables d'avance. A chaque cas, puisque chacun est isolé et différent des autres, l'homœopathiste est obligé de chercher lui-même le remède. Pour cela, il doit avoir présens à l'esprit les symptômes de tous les médicamens dont jusqu'à ce jour l'effet positif a été étudié. Mais il ne néglige pas non plus de soumettre les médicamens inconnus au creuset de l'observation et de l'expérience, afin d'accroître peu à peu le nombre des substances médicinales bien connues, ce qui, dans l'application aux cas particuliers, rend le choix des remèdes plus facile et plus parfait.

Celui-là n'a point encore saisi le véritable esprit de l'homœopathie, et n'est pas un vrai disciple de cette salutaire doctrine, qui hésite le moins du monde à faire des essais sur sa propre personne, afin de découvrir les vertus dont jouissent des médicamens qui sont demeurés tant de siècles inconnus, puisque tout traitement entrepris sans qu'on possède cette connaissance indispensable, est une action, non-seulement absurde, mais même criminelle, une atteinte dangereuse portée à la vie de son semblable.

C'est se montrer par trop exigeant que de demander la moindre sympathie pour ceux qui refusent de contribuer à l'achèvement de l'édifice, qui veulent seulement user de ce que les autres ont trouvé avec peine et travail, et dont ainsi l'unique but est de s'approprier la rente du capital de la science.

Mais celui qui se sent appelé à accroître, par tous les moyens qui sont en son pouvoir, la masse de nos connaissances sur un sujet si négligé, et pourtant si essentiel au bien-être des hommes, que l'action pure et spéciale des médicamens, celui-là trouvera dans l'Organon tout ce qu'il a besoin de savoir pour faire ses expériences avec profit.

J'ajouterai seulement que la personne mise en expérience ne pouvant pas être absolument et parfaitement saine, puisque nul homme ne jouit d'une santé absolue, si, lorsqu'elle essaye un médicameut, elle voit apparaître les petits symptômes auxquels elle était sujette auparavant, elle aura soin de les indiquer comme douteux et de les renfermer *entre deux parenthèses*. Mais ce cas n'arrivera pas souvent, parce que, quand une dose assez forte de médicament agit sur un sujet d'ailleurs bien portant, la force médicinale domine seule en lui, et qu'il est rare que, pendant les premiers jours, il puisse apparaître aucun symptôme qui ne soit pas l'effet du médicament. J'ajouterai encore que, quand on recherche les symptômes des médicamens pour les maladies chroniques, il ne faut pas se contenter d'une ou deux doses. Dans ce cas, il est nécessaire de prolonger l'expérience pendant plusieurs jours, en prenant chaque jour deux doses suffisantes, c'est-à-dire assez fortes pour que l'effet se fasse sentir. Du reste, on continuera tout ce temps-là d'observer le régime et le genre de vie que j'ai prescrits dans l'Organon.

Afin d'obtenir des dissolutions spiritueuses de médicamens qui soient toujours d'égale force, et susceptibles de fournir avec certitude les degrés de dilution nécessaires pour qu'on puisse les employer homœopathiquement, il faut acheter la drogue à l'état sec, la réduire en poudre fine, et verser sur une partie de cette poudre vingt parties d'alcool qu'on laisse agir sur elle pendant quelques jours ; ensuite on remue le tout, plusieurs fois par jour, en le tenant dans un flacon bouché et dans une chambre où la température soit modérée ; au bout d'environ six jours, on sépare le liquide clair du sédiment, par la décantation.

Pour que les teintures et les sucs végétaux puissent servir

long-temps, on les tient à l'abri du jour, soit en couvrant les flacons de papier noir, soit en les plaçant dans des boîtes de fer-blanc ou de bois. Sans ces précautions, même lorsque les liquides ont été préparés avec le meilleur alcool, ils passent au vinaigre en une couple d'années, et alors ils ont perdu toutes leurs vertus médicinales.

Chaque goutte d'une pareille teintu e est considérée comme un vingtième de grain de vertu médicinale, et lorsqu'il s'agit de lui faire subir des dilutions pour l'approprier aux usages homœopathiques, on s'y prend à peu près comme je le dirai à l'article *Arsenic*, c'est-à-dire qu'on prend d'abord un flacon susceptible de contenir cinq cents gouttes d'alcool, on y ajoute une goutte de la forte teinture, et après avoir fortement secoué le tout, on obtient une dilution au dix millième, c'est-à-dire que chaque goutte de la liqueur contient un dix millième de grain de vertu médicinale. Chacun des flacons dont on se sert pour les dilutions suivantes renferme cent gouttes d'alcool, et atténue par conséquent d'un centième la goutte qu'on y verse du flacon précédent; ce qu'expriment les étiquettes $\frac{1}{1000000}$ ou $^1/I$, $\frac{1}{10000000}$ ou $\frac{1}{100}I$, etc.

Les sucs des plantes fraîches étant généralement préparés avec parties égales d'alcool, pour l'usage de la médecine homœopathique, chaque goutte de cette préparation doit être considérée comme un demi-grain de vertu médicinale; c'est pourquoi, quand il s'agit de dilutions, on commence par bien mêler deux de ces gouttes avec quatre-vingt-dix-huit gouttes d'alcool, en remuant le tout, afin que chaque goutte de mélange contienne $\frac{1}{100}$ de la vertu du végétal, fraction qu'on inscrit sur l'étiquette du flacon. Ensuite on procède comme je l'ai déjà dit pour les dilutions suivantes.

Il est difficile d'exaucer le vœu que beaucoup de personnes m'ont adressé, de mettre sous les yeux du public quelques exemples de guérisons homœopathiques, et l'on y parviendrait, que le lecteur n'en retirerait pas une grande utilité. Chaque cas de maladie qui a été guéri ne montre que la manière dont ce cas a été traité. La marche même du traitement repose sur les principes que l'on connaît déjà, et que j'ai développés dans l'Organon. On ne peut pas lui donner des formes réelles à chaque cas particulier qui se présente, et la relation d'une guérison isolée ne la rendrait pas plus claire qu'elle ne l'était déjà par la seule exposition des principes qui lui servent de base. Chaque cas de maladie non miasmatique étant individuel et spécial, ce qui le distingue de tout autre cas lui est également propre, n'appartient qu'à lui, et ne peut servir de modèle au traitement à suivre dans d'autres cas. S'il fallait décrire un cas complexe de maladie, comprenant des symptômes nombreux, et le faire d'une manière assez pragmatique pour que les motifs qui ont déterminé dans le choix du remède fussent d'une clarté parfaite, cette discussion fatiguerait autant l'historien que le lecteur.

Cependant, pour complaire aussi en cela à mes amis, je vais rapporter deux des plus petits cas de guérison homœopathique.

S....., femme forte, âgée de quarante et quelques années, blanchisseuse de son métier, était déjà depuis trois semaines hors d'état de gagner sa vie, lorsqu'elle vint me demander conseil.

1°. A chaque mouvement, mais surtout quand elle se levait, et plus particulièrement encore quand elle faisait un faux pas, elle éprouvait au creux de l'estomac des élancemens qu'elle disait provenir du côté gauche.

2°. Elle se trouvait très-bien quand elle était couchée; alors elle n'éprouvait plus de douleurs nulle part, ni dans le côté, ni au creux de l'estomac.

3°. Elle ne pouvait dormir que jusqu'à trois heures du matin.

4°. Elle mangeait avec plaisir, mais aussitôt qu'elle avait pris quelque peu d'alimens, elle éprouvait des maux de cœur.

5°. L'eau lui venait à la bouche et en ruisselait.

6°. Chaque fois qu'elle mangeait, elle éprouvait ensuite des soulèvemens de cœur, mais sans résultat.

7°. Cette femme était d'un caractère violent, enclin à la colère. Une sueur abondante la baignait quand elle éprouvait de fortes douleurs. Quinze jours auparavant, ses règles avaient coulé d'une manière régulière.

Tout le reste était dans l'état naturel.

A l'égard du symptôme 1, la belladonne, le quinquina et le sumac vénéneux occasionent bien des picotemens au creux de l'estomac; mais ni l'un ni l'autre ne les excite seulement pendant que le sujet agit, comme ici. La pulsatille en produit bien lorsqu'on fait des faux pas, mais rarement; et elle ne détermine ni le même trouble de la digestion que signalent le symptômes, 4, 5 et 6, ni la même disposition morale.

La bryone seule occasione pendant le mouvement des douleurs, surtout lancinantes. Elle cause aussi des picotemens sous le sternum quand on lève le bras; mais elle en provoque également sur d'autres points à chaque faux pas.

Le symptôme 3 est fourni par plusieurs médicamens et aussi par la bryone.

Le symptôme 4, quant à ce qui concerne le mal de cœur après avoir mangé, appartient à plusieurs médicamens, la fève de Saint-Ignace, la noix vomique, le mercure, le fer, la belladonne, la pulsatille, les cantharides; mais, ils est peu ordinaire, inconstant, et rarement accompagné de plaisir à prendre des alimens, ce qui arrive pour la bryone.

A l'égard du symptôme 5, plusieurs médicamens font bien venir l'eau à la bouche, de même que la bryone, mais ils ne produisent pas les autres symptômes qui s'offraient chez la malade. La bryone leur était donc préférable sous ce rapport.

Les soulèvemens de cœur sans vomissement, après avoir mangé (symptôme 6), sont produits par peu de médicamens; nul ne les détermine plus fréquemment et à un plus haut degré que la bryone.

L'état du moral est un des principaux symptômes dans les maladies, et comme la bryone produit sous ce rapport des phénomènes semblables à ceux qui existaient chez la malade, ce médicament, d'après cette circonstance et les précédentes réunies, était préférable à tout autre comme remède homœopathique.

Or, attendu que la femme était très-robuste, que par conséquent la force de la maladie devait être très-considérable, puisqu'elle causait des douleurs empêchant tout travail, mais que d'ailleurs les forces vitales n'avaient pas reçu d'autre atteinte, je fis prendre une des plus fortes doses homœopathiques, une goutte entière du suc de bryone non étendu, et je dis à la malade de revenir me voir au bout de quarante-huit heures. J'annonçai à un de mes amis, qui était présent, qu'elle renaîtrait à une santé parfaite durant ce laps de temps, ce qui lui parut douteux. Au bout de deux jours, cet ami revint pour connaître l'événement; mais la femme ne se présenta pas. Je ne pus le tranquilliser qu'en lui donnant l'adresse de cette malade, dont il alla sur-le-champ s'informer. Elle lui apprit que, dès le lendemain, elle avait recouvré la santé et pu reprendre ses occupations.

Un homme débile et pâle, âgé de quarante deux ans, qui passait sa vie à écrire, vint me trouver le cinquième jour de sa maladie.

1°. Le premier soir, sans cause appréciable, il avait eu des maux de cœur, des vertiges tournoyans, et de fréquens soulèvemens de cœur. 2°. La nuit suivante, vers deux heures, vomissement de matières aigres. 3°. Les nuits d'ensuite, violens soulèvemens de cœur. 4°. Le jour de la visite, rapports d'une saveur fétide et désagréable. 5°. Il lui semblait que les alimens fussent crus et indigérés dans son estomac. 6°. Il avait la tête embarrassée ; elle lui semblait vide et sensible en dedans. 7°. Le moindre bruit l'importunait. 8°. Caratère doux, calme et patient.

Il est à remarquer ici :

1°. Que quelques médicamens occasionent des vertiges, avec des maux de cœur, comme la pulsatille, qui détermine aussi les vertiges le soir, particularité propre à un petit nombre seulement d'autres substances.

2°. Que la pomme épineuse et la noix vomique excitent des vomissemens aigres et une sécrétion muqueuse d'odeur acide, mais non pendant la nuit. La valériane et la coque du Levant font vomir la nuit, mais non des matières aigres. Le fer seul cause des vomissemens la nuit, et peut aussi en occasioner d'acides ; mais il ne produit pas les autres symptômes qui devaient être pris ici en considération. La pulsatille, non-seulement excite des vomissemens aigres le soir, et des vomissemens en général pendant la nuit, mais encore les autres symptômes offerts par le malade.

3°. Les soulèvemens de cœur pendant la nuit sont propres à ce médicament.

4°. Les rapports fétides, putrides, aigres, lui appartiennent également.

5°. Bien des médicamens font naître un sentiment semblable à celui que produirait la présence de matières indigestes dans l'estomac ; mais aucun ne le fait d'une manière aussi complète et aussi frappante que la pulsatille.

6°. Ce symptôme est produit par la pulsatille, ainsi que par la fève de Saint-Ignace ; mais celle-ci ne détermine point les autres.

7°. La pulsatille occasione quelque chose de semblable au symptôme 7, de même qu'un excès de sensibilité des autres organes sensoriels, par exemple de la vue. Quoique la difficulté de supporter le bruit résulte aussi de la noix vomique et de la fève de Saint-Ignace, ces substances la produisent à un moindre degré, et n'excitent pas les autres symptômes.

8°. La pulsatille offre un état semblable du moral.

Le malade ne pouvait donc être guéri plus facilement, plus certainement et d'une manière plus durable par aucune substance autre que la pulsatille. Je la lui prescrivis sur·le-champ ; mais, à cause de sa faiblesse, je n'en donnai qu'une très-petite dose, c'est-à-dire une demi-goutte de la quadrillionième partie d'une forte goutte de suc exprimé. Le remède fut pris dans la soirée.

Le lendemain, l'homme n'éprouvait plus aucune incommodité, sa digestion était rétablie, et huit jours après, quand je le revis, rien n'avait encore reparu chez lui.

La recherche d'un si petit cas de maladie et le choix du moyen homœopathique qui y convient, sont bientôt faits. Il ne faut pour cela qu'un peu de pratique, et posséder les symptômes des médicamens dans sa mémoire, ou savoir les trouver aisément dans le livre. Mais en écrire le narré, avec tous les motifs pour et contre que l'esprit aperçoit et juge en un instant, c'est, comme l'on voit, un travail long et fatigant.

§ VIII. SUR LA RÉPÉTITION D'UN MÉDICAMENT HOMOEOPATHIQUE.

Dans l'*Organon*, j'ai insisté sur la nécessité de ne jamais donner à la fois qu'une seule dose d'un médicament homœopathique bien choisi, et de lui laisser le temps d'épuiser son action. Cette doctrine était fondée sur l'expérience, car d'un côté les fortes doses d'un médicament d'ailleurs bien choisi, auxquelles, par un pas véritablement rétrograde, on a de nouveau proposé, dans ces derniers temps, d'avoir recours, et de l'autre, ce qui revient au même, plusieurs faibles doses administrées immédiatement l'une après l'autre, ne produisent presque jamais le plus grand bien possible dans le traitement des maladies , surtout chroniques , ce qui tient à ce que , quand on procède ainsi , la force vitale ne peut passer avec tranquillité du désaccord dans lequel l'avait mis la maladie naturelle à la modification que lui imprime la maladie médicamenteuse semblable , mais éprouve ordinairement une secousse et une excitation si orageuses , que dans la plupart des cas sa réaction ne saurait se manifester d'une manière salutaire , et nuit plus qu'elle n'est utile. Aussi long-temps donc qu'on n'avait pas découvert de méthode meilleure que celle dont j'ai tracé les règles , la maxime philanthropique *si non juvat, modo ne noceat*, prescrivait à l'homœopathiste dont les efforts ont pour but suprême le bien de ses semblables, de n'administrer en général contre les maladies qu'une seule dose à la fois du médicament choisi avec soin , de donner toujours la plus faible , et de lui laisser le temps d'épuiser son action ; je dis la plus faible , parce qu'en homœopathie c'est un principe qu'aucune expérience au monde ne saurait réfuter que la meilleure dose du médicament bien choisi est toujours la plus petite partie d'une des hautes dilutions (X) , tant pour les maladies chroniques que pour les affections aiguës. Cette vérité , inappréciable propriété de l'homœopathie pure , l'éloignera des fausses doctrines médicales par un abîme à perte de vue , tant que l'allopathie et la secte éclectique moderne qui combine les procédés de l'allopathie avec ceux de l'homœopathie , continueront à ronger la vie des malades comme des chancres , et à la compromettre par des doses élevées de médicamens.

D'un autre côté cependant la pratique nous montre qu'une seule de ces petites doses suffit bien dans quelques cas, surtout légers , de maladie, et qu'elle est en état d'accomplir presque tout ce qu'il était donné au médicament de faire , principalement chez les jeunes enfans et chez les adultes délicats et irritables , mais, que dans plusieurs cas, même dans la plupart, soit de maladies chroniques fort anciennes , déjà très-développées et souvent altérées par des médicamens inconvenans qu'on leur a opposés, soit de maladies aiguës graves , une dose très-faible du médicament même dont les vertus ont été le plus mises en évidence par nos modes de préparation , ne suffit point pour que la même substance médicinale produise tout l'effet curatif qu'on doit attendre d'elle , et qu'il serait incontestablement nécessaire d'en donner plusieurs pour amener la force vitale au degré de modification pathologique , et sa réaction médicatrice à celui de tension, sans lequel cette dernière ne saurait éteindre complétement toute la partie de la maladie primitive qu'il est au pouvoir du remède homœopathique bien choisi d'anéantir. En pareil cas le médicament choisi avec le plus de soin , dont on ne donnait qu'une seule petite dose à la fois, procurait bien quelque soulagement , mais l'effet ne durait point assez.

Cependant l'homœopathiste consciencieux ne se hasardait point à répéter peu de temps après la même dose du même médicament , parce qu'une observation rigoureuse lui avait appris qu'il n'en résulte aucun avantage , et que , loin de là, il avait vu le plus souvent s'ensuivre un désavantage certain ; communément la maladie s'aggravait lorsqu'après avoir administré la plus faible dose du médicament approprié , il la répétait le lendemain et le surlendemain.

Dans cette occurrence il dut naturellement lui venir souvent à l'esprit , pour procurer plus de soulagement au malade que n'en avait donné jusqu'alors une seule petite dose du remède dont le caractère parfaitement homœopathique ne lui paraissait pas douteux, de forcer cette dose, qui, d'après les principes précédens , devait toujours être unique, et par exemple au lieu d'un seul globule imbibé de la substance au plus haut degré de dilution , d'en faire prendre six, sept ou huit à la fois, d'en donner même jusqu'à des demi-gouttes et des gouttes entières. Mais, presque sans exception , le résultat était moins favorable qu'il n'aurait dû l'être ; souvent il était réellement défavorable, et fréquemment même il était très-fâcheux, accident auquel on ne peut que difficilement remédier chez un malade qui a été traité ainsi.

L'administration à haute dose des dilutions inférieures du médicament n'est point non plus une véritable ressource en pareil cas.

Ainsi l'expérience nous apprend qu'on n'atteint point au but en augmentant les doses des médicamens homœopathiques jusqu'à produire le degré d'excitation pathogénétique de la force vitale nécessaire pour qu'elle manifeste une

réaction médicatrice suffisante. La force vitale se trouve attaquée par là d'une manière trop violente et trop subite pour
qu'elle ait le temps d'exercer une réaction salutaire graduelle
et uniforme, qui provoque en elle une modification, de
sorte qu'elle traite en ennemi l'effet médicamenteux qui la
remplit outre mesure, cherche à le repousser par le vomissement, la diarrhée, la fièvre, la sueur, etc., et anéantit
ainsi en grande partie ou en totalité les espérances du médecin imprudent. En suivant cette méthode, on contribue peu
ou point à la guérison de la maladie ; loin de là, le malade
s'en trouve véritablement affaibli, et l'on est obligé de renoncer pendant long-temps à lui faire prendre la plus faible
dose seulement de la même substance médicinale, si l'on ne
veut pas agir sur lui d'une manière nuisible.

De petites doses répétées à peu de distance les unes des
autres, dans la vue d'arriver au même but, s'accumulent
dans l'organisme, et y produisent une sorte de dose exagérée,
dont le résultat n'est pas moins fâcheux , à un petit nombre
près d'exceptions , qui sont rares. En pareil cas la force
vitale, qui n'a pas le temps de se reposer dans l'intervalle
des doses, d'ailleurs faibles, se trouve tendue outre mesure;
ou, réduite ainsi à l'impossibilité de réagir d'une manière
médicatrice, elle est forcée de continuer passivement et involontairement la maladie médicamenteuse trop forte dont
on l'a pénétrée, comme nous le voyons tous les jours, au
grand détriment des malades, dans l'abus que les allopathistes font de doses considérables et accumulées d'un seul et
même médicament.

J'ai suivi, dans ces derniers temps, une marche particulière pour arriver au but plus sûrement qu'on ne le pouvait
jusqu'ici, en évitant les écueils qui viennent d'être signalés,
et pour administrer le médicament choisi d'une manière
telle qu'il pût déployer sa plus grande activité sans nuire
au malade, et faire, dans un cas donné, tout le bien qu'il
est en sa puissance d'accomplir.

J'ai reconnu que, pour trouver le véritable juste milieu,
il fallait se diriger, tant d'après la nature des divers médicamens, que d'après la constitution du malade et le degré de
sa maladie, en sorte que, pour donner un exemple tiré de
l'emploi du soufre dans les maladies chroniques ou psoriques,

la plus faible dose de cette substance (*Tinct. sulph. X°*) peut rarement être répétée avec avantage, même chez les personnes robustes, et dans l'affection psorique développée, plus souvent que de sept jours en sept jours, période qu'il faut d'autant plus allonger que le sujet est plus faible et plus irritable; car, en pareil cas, on fait bien de ne répéter la dose que tous les neuf, douze ou quatorze jours, ce que l'on continue jusqu'à ce que le médicament cesse d'être utile. Alors on trouve (pour prendre toujours le soufre comme exemple) que, dans les maladies chroniques, il faut rarement moins de quatre, souvent de six ou huit, et même de dix doses semblables (*Tinct. sulph. X°*), prises à de pareils intervalles, pour anéantir complétement toute la partie de la maladie chronique que le soufre a la puissance de détruire, en supposant toutefois qu'il n'avait point été préalablement fait abus allopathique de cette substance. Ainsi une éruption psorique primitive, chez une personne qui n'est point trop débile, même lorsqu'elle a envahi le corps entier, peut être parfaitement guérie par le moyen d'une dose de *Tinct. sulph. X°* répétée tous les sept jours dans l'espace de dix à douze semaines (par conséquent avec dix à douze globules), de sorte qu'il est rare qu'ensuite on soit encore obligé de recourir à quelque doses de *Carb. veg. X°*, dont on donne également une chaque semaine. Cette méthode n'exige pas le moindre traitement extérieur; il faut seulement que le malade change souvent de linge, et qu'il suive un régime régulier.

Si, dans d'autres maladies chroniques, on juge, par approximation, que huit, neuf, dix doses de *Tinct. sulph. X°* soient nécessaires, il vaut mieux, en pareil cas, au lieu de les faire prendre immédiatement l'une après l'autre, les distribuer trois par trois, donner dans les intervalles une dose d'un autre médicament qui, après le soufre, soit particulièrement homœopathique dans la circonstance, et laisser également cette dose agir pendant huit, neuf, douze ou quatorze jours, avant de revenir à la série des trois doses de soufre. Le meilleur remède intercurrent alors est celui dont on jugera qu'une couple de doses l'une après l'autre, données à huit ou quinze jours d'intervalle, seront encore utiles après qu'on aura terminé celle du soufre.

Cependant il n'est pas rare, quelque nécessaires que plusieurs doses de soufre soient pour la guérison de la maladie chronique, et avec quelque soin qu'on les sépare par les intervalles prescrits, que la force vitale se montre récalcitrante à les laisser agir tranquillement sur elle, et qu'elle exprime cette résistance de sa part par des symptômes particuliers au soufre, mais modérés, qu'elle fait naître chez le malade pendant le cours du traitement. En pareil cas il est parfois prudent de donner une petite dose de noix vomique (X*), et de la laisser agir pendant huit à douze jours, afin de disposer la nature à laisser ensuite agir les autres doses de soufre avec calme et d'une manière salutaire. Dans certaines circonstances on doit préférer la pulsatille (X°).

Mais le cas où la force vitale résiste le plus à ce que le soufre, quoique parfaitement indiqué, agisse sur elle d'une manière salutaire, et où l'on voit la maladie chronique s'aggraver visiblement, même avec la plus petite dose de soufre, même après que le malade a seulement flairé un globule gros comme un grain de moutarde et imbibé de *Tinct. sulph.* X*, c'est celui où l'on a déjà, même des années auparavant, abusé allopathiquement du soufre à hautes doses ; c'est là une circonstance fâcheuse, et qui rend presque impossible le meilleur traitement des maladies chroniques, parmi toutes celles que les méthodes employées par l'ancienne école contre ces affections rendraient si déplorables s'il n'y avait pas quelques moyens d'y porter remède.

Il suffit, en pareil cas, de faire flairer avec force, une seule fois, au malade, un globule gros comme un grain de moutarde, qui ait été imbibé de *Merc. metall.* X°, et de laisser l'action se prolonger pendant neuf jours environ, pour disposer de nouveau la force vitale à laisser le soufre exercer son influence bienfaisante sur elle, du moins par l'inspiration de la *Tinct. sulph.* X°. Nous devons cette découverte au docteur Griesselich de Carslruhe.

Les autres médicamens antipsoriques (à l'exception peut-être du *Phosph.* X), n'exigent pas autant qu'on en administre les doses à de pareils intervalles (1), pour guérir ce qui est guérissable par eux dans les cas où ils sont indiqués. Le

---

(1) La sepia et la silice, lorsqu'elles sont indiquées homœopathiquement, se donnent à de plus longs intervalles, sans moyens intercurrens.

Hep. sulph. calc. X° ne peut point être pris ou flairé à des intervalles moindres de quatorze ou quinze jours.

Il va sans dire qu'avant de se permettre de répéter ainsi les doses d'un médicament, le médecin doit s'être bien convaincu qu'il était parfaitement choisi et homœopathique.

Dans les maladies aiguës, l'intervalle à laisser entre les doses du remède convenablement choisi se règle d'après la marche plus ou moins rapide de l'affection, en sorte qu'on peut, s'il est nécessaire, les répéter au bout de vingt-quatre, seize, douze, huit, quatre heures, ou même plus tôt, lorsque le médicament améliore l'état sans obstacle, sans produire de nouveaux accidens, mais ne le fait pas d'une manière assez prompte, eu égard à la rapidité et au danger de la maladie, de sorte que, dans la maladie le plus promptement mortelle qu'on connaisse, le choléra, il faut administrer au début, toutes les cinq minutes, une à deux gouttes de dissolution étendue de camphre, si l'on veut procurer des secours prompts et certains, et que dans le choléra plus avancé on doit prescrire également des doses de cuivre, d'ellébore blanc, de phosphore, etc. (X°), souvent toutes les deux ou trois heures, même de l'arsenic, du charbon de bois, etc., à des intervalles non moins rapprochés.

Dans le traitement des fièvres dites nerveuses, et d'autres fièvres continues, on se règle également d'après les préceptes qui viennent d'être tracés, quant à la répétition du médicament homœopathique aux plus faibles doses.

J'ai reconnu généralement qu'une seule dose de mercure métallique (X°) suffisait dans les maladies syphilitiques pures; cependant il n'était pas rare non plus que j'eusse besoin de deux ou trois doses, administrées à six ou huit jours d'intervalle, lorsqu'il y avait la moindre complication d'affection psorique.

C'est surtout sous forme vaporeuse que les médicamens homœopathiques agissent le plus sûrement et le plus puissamment. Il faut pour cela aspirer les émanations médicamenteuses d'un globule imbibé d'une dilution très-active, et renfermé sec dans un petit flacon. L'homœopathiste, après avoir débouché le flacon, met l'orifice sous l'une des narines du malade, qui en aspire l'air, qui opère de même avec l'autre narine, si la dose doit être plus forte, et qui inspire avec plus ou moins de force, suivant l'exigence du cas, après quoi on rebouche le flacon, et on le remet dans son étui, pour qu'on n'en puisse point abuser. De cette manière, si le médecin veut, il n'a pas besoin de pharmacien pour accomplir ses guéri-sons. Un globule, dont dix à vingt pèsent un grain, imbibé de la trentième dilution, puis séché, conserve sa pleine efficacité pendant au moins dix-huit à vingt ans, terme jusqu'où remontent mes expériences, et il n'en perd rien, quand bien même le flacon aurait été ouvert mille fois, pourvu qu'on l'ait garanti de la chaleur et du soleil. Si les deux narines sont obstruées par un enchifrènement ou par des polypes, le malade respire par la bouche, en tenant l'orifice du flacon entre les lèvres. Lorsqu'il s'agit de petits enfans, on leur tient le flacon sous l'une et l'autre narine pendant qu'ils dorment, et l'on peut être certain de l'effet. Ainsi respirées, les émanations des médicamens entrent en contact sans ob-stacle avec les nerfs dans les parois des cavités spacieuses qu'elles parcourent, et impriment la modification médica-trice à la force vitale de la manière la plus douce, quoique la plus énergique, et bien plus sûrement que quand on fait prendre le médicament en substance par la bouche. Cette inspiration est le plus sûr moyen de guérir tout ce qui peut être guéri par l'homœopathie (et quelles maladies lui résistent, à l'exception de celles qui exigent l'application des moyens chirurgicaux?), mais surtout les affections chroniques, quand elles n'ont point été entièrement dénaturées par l'allopathie; les maladies aiguës sont aussi dans le même cas. Depuis plus d'un an (mai 1833), je pourrais à peine, parmi les nombreux malades qui réclament mes soins ou ceux de mes disciples, en citer un sur cent dont les souffrances chroniques ou aiguës n'aient point été guéries, avec le plus éclatant succès, par le seul fait de cette respiration. Je me suis convaincu depuis peu, ce que personne n'aurait cru auparavant, qu'ap-pliquée ainsi, la vertu des médicamens agit au moins avec autant de force, mais certainement avec plus de calme, et tout aussi long-temps, sur les malades, que la substance elle-même prise par la bouche, et que par conséquent les inter-valles à laisser entre les inspirations ne doivent pas être moindres que ceux entre les doses qu'on fait prendre par la voie de l'estomac.

TRAITÉ

DE

MATIÈRE MÉDICALE

PURE.

1. ACÉTATE DE CHAUX.

(*Terra calcarea acetica.*)

L'EXPÉRIENCE seule, et non une conjecture sans fondement, peut et doit prononcer sur la vertu qu'ont les médicamens de modifier l'état de l'homme.

Jusqu'à présent il a été admis en principe, dans la médecine ordinaire, que les substances calcaires introduites dans le corps humain étaient inutiles et sans vertu. On convenait bien qu'elles absorbent et neutralisent un acide qui peut exister morbidement dans l'estomac ; mais, même alors, on regardait le sel calcaire provenant de cette combinaison comme dépourvu de propriétés médicinales.

Le suc gastrique ne contient point d'acide libre dans l'état ordinaire de l'estomac ; il n'en renferme pas non plus dans un grand nombre d'états maladifs, et il se peut fort bien qu'alors la chaux pure, telle qu'elle est en elle-même, ne se comporte pas facilement comme un agent médicinal modifiant la manière d'être de l'homme ; mais conclure de là qu'à l'état de dissolution elle ne possède aucune vertu médicinale, sans interroger l'expérience à cet égard, c'est, comme dans toutes les conclusions *à priori* de la médecine, qui ne reposent point sur des faits, agir au moins avec une précipitation extrême, ainsi qu'on le fait du reste pour la plupart des autres substances dont s'occupe la pratique vulgaire.

Quelques cas, dans lesquels de grandes modifications avaient été produites par la chaux pure chez des personnes dont l'estomac contenait évidemment un acide morbide, me déterminèrent à l'essayer sous la forme de dissolution, et je reconnus alors qu'elle possédait des vertus médicinales très-prononcées, comme le prouvent les symptômes suivans.

Pour obtenir la chaux pure dissoute dans du vinaigre pur, je fis bouillir des coquilles d'huîtres bien nettoyées dans de l'eau de rivière pure, pendant une heure ; je les brûlai ensuite sans employer pour cela d'instrumens métalliques, et j'en fis dissoudre les morceaux dans du vinaigre distillé, que je chauffai peu à peu dans un vase de porcelaine, jusqu'à ce qu'il fût complétement saturé, en le portant par degrés au terme de l'ébullition. La liqueur filtrée fut réduite au cinquième par l'évaporation dans un vase de même matière, et je me servis du sel liquide, sans addition d'alcool, pour faire les expériences suivantes.

La dissolution a une couleur jaune foncée. Avec le temps il s'en sépare une substance mucilagineuse d'un jaune foncé, ce qui rend la liqueur d'une teinte plus claire. Un peu d'alcool qu'on y ajoute, environ moitié de son volume, la préserve de la moisissure, et la rend propre à être employée comme médicament.

Il n'est pas rare qu'une goutte de ce liquide soit une dose homœopathique trop forte encore. Dix à douze globules, gros comme des graines de pavot, qu'on en imbibe, suffisent ordinairement pour une pleine dose.

De très-petites doses répétées de camphre modèrent aussi l'action de ce médicament lorsqu'il agit avec trop de force chez des personnes irritables.

Symptômes de l'Acétate de chaux.

Mal de tête, comme si l'on avait tourné long-temps et rapidement en rond ; sorte d'hébétude dans la tête, depuis trois heures du matin jusqu'à quatre heures après midi. (Au bout de vingt-cinq jours.)

Une grosseur sous le lobule de l'oreille, d'où résulte une douleur tensive dans l'articulation de la mâchoire, en mangeant.

Elancemens dans les oreilles.

Au dessous du coin droit de la bouche, une grosse croûte qui suinte pendant plusieurs jours. (Au bout de quatorze jours.)

5. Elancemens dans les dents.

Chaleur dans la bouche, ardeur sur la langue et petites vésicules douloureuses sur cet organe.

Le matin; crachement abondant de mucus.

Gonflement glanduleux au côté gauche du cou, sous l'angle de la mâchoire; tumeur grosse comme un œuf de pigeon, avec mal de gorge lancinant, du côté gauche, en avalant.

Gonflement des glandes dans l'aine gauche (au bout de vingt-deux jours.)

10. Raideur dans les glandes de l'aine, qui se fait sentir aussi quand on est assis (au bout de quarante jours).

En même temps qu'il y a raideur douloureuse dans l'aine gauche, le testicule du même côté remonte spasmodiquement et douloureusement vers le ventre, comme s'il était refoulé par une pression, et il est douloureux aussi quand on y touche.

Diarrhée, trois, quatre fois par jour, pendant plusieurs jours, qui n'affaiblit pas.

Un tiraillement sensible à l'orifice de l'urètre (1).

(Augmente d'abord les fleurs blanches).

15. Écoulement de sang par la matrice, pendant quelques jours, semblable aux règles, et n'affaiblissant pas, chez une femme âgée, qui n'était plus réglée depuis des années (au bout de sept jours).

Coryza, avec mal de tête (2) (au bout de cinq jours).

Grand enchifrènement, avec maux de tête (au bout de trente-deux jours).

Palpitations dans l'épaule et dans le bras.

Dans l'articulation de l'épaule droite, douleur pressive, qui ne se fait sentir que pendant le repos, et non pendant le mouvement ou en levant le bras.

20. Tiraillement dans les tubérosités des phalanges des doigts (au bout de vingt-huit jours).

Une tumeur enflammée au dessous des deux rotules.

Gonflement des genoux.

Enflure des jambes (pendant onze jours).

(Chaleur ardente aux pieds, le soir).

25. Crampe douloureuse dans les plantes des pieds et les orteils, la nuit seulement (au bout de onze jours).

____

(1) Après une dose de poudre d'écailles d'huitre contre des acides dans l'estomac.

(2) L'inspiration d'une dissolution de camphre enleva ces deux symptômes sur-le-champ.

I. 7

Crampe douloureuse dans les plantes des pieds, en étendant le pied, comme lorsqu'on chausse des bottes.

Crampe dans les plantes des pieds, après avoir marché un peu, qui diminue après avoir marché plus long-temps, mais se dissipe en s'asseyant.

Violent tiraillement dans les plantes des pieds.

Agravation des symptômes après avoir travaillé dans l'eau et lavé.

3o. *Prurit par tout le corps*, même pendant le jour (au bout de cinq et de vingt-trois jours).

Le prurit reparaît, au bout de cinq jours, à la place où existait une dartre disparue depuis des années.

Fièvre le soir; froid à l'extérieur, avec chaleur en dedans et forte soif; il eut froid aussi dans le lit, et sua cependant, mais ne put s'échauffer; enfin, forte sueur jusqu'au matin (au bout de dix heures).

La nuit, beaucoup de chaleur et respiration courte.

Sueur le matin, tous les jours (au bout de sept jours).

Observations recueillies par d'autres.

Vertige, comme si le corps n'était pas ferme (au bout de six heures). (*Wislicenus, dans un mémoire*).

Accès de vertige stupéfiant; la tête se penche en avant, du côté gauche, dans le repos et le mouvement (au bout de trois quarts d'heure). (*C.-F. Langhammer, dans un mémoire*).

Vertige léger et passager dans la tête (au bout d'un quart d'heure). (*F. Hartmann, dans un mémoire.*)

Vertige en marchant au grand air; il était prêt à tomber du côté droit (au bout de deux heures). (*Langhammer, loc. cit.*)

5. Chaque fois qu'il se penche, sensation au côté droit de la tête, comme si un mal de tête allait commencer (au bout de six heures et demie). (*Hartmann, loc. cit.*)

Douleur pressive stupéfiante au front, comme dans le vertige, pendant le repos et le mouvement (au bout d'une heure et un quart). (*Langhammer, loc. cit.*)

Dans le côté gauche de l'occiput, pression saccadée de dedans en dehors, qui s'étend presque jusqu'à la nuque (au bout de quatorze heures). (*Hartmann, loc. cit.*)

Douleur pressive au front, surtout au dessus du sourcil

gauche, en marchant au grand air (au bout de trois heures). (*Langhammer, loc. cit.*)

Violente pression de dedans en dehors dans toute la moitié gauche du cerveau (au bout de douze heures). (*Hartmann, loc. cit.*)

10. *Douleur pressive qui traverse rapidement l'occiput, et qui ne disparaît que peu à peu* (au bout de trois heures et demie). (*Id. loc. cit.*)

Douleur pressive dans la tempe droite, immédiatement auprès de l'œil, comme si quelque chose appuyait avec force sur ce point (au bout de cinq heures et demie). (*Id. loc. cit.*)

Après s'être baissé quelque temps, en se redressant, pesanteur douloureuse de la tête, avec pression de dedans en dehors dans tout le front, mais surtout au dessus de l'œil gauche (au bout de cinq heures et demie). (*Id. loc. cit.*)

Douleur pressive dans toute la tête, surtout dans les deux tempes (au bout de neuf heures). (*Id. loc. cit.*)

Mal de tête pressif et tractif dans le côté gauche de l'occiput, avec sensation de raideur dans la nuque. (*C. Franz, dans un mémoire*).

15. Mal de tête pressif et tractif à la région surcilière gauche. (*Id. loc. cit.*)

Douleur pressive de dedans en dehors dans le côté droit de l'occiput (au bout d'une demi-heure). (*Hartmann, loc. cit.*)

En lisant, obnubilation de toute la tête, avec douleur pressive stupéfiante au front, à la manière du vertige, qui le priva de la faculté de réfléchir; il fut obligé de cesser de lire, et il ne savait pas où il était (étant assis) (au bout de quatre heures et demie). (*Langhammer, loc. cit.*)

Mal de tête pressif dans la bosse frontale droite, qui s'étend jusqu'à l'œil droit, et oblige à le fermer involontairement (au bout d'une heure et demie). (*Hartmann, loc. cit.*)

Le matin, après être sorti du lit, douleurs pressives stupéfiantes dans toute la tête, comme s'il n'était pas encore bien éveillé, ou comme s'il avait passé toute la nuit en débauche (au bout de quatorze heures). (*Langhammer, loc. cit.*)

20. Violente douleur pressive de dedans en dehors dans

la région temporale gauche (au bout de treize heures et demie). (*Hartmann, loc. cit.*)

Pendant la lecture, étant assis, douleur pressive stupéfiante au front, comme celle qu'on éprouve par un vent violent (au bout de vingt-neuf heures). (*Langhammer, loc. cit.*)

Sensation, de temps en temps, dans l'occiput, comme s'il était écarté en deux par une pression (au bout de neuf heures et demie). (*Hartmann, loc. cit.*)

Mal de tête pressif stupéfiant, qui occupe principalement tout le front, pendant le repos et le mouvement. (Langhammer, loc. cit.)

Mal de tête tractif au côté droit du front, au dessus de l'œil et dans l'occiput, en exerçant sa faculté de penser (au bout de deux heures). (*C. Franz, loc. cit.*)

25. Élancemens sourds et pressifs qui se dirigent vers les deux tempes (au bout de vingt-quatre heures). (*Wislicenus, loc. cit.*)

En marchant, élancemens sourds et pressifs, surtout dans le côté gauche du front, qui se dissipent en continuant à marcher (au bout de vingt-sept heures). (*Langhammer, loc. cit.*)

La tête est très-lourde; il éprouve de fortes secousses dans les deux tempes, et toute la tête lui fait mal en se baissant, ce qui se dissipe en se redressant (au bout de neuf heures et demie). (*Hartmann, loc. cit.*)

Au sommet de la tête, dans la région du vertex, fort battement, semblable à celui d'une artère, avec la sensation d'un coup sécant de dedans en dehors (au bout de dix heures). (*Wislicenus, loc. cit.*)

Mal de tête pressif, tractif et quelquefois tiraillant, tantôt dans le front, tantôt dans l'occiput, tantôt dans les tempes, qui cesse en appuyant la main sur la partie, et disparaît en fixant sa pensée sur quelque objet (au bout de trois jours). (*Franz, loc. cit.*)

30. Pendant la station, élancemens cadencés, semblables à des coups de couteau, et perforant du dedans au dehors, dans la région temporale gauche, qui diminuaient seulement par le contact, mais qui disparaissaient de suite en s'asseyant (au bout de trois quarts d'heure). (*Langhammer, loc. cit.*)

Violens élancemens par saccades à travers toute la moitié droite du cerveau, qui se renouvellent fréquemment, et laissent après eux, dans la partie, une sensation de tension, de pression distensive (au bout de trois heures). (*Hartmann, loc. cit.*)

Elancemens distincts, perforans et semblables à des coups de couteau dans la tempe gauche, qui disparaissent par le toucher (étant assis) (au bout de huit heures). (*Langhammer, loc. cit.*)

Élancemens pulsatifs dans le pariétal gauche (au bout de quelques minutes). (*Wislicenus, loc. cit.*)

En s'asseyant, douleur perforante et comme lancinante dans la partie gauche du front, qui disparaissent de suite en y touchant, en marchant, ou en se levant (au bout de douze heures et demie). (*Langhammer, loc. cit.*)

35. *Élancemens semblables à des coups d'aiguille au côté gauche du front, dans toutes les situations* (au bout de sept, de vingt-sept heures). (*Id. ibid.*)

Au grand air, il se trouve très-bien; mais, dès qu'il revient dans la chambre, le mal de tête reparaît plus fort ; il est de très-mauvaise humeur, et ne parle pas volontiers (*Franz, loc. cit.*)

Douleur pressive stupéfiante au côté droit du front, au dessus du sourcil, qui augmente surtout en se baissant (au bout de cinquante heures). (*Langhammer, loc. cit.*)

Petits élancemens sur le vertex, à l'extérieur (au bout de sept heures). (*Wislicenus, loc. cit.*)

Fourmillement pruriteux sur le cuir chevelu, que le frottement n'apaise point (au bout de dix heures). (*Id. ibid.*)

40. Prurit chatouilleux sur le cuir chevelu, qui force à se gratter, les racines des cheveux étant douloureuses au toucher, pendant près d'une demi-journée (au bout de quatre heures et un quart). (*Langhammer, loc cit.*)

Élancement perforant dans le milieu du front, absolument comme s'il pénétrait aussi dans le cerveau (au bout de trois heures). (*Wislicenus, loc. cit.*)

En touchant à l'occiput, douleur cuisante au côté gauche, comme si la peau y était ulcérée en dessous (au bout de trente-deux heures). (*Langhammer, loc. cit.*)

Toute la peau de la tête est douloureusement sensible,

principalement en faisant aller et venir les muscles du front (au bout d'une heure et demie). (*Wislicenus, loc. cit.*)

Tiraillement et pression dans les os temporaux (*Franz, loc. cit.*)

45. Mal de tête pressif et tractif dans le muscle crotaphite droit, et pression sur la rangée supérieure des dents; ces deux symptômes cessent tant qu'il appuye sur la tempe, et sont alors remplacés par un mal de tête pressif dans le front (au bout de deux jours). (*Id. ibid.*)

Le soir, mal de tête tractif et pressif dans le muscle crotaphite (*Id. ibid.*)

Douleur semblable à une crampe dans la tempe droite (au bout de six heures). (*Wislicenus, loc. cit.*)

Douleur semblable à une crampe dans la région temporale gauche (au bout de huit et de quatorze heures). (*Langhammer, loc. cit.*)

Après avoir mangé, mal de tête tractif et pressif autour des tempes (au bout de deux jours). (*Franz, loc. cit.*)

5o. *Sensation pressive dans l'os temporal gauche, comme si on l'enfonçait, et qui se fait éprouver tant au dedans qu'au dehors* (au bout de sept heures et demie). (*Hartmann, loc. cit.*)

En remuant la mâchoire inférieure, fouillement lancinant dans la tempe gauche, près du sourcil (au bout de cinq heures). (*Langhammer, loc. cit.*)

Petit bouton suppurant au dessus du sourcil gauche (au bout de cinq heures). (*Id. ibid.*)

Élancement perforant au bord supérieur de l'orbite, de dedans en dehors (au bout de cinq heures). (*Wislicenus, loc. cit.*)

Dilatation des pupilles (au bout d'une heure et un quart). (*Langhammer, loc. cit.*)

55. *Resserrement des pupilles* (au bout de vingt-cinq, vingt-six heures). (*Id. ibid.*)

Picotement dans les angles interne et externe de l'œil. (*Franz, loc. cit.*)

Violens élancemens tiraillans dans l'œil droit, comme s'il était enflammé (au bout de quatre heures). (*Id. ibid.*)

Élancemens pruriteux dans les angles internes des yeux,

qui se dissipent par le frottement (au bout d'un demi-quart d'heure). (*Wislicenus, loc. cit.*)

Sensation d'ardeur dans la paupière supérieure gauche, en tirant vers l'angle interne (au bout de six heures et demie). (*Wislicenus, loc. cit.*)

60. Chassie dans les coins des yeux, pendant deux jours (au bout de dix heures). (*Langhammer, loc. cit.*)

En remuant les paupières, il s'aperçoit qu'elles sont comme collées, avec pression dans les angles externes des yeux (au bout de cinquante-cinq heures). (*Id. ibid.*)

En s'éveillant, il avait les yeux fermés par de la chassie (au bout de vingt-quatre heures). (*Id. ibid.*)

Prurit chatouilleux au côté externe de l'œil droit, qui oblige à se frotter (au bout de vingt-cinq heures). (*Id. ibid.*)

Léger fourmillement au dessous de l'œil et au côté du nez, sous la peau. (*Wislicenus, loc. cit.*)

65. Légère vulsion au bord supérieur de l'orbite, en descendant vers le nez (au bout de trois quarts d'heure). (*Id. ibid.*)

Presbyopie (1); il put apercevoir tous les objets distinctement à une assez grande distance, pendant toute la journée (au bout de vingt-huit heures et demie). (*Langhammer, loc. cit.*)

Léger sifflement dans les deux oreilles, toute la tête étant entreprise (au bout d'une demi-heure). (*Wislicenus, loc. cit.*)

Sensation de crampe au côté postérieur du pavillon de l'oreille gauche (au bout de neuf heures). (*Hartmann, loc. cit.*)

Vulsion dans le cartilage de l'œil (au bout de quarante-huit heures). (*Wislicenus, loc. cit.*)

70. Sensation dans l'oreille droite, comme si quelque chose s'était glissé devant le tympan, sans diminution de l'ouïe (au bout de quinze heures). (*Langhammer, loc. cit.*)

Battement sur les deux pommettes, semblable à celui d'une artère (au bout de six heures). (*Wislicenus, loc. cit.*)

Sensation de tension dans la joue droite, comme si elle était enflée (au bout de deux jours). (*Franz, loc. cit.*)

____

(1) Chez un sujet très-myope ; réaction médicatrice de l'organisme.

Au milieu de la joue, un petit bouton indolent, qui suinta après avoir été écorché en le grattant, et qui laissa une croûte verdâtre (au bout de quarante-huit heures). (*Langhammer, loc. cit.*)

Douleur sourde dans les parties charnues de la joue gauche ('au bout de deux heures et un quart). (*Id. ibid.*)

75. Douleur rongeante à la racine du nez (au bout d'une heure). (*Wislicenus , loc. cit.*)

Illusion de l'odorat ; il croit sentir l'odeur d'œufs pourris ou celle de la poudre (au bout d'une heure). (*Langhammer. loc. cit.*)

Douleur pressive dans le côté droit de la mâchoire supérieure, en marchant (au bout de trois heures). (*Hartmann, loc. cit.*)

Violent tiraillement dans le côté droit de la mâchoire supérieure (au bout de neuf heures). (*Id. ibid.*)

Fourmillement pruriteux sur la lèvre supérieure , au dessous de la cloison du nez ; qui cesse bien après s'être gratté, mais qui reparaît de suite dans un autre endroit voisin (au bout d'une heure). (*Wislicenus , loc. cit.*)

80. Rudesse et sécheresse des lèvres , principalement de la supérieure, comme si elles allaient se gercer (au bout de quarante-neuf heures). (*Langhammer, loc. cit.*)

Prurit chatouilleux au bord gauche de la mâchoire inférieure, qui oblige à se gratter (au bout de dix heures). (*Id. ibid.*)

Gonflement de la glande sous-maxillaire, avec sensation de pression dedans. (*Franz, loc. cit.*)

Douleur rongeante dans les molaires supérieures droites , comme si elles allaient devenir creuses, dans toutes les positions (au bout de six heures). (*Langhammer, loc. cit.*)

Sensation perforante dans la gencive supérieure, du côté droit, suivie de la tuméfaction de cette partie, avec traction pressive dans le muscle crotophite droit (au bout de trois jours). (*Franz, loc. cit.*)

85. Mal de dents ; petits picotemens dans la gencive de toute la mâchoire supérieure (au bout de deux heures et un quart). (*Langhammer, loc. cit.*)

Sensation d'âpreté et d'écorchure à la langue, qui est chargée et blanche (au bout d'une heure). (*Id. ibid.*)

Le fond du palais est très-âpre, et on y éprouve comme

une sorte de raclage, sensation qui excite à tousser, mais que la toux ne dissipe point (au bout de douze heures). (*Wislicenus, loc. cit.*)

Mal de gorge : violent élancement à droite, au haut de l'œsophage, hors des momens où l'on avale(au bout de trois quarts d'heure). (*Hartmann, loc. cit.*)

Sécheresse dans la bouche, avec sensation d'une grande quantité de mucus dans l'arrière-gorge, qui s'aperçoit en avalant (au bout d'une heure trois quarts). (*Langhammer, loc. cit.*)

90. Sécheresse dans la bouche, comme si on y avait de la chaux (au bout d'une heure). (*Franz, loc. cit.*)

Afflux de salive à la bouche; il n'avalait jamais assez vite sa salive (au bout d'une heure et demie). (*Langhammer, loc. cit.*)

Affadissement du cœur et afflux de salive dans la bouche (au bout de trois heures). (*Id. ibid.*)

Le lait lui semble aigre et ne lui plaît pas (au bout d'une demi-heure). (*Hartmann, loc. cit.*)

Il trouve le lait bon (au bout de trois heures). (*Id. ibid.*)

95. Ce qu'il mange n'a point assez de goût; la viande surtout ne lui plaît pas. (*Franz, loc. cit.*)

Après avoir mangé, le mal de tête augmente toujours, et il survient même déjà en mangeant, avec grande sensibilité des dents en mâchant, comme si elles devenaient branlantes et se renversaient. (*Id. ibid.*)

Grande soif et désir des boissons froides, principalement de l'eau fraiche; il est obligé de boire beaucoup d'eau froide pendant huit heures (au bout de huit, dix, cinquante-cinq heures). (*Langhammer, loc. cit.*)

Fréquentes éructations (au bout d'une demi-heure, d'une heure). (*Id. ibid.*)

Rapports aigrelets(au bout d'une demi-heure). (*Id. ibid.*)

100. Rapports continuels, aigrelets, (*Hartmann, loc. cit.*)

Rapports aigrelets, désagréables (au bout d'une heure). (*Langhammer, loc. cit.*)

Fréquent hoquet (au bout d'un quart d'heure, de trois heures et demie, de dix, vingt-huit et trente-quatre heures). (*Id. ibid.*)

Fort hoquet pendant un quart d'heure (au bout de cinq heures). (*Wislicenus, loc. cit.*)

Nausées et soulèvemens de cœur ; il croyait être sur le point de vomir (au bout d'une heure et un quart). (*Langhammer, loc. cit.*)

105. Il lui semble qu'il va vomir ; il a des rapports, et l'eau lui afflue à la bouche, avec une sorte de vertige dans la tête (sur-le-champ). (*Hartmann , loc. cit.*)

En s'asseyant, grande anxiété, qui lui paraissait venir de l'estomac, avec ardeur dans le bas-ventre, sensations qui toutes se dissipent sur-le-champ en se levant ou en marchant (au bout de vingt-six heures). (*Langhammer, loc cit.*)

Longs élancemens dans le côté droit, sous les côtes (au bout de treize heures et demie). (*Hartmann , loc. cit.*)

Douleur tensive, oppressive, dans toute la région située au dessous des côtes et dans le creux de l'estomac (au bout de dix-neuf heures). (*Id. ibid.*)

Sensation de pincement dans toute la région située au dessous des côtes, qui se prolonge jusque dans le sternum, y prend le caractère de petits élancemens, et excite des rapports (au bout de trois quarts d'heure). (*Id. ibid.*)

110. *Sensation sourde de pincement et de serrement immédiatement au dessous du creux de l'estomac* (au bout d'un quart d'heure). (*Id. ibid.*)

Anxiété au creux de l'estomac (au bout de six heures). *Wislicenus, loc. cit.*)

Violentes douleurs pinçantes dans l'épigastre et la poitrine, qui se terminent çà et là en un petit élancement (au bout d'une demi-heure). (*Hartmann, loc. cit.*)

Élancement ébranlant qui s'étend de la région hépatique dans la poitrine (au bout de dix heures). (*Franz, loc. cit.*)

Sensation de pincement sur une petite étendue, un peu au dessous de l'ombilic, qui, par le frottement du doigt, dégénère en un gloussement (au bout de deux heures et demie). (*Hartmann, loc. cit.*)

115. Tiraillement dans les muscles du bas-ventre, qui augmente par l'inspiration (au bout de deux heures). (*Wislicenus, loc. cit.*)

Dans les muscles abdominaux, au-dessous des côtes, une quantité de coups d'épingle du dedans au dehors, principalement en inspirant (au bout de trois heures). (*Id. ibid.*)

Fréquens fourmillemens et borborygmes bruyans dans le côté droit du bas-ventre, accidens paraissant produits par des vents accumulés, qui sortent aussi réellement (au bout d'un quart d'heure.) (*Langhammer, loc. cit.*)

Bruit qui se fait entendre dans le côté droit du bas-ventre, comme s'il allait survenir de la diarrhée (au bout de trois heures et demie, de cinq heures). (*Id. ibid.*)

Gargouillemens et borborygmes bruyans dans le bas-ventre, comme s'il était vide (au bout d'une heure et demie, de vingt-huit heures.) (*Id. ibid.*)

120. Dans la région lombaire droite, douleur sécante, pressive du dedans au dehors, qui, par le toucher, disparaît pour un court espace de temps, mais revient sur-le-champ. (*Franz, loc. cit.*)

Douleur cuisante dans les deux aines, comme s'il allait y survenir un gonflement glandulaire; elle se fait surtout sentir en marchant; le toucher fait reconnaître une petite élévation de la glande (au bout de dix heures). (*Langhammer, loc. cit.*)

Douleur tiraillante dans les glandes inguinales, étant assis et en marchant (au bout de neuf heures). (*Franz, loc. cit.*)

Douleur pinçante, presque spasmodique, dans les tégumens de l'aine droite, sur un petit point, qui n'est douloureux qu'en parlant et sous la pression du doigt (au bout de huit heures). (*Hartmann, loc. cit.*)

Sensation de pression et de tension dans la région inguinale gauche (au bout de huit heures). (*Id. ibid.*)

125. Mal de ventre, pincement profond dans le bas-ventre, à la région de la vessie, qui se renouvelle souvent, et pendant lequel il s'échappe toujours quelques vents (au bout d'un quart d'heure). (*Id. ibid.*)

Fréquente émission de vents, qui sortent sans bruit. (*Langhammer, loc. cit.*)

Pendant la sortie des excrémens, ténesme à l'extrémité du rectum, et borborygmes bruyans dans le ventre. (*Wislicenus, loc. cit.*)

Plusieurs fois par jour selle en bouillie qui sort sans difficulté; mais les deux jours suivans, resserrement du ventre (1). (*Langhammer, loc. cit.*)

(1) 128 à 132. Comme l'acétate de chaux, dans son action primitive, pousse

Le second jour il n'a point de garderobe. (*Franz , loc. cit.*)

130. Selle d'abord très-molle, puis dure, sans coliques (au bout de cinq heures et demie). (*Hartmann , loc. cit.*)

Fréquentes envies de pisser, avec émission abondante d'urine (au bout d'une, de quatre heures). (*Langhammer, loc. cit.*)

Fréquentes envies d'uriner, avec émission de très-peu d'urine (au bout de vingt-six heures). (*Id. ibid.*)

(En se levant le matin, l'urine paraît trouble comme de l'eau chargé d'argile.) (*Wislicenus, loc. cit.*)

Prurit chatouilleux au bout du gland, qui oblige à se frotter (au bout de dix heures). (*Langhammer, loc. cit.*)

135. Chatouillement pruriteux au prépuce, qui oblige à se frotter (au bout de neuf heures). (*Id. ibid.*)

La première nuit, deux pollutions, avec rêves voluptueux, mais dont le souvenir ne reste pas. (*Hartmann , loc. cit.*)

Deux pollutions dans une nuit, sans rêves voluptueux. (*Langhammer, loc. cit.*)

Pollution la première nuit. (*Franz , loc. cit.*)

Eternument fréquent, sans coryza. (*Langhammer, loc. cit.*)

140. Coryza avec sensibilité douloureuse du nez et chaleur interne dans la tête (au bout de soixante-douze heures). (*Wislicenus, loc. cit.*)

Coryza, avec beaucoup d'éternumens (au bout de vingt-sept heures). (*Langhammer, loc. cit.*)

Enchifrènement, avec fréquens éternumens (au bout de cinquante-deux heures). (*Id. ibid.*)

Chatouillement dans la trachée-artère, qui excite à tousser (au bout de deux heures et demie). (*Id. ibid.*)

En expirant, stertoration bruyante dans la trachée-artère, comme chez les enfans qui ont la poitrine pleine de mucus, pendant un quart d'heure (au bout de trente-sept heures). (*Id. ibid.*)

145. *Coups sourds de la paroi postérieure de la poitrine à l'entre-deux des épaules, en remontant, isochrones aux battemens du cœur, avec beaucoup d'anxiété* (au bout de huit heures). (*Wislicenus, loc. cit.*)

certainement aux selles et aux urines , et cela sans coliques (si l'on excepte la sensation 127 dans le rectum), et qu'il en détermine fréquemment la sortie, le médecin homœopathiste saura tirer un bon parti de cette circonstance.

Difficulté d'inspirer et grand serrement de poitrine qui cause de l'anxiété et ressemble à de la tension au bas de la poitrine, de sorte que, pendant une heure, il eut la respiration coupée jusqu'à la suffocation : pendant le mouvement et étant assis (au bout de trente heures). (*Langhammer, loc. cit.*)

Anxiété dans la poitrine, comme si elle était trop étroite; il a la respiration courte, principalement lorsqu'il s'asseoit, et ressent une douleur pressive sur toute la poitrine, spécialement pendant l'inspiration; le cœur bat en désordre et en tremblant. (Wislicenus, *loc. cit.*)

Elancemens pruriteux sur la poitrine, qui deviennent plus forts en expirant, et que le frottement fait disparaître (au bout de quarante-six heures). (*Id. ibid.*)

A chaque battement du cœur, un large élancement dans les muscles de la poitrine, de bas en haut. (*Id. ibid.*)

150. Douleur lancinante tractive dans la région du cœur (au bout de neuf heures et demie). (*Id. ibid.*)

Toute la poitrine est douloureusement sensible au toucher et en inspirant. (*Wislicenus, loc. cit.*)

Douleur rongeante sur le côté gauche de la poitrine, qui semble siéger à l'extérieur, sur les côtes et le sternum, et qui n'augmente que peu par l'inspiration (au bout d'une heure). (*Id. ibid.*)

Aux dernières fausses-côtes, douleur sécante de dedans en dehors, qui augmente par la respiration (au bout de trois heures). (*Id. ibid.*)

Elancemens aigus dans le côté gauche, sous l'aisselle, qui sortent de la poitrine, et sont plus forts pendant l'inspiration qu'en tout autre temps (au bout de deux heures). (*Id. ibid.*)

155. Elancemens vifs dans le côté droit de la poitrine, du dedans au dehors, sans rapports avec l'inspiration (au bout de sept heures). (*Id. ibid.*)

Forts élancemens qui vont de la cavite pectorale, à travers l'épine du dos, entre les omoplates (au bout d'une demi-heure). (*Id. ibid.*)

Elancemens vulsifs au sacrum et en même temps à la jambe, au dessus de l'articulation du pied (au bout de deux heures). (*Id. ibid.*)

En allant au grand air, violens coups d'aiguille au milieu de l'épine du dos, qui font presque crier, et qui diminuent un peu en se tenant debout (au bout de trente heures). (*Langhammer, loc. cit.*)

Vifs élancemens en dedans de l'omoplate (au bout d'une demi-heure). (*Wislicenus, loc. cit.*)

160. Forts élancemens dans les deux aisselles (au bout de sept heures). (*Id. ibid.*)

Légère vulsion dans le haut du bras gauche (au bout d'un quart d'heure). (*Id. ibid.*)

Douleurs semblables à une crampe, tout-à-fait au haut du bras, dans les muscles (en allant au grand air) (au bout de vingt-neuf heures). (*Langhammer, loc. cit.*)

Élancement tiraillant dans les muscles du haut du bras (étant assis) (au bout de trente-six heures). (*Id. ibid.*)

Vulsion tiraillante dans le haut du bras (au bout de sept heures). (*Wislicenus, loc. cit.*)

165. Tiraillement semblable à une crampe dans les muscles du bras droit (étant assis). (*Langhammer, loc. cit.*)

Petits coups d'épingle dans les muscles de l'avant-bras gauche, près de l'articulation du poignet (au bout de trois heures). (*Id. ibid.*)

A deux reprises, tiraillement semblable à une crampe dans les muscles de l'avant-bras gauche (au bout de quarante heures). (*Id. ibid.*)

Douleur semblable à une crampe au côté externe des deux avant-bras, près du poignet (au bout d'une heure et un quart, de treize et de vingt-neuf heures). (*Id. ibid.*)

Douleur de crampe dans l'avant-bras, au devant de l'articulation (au bout d'une heure). (*Wislicenus, loc. cit.*)

170. Coups d'aiguille térébrans dans les muscles de l'avant-bras gauche, près du poignet (au bout d'une heure). (*Langhammer, loc. cit.*)

Élancemens tiraillans dans les muscles de l'avant-bras gauche (au bout de trente-sept heures). (*Id. ibid.*)

Douleur tiraillante et un peu lancinante dans les muscles de l'avant-bras droit (au bout d'une heure et demie). (*Id. ibid.*)

Pression tiraillante dans les muscles de l'avant-bras gauche, pendant le repos et le mouvement (au bout de trois heures). (*Id. ibid.*)

En marchant, pression douloureuse dans les muscles de l'avant-bras gauche, qui disparaît de suite par le toucher, en se tenant debout et en s'asseyant (au bout d'un quart d'heure). (*Id. ibid.*)

175. Douleur de luxation au bord externe de l'avant-bras gauche, près du poignet, plus forte pendant le repos que pendant le mouvement (au bout de quatre heures). (*Id. ibid.*)

Vifs élancemens dans l'apophyse externe du poignet (au bout d'une heure). (*Wislicenus, loc. cit.*)

Fourmillement lancinant dans le poignet (au bout de dix heures). (*Id. ibid.*)

Chatouillement semblable à des coups d'épingle dans la paume de la main droite, qui excite à se gratter. (*Langham-mer, loc. cit.*)

Prurit chatouilleux dans la paume de la main droite, qui oblige à se gratter (au bout de trente heures). (*Id. ibid.*)

180. Chatouillement pruriteux au bord externe de la paume de la main gauche, près du petit doigt, qui oblige à se gratter (au bout de cinq heures et demie). (*Id. ibid.*)

Douleur semblable à une crampe près de la première articulation du doigt indicateur droit (au bout de deux heures trois quarts). (*Id. ibid.*)

Douleur semblable à une crampe entre les premières articulations du troisième et du quatrième doigt de la main droite (au bout de sept heures). (*Hartmann, loc. cit.*)

Prurit chatouilleux au bord externe de la première articulation du doigt indicateur, qui excite à se gratter (au bout de quatre heures). (*Langhammer, loc. cit.*)

Pincement au bord supérieur et antérieur de l'os iléon. (*Wislicenus, loc. cit.*)

185. Douleur sécante dans la cavité cotyloïde (en s'asseyant) (au bout de trois heures). (*Id. ibid.*)

Vulsion pinçante au côté postérieur de l'articulation de la cuisse, plus forte pendant le repos que pendant le mouvement (au bout d'une demi-heure). (*Id. ibid.*)

En marchant, douleur tractive de luxation dans l'articulation de la cuisse (au bout de quatre heures). (*Franz, loc. cit.*)

Tiraillement dans l'articulation de la cuisse et autour de la crête iliaque antérieure, jusque dans l'aîne, pendant le mouvement. (*Id. ibid.*)

En se tenant debout et en marchant, coups d'aiguille en forme de crampe dans les muscles de la cuisse droite, qui se dissipent en s'asseyant (au bout de trois quarts d'heure). (*Langhammer, loc. cit.*)

190. Douleur tiraillante au côté interne de la cuisse, pendant le mouvement. (*Franz, loc. cit.*)

Pression lancinante au côté interne de la cuisse gauche (étant assis) (au bout de trois heures). (*Hartmann, loc. cit.*)

Vif élancement au dessus du genou gauche, au côté externe (au bout de cinq heures). (*Wislicenus, loc. cit.*)

Elancemens tiraillans au dessus du genou, à la partie interne de la cuisse, étant assis (au bout de douze heures). (*Franz, loc. cit.*)

Vifs élancemens dans l'articulation du genou droit (au bout de quatre heures). (*Wislicenus, loc. cit.*)

195. En allant au grand air, douleur de brisure près de la rotule, au dessous (au bout de treize heures). (*Langhammer, loc. cit.*)

En s'asseyant, douleur de luxation à la rotule gauche, qui se dissipa par le toucher, en marchant et en se tenant debout (au bout de douze heures). (*Id. ibid.*)

Douleur tractive, semblable à une crampe, sur la rotule (au bout de deux jours). (*Franz, loc. cit.*)

Étant couché, les membres inférieurs, surtout les jambes, font mal, comme s'ils étaient brisés. (*Id. ibid.*)

Douleur semblable à une crampe immédiatement auprès du tibia (étant assis) (au bout de trente-six heures). (*Langhammer, loc. cit.*)

200. Vulsion tiraillante à la jambe, en devant, au dessous du genou (pendant le repos). (*Wislicenus, loc. cit.*)

Douleur pressive saccadée au mollet. (*Franz, loc. cit.*)

Douleur pressive au tibia gauche, près de l'articulation du pied, en allant au grand air (au bout de cinquante-deux heures). (*Langhammer, loc. cit.*)

Douleur de brisure à la jambe, qui est comme lasse : il est obligé de la changer souvent de place. (*Wislicenus, loc. cit.*)

En s'asseyant et se tenant debout, coups d'épingle semblables à une crampe dans les orteils du pied droit, qui dis-

paraissent en marchant (au bout d'une demi-heure). (*Lang-hammer, loc. cit.*)

205. Violent élancement dans le petit orteil droit, mais qui paraît être au dehors de ce doigt (au bout de quatorze heures). (*Hartmann, loc. cit.*)

Douleur semblable à une crampe dans le milieu de la plante du pied gauche, près du bord externe (au bout de cinq heures et un quart). (*Id. ibid.*)

Vifs élancemens dans la première articulation du gros orteil, pendant le repos (au bout de vingt-quatre heures). (*Wislicenus, loc. cit.*)

Fréquens bâillemens, comme s'il n'avait point assez dormi (au bout de cinquante-six heures). (*Langhammer, loc. cit.*)

Vers le soir, grande envie de dormir et mauvaise humeur. (*Franz, loc. cit.*)

210. Le matin, grande envie de dormir et mauvaise humeur, avec mal de tête pressif dans tout le front (au bout de deux jours). (*Id. ibid.*)

Fréquens réveils la nuit, avec jecticulation; il croyait être couché à rebours dans son lit (au bout de vingt-trois heures). (*Langhammer, loc. cit.*)

Réveils fréquens la nuit, comme par l'effet d'un trouble (au bout de vingt heures). (*Id. ibid.*)

La nuit il est fort agité, s'éveille souvent, parle haut en dormant, mais n'en a aucun souvenir le matin. (*Hart-mann, loc. cit.*)

Sommeil agité; il ne put presque pas dormir de toute la nuit, et en se remuant beaucoup, il sua peu à peu de tout le corps (au bout de dix heures). (*Langhammer, loc. cit.*)

215. Réveils fréquens la nuit, comme si l'on avait assez dormi déjà (au bout de soixante-sept heures). (*Id. ibid.*)

Long et profond sommeil le matin, avec un grand nombre de songes vifs, roulant sur des événemens passés, de peu d'importance. (*Wislicenus, loc. cit.*)

Songes vifs, pleins de disputes et de contestations. (*Lang-hammer, loc. cit.*)

Songes roulant sur des objets effroyables et qui font frissonner. (*Id. ibid.*)

<table><tr><td>I.</td><td>8</td></tr></table>

Songes vifs, confus, dont le souvenir ne se conserve pas.
(*Id. ibid.*)

220. Frisson fébrile par tout le corps, avec fréquens bâillemens, sans soif et sans chaleur ensuite (au bout de deux heures et demie). (*Id. ibid.*)

Frisson fébrile par tout le corps, comme s'il s'était refroidi (au bout de trois quarts d'heure). (*Id. ibid.*)

Frisson fébrile par tout le dos (au bout de vingt-cinq heures). (*Id. ibid.*)

Frisson fébrile par tout le corps, avec froid aux mains et chaleur à la face (au bout de quarante-huit heures). (*Id. ibid.*)

Frisson fébrile par tout le corps, avec chaleur au front et aux joues, et froid glacial aux mains, sans soif (au bout de deux heures). (*Id. ibid.*)

Le soir, en se couchant, chaleur à l'extérieur, avec froid interne (au bout de soixante-douze heures). (*Wislicenus, loc. cit.*)

Chaleur ardente et rougeur de toute la face, avec front brûlant et mains froides, la soif étant vive, pendant plusieurs heures (au bout de douze heures). (*Langhammer, loc. cit.*)

Non sans goût pour le travail, mais indifférent pour tout ce qui se passe autour de lui, il reste plongé dans de profondes réflexions sur le présent et l'avenir. (*Id. ibid.*)

Très-sérieux et soucieux, il s'occupe du présent et de l'avenir, et devient triste, presque jusqu'à pleurer (*Id. ibid.*)

Esprit tourmenté, comme s'il avait fait quelque chose de mal, ou comme s'il avait à craindre des reproches; cependant goût décidé pour le travail. (*Id. ibid.*)

230. Disposition extrême à la tristesse, comme s'il s'attendait à une nouvelle affligeante (au bout de quatorze heures). (*Id. ibid.*)

Maussade, morose, de très-mauvaise humeur, et indifférent à l'excès pour les choses les plus importantes; en même temps il fait tout à contre-cœur et comme par force. (*Id. ibid.*)

Dès qu'il est à rien faire et tranquillement assis, il est pris d'envies de dormir, il devient maussade, et tout lui déplaît. (*Franz, loc. cit.*)

Toute la journée, impatience et mauvaise humeur, mais sur la fin cependant bonne humeur et disposition à parler (au bout de trente-neuf heures). (*Langhammer, loc. cit.*)

Il n'est pas disposé à parler, quoiqu'il ne soit cependant point de mauvaise humeur (au bout de six heures et demie). (*Hartmann, loc. cit.*)

235. Il est gai, et voudrait bien avoir de la société pour causer (au bout de dix heures). (*Id. ibid.*)

Tourmenté et inquiet pendant la première partie de la journée, il est ensuite gai, et finit par être content de soi-même (au bout de soixante-deux heures). (*Langhammer, loc. cit.*)

2. ACÉTATE DE MANGANÈSE.

(*Magnesium, Manganesium, Manganum aceticum.*)

On prend de l'oxide noir de manganèse, qu'on broye exactement avec un poids égal au sien de vitriol vert cristallisé et pur, dans une capsule de pierre; puis on ajoute au tout un peu de sirop de sucre, et on en fait des boules de la grosseur d'un œuf de poule, qu'on chauffe entre des charbons de bois bien ardens, en ayant soin de les tenir pendant quelques minutes au rouge-blanc. Cela fait, on les traite par l'eau distillée; la dissolution contient du sulfate de manganèse pur , tandis que le résidu se compose d'oxide de fer et du manganèse excédant.

La liqueur s'étant éclaircie, on la précipite par de la soude, et on lave bien avec de l'eau le précipité, qui est du carbonate de manganèse, sous la forme d'une poudre blanche. On dissout ce sel dans du vinaigre distillé, à la faveur de l'ébullition, jusqu'à ce que l'acide soit saturé, c'est-à-dire en veillant à ce qu'il reste encore un peu de poudre au fond. La liqueur claire (acétate de manganèse) est alors évaporée jusqu'en consistance de sirop. Chaque goutte de ce sirop, prise comme unité, est mêlée avec cent gouttes d'alcool, par deux secousses du bras, et l'on continue la dilution jusqu'à ce qu'on en ait obtenu une au décillionième, applicable aux usages de l'homœopathie; c'est de celle-là que je me suis servi dans ces derniers temps.

Elle se trouverait trop forte encore dans la plupart des cas, si on ne la donnait à la dose d'une très-petite parcelle d'une goutte.

D'après les symptômes suivans, on jugera combien ce médicament a de puissance ; et si, comme je le souhaite, il vient encore à être essayé par plusieurs observateurs exacts, on se convaincra qu'il est indispensable dans quelques unes des plus fâcheuses d'entre les maladies chroniques, où les autres médicamens ne sont pas aussi complétement homœopathiques que lui.

Ce sont surtout quelques douleurs insupportables dans le périoste et les articulations, les affaiblissemens des sens, et les maladies du larynx et de la trachée-artère, qui trouveront en lui des secours efficaces.

A petites doses, il agit pendant quelques semaines de suite.

On trouve beaucoup d'effets alternatifs parmi ses symptômes.

Symptômes de l'acétate de manganèse.

(Vertige étant assis et en se tenant debout ; il est obligé de s'appuyer, et craint de tomber en avant.)

Chaque fois qu'il va au grand air (1), élancemens tractifs lents, plus rarement pression élançante dans le devant de la tête (lorsqu'il restait un peu dans la chambre, cette douleur cessait); en même temps, frisson secouant, sans chair de poule, par tout le corps, qui n'avait également lieu que dehors, et qui cessait dans la chambre (au bout de vingt-quatre heures).

Mal de tête constrictif et lancinant dans tout le devant de la tête, tantôt ici, tantôt là, principalement dans la tempe, et surtout au grand air.

Dans la chambre, sensation sourde dans la tête.

5. Céphalalgie brûlante et pressive dans les côtés et le derrière de la tête, qui diminue en allant au grand air.

En marchant, même dans la chambre, ébranlement lancinant au dessus de l'œil droit.

En secouant la tête, ébranlement douloureux dans le cerveau.

En marchant vite, ébranlement au dessus de l'œil droit,

(1) Effort alternatif avec 5 et 16.

qui ressemble à un élancement violent dans la tête (au bout de vingt jours).

Tiraillement et coups tiraillans à l'occiput, extérieurement, trois après-midi de suite : hors ce temps, la place n'était que simplement douloureuse par elle-même, mais elle le devenait davantage quand on y touchait.

10. Douleur tractive, tiraillante, au dessus de l'œil droit (au bout de dix-huit jours).

Grande dilatation des pupilles : la lumière l'éblouit et lui fait mal aux yeux ; quand on approche une chandelle de l'œil, la pupille se rétrécit bien peu à peu, mais elle s'agrandit de nouveau très-promptement, après l'éloignement de la lumière (au bout de dix-huit heures).

La pupille droite est plus dilatée que la gauche.

Grande myopie; il ne put rien distinguer à une petite distance (1), pendant plusieurs jours.

(Le soir, en fermant les yeux, il aperçoit des étincelles semblables à des roues de feu ; mais lorsqu'il regardait la chandelle, tous ces phénomènes étaient noirs.)

15. Lorsqu'il fixe des objets voisins, même non brillans, les yeux lui font mal (2), et il est obligé de les fermer ; l'approche de la lumière les lui rend plus douloureux encore.

Le matin surtout, en marchant vite, une violente douleur lancinante, tractive, qui s'étendait du front jusque dans l'oreille, et se terminait au tympan, comme un élancement continu du dedans au dehors, tant que la marche durait ; lorsque le sujet se fut arrêté, la douleur cessa peu à peu (au bout de quarante-huit heures).

Chaque fois qu'il rit, violente douleur tractive lancinante depuis l'estomac jusque dans l'oreille gauche, aux environs de la membrane du tympan.

Chaque fois qu'il parle, une douleur lancinante sourde dans l'oreille (3).

Le matin, bruit dans l'oreille, comme un son de cloches (4).

20. Dans le coin de la bouche, à droite, bouton (5) qui cause une douleur tensive et rongeante lancinante, lorsqu'on appuye dessus et qu'on remue les lèvres.

(1) Comparez 37. — (2) Comparez 30. — (3) Comparez 27, 50, 5*. — (4) Par l'effet du muriate de manganèse. Comparez 43, 53. — (5) Comparez 58, 59.

Pendant plusieurs jours, lèvres sèches, avec l'épiderme racorni, sans soif.

En faisant claquer les dents les unes contre les autres, à chaque fois un élancement dans une des supérieures, tantôt dans l'une et tantôt dans l'autre.

Mal de dents tiraillant tractif (1), le matin, dans le lit (au bout de quatre jours).

En riant, une violente douleur vulsive lancinante depuis le côté droit de la mâchoire inférieure jusqu'au dessus de la tempe droite (au bout de six jours).

25. Chaque fois qu'on avale à vide, un élancement sourd au fond de la gorge ; il ne sentait rien en avalant des alimens (2).

Dans la gorge, des deux côtés, un élancement sourd, qui ne se fait sentir qu'en avalant à vide.

Chaque fois qu'il avale, un élancement sourd des deux côtés du larynx (deux élancemens, un de chaque côté), qui se fait sentir aussi en avalant les alimens et les boissons, et qui, chaque fois, s'étend jusque dans l'oreille gauche.

Goût d'huile dans la bouche.

Le matin, en s'éveillant, goût amer dans la bouche, avec sécheresse des lèvres, sans soif (au bout de six heures).

30. La bouche reste plutôt pâteuse qu'amère toute la journée, quoique l'on mange.

Les alimens ne font éprouver une saveur agréable que tant qu'ils sont dans la bouche, et les boissons sont dans le même cas ; dès qu'il a avalé, la bouche devient pâteuse, avec un peu d'amertume.

Sentiment désagréable de faim dans la gorge.

Le matin, il était sans appétit et comme rassasié ; les alimens lui répugnaient, comme par satiété ; mais ils avaient la saveur qu'ils doivent avoir (au bout de trente heures).

Le matin, il trouve tout ce qu'il mange amer, mais n'a point de mauvais goût dans la bouche (au bout de quarante-huit heures).

35. Absence totale de la soif ; il a par trop peu d'appétence pour les boissons, pendant plusieurs jours.

Sensation d'amertume acidule et de sécheresse dans la

(1) Comparez 67, 70. — (2) Effet alternatif avec 27.

bouche, et chaleur affadissante depuis l'estomac jusque dans la bouche, le matin (au bout de onze jours).

Sensation brûlante d'acidité, comme dans le soda, depuis l'estomac jusque presque dans la bouche, le soir (au bout de plusieurs jours).

Le matin, en se levant, sensation d'ardeur acide et d'envie de vomir, qui part de l'estomac et s'étend jusque dans la bouche, comme dans le soda (au bout de neuf jours).

Dans l'estomac, sensation de chaleur, comme après une faim prolongée, qui remonte le long de l'œsophage jusque dans la tête, où se manifeste ensuite une douleur lancinante vulsive, quelquefois lancinante tensive, dans les tempes et dans le front.

40. Ardeur et sensation d'écorchure depuis le creux de l'estomac, en remontant sous le sternum, jusque dans le palais, avec grande agitation.

Le matin, après être sorti du lit, douleur pressive constrictive dans l'estomac, dans chaque position du corps (au bout de vingt-quatre heures).

(Sous les dernières côtes, douleur d'écorchure pressive, qui augmente par le mouvement et par le toucher) (1).

Sous les dernières côtes, douleur de brisure.

Malaise depuis le bas-ventre jusqu'à la tête, comme lorsqu'un homme non habitué au tabac a fumé.

45. *Depuis le milieu du bas-ventre jusqu'à la moitié de la poitrine (de l'œsophage), sensation qui remonte et qui se compose de nausées, de chaleur et de constriction.*

A deux reprises, selle molle, chaque fois précédée de quelques élancemens dans le bas-ventre.

Fréquentes envies d'uriner (2).

Douleur lancinante peu étendue à l'orifice de l'urètre, non en urinant (3).

Parfois une sensation brûlante vulsive, depuis la région des vésicules spermatiques jusque dans le gland (au bout de douze jours).

50. Écoulement menstruel hors des époques (au bout de quarante-huit heures).

Coryza (au bout de trente-six heures).

____

(1) Causée par le muriate de manganèse, comp. avec 105. — (2) Comp. avec 114 jusqu'à 118. — (3) Comp. avec 120, 121.

Obstruction du nez (1) ; il ne pouvait respirer par le nez.

Enchifrènement considérable (au bout de quatre jours).

Le matin, disposition à tousser (2).

55. Elancement tractif continuel, qui monte et descend dans le côté gauche de la poitrine.

En expirant, élancement au haut de la poitrine (au bout de dix jours).

Quelquefois, en expirant, une douleur lancinante de bas en haut dans la poitrine.

Douleur constrictive lancinante sur la poitrine en respirant profondément, pendant toute la matinée (au bout de neuf jours).

Douleur de brisure sur la poitrine.

60. Expectoration sanguinolente (au bout de quarante-huit heures).

Sensation de craquement et de traction de haut en bas à la partie inférieure de la poitrine.

D'abord dans l'articulation de l'épaule, puis dans celle du coude, sensation comme d'un gloussement intérieur ; mais, à l'extérieur des deux articulations, en y touchant, douleur insupportable, semblable à celle d'un furoncle ; on ne peut mettre la main dessus.

Traction et tiraillement tout le long du bras, à partir de l'épaule (3).

En étendant le bras, douleur tensive (4) au dessous du coude, comme s'il y avait là quelque chose de trop court ; il ne sent rien en tenant le bras fléchi.

65. Faiblesse du bras.

Douleur par accès dans les articulations du bras.

Sensation maladive et triste dans le bras.

Traction ou douleur vulsive dans le doigt indicateur (le soir).

D'une petite écorchure (à la première articulation du petit doigt) résulte un ulcère de mauvais caractère, plein de pus, à contours bleus, et causant des douleurs lancinantes, surtout la nuit.

70. Douleur dans l'ischion, en s'asseyant ; un élancement continu.

(1) Comp. av c 133, 134. — (2) Causée par le muriate de manganèse. — (3) Comp. avec 155, 158. — (4) Comp. avec 156, 175 et 191.

Douleur de brisure en travers au dessus de la cuisse.

Eruption aux cuisses de boutons qui se couvraient d'une croûte au sommet, et qui causaient un prurit ardent, matin et soir; après s'être frotté, même douleur que si la partie eût été à vif et ulcérée.

Le soir, douleur vulsive lancinante depuis le dessus du genou jusqu'à la partie supérieure de l'ischion (au bout de douze, de trente-six heures).

Prurit dans le creux du jarret, qui prive de repos pendant la nuit.

75. Elancement dans le pli du jarret, en marchant et s'asseyant (au bout de dix-sept jours).

Gonflement et inflammation des deux chevilles du pied gauche; élancemens depuis la cheville externe jusque dans la jambe, en marchant; pendant le repos, il n'y éprouvait que quelquefois des élancemens.

(Prurit cuisant au corps, seulement après s'être échauffé et avoir sué) (1).

En se levant du lit, le soir, une vive ardeur à la peau de tout le corps, qui se dissipa après s'être recouché (au bout de huit heures).

Le matin, un ébranlement subit par tout le corps, une sorte de peur dans les membres (au bout de quatorze heures).

80. Après minuit (vers trois heures), dans le lit, il croyait être éveillé et près de son médecin, comme dans l'état de veille le plus absolu, et ensuite il se rappela de tout l'entretien, comme s'il l'avait tenu étant éveillé (2) (au bout de peu d'heures).

Rêves inquiétans très-vifs, dans lesquels il semble qu'on soit éveillé, et dont tous les détails restent dans la mémoire; en s'éveillant, il se sentait de la force.

Frisson secouant et froid en marchant au grand air, dans un air tempéré: en doublant le pas, le froid diminua, mais il persista aux mains et aux pieds, jusqu'au retour dans la chambre, où ces parties s'échauffèrent.

Fort avant dans la soirée, frisson secouant et froid aux

(1) Causé par le muriate de manganèse.
(2) Comp. avec 212 jusqu'à 221.

pieds ; la jambe droite était froide jusqu'au genou ; sans soif, et sans chaleur ensuite.

Froid aux mains et aux pieds, même dans la chambre, sans frisson cependant (au bout de trente-six heures).

85. Forte chaleur à la tête, avec un peu de frisson dans le reste du corps.

Le soir, un frisson secouant (1), à l'air libre et dans la chambre ; il ne pouvait pas s'échauffer les pieds (cependant les mains étaient moins froides), avec douleur pressive lancinante à la partie antérieure de la tête : le froid cesse bien dans la chambre, mais non le mal de tête (au bout de soixante heures).

Découragement (au bout de six jours).

Découragement et mauvaise humeur (au bout de trente-six heures).

Grande agitation de corps et d'esprit, comme si on était tourmenté par quelque chose.

Observations recueillies par d'autres.

Tête étourdie et entreprise, avec accablement général, étant assis. (*Ad. Haynel, dans un mémoire.*)

Embarras et pesanteur, d'abord dans l'occiput, puis dans le front. (*Id. ibid.*)

Mal de tête d'un seul côté (au bout de quatre heures et demie). (*C. G. Hornburg, dans un mémoire.*)

En se levant d'une chaise et marchant, mal de tête subit, pressif et vif au dessus de la tempe gauche, qui cessa complétement en se rasseyant, et ne revint point en se levant de nouveau, le soir. (*E. Stapf, dans une lettre.*)

5. Dans l'os frontal droit, sensation d'ardeur sur un point (au bout de quatre heures). (*Hornburg, loc. cit.*)

Douleur pressive stupéfiante au front, qui finit par dégénérer en coups d'épingle sur le côté droit du front (au bout d'une demi-heure). (*C. F. Langhammer, dans un mémoire.*)

Douleurs pressives, stupéfiantes, à l'extérieur du front, qui finissent par dégénérer en élancemens perforans intérieurs sur son côté gauche (au bout de cinq heures et un quart). (*Id. ibid.*)

____

(1) Comp. avec 226.

Mal de tête pressif sourd au haut de l'os frontal (au bout d'une heure). (*C. Franz*, *dans un mémoire.*)

Mal de tête pressif sourd à l'occiput, avec sentiment de vacuité en dedans, qui prive de la faculté de penser, et qui diminue par l'apposition de la main. (*Id. ibid.*)

10. Mal de tête tractif à l'occiput, dans les orbites et au front ; la douleur du front augmente en se baissant, et diminue par la pression de la main. (*Id. ibid.*)

Douleur tractive tensive çà et là dans la tête. (*E. Stapf*, *loc. cit.*)

Douleur tractive, d'abord dans la tempe gauche, puis dans la droite, qui a presque l'air d'être dans l'os. (*Haynel*, *loc. cit.*)

Tiraillement dans le côté gauche du front, qui a l'air d'être dans l'os, surtout quand on remue les muscles frontaux. (*Haynel*, *loc. cit.*)

Douleurs tractives tiraillantes dans le côté gauche de la tête, pendant un quart d'heure (au bout de huit heures). (*G. Ahner*, *dans un mémoire.*)

15. *Mal de tête pressif, fouillant, dans les tempes, qui s'étend vers les yeux et le front, ne se dissipe pas par la pression extérieure de la main, cesse quand on se penche en avant* (1), *mais revient lorsqu'on s'asseoit droit et qu'on se penche en arrière* (au bout de quatre heures). (*J.-C. Teuthorn, dans un mémoire.*)

Le mal de tête, qui continue dans la chambre, se dissipe au grand air, où le sujet se trouve aussi très-bien et exempt de ses autres incommodités. (*Franz*, *loc. cit.*)

Une douleur de tête lancinante, extérieure, au dessous de l'os frontal gauche, qui se répand de tous les côtés du crâne. (*G. Wahle*, *dans un mémoire*).

Le matin, dans le lit, un mal de tête extérieur, consistant en de petits coups d'épingle au côté droit de l'os occipital, qui s'étendent jusqu'à la cinquième vertèbre du cou, et augmentent en tournant le cou, pendant une heure et demie. (*Id. ibid.*)

Elancemens passagers au dessus de la région temporale droite, à l'extérieur, alternant avec une sorte de tiraillement. (*F.-C. Urban, dans un mémoire.*)

(1) **Effet alternatif avec 10.**

20. Elancemens continus dans les os de la tempe gauche. (*Haynel, loc. cit.*)

Coups de couteau isolés dans l'os frontal gauche, pendant le repos et le mouvement (au bout de trente-trois heures). (*Langhammer, loc. cit.*)

Coups d'épingle isolés au côté gauche du front (au bout de quinze heures). (*Id. ibid.*)

En se remuant, ébranlement (1) du cerveau et mal de tête pressif; en même temps, colique pressive dans le haut du ventre. (*Franz, loc. cit.*)

Le sang lui monte à la tête en s'asseyant, se tenant debout, marchant et étant couché, avec sensation de chaleur à la face, sans rougeur ni chaleur extérieures (au bout de trois heures. (*Teuthorn, loc. cit.*)

25. Sensation de froid dans une petite étendue au vertex, avec hérissement des cheveux, même la tête étant couverte. (*Franz, loc. cit.*)

Pendant toute la durée de l'action, visage pâle, abattu, souffrant, comme après un excès dans les plaisirs vénériens. (*Stapf, loc. cit.*)

Un coup d'aiguille, en dedans, dans l'arcade sourcilière droite (au bout de trente-deux jours). (*Wahle, loc. cit.*)

Vulsion çà et là dans l'œil droit, qui occasione un chatouillement presque agréable. (*L.-Em. Rückert, dans un mémoire.*)

En tournant l'œil en dedans et en haut, vive pression dans le globe oculaire. (*Haynel, loc. cit.*)

30. En lisant à la lumière artificielle, pression dans les yeux, comme lorsqu'on.a trop lu, avec envie de dormir insurmontable (au bout de douze heures). (*Jul. Wenzel, dans un mémoire.*)

Sécheresse continuelle des yeux, le soir. (*Haynel, loc. cit.*)

Sensation de chaleur et sécheresse aux yeux. (*L.-E. Rückert, loc. cit.*)

Enflure des paupières. (*Teuthorn, loc. cit.*)

Rétrécissement des pupilles (au bout d'une heure et un quart. (*Langhammer, loc. cit.*)

35. Dilatation des pupilles (au bout de quatre heures,

____

(1) Comp. 6, 7, 8

Hornburg ; — au bout de vingt-cinq heures, *Langhammer,* *loc. cit.*).

Pendant toute la durée de l'action du médicament, *pupilles très-rétrécies,* et parfois dilatées pendant de courts intervalles seulement, surtout le soir. (*Stapf, loc. cit.*)

Les pupilles étant rétrécies, obscurcissement de la vue; il a de la peine à distinguer les objets de loin. (*Franz, loc. cit.*)

Les paupières sont douloureuses au moindre mouvement, et lorsqu'il regarde un objet très-éclairé, elles sont sèches (1), et dans le même état que le matin au moment où l'on s'éveille. (*Id. ibid.*)

Élancemens vulsifs dans les deux paupières supérieures. (*Ahner, loc. cit.*)

40. Battement dans la paupière supérieure droite. (*Franz, loc. cit.*)

Sur une petite étendue de l'os jugal gauche, douleur pressive, fouillante par secousses, la nuit, dans le lit. (*G. Gross, dans un mémoire.*)

Douleur à l'os de la pommette, sous l'œil, comme s'il allait s'y former un ulcère. (*Stapf, loc. cit.*)

Après s'être baissé, bourdonnement d'oreilles, et, pour un instant, diminution de l'ouïe, comme si les oreilles étaient bouchées. (*Franz, loc. cit.*)

Surdité : il lui semblait avoir les oreilles bouchées avec du coton (au bout de douze heures). (*Langhammer, loc. cit.*)

45. Douleur vulsive, lancinante, pinçante, dans la partie externe de l'oreille gauche, qui ne disparut que peu à peu par un rude frottement. (*Ahner, loc. cit.*)

Une sorte d'otalgie dans l'oreille gauche (au bout d'une heure). (*Hornburg, loc .cit.*)

Une douleur énorme dans les dents les quitte tout à coup, et s'établit dans l'intérieur de l'oreille. (*Stapf, loc. cit.*)

Dans l'oreille, sensation de grattement chatouilleux au voisinage du tympan, qui semble comme produite par une barbe de plume, et qu'on ne peut apaiser en fourrant le bout du doigt dans l'oreille (au bout d'une heure et demie, de douze, de quinze heures). (*Hornburg, loc. cit.*)

(1) Comp. 31, 32.

Sorte de fouillement dans les os de l'oreille interne, la nuit. (*Gross, loc. cit.*)

5o. De temps en temps, forte pression dans l'oreille droite, en marchant au grand air, comme s'il allait survenir une otalgie, le soir. (*Haynel, loc. cit.*)

Sensation de grattement lancinant dans la région du tympan. (*Hornburg, loc. cit.*)

Douleur pressive, comme de crampe, derrière l'oreille gauche, qui disparut par l'effet du toucher, en allant au grand air (au bout de trente-quatre heures). (*Langhammer, loc. cit.*)

En marchant, sensation dans l'oreille droite, comme si une grenouille y croassait. (*Hornburg, loc. cit.*)

Sensation de froid dans l'oreille droite, comme s'il y pénétrait un vent froid. (*Stapf, loc. cit.*)

55. Tiraillement dans l'apophyse mastoïde, sous l'oreille droite. (*Haynel, loc. cit.*)

Sensation de pression, de constriction, dans les parotides (au bout de trois quarts d'heure). (*Id. ibid.*)

Un bouton suppurant au coin de l'aile droite du nez (au bout de trois heures). (*Langhammer, loc. cit.*)

Dans les deux coins de la bouche, douleur ulcérative, comme s'il y avait là une éruption de mauvais caractère, quoiqu'on n'y voye point d'ulcère. (*Stapf, loc. cit.*)

Un petit bouton rouge à la lèvre inférieure, près du coin droit de la bouche, qui par lui-même cause une douleur tensive (au bout de trois heures et demie). (*Langhammer, loc. cit.*)

6o. Après avoir mangé, sensation singulière aux deux côtés des deux mâchoires, semblable à une crampe, et qui dure quelque temps (au bout de sept heures et demie). (*Id. ibid.*)

Sensation dans la mâchoire inférieure, comme si l'on avait arraché la croûte récente d'un ulcère, et qui semble résulter d'une gerçure et d'une écorchure à la fois (au bout de treize heures). (*Hornburg, loc. cit.*)

Elancemens dans l'angle droit de la mâchoire inférieure, près de la parotide. (*Haynel, loc. cit.*)

Petit bouton suppurant au menton, qui, de lui-même,

cause une douleur tensive, et qui laisse une tache rouge (au bout de quatre heures). (*Langhammer, loc. cit.*)

Au menton, douleur semblable à celle qui résulterait d'un coup de rasoir ayant enlevé la peau, ou qui aurait lieu s'il allait y survenir un ulcère. (*Stapf, loc. cit.*)

65. Un petit bouton suppurant à la lèvre inférieure, près de l'angle droit de la bouche, avec une auréole rouge, qui cause une douleur brûlante et tensive par lui-même, mais plus encore quand on y touche (au bout de vingt-cinq heures). (*Langhammer, loc. cit.*)

Dans une dent molaire du haut et du bas, à droite, douleur comme de gerçure, que la moindre boisson froide rend insupportable. (*Stapf, loc. cit.*)

Dans une dent molaire au côté droit, douleur tractive, qui disparaît souvent tout à coup, et fait place à des douleurs du même caractère dans d'autres parties, la face, le cou et le bras droit. (*Id. ibid.*)

Mal de dent énorme; il prend subitement dans deux molaires un peu creuses situées en face l'une de l'autre, plus cependant dans la supérieure, où il cause une douleur indescriptible, mais qui bientôt passe de temps en temps dans le bras, l'os de la pommette, le cou ou l'oreille, et revient ensuite dans la dent, en brisant toutes les forces. Le sujet peut à peine marcher; il est obligé de se coucher, avec agitation intérieure extrême et oppression. Quelques gorgées de café apaisèrent sur-le-champ la douleur dans son plus haut période; mais au bout d'une minute, elle revint avec la même force qu'auparavant, les pupilles étant plus dilatées; mordre quelque chose d'élastique, ou appuyer le front sur la table, la calmait un peu, mais s'asseoir droit l'augmentait beaucoup. (*Id. ibid.*)

Les maux de dents durent quatre à cinq jours, et paraissent surtout de dix heures à midi et le soir; en tirant sur la dent douloureuse par une sorte de succion exercée avec la langue, il se manifeste dedans un coup très-sensible, à la suite duquel les douleurs cessent sur-le-champ pour quelque temps. (*Stapf, loc. cit.*)

70. La dent est très-douloureusement sensible au plus léger contact (comme ulcérée en dedans); elle l'est moins quand on n'y touche pas. (*Id. ibid.*)

Douleur dans le côté gauche de la mâchoire supérieure, comme après qu'on s'est heurté ou qu'on a reçu un coup (au bout d'une, deux heures). (*Hornburg, loc. cit.*)

Le matin, crampe tiraillante dans le muscle, à l'apophyse mastoïde gauche, qui oblige à tenir la tête penchée à droite. (*Franz, loc. cit.*)

Un mal de dent énorme quitte tout à coup les dents et s'empare des muscles du cou; celui-ci semble comme gonflé et raide. (*Stapf, loc. cit.*)

Le soir, douleur comme de crampe dans les muscles de la nuque, en les faisant agir. (*Franz, loc. cit.*)

75. Raideur tractive tensive de la nuque, qui alterne avec le mal de dents. (*Stapf, loc. cit.*)

Raideur de la nuque. (*L.-E. Rückert, loc. cit.*)

La nuit, fouillement dans l'intérieur des vertèbres du cou. (*Gross, loc. cit.*)

Sécheresse des lèvres et du palais, pendant presque toute la journée. (*Franz, loc. cit.*)

Sensation de sécheresse et de grattage dans la gorge, qui oblige à cracher souvent. (*Stapf, loc. cit.*)

80. Le matin, sécheresse de la gorge, sans soif. (*Franz, loc. cit.*)

Afflux d'eau amère à la bouche, avec envie de vomir. (*Ahner, loc. cit.*)

Afflux de salive à la bouche, comme quand on a fumé du tabac trop fort (au bout de quatre heures et un quart). *Hornburg, loc. cit.*)

Salivation (1) (*Kapp, Systematische Darstellung der Verbess. der Arznei.*)

Le matin, après s'être levé, odeur argileuse de l'haleine, qui est sensible pour les assistans, mais non pour le sujet lui-même. (*Stapf, loc. cit.*)

85. Rapports. (*Ahner, loc. cit.*)

De temps en temps la même sensation dans l'estomac que si on allait vomir. (*Haynel, loc. cit.*)

Sentiment de satiété et de plénitude; mais en mangeant, il trouva bon goût aux alimens, et la sensation de plénitude diminua. (*Id. ibid.*)

( ) Prod. par le muriate de manganèse.

Ni faim, ni appétit; la vue des alimens lui inspirait du dégoût, quoiqu'il leur trouvât très-bon goût. (*Wahle*, *loc. cit.*)

Pression au côté droit de l'estomac, comme s'il y avait une pierre dessus (au bout d'une heure). (*Hornburg, loc. cit.*)

90. En se redressant et s'étendant, on ressent chaque fois des élancemens dans le creux de l'estomac, à la hauteur de la dernière côte du bas. (*Franz, loc. cit.*)

Sensation d'âpreté depuis l'épigastre jusqu'au sternum (au bout d'une heure et demie). (*Hornburg, loc. cit.*)

Pendant le repas, et surtout en marchant, pression au-dessous du creux de l'estomac, quoique l'endroit ne soit point douloureux au toucher. (*Franz, loc. cit.*)

Traction dans la région de l'estomac, avec nausées, comme si le creux de l'estomac s'élargissait tout à coup de dedans en dehors. (*Id. ibid.*)

Pression au creux de l'estomac et sur la poitrine, qui s'aggrave par le toucher (1). (*Id. ibid.*)

95. Pression à la région de l'estomac, pendant le repas, qui disparaît par l'apposition des mains. (*Id. ibid.*)

Pendant le repas, mal de ventre tractif pressif, qui disparaît aussitôt après avoir mangé. (*Franz, loc. cit.*)

Douleur pressive et plutôt tensive autour du nombril et au-dessus; ensuite quelque peu de douleur qui semble causée par des vents, dont quelques uns sortent. (*Urban, loc. cit.*)

Mal de ventre tractif pressif dans le bas-ventre, à la région ombilicale, le matin. (*Franz, loc. cit.*)

En inspirant profondément, douleurs sécantes en dedans à la région de l'ombilic, pendant une heure. (*Haynel, loc. cit.*)

100. Tranchées à la région ombilicale avant le dîner. (*Id. ibid.*)

Pression très-forte dans le bas-ventre, après avoir mangé froid. (*Franz, loc. cit.*)

Douleur indéfinissable dans le bas-ventre. (*Stapf, loc. cit.*)

Le soir, tranchées dans le bas-ventre. (*Franz, loc. cit.*)

Frottement dans le bas-ventre, en marchant, comme si les intestins flottaient. (*Id. ibid.*)

105. Tout le bas-ventre est douloureux, le soir, et comme

____

(1) Comp. avec 42, 43.

ulcéré; en même temps pression dans les hypochondres.
(*Loc. cit.*)

Un élancement dans le côté gauche de la région lombaire,
immédiatement suivi d'une douleur constrictive et comme
vulsive. (*Urban, loc. cit.*)

Fréquens borborygmes le long du rectum jusqu'à l'anus
(au bout d'une heure). (*Wenzel, loc. cit.*)

Point de selles du tout le premier jour. (*Franz, loc. cit.*)

Constipation, pendant quarante-huit heures. (*Theutorn,
loc. cit.*)

110. Selles rares, sèches, sortant difficilement. (*Haynel,
loc. cit.*)

Selle jaune, grumeleuse, avec ténesme et resserrement de
l'anus, après que le ventre a été un jour sans se débarrasser.
(*Franz, loc. cit.*)

Quelques minutes avant la selle, et ensuite pendant qu'elle
a lieu, pincement dans le ventre et dans le côté, qui ne cesse
qu'en se tenant le bas-ventre à pleines mains, et disparaît
totalement avec la sortie d'une selle molle et visqueuse; en
même temps, frissonnement. (*Id. ibid.*)

Selle d'un jaune très-pâle, et peu copieuse en raison des
alimens, précédée de quelques pincemens dans le ventre.
(*Stapf, loc. cit.*)

Envie d'uriner. (*Hornburg, loc. cit.*)

45. Pendant qu'on mange une pomme, envie d'uriner
sur-le-champ. (*Franz, loc. cit.*)

*Fréquentes envies d'uriner, avec émission d'une petite
quantité d'urine* (au bout de deux heures). (*Langhammer,
loc. cit.*)

Fréquentes émissions d'urine d'un jaune doré, dès le commencement. (*Stapf, loc. cit.*)

*Fréquentes envies d'uriner, avec émission copieuse d'u-
rine* (au bout de vingt-sept heures). (*Langhammer, loc. cit.*)

Tranchées énormes dans la région de la vessie, sans envie
d'uriner, pendant quelques heures, dans la situation assise;
elles augmentent beaucoup en se levant et en remuant, de
sorte qu'il était obligé de rester tranquille, le soir; cependant il put uriner sans difficulté, avant que la tranchée eût
cessé à la région vésicale. (*Haynel, loc. cit.*)

120. Lorsqu'il émet un vent à petit bruit, étant assis, il

ressent un élancement sourd dans la partie postérieure de
l'urètre. (*Stapf, loc. cit.*)

Prurit voluptueux à la couronne du gland (au bout de
trois, cinq heures). (*Hornburg, loc. cit.*)

Elancemens dans le prépuce. (*Haynel, loc. cit.*)

Douleurs pressives tractives et sentiment de faiblesse dans
les testicules et le cordon spermatique, comme si l'on tirait
celui du scrotum; en même temps, sentiment de faiblesse
dans toutes les parties génitales, pendant deux heures. (*Haynel, loc. cit.*)

125. Le matin, en se levant du lit, âpreté dans la gorge,
avec enrouement. (*L.-E. Rückert, loc. cit.*)

Le matin, voix enrouée, sans aucune sensation dans la
gorge; l'enrouement disparaît en fumant. (*Franz, loc. cit.*)

Au grand air il est pris sur-le-champ de sécheresse dans
la gorge et d'enrouement, avec pression sécante dans le bas-
ventre et nausées sur la poitrine. (*Id. ibid.*)

Enchifrènement, avec inflammation et rougeur du nez et
de la lèvre supérieure, qui causent une douleur cuisante, le
soir. (*Id. ibid.*)

Eternumens fréquens, et flux, par le nez, d'un mucus
doux et clair comme de l'eau. (*Stapf, loc. cit.*)

130. Sensation rongeante et fouillante dans l'omoplate
droite (au bout de trente-six heures). (*Gross, loc. cit.*)

D'abord, douce chaleur, ensuite sensation d'ardeur aux
joues, qui existe d'abord sans chaleur sensible à l'extérieur,
mais qui s'en accompagne bientôt, avec rhume de cerveau et
chaleur nauséeuse sur la poitrine. (*Franz, loc. cit.*)

Chaleur désagréable sur la poitrine; l'haleine est chaude
et brûle dans la trachée-artère. (*Id. ibid.*)

Sensation de faiblesse fébrile sur la poitrine, et chaleur
désagréable dans son intérieur, avec rhume de cerveau et
nez bouché. (*Id. ibid.*)

Le soir, d'abord froid intérieur, sans froid à l'extérieur,
puis douce chaleur sur la poitrine et enchifrènement, avec
haleine chaude, qui se font sentir dans la gorge en inspirant
et en expirant. (*Id. ibid.*)

135. Douleur brûlante, lancinante, au dessous de la seconde côte gauche, qui augmente par l'expiration et le mou-

vement, mais diminue un peu pendant le repos et l'inspiration. (*Ahner, loc. cit.*)

Chaleur interne, surtout dans la poitrine ; les autres parties du corps lui semblaient chaudes aussi, et l'étaient assez
au toucher (au bout de sept heures et demie). (*Hornburg ,
loc. cit.*)

Des deux côtés du sternum, un peu au dessus du creux de
l'estomac, douleur pressive, sécante, qui ressemble à un
fouillement, le soir (au bout de huit heures). (*Gross ,
loc. cit.*)

Une douleur sourde, comme après un coup, dans le sternum, le matin. (*Wahle, loc. cit.*)

Le soir, dans le lit, battement dans le côté droit de la poitrine, comme si le cœur y était. (*Franz, loc. cit.*)

140. Battemens de cœur. (*Id. ibid.*)

Etant assis, secousse subite dans le côté gauche de la poitrine, de haut en bas, jusqu'à la dernière vraie côte.
(*Id. ibid.*)

Elancemens passagers sur la partie supérieure du sternum.
(*Urban, loc. cit.*)

Le matin, plusieurs petits coups d'aiguille, tantôt sur le
côté gauche de la poitrine, et tantôt sur le droit. (*Wahle,
loc. cit.*

Violens élancemens qui se succèdent immédiatement dans
le côté droit de la poitrine, le long du sternum, depuis la
seconde jusqu'à la quatrième ou cinquième côte, qui semblent venir du dehors, et ne cessent, ni par le mouvement,
ni par le repos, pendant une demi-heure. (*Wenzel, loc. cit.*)

145. Envie de tousser ; il veut détacher ce qui tient au larynx ; mais il arrache un peu de mucus avec peine, plus par
un certain mouvement de la poitrine, une prompte et vive
expiration, que par la toux proprement dite. (*Stapf,
loc. cit.*)

Lire à haute voix et parler excitent une toux sèche; il survient une sécheresse douloureuse et une âpreté dans le larynx, qui, jointe avec une constriction de ce dernier organe,
provoque une toux extrêmement sensible, qui ne détache un
peu de mucus qu'après de longs efforts. (*Stapf, loc. cit.*)

Toux le matin, avec expectoration (au bout de vingt-et-
une heures). (*Hornburg , loc. cit.*)

Il rejette le matin, presque sans toux, une grande quantité de mucus jaunâtre, ou d'un vert mat, en grumeaux. (*Stapf, loc. cit.*)

En toussant, douleur sourde sur la poitrine. (*Id. ibid.*)

150. Toux creuse, sans expectoration, pendant toute la journée, qui cessa en se couchant, revint le lendemain, avec crachats muqueux épais et douleur d'ébranlement dans le creux de l'estomac et la poitrine, mais disparut promptement à midi. (*L.-E. Rückert, loc. cit.*)

Une toux sèche, à chaque accès de laquelle une secousse dans la partie latérale de la tête. (*Stapf, loc. cit.*)

Sur la région externe du bassin, en se rapprochant de la première vertèbre, petit point qui cause une douleur brûlante (au bout de quatre heures). (*Hornburg, loc. cit.*)

Douleur lancinante pruriteuse dans le milieu du dos, en se rapprochant du côté gauche, qui disparut par le frottement de la main. (*Ahner, loc. cit.*)

Douleur tiraillante dans toute l'épine du dos en descendant, pendant six heures, soit qu'on se remue, soit qu'on reste en repos. (*Id. ibid.*)

155. Tiraillement dans les muscles de l'omoplate gauche, étant assis (au bout de trois quarts d'heure). (*Langhammer, loc. cit.*)

Douleur tractive tensive, qui remonte des deux omoplates à la nuque, comme s'il y avait là un ruban bien serré. (*Stapf, loc. cit.*)

Douleur lancinante perforante de dedans en dehors, au côté interne du bras droit, pendant un quart d'heure. (*Ahner, loc. cit.*)

Elancemens isolés au haut du bras droit, qui remontent vers l'aisselle. (*Ahner, loc. cit.*)

Douleur tractive tiraillante au côté interne du bras gauche. (*Id. ibid.*)

160. Douleur vulsive soudaine dans le côté externe du bras droit. (*Id. ibid.*)

Douleur rongeante à l'extremité inférieure de l'humérus, la nuit (au bout de douze heures). (*Gross, loc. cit.*)

Douleur fouillante par accès dans l'humérus, la nuit, lorsqu'on est couché sur le dos. (*Id. ibid.*)

Sentiment subit de faiblesse dans le bras, qui oblige à le

laisser tomber; en même temps, traction dans le muscle biceps. (*Franz, loc. cit.*)

Un mal de dents énorme l'abandonne subitement et passe
dans le bras, qui est douloureux ensuite comme dans la paralysie. (*Stapf, loc. cit.*)

165. Douleur tensive çà et là dans les articulations des
mains et des bras, que le mouvement et le repos n'augmentent ni ne diminuent. (*Id. idib.*)

*Forte pression dans les muscles, tantôt d'un avant-bras,
tantôt de l'autre, immédiatement auprès de l'articulation
du poignet, dans toutes les situations* (au bout d'une heure).
(*Langhammer, loc. cit.*)

Douleur tiraillante à l'extrémité inférieure du radius gauche, qui semble être dans l'os, et que rien ne fait changer,
pendant trois minutes. (*Ahner, loc. cit.*)

Douleur tractive lancinante sur le dos de l'avant-bras
droit. (*Id. ibid.*)

Elancemens tiraillans sur le poignet droit, en remontant
vers le bras. (*Haynel, loc. cit.*)

170. Elancemens dans les os du poignet droit, comme si
la capsule articulaire s'agrandissait, et qu'on en retirât les
os. (*Wahle, loc. cit.*)

Douleur tiraillante, lancinante, pinçante, dans le creux
de la main gauche, au thénar, que rien ne peut changer,
pendant quatre minutes (*Ahner, loc. cit.*)

Douleur tractive tensive dans les os de la main droite et
dans l'articulation du poignet, qui semblait presque serrée par
un lien, et après la disparition de laquelle un sentiment de
chaleur se répandit sur la main. (*Stapf, loc. cit.*)

*Tiraillement en forme de crampe dans les muscles de
la main droite, ceux surtout du pouce et du doigt indicateur,
pendant le repos et le mouvement* (au bout de deux heures
et un quart). (*Langhammer, loc. cit.*)

Prurit chatouilleux (plutôt chatouillement que prurit)
dans le creux de la main gauche, qui ne se calme que pour
un instant quand on se gratte, et revient ensuite plus fort
qu'auparavant : il ne s'apaise d'une manière durable qu'en
léchant la partie avec la langue, le soir. (*Franz, loc. cit.*)

175. En ouvrant brusquement les doigts, tension dans la peau de l'annulaire. (*Id. ibid.*)

Tiraillement déchirant dant tout le doigt médius gauche. (*Haynel, loc. cit.*)

Douleur dans la première articulation du doigt indicateur droit, comme s'il avait reçu un coup dessus ; douleur paralytique, qui se fait sentir davantage dans le repos (au bout d'une heure). (*Gross, loc. cit.*)

Douleur sécante dans la dernière phalange du doigt indicateur droit, avec sensation de chaleur dedans. (*Franz*, *loc. cit.*)

Prurit ardent au bord externe du pouce droit, qui excite à se gratter, après quoi survient une tache rouge qui dure long-temps (au bout de onze heures). (*Langhammer*, *loc. cit.*)

180. Prurit brûlant au bord externe du pouce droit, qui obligea à se gratter, après quoi survint une ampoule contenant du liquide, et causant une douleur cuisante quand on y touchait (au bout de trente heures). (*Id. ibid.*)

Dans le pouce gauche, en face de l'ongle, sensation de froid qui survient rapidement. (*Stapf, loc. cit.*)

Un point brûlant dans les muscles de la fesse gauche, comme s'il allait s'y développer un bouton, et surtout lorsqu'on est assis (au bout de quatre heures). (*Hornburg*, *loc. cit.*)

A gauche, dans la fesse, près de l'anus, traction en forme de crampe, qui augmente en étendant la cuisse gauche, en se tenant sur la jambe gauche seule, et se couchant, mais cesse presque tout-à-fait en ployant le pied et s'asseyant ; elle gêne surtout en se levant d'un siége, de manière que le sujet ne peut marcher qu'en appuyant la main dessus. (*Franz*, *loc. cit.*)

Lassitude dans les deux cuisses et jambes, avec envie de dormir. (*Ahner, loc. cit.*)

185. Vulsion de tous les muscles des membres inférieurs, au moindre mouvement. (*Franz, loc. cit.*)

Le matin, faiblesse paralytique dans la hanche droite, et élancement dedans en marchant ; le sujet est obligé de boiter. (*Haynel, loc. cit.*)

Douleur lancinante pinçante sur un petit point au côté

externe de la cuisse, qui se dissipa en s'asseyant, mais augmenta tellement en marchant, qu'il fallut s'arrêter. (*Teuthorn*, *loc. cit.*)

Après avoir marché, vulsion des muscles du côté interne des cuisses, qui occasiona de l'anxiété et une sensation semblable à celle qu'on éprouve dans les défaillances, comme si on allait se laisser tomber à terre. (*Franz*, *loc. cit.*)

Le bord des muscles fessiers est douloureux comme à la suite d'une contusion, surtout lorsqu'on est assis, au haut de la cuisse. (*Id. ibid.*)

190. Sensation singulière au côté interne de la jambe gauche, depuis le genou jusqu'à l'articulation du pied (au bout de sept heures). (*Hornburg*, *loc. cit.*)

En marchant au grand air, sensation particulière de tension de la jambe droite, comme si elle était raide (au bout de treize heures). (*Langhammer*, *loc. cit.*)

Traction et douleur d'écorchure dans le tibia gauche, en se tenant debout, comme s'il était cassé en deux ; cette douleur cesse en s'asseyant. (*Franz*, *loc. cit.*)

Douleur tractive tiraillante sur le tibia droit en s'asseyant, qui cessa en se levant, mais ne revint pas pendant le repos. (*Anher*, *loc. cit.*)

Sensation de cuisson au tibia droit, comme s'il était cassé. (*Franz*, *loc. cit.*)

195. Le soir, en marchant, tremblement des genoux, qui ne sont pas fermes. (*Id. ibid.*)

Engourdissement et froid de la jambe droite, surtout du mollet, et sensation comme de gerçure en dedans, en s'asseyant, qui cesse en se levant du siége ; le soir. (*Id. ibid.*)

Elancement tiraillant dans le mollet gauche, en s'asseyant. (*Haynel, loc. cit.*)

Forte pression dans les muscles de la jambe gauche, près de l'articulation du pied (au bout de trois quarts d'heure). (*Langhammer, loc. cit.*)

Traction sur le coude-pied gauche, près de l'articulation, qui se dissipe par le mouvement. (*Franz, loc. cit.*)

200. Chatouillement de longue durée dans le creux de la plante du pied droit. (*Haynel, loc. cit.*)

Elancement semblable au pincement dans plusieurs parties du corps, surtout dans l'intérieur des cuisses. (*Id. ibid.*)

Lassitude dans toutes les articulations, qui lui paraissaient comme distendues; en même temps, tremblement dans les membres, et sentiment de tremblement dans les articulations des genoux et des bras, avec anxiété, comme si c'en était fait de lui. (*Franz, loc. cit.*)

Toutes les parties du corps sont douloureuses au moindre contact, comme si elles étaient malades en dedans, phénomène qui n'a lieu toutefois que pendant une chaleur fébrile dans la poitrine et aux joues. (*Id. ibid.*)

Malaise par tout le corps, surtout dans l'estomac, avec mauvaise humeur. (*Ahner, loc. cit.*)

205. Gloussement de diverses parties musculaires du corps. (*Haynel, loc. cit.*)

C'est surtout dans la nuit que se manifestent la plupart des incommodités. (*Franz, loc. cit.*)

La plupart des accidens s'aggravent quand on se penche. (*Franz, loc. cit.*)

Douleurs fouillantes nocturnes dans plusieurs os. (*Gross, loc. cit.*)

Douleurs tractives tensives, qui semblent comme produites par un cordon serré, dans plusieurs parties du corps. (*Stapf, loc. cit.*)

210. La plupart des élancemens du manganèse sont sourds. (*Wahle, loc. cit.*)

Le soir, après huit heures, il est pris d'une telle faiblesse, qu'il a de la peine à rester éveillé; deux soirs de suite. (*Haynel, loc. cit.*)

Il rêve dès qu'il s'endort. (*Teuthorn, loc. cit.*)

Rêves vifs, dont les sujets varient rapidement; il se réveille souvent, avec pleine conscience de ce qu'il a rêvé, dont il n'a cependant plus qu'une idée confuse le matin. (*Franz, loc. cit.*)

Vers minuit, il se réveilla à demi, et, sans avoir de penées particulières, il ne put se rendormir complétement que e matin, à cause de l'anxiété et de l'agitation pénible qu'il prouvait; en même temps il ne cessait de se retourner dans e lit. (*Haynel, loc. cit.*)

215. Toute la nuit, rêves très-vifs, confus et même quelquefois tourmentans. (*Franz, loc. cit.*)

Il dort bien, quoiqu'ayant des rêves effrayans de soldats qui tirent sur lui, ce qui le faisait craindre pour sa vie. (*Teu-thorn, loc. cit.*)

Rêve vif, inquiétant, terrible. (*Langhammer, loc. cit.*)

Toute la nuit, rêves non interrompus, très-vifs, mais confus, souvent d'un lieu et d'un objet à un autre. (*L. L. Rückert, loc. cit.*)

Rêves alternativement inquiétans et agréables. (*Langhammer, loc. cit.*)

220. Il rêva très-vivement que deux personnes devaient venir le lendemain, et elles vinrent aussi en effet. (*Hornburg, loc. cit.*)

Songe vif d'une réconciliation. (*Langhammer, loc. cit.*)

Pouls irrégulier et à peine sensible, à cinquante, quarante-deux, soixante-deux pulsations par minute. (*Ahner, loc. cit.*)

Pouls irrégulier, à soixante-dix, soixante, cinquante-cinq, quarante-neuf pulsations par minute. (*Id. ibid.*)

Le matin, frissonnement, avec froid aux mains et aux pieds. (*Franz, loc. cit.*)

225. Frisson par tout le corps. (*Wahle, loc. cit.*)

Frisson dans le dos, et en même temps élancemens dans la tête. (*Franz, loc. cit.*)

Anxiété, avec respiration courte, et forte sueur par tout le corps. (*Ahner, loc. cit.*)

Etant assis, il est pris tout à coup d'une forte chaleur par tout le dos, bientôt suivie de transpiration, avec les papilles très-serrées. (*Stapf, loc. cit.*)

Chaleur agréable par tout le corps (1). (*Kapp, loc. cit.*)

130. *Chaleur et rougeur passagères et subites au visage, surtout en se tenant debout, sans soif* (au bout de trois quarts d'heure). (*Langhammer, loc. cit.*)

En s'éveillant, sueur au cou seulement. (*Id. ibid.*)

En s'éveillant, la nuit, sueur par tout le corps (au bout de soixante-six heures). (*Id. ibid.*)

La nuit, en s'éveillant, sueur par tout le corps, qui obligeait à se gratter (au bout de vingt-quatre heures). (*Id. ibid.*)

En s'éveillant, sueur aux cuisses, mais surtout aux jambes. (*Id. ibid.*)

____

(1) Prod. par le muriate de manganèse.

235. Caractère pleureur. (*Franz, loc. cit.*)

Morose, concentré dans ses réflexions, renfermé en soi-même, mal à l'aise par tout le corps, pendant quatre jours de suite, de une heure après midi à six heures. (*Ahner, loc. cit.*)

Mauvaise humeur, mécontentement de soi-même, inquiétude pour l'avenir; il parle peu, se croit très-faible d'esprit, et se récuse dans toutes les conversations. (*Franz, loc. cit.*)

Agitation d'esprit continuelle, comme s'il attendait une nouvelle attristante. (*Langhammer, loc. cit.*)

Morosité telle que la musique la plus gaie ne put le distraire, mais que des airs tristes le soulageaient en quelque sorte. (*Ahner, loc. cit.*)

240. Le matin, front ridé, maussade et sujet à s'emporter pour des riens; il lui suffisait d'entendre parler d'autres personnes pour se fâcher. (*Haynel, loc. cit.*)

Caractère aigri; il n'était point en état d'oublier une offense; il gardait long-temps rancune. (*Langhammer, loc. cit.*)

Repos d'esprit (1); il lui était facile de se mettre au dessus de tous les désagrémens. (*Id. ibid.*)

ACIDE MURIATIQUE.

(*Acidum muriaticum.*)

On doit avoir soin de le débarrasser de l'acide sulfurique qui s'y trouve ordinairement mêlé. A cet effet, on le distille sur du sel marin, ou, ce qui vaut mieux, on le précipite avec du muriate de baryte, après quoi on le soumet à la distillation.

Pour l'employer en médecine, on commence par en mêler une goutte avec cent gouttes d'alcool aqueux (préparé en ôtant un nombre égal de gouttes d'eau distillée et de fort alcool et secouant le tout dix fois), on imprime deux secousses au mélange, puis on en prend une goutte, qu'on mêle avec cent gouttes d'alcool non étendu, en donnant deux secousses ($\frac{1}{10000}$). Enfin on mêle encore une goutte de cette

(1) Effet curatif.

nouvelle liqueur avec cent gouttes d'alcool, et l'on imprim
également deux secousses au tout ($I/^I$). De cette dilution a
millionième, on imbibe un globule gros comme une grain
de pavot, qui constitue la dose homœopathique, étant la plu
petite partie d'une goutte; car une goutte suffit pour imbibe
deux cents globules pareils. Cependant, quoique donnée
si petit volume, la dilution au millionième sera encor
trop forte dans beaucoup des cas où l'acide muriatique es
indiqué homœopathiquement, parce que cet agent médicinal jouit d'une haute puissance.

Quoique le tableau suivant des symptômes que j'ai vu l'a-
cide muriatique produire puisse déjà servir assez bien à l'emploi homœopathique de ce remède dans les états morbides
auxquels il convient, cependant il serait fort à désirer qu'on
étudiât ses effets purs d'une manière plus complète encore.

Symptômes de l'acide muriatique.

Mal de tête dans le front et l'occiput, qui augmente surtout au front, quand on se met sur son séant dans le lit.

Mal de tête tiraillant dans le front.

(Mal de tête au sommet de la tête et dans les tempes,
bientôt aussi dans l'occiput et dans le front, comme si le cerveau était déchiré et brisé, de même que dans les espèces de
typhus qu'on nomme fièvres putrides) (au bout de quatre
heures).

Cuisson rongeanté dans l'angle externe de l'œil gauche,
le soir.

5. (Papillotage devant les yeux et hémiopie; il ne voit
qu'une moitié des objets, dans le sens du haut en bas.)

Finesse plus grande de l'ouïe (1).

Douleur lancinante dans les narines, comme si elles allaient s'ulcérer (au bout de deux heures).

Un bouton suppurant dans la partie rouge de la lèvre inférieure.

Les boissons froides causent un tiraillement douloureux
dans une dent malade (au bout de vingt-quatre heures).

10. Vive démangeaison dans l'arrière-gorge.

Mauvais goût, comme de graisse rance, dans la gorge.

______

(1) Réaction curative de l'organisation.

(Défaut absolu d'appétit pour tous les alimens, sans nausées, ni altération du goût.)

Rapports continuels.

Vomissement de ce qui a été pris.

15. (Colique : pincement en se remuant et en rendant des
vents.)

Prurit fourmillant et lancinant à l'anus, accompagné d'une
douleur d'écorchure (au bout d'une heure).

Boutons hémorrhoïdaux à l'anus, avec douleur ardente
d'écorchure.

Boutons hémorrhoïdaux bleus à l'anus, qui sont douloureux quand on appuye dessus.

Diarrhée (au bout de dix heures).

20. Fréquentes envies d'uriner, et émission d'une grande
quantité d'urine.

(L'urine coule souvent et involontairement.)

Il a envie d'uriner, et cependant ne le peut pas; il est
obligé d'attendre quelque temps, avant que le flot vienne.

L'urine est, dès le moment même de sa sortie, blanche
et trouble comme du lait.

Douleur sécante à la partie postérieure de l'urètre, en urinant (pendant la selle).

25. Douleur au bord du prépuce, comme s'il était gercé
et écorché.

Sensation comme de coryza, avec sécheresse pénible dans
le nez.

Pression resserrante sur la poitrine, par accès.

Douleur tensive sur le sternum, qui empêche de respirer,
comme si elle venait de l'estomac; l'endroit est douloureux
aussi quand on y touche (au bout de vingt heures).

(Forte toux de coqueluche, après laquelle on entend des
borborygmes dans le bas de la poitrine.)

30. Douleur dans les muscles de la cuisse.

Tiraillement dans le creux du jarret et le mollet, surtout
pendant la nuit, et plus quand on est assis qu'en marchant.

En s'endormant, prurit ardent aux genoux, aux chevilles
et aux orteils.

Grands élancemens lents dans le tendon d'Achille, tant de
dehors en dedans, qu'en travers, qui troublent aussi le

sommeil pendant la nuit, reviennent par accès, et empêchen de marcher.

En marchant, traction et tension dans le tendon d'Achille, ce qui paralyse en quelque sorte la jambe, de sorte qu'il ne peut plus s'en servir pour marcher.

35. Douleur du périoste de tous les os, comme dans les fièvres intermittentes.

Douleur de brisure dans toutes les articulations.

Accès : le soir (à huit heures), le ventre aussi plein que s'il allait crever ; anxiété telle, que la sueur coule du front, et lassitude si grande, que le sujet semble paralysé ; les bras lui tombent du corps.

Il ne veut ou ne peut pas se mouvoir ; la mauvaise humeur le prend lorsqu'il est forcé de se mouvoir, et il veut toujours rester assis.

Plus d'ardeur autour d'un ulcère à la jambe que dedans; après avoir marché on y éprouve comme des pulsations.

40. (Léger prurit lancinant, chatouilleux, au corps, que le frottement dissipe pour peu de temps seulement.

Insomnie avant minuit.

Insomnie après minuit.

Il a de la peine à s'endormir, s'endort enfin d'un sommeil léger, et cependant il a de la peine à s'éveiller complétement (au bout de trois heures).

Avant minuit, il ronfle avec force, et s'agite beaucoup, mais ensuite on n'a point de peine à l'éveiller.

45. Avant minuit, il se retourne beaucoup et parle souvent en dormant, à haute voix, mais d'un ton plus clair, et en gémissant souvent.

Il glisse au pied de son lit, soupire et gémit en dormant.

(Songes agréables ayant trait au pays natal.)

Il ne peut pas s'échauffer de la journée (même à la promenade), et il est froid au toucher.

Froid.

50. Froid, avec chair de poule, sans frissonnement et sans soif.

Il frissonne lorsque la chambre n'est pas très-chaude.

Frisson avec soif, sans chaleur ensuite.

Chaque troisième pulsation est intermittente.

Chaleur et sensation de chaleur au corps, surtout dans les

paumes des mains et aux plantes des pieds, sans soif, ni sécheresse de la bouche, avec quelque tendance à se découvrir.

55. Le soir, l'esprit étant dispos, anxiété et agitation
dans les membres supérieurs (comme dans les veines), qui a
l'air de provenir d'une pesanteur dans les bras; il est obligé de
remuer sans cesse les bras; en même temps, agitation dans
tout le cŏrps, les pieds seuls exceptés; il avait chaud, et il
fut obligé de se couvrir, quoique n'ayant pas de soif.

Sueur la nuit.

Tendance à se réveiller en sursaut.

Morosité.

Découragement, pusillanimité et promptitude à se fâcher
de tout.

60. Il est triste, concentré et mécontent de son sort.

En travaillant, il est poursuivi par des idées relatives à des
événemens peu éloignés, et qui se représentent vivement à
son esprit.

Observations recueillies par d'autres.

*Tournoiement au grand air, et démarche incertaine en se
promenant* (au bout d'une heure et demie). (*Salomon Gutmann, dans un mémoire.*)

Tournoiement dans la tête, plus dans la chambre qu'à
l'air libre, avec trouble devant les yeux. (*Ernest Stapf, dans
un mémoire*).

Mal de tête pressif de dedans en dehors, dans le front et
les tempes (au bout de quelques minutes). (*G.-E. Wislicenus, dans un mémoire.*

Douleur pressive, stupéfiante, au front, dans toutes les
positions du corps, qui se dissipa par l'effet du contact de
la main (au bout d'une heure et demie). (*C.-F. Langhammer, dans un mémoire.*)

5. Hébétude dans la tête, au front. (*Stapf, loc. cit.*)

Longs élancemens souvent répétés depuis les deux bosses
frontales jusqu'au milieu du front (au bout de sept heures).
(*Franc. Hartmann, dans un mémoire.*)

Mal de tête, sorte de perforation au vertex, dans une
couple d'endroits, depuis les os jusque dans le cerveau (au
bout de dix heures). (*Wislicenus, loc. cit.*)

Douleur tiraillante, comprimante, et s'étendant au loin par

saccades dans le front, en se dirigeant vers l'orbite, du côté droit (au bout de cinq heures et un quart). (*Hartmann, loc. cit.*)

Douleur pressive dans la tempe gauche (au bout de quatre heures et un quart). (*Gutmann, loc. cit.*)

10. Mal de tête pressif de dedans en dehors, depuis le milieu du cerveau jusqu'au côté gauche du front (au bout de six heures). (*Id. ibid.*)

Mal de tête pressif dans la partie antérieure du cerveau, plus violent pendant le mouvement des yeux (au bout de trois jours). (*Id. ibid.*)

Mal de tête tensif, pressif, qui s'étend depuis l'os occipital jusque dans l'intérieur du cerveau, à travers lequel il arrive au front, où il se termine (au bout de deux heures et un quart). (*Id. ibid.*)

Douleur tiraillante saccadée depuis la moitié gauche de l'occiput jusque dans le front; bientôt après une douleur semblable dans la moitié droite (au bout de sept heures). (*Hartmann, loc. cit.*)

Pesanteur dans l'occiput, comme si on lui tirait la tête en arrière, ou comme si les muscles antérieurs du cou avaient perdu leur ressort (au bout d'une heure trois quarts). (*Gutmann, loc. cit.*)

15. *Sentiment de pesanteur dans l'occiput, avec élancemens tractifs dans cette partie, plus à droite qu'à gauche, immédiatement près de la nuque, avec enflure d'une glande cervicale qui cause de la douleur quand on appuye dessus; en même temps pesanteur ou vertige dans la tête, avec hébétude des yeux comme dans l'ivresse* (étant assis) (au bout de trois quarts d'heure). (*Hartmann, loc. cit.*)

Sensation dans la peau de la tête et du front, comme après une peur, et comme si les cheveux se hérissaient (au bout de cinq, sept heures). (*Gutmann, loc. cit.*)

Douleur ardente sur le cuir chevelu, au dessus de la tempe gauche (au bout de sept heures et demie). (*Id. ibid.*)

Sensation de tension dans la tempe droite (au bout de sept heures et demie). (*Id. ibid.*)

Douleur pressive stupéfiante au front, dans toutes les positions (au bout d'une heure). (*Langhammer, loc. cit.*)

20. En bâillant, tiraillement en manière d'élancement à la

tempe gauche, qui disparaissait par la marche et le toucher (en se tenant debout) (au bout d'une heure). (*Id. ibid.*)

Elancement dans le front, jusque dans la tempe, qui augmente par la pression et quand on se penche en avant. (*Stapf, loc. cit.*)

Au milieu du front, deux petits boutons, qui suppurent sans prurit ni douleurs (au bout de onze heures). (*Langhammer, loc. cit.*)

Eruption de boutons au front, qui, dans l'espace d'un jour et une nuit, se confondent en une seule croûte (1). (*Schmidtmüller, dans Horn's Archiv., IX, 11.*)

Petits boutons suppurans à la tempe gauche, qui ne causent aucune sensation ni par eux mêmes, ni quand on y touche (au bout de neuf heures). (*Langhammer, loc. cit.*)

25. Douleur brûlante pressive au dessus de l'œil gauche, à l'extérieur (au bout de deux heures et demie). (*Hartmann, loc. cit.*)

Rétrécissement des pupilles (au bout de trois quarts d'heure, d'une heure trois quarts, de deux heures et de deux heures trois quarts). (*Langhammer, loc. cit.*)

Dilatation des pupilles (au bout de onze heures). (*Id. ibid.*)

Grande dilatation des pupilles (au bout de quinze heures). (*Id. ibid.*)

Pupilles tantôt plus ou moins dilatées, tantôt rétrécies, à des intervalles de quatre ou cinq heures. (*Id. ibid.*)

30. A partir de la bosse occipitale gauche, un trait non douloureux, qui s'étend jusque dans l'œil gauche, et qui occasione un cillement dans la paupière supérieure (au bout de quatre heures). (*Hartmann, loc. cit.*)

Gonflement de deux paupières, avec rougeur, mais sans douleur (au bout de sept heures). (*Gutmann, loc. cit.*)

Douleur sécante dans le globe oculaire droit, pendant le repos (au bout de cinq heures et un quart). (*Id. ibid.*)

Elancement pruriteux dans l'angle externe de l'œil droit, pendant le repos. (*Id. ibid.*)

Vulsion à travers la paupière supérieure, qui se dirige vers l'os de la pommette, et qui semble comme produite par un fil passé à travers la paupière (sur-le-champ). (*Wislicenus, loc. cit.*)

____

(1) Prod. par des doses de gros d'acide muriatique oxygéné (chlore).

35. Douleur de crampe près de l'articulation gauche de la mâchoire, qui, en appuyant sur la partie, s'étend dans l'oreille interne comme douleur lancinante (au bout de cinq heures). (*Hartmann, loc. cit.*)

Douleur tiraillante dans le côté gauche de la mâchoire supérieure, qui a l'air d'être dans l'os, immédiatement au dessous de l'orbite (au bout de deux heures et demie). (*Id. ibid.*)

Eruption boutonneuse au pavillon de l'oreille, qui, dans l'espace du jour et de la nuit, se convertit en une seule croûte. (*Schmidtmüller, loc. cit.*)

Léger élancement pruriteux dans l'oreille gauche, qui se dissipa en introduisant le doigt dans celle-ci (au bout de trente-et-une heures). (*Gutmann, loc. cit.*)

Pincement vulsif profondément dans l'oreille gauche (au bout de quatre heures), qui, après une fréquente répétition, devient analogue à une crampe, presque comme une otalgie. Hartmann., loc. cit.)

40. Pression tractive au tragus de l'oreille, qui, lorsqu'on appuie dessus, cause de la douleur jusque dans l'intérieur de l'oreille (au bout de six heures et demie). (*Id. ibid.*)

Pincement continu au fond de l'oreille droite, quelquefois interrompu par de forts élancemens qui s'étendent jusque derrière le pavillon, où l'endroit est douloureux ensuite, quand on appuie dessus (au bout de trois heures). (*Id. ibid.*)

Douleur tiraillante dans l'oreille gauche, semblable à une otalgie (au bout de huit heures et un quart). (*Id. ibid.*)

Pression sécante sourde derrière l'apophyse mastoïde : quand on touche à l'endroit, il cause la même douleur que si la partie était malade en dedans (au bout de huit heures). (*Wislicenus, loc. cit.*)

Douleur tractive tiraillante derrière les deux oreilles, qui s'étend lentement vers la partie inférieure de la nuque, et y cause une raideur douloureuse quand on remue le cou, pendant vingt minutes (au bout de huit heures et un quart). (*Hartmann, loc. cit.*)

45. En allant au grand air, joues d'un rouge ardent, sans soif (au bout de quatorze heures). (*Langhammer, loc. cit.*)

Eruption boutonneuse autour des lèvres, qui, dans l'espace d'un jour et d'une nuit, se convertit en une croûte. (*Schmidtmüller, loc. cit.*)

Une petite ampoule à la lèvre supérieure, immédiatement au coin gauche de la bouche, qui cause la même douleur qu'un ulcère quand on touche à la lèvre, et qui produit de la tension lorsqu'on la remue; pendant deux jours entiers (au bout d'une demi-heure). (*Gutmann, loc. cit.*)

Tension brûlante dans la lèvre supérieure, au côté droit (au bout de sept heures). (*Id. ibid.*)

Douleur pressive et comme diductive dans la canine gauche inférieure, qui se dissipe en pressant la dent entre les doigts (au bout d'un quart d'heure). (*Hartmann, loc. cit.*)

5o. Sensation de bourdonnement dans le côté gauche de la mâchoire inférieure, qui dégénère en un fourmillement désagréable dans les dents inférieures gauches (au bout d'une heure). (*Id. ibid.*)

La langue lui paraît trop lourde et comme trop longue; quand il voulait parler, il lui semblait avoir du plomb dans la langue, et il lui fallait faire effort pour la soulever; en même temps grande sécheresse dans la bouche et la gorge; le tout pendant cinq minutes (au bout d'une heure). (*Id. ibid.*)

La langue s'excorie et devient bleuâtre. (*Letocha*, dans *Hufeland's Journal* XVIII, III, p. 45, 46.)

Une pustule sur la langue, au milieu, qui cause une douleur cuisante. (*Id. ibid.*)

La langue se couvre d'un ulcère profond, à fond noir et à bords renversés. (*Id. ibid.*)

55. La langue s'atrophie. (*Id. ibid.*)

Faim canine, grande envie de boire (1). (*Ramazzini, De morbis artif., cap.* 31.)

Goût à la fois âpre et putride dans la bouche, presque semblable à celui des œufs pourris, avec salivation (au bout de quatre heures et demie). (*Langhammer, loc. cit.*)

Affadissement au creux de l'estomac et envies de vomir (au bout d'une heure). (*Stapf, loc. cit.*)

Douleur sourde dans l'estomac et dans les intestins, jointe à une sensation de constriction, pendant plusieurs jours (2). (*Crawford*, dans *Samml. für prakt. Aerzte*, xv, 3.)

6o. *Sentiment de vacuité dans la région de l'estomac,*

____

(1) Chez les ouvriers des salines; dû aux vapeurs d'acide muriatique qui s'élèvent quand on fait bouillir l'eau.

(2) À la suite de 20 gouttes de chlore étendu d'eau.

*surtout dans l'œsophage , qui ne se passe point en mangeant,
avec des borborygmes dans les intestins* (au bout d'une
heure). (*Wislicenus, loc. cit.*)

Sentiment de vacuité dans le bas-ventre, avec gargouillement (au bout d'une heure). (*Hartmann, loc. cit.*)

Après une selle convenable et de nature ordinaire, sentiment douloureux de vacuité dans le bas-ventre, le matin (le
cinquième jour). (*A. F. Haynel, dans un mémoire.*)

Après avoir mangé très-modérément , sentiment de plénitude dans le bas-ventre, comme si on avait trop mangé, avec
gonflement du ventre. (*Stapf, loc. cit.*)

Borborygmes bruyans dans le ventre, comme s'il était vide
(étant assis) (au bout de trois heures et demie). (*Langhammer, loc. cit.*)

65. Gargouillemens et borborygmes dans le bas-ventre.
(*Stapf, loc. cit.*)

Douleur semblable à des piqûres d'aiguille autour de l'ombilic, et continue (au bout de vingt-quatre heures). (*Gutmann, loc. c t.*)

Elancement dans le côté gauche, sous les côtes. (*Stapf,
loc. cit.*)

Violente tranchée dans le bas-ventre , en s'asseyant, marchant et se tenant debout (au bout de quatre jours). (*Haynel, loc. cit.*)

Douleur sécante au dessous de l'ombilic, dans le milieu du
bas-ventre (au bout d'une heure). (*Hartmann, loc. cit.*)

70. *Violent pincement depuis la région ombilicale jusqu'à
chacun des deux côtés, avec borborygmes* (au bout d'une
demi-heure). (*Id. ibid.*)

Violente douleur pinçante à la région ombilicale, avec un
sentiment de vacuité, qui s'étend jusqu'au creux de l'estomac et y cause de l'oppression (au bout d'une heure et demie). (*Id. ibid.*)

*Pression resserrante au dessous des fausses côtes gauches,
qui ne change ni par l'inspiration, ni par l'expiration* (au
bout d'une heure trois quarts). (*Id. ibid.*)

Le ventre gonflé cause une douleur pressive, et chaque
pas retentit dedans. (*Stapf, loc. cit.*)

Tension resserrante sous les fausses côtes , déterminant
plusieurs fois de suite à faire des inspirations profondes , et se

dissipant après la sortie de quelques vents (au bout de deux heures trois quarts). (*Hartmann, loc. cit.*)

75. Sensation désagréable et occasionant de l'anxiété dans tout le bas-ventre, que la sortie de quelques vents diminue, et qu'une selle dissipe. entièrement (au bout de trois heures). (*Id. ibid.*)

Violente douleur pinçante par saccades, à l'extérieur, sur un petit point du côté gauche du bas-ventre, qui devient plus vive à chaque expiration (au bout de onze heures). (*Id. ibid.*)

Violent pincement sécant qui remonte du rectum au haut du ventre (au bout d'une heure), puis envie d'aller à la selle ; la selle est un peu plus molle qu'à l'ordinaire. (*Gutmann, loc. cit.*)

En se tenant debout ou marchant, pincement sécant dans le bas-ventre, qui cessa en s'asseyant (au bout d'une heure). (*Langhammer, loc. cit.*)

Elancement brûlant dans l'aine gauche (au bout de onze heures). (*Gutmann, loc. cit.*)

80. Douleur semblable à des coups d'épingle dans la région de l'anneau inguinal (au bout de trois jours). (*Id. ibid.*)

Douleurs en forme de coups d'épingle dans la peau du bas du ventre (au bout d'une heure et demie). (*Id. ibid.*)

Léger pincement à la région ombilicale et au dessous, plus particulièrement dans les muscles abdominaux (au bout d'une demi-heure). (*Wislicenus, loc. cit.*)

Elancemens brûlans dans l'anus. (*Haynel, loc. cit.*)

Prurit ardent, voluptueux, au périnée, près de l'anus, qui obligea à se gratter, pendant un quart d'heure, dans toutes les positions du corps, et qui ne cessa pas de suite en se grattant (au bout de quinze heures). (*Langhammer, loc. cit.*)

85. (Selle molle, avec tranchées et sorte d'affadissement dans le ventre, comme à la suite d'un refroidissement ; après avoir été à la selle, il se retrouva bien) (au bout de vingt-quatre heures). (*Wislicenus, loc. cit.*)

Après avoir mangé, selle liquide. (*Haynel, loc. cit.*)

En urinant, il laisse échapper, à son insu, des matières liquides, sans avoir éprouvé le besoin d'aller à la selle. (*Id. ibid.*)

Continuelles envies d'uriner ; il urine peu à la fois, mais

souvent, à la vérité sans douleur, quoique avec un peu de ténesme après l'émission. (*Stapf*, *loc. cit.*)

Fréquentes émissions d'urine, avec envies pressantes d'uriner (1) (au bout d'une heure et trois quarts). (*Langhammer*, *loc. cit.*)

90. *Fréquentes envies d'uriner, avec émission fréquente d'urine* (au bout de trois heures trois quarts). (*Id. ibid.*)

Écoulement extrêmement abondant d'urine aqueuse. (*Stapf*, *loc. cit.*)

Au milieu de fréquentes et violentes envies d'uriner, il rend six fois au moins plus d'urine qu'il n'avait bu d'eau depuis la matin (au bout d'un quart d'heure). (*Haynel*, *loc. cit.*)

Faiblesse de la vessie urinaire. (*Samml. fuer die prakt. Aerzte*, xv, 3.)

L'urine coule lentement, comme si la vessie n'avait point la force de la chasser (au bout de douze heures). (*Wislicenus*, *loc. cit.*)

95. Fréquentes envies d'uriner, avec émission de très-peu d'urine (au bout de soixante-douze heures, et pendant plusieurs heures ensuite). (*Langhammer*, *loc. cit.*)

Strangurie : il lui semble toujours que l'urine va couler, mais elle ne sort pas ; cependant elle vient sans douleur , quand il en sort un peu. (*Stapf*, *loc. cit.*)

Aussitôt après avoir uriné, douleur lancinante, cuisante, à l'orifice de l'urètre (au bout de quatre heures). (*Langhammer* , *loc. cit.*)

Violent élancement cuisant dans la partie postérieure de la verge , à droite. (*Haynel*, *loc. cit.*)

Douleur térébrante tensive depuis le testicule droit jusque dans le milieu de la verge (au bout de quatre heures et demie). (*Gutmann*, *loc. cit.*)

100. Sentiment de faiblesse dans les parties génitales ; la

____

(1) Quoique l'acide muriatique, peu de temps après qu'on en a pris une trop forte dose, paraisse produire quelquefois, pour quelques momens, des espèces d'envies inutiles d'uriner , cependant on ne tarde pas à voir survenir son effet primitif proprement dit, une émission fréquente d'urine, dont l'effet secondaire (réaction de l'organisme) est toujours une diminution de l'excrétion urinaire, avec fréquens besoins d'uriner, ou enfin atonie soit du col de la vessie, soit de la vessie.

verge pend molle et flasque ; défaut absolu de raideur (au bout de vingt-quatre heures). (*Wislicenus, loc. cit.*)

Il s'éveille le matin avec la même sensation que s'il allait survenir une pollution , la verge étant peu raide , tandis qu'il s'épanche un liquide aqueux , écumeux, tout-à-fait inodore, émission suivie pendant long-temps d'une érection qu'accompagne une douleur tensive. (*Stapf, loc. cit.*)

Sensation dans les parties génitales, comme si les règles allaient venir (au bout de six heures). (*Id. ibid.*)

Prurit et chatouillement dans le nez, avec tendance continuelle à éternuer (1). (*Theiner,* dans *Annalen der Heilkunst,* 1811 , *avril.*)

Coryza. (*Samml. fuer die prakt. Aerzte, loc. cit.*)

105. Enrouement extrême , comme dans le catarrhe. (*Schmidtmüller, loc. cit.*)

Enrouement pendant huit jours (2). (*Dumenil,* dans *Sachse* et *Hufeland's Journ.,* XXVIII, VI, p. 31.)

Crachement de sang (3). (*Westrumb,* dans *Sachse, loc. cit.*)

Il fait des inspirations profondes et gémissantes (4). (*Hufeland's Journ.'*, XVIII, III, p. 45 , 46.)

Soupirs. (*Hufeland's Journ. , loc. cit.*)

Les battemens du cœur étaient si forts pendant la fièvre, dans la nuit, qu'il les sentait au visage. (*Haynel, loc. cit.*)

Oppression très-douloureuse sur la poitrine, principalement au côté droit (au bout de seize heures). (*Hartmann, loc. cit.*)

Pression douloureuse dans le côté droit de la poitrine, qui, d'elle-même, devient peu à peu plus violente, et sur laquelle n'influe ni l'inspiration , ni l'expiration (au bout de cinq heures). (*Id. ibid.*)

Sensation de pression et de resserrement dans la poitrine, cependant sans gêne de la respiration (au bout de quatre heures). (*Id. ibid.*)

Sensation de pression et de resserrement dans le côté droit de la poitrine, à la hauteur des quatrième et cinquième côtes, qui augmente de plus en plus pendant l'inspiration (au bout d'une heure). (*Id. ibid.*)

---

(1) Dû aux vapeurs éloignées de l'acide muriatique, chez plusieurs personnes. (2) Produit par du chlore ingéré dans l'estomac. — (3) Produit par le même moyen. — (4) Produit par la vapeur.

115. *Dans le côté droit de la poitrine, sentiment de trac-tion, qui commença sous le mamelon, se dirigea vers le cou, en s'affaiblissant peu à peu, et y disparut* (au bout de deux heures et demie). (*Id. ibid.*)

Vifs élancemens dans le côté gauche de la poitrine, aux dernières vraies côtes, sans connexion avec l'inspiration, ni avec l'expiration (au bout de quatre heures). (*Wislicenus, loc. cit.*)

Pression lancinante dans le côté droit de la poitrine, au dessous du mamelon, qui augmente peu à peu et diminue de même (au bout de trois heures trois quarts). (*Hartmann, loc. cit.*)

Violens et forts élancemens dans le mamelon droit (au bout de quatorze heures). (*Id. ibid.*)

Élancement sous le sternum, immédiatement au dessus du creux de l'estomac. (*Stapf, loc. cit.*)

120. *Secousses sécantes au milieu de la poitrine, en de-dans du sternum, avec une sourde pression à la partie pos-térieure de la cavité thoracique, oppression générale de la poitrine et gêne de la respiration, pendant toute la journée, de temps en temps* (au bout de quatre heures). (*Wislicenus, loc. cit.*)

En expirant, coups d'aiguille dans le côté gauche de la poi-trine, entre deux vraies côtes (étant assis), qui disparurent en se levant, en marchant et en touchant à la partie (au bout de trois quarts d'heure). (*Langhammer, loc. cit.*)

Élancement tensif, vulsif, qui s'étend des fausses côtes gauches aux côtes droites, de dedans en dehors (au bout de trois heures). (*Gutmann, loc. cit.*)

Élancement perforant dans les muscles intercostaux droits, hors du moment où l'on respire, et qui persiste pendant l'in-spiration et l'expiration (étant assis) (au bout de huit heures et demie). (*Id. ibid.*)

Étant assis, en expirant, coups d'épingle au côté droit de la poitrine, au dessous des vraies côtes, qui disparurent en mettant la main sur la partie, se tenant debout et marchant (au bout de trois heures). (*Langhammer, loc. cit.*)

125. Douleur tensive, térébrante, dans la poitrine, qui continue pendant l'inspiration et l'expiration (au bout de cinquante-une heures). (*Gutmann, loc. cit.*)

A l'extérieur des côtés de la poitrine, larges élancemens qui se dirigent lentement de bas en haut (au bout d'une heure). (*Wislicenus, loc. cit.*)

Petit élancement tractif, qui s'étend du côté gauche du sacrum aux vertèbres lombaires. (*Haynel, loc. cit.*)

En inspirant, douleur pressive dans le côté gauche de la poitrine, immédiatement auprès de l'épine du dos (au bout d'un quart d'heure). (*Hartmann, loc. cit.*)

En marchant au grand air, douleurs pressives le long de l'épine du dos, qui disparaissaient en s'arrêtant ou s'asseyant (au bout de quatre heures et demie). (*Langhammer, loc. cit.*)

130. *En s'asseyant, douleur pressive au milieu du dos, comme après être resté penché long-temps, qui disparut en se tenant debout ou marchant* (au bout de trois quarts d'heure). (*Id. ibid.*)

En s'asseyant, douleur pressive sur le côté gauche du dos, comme après être resté penché long-temps, qui ne disparaissait pas en touchant à la partie, se tenant debout ou marchant (au bout de neuf heures). (*Langhammer, loc. cit.*)

En s'asseyant, élancemens douloureux au côté gauche du dos, qui disparurent en se tenant debout ou en marchant (au bout d'une heure et demie). (*Id. ibid.*)

Après avoir écrit long-temps, le dos un peu voûté, violente douleur dans le dos et dans les omoplates, comme si l'on s'était donné un tour de reins (au bout de trente-trois heures). (*Haynel, loc. cit.*)

Vifs élancemens, accompagnés d'une légère traction, aux omoplates, avec sensation de chaleur dans ces parties (au bout d'une heure). (*Wislicenus, loc. cit.*)

135. Léger élancement pressif au bord inférieur de l'omoplate du côté droit (au bout de dix heures). (*Hartmann, loc. cit.*)

Douleur tractive, tensive, entre les omoplates, qui alterne avec une douleur semblable dans les dernières fausses côtes, et qui cependant ne gêne point la respiration (au bout d'une demi-heure). (*Id. ibid.*)

En se tenant debout et en s'asseyant, douleur pressive dans le sacrum, comme si l'on s'était penché long-temps, et qui disparaît soit en marchant, soit en touchant à la partie (au bout de trois heures). (*Langhammer, loc. cit.*)

Sensation brûlante dans les muscles postérieurs de l'avant-bras gauche, immédiatement auprès de l'articulation du coude (au bout de trois quarts d'heure). (*Hartmann*, *loc. cit.*)

Sentiment de pesanteur dans les deux bras ; en les soulevant, ils lui semblent pleins de plomb. (*Id. ibid.*)

140. En fatiguant un peu le bras gauche, crampe dans sa partie supérieure ; mais en pliant le bras, la crampe survient dans l'avant-bras (au bout d'un quart d'heure). (*Haynel, loc. cit.*)

Vulsions pulsatives violentes, parfois intermittentes, dans quelques uns des muscles de l'avant-bras droit (au bout de vingt-cinq heures.) (*Id. ibid.*)

Etant assis et en écrivant, tiraillement tractif dans les muscles du bras droit, qui disparut en remuant et étendant ce membre (au bout d'un quart d'heure). (*Langhammer, loc. cit.*)

Douleur lancinante, tiraillante, au bout de l'articulation du coude droit (au bout de neuf heures et demie). (*Hartmann, loc. cit.*)

Douleur sécante dans le pli du coude, plus forte quand on plie le bras, et diminuant lorsqu'on l'étend (au bout de quatre heures). (*Wislicenus, loc. cit.*)

145. *Douleur tractive, tensive, dans l'articulation du coude droit, fréquemment.* (*Haynel, loc. cit.*)

Tiraillement sourd immédiatement au dessus des articulations du coude et de la main, qui se fait plus sentir pendant le repos que pendant le mouvement (au bout de vingt-quatre heures). (*Wislicenus, loc. cit.*)

Douleur sécante à l'avant-bras droit, au devant de l'articulation du coude (au bout de quelques minutes). (*Id. ibid.*)

Douleurs cuisantes à l'avant-bras droit, extérieurement. (*Gutmann, loc. cit.*)

Douleur de brisure au côté interne de l'avant-bras droit, comme si l'on y avait reçu un coup, qui se fait sentir pendant le mouvement, mais plus encore pendant le repos, et qui dure un quart d'heure (au bout de dix heures et demie). (*Id. ibid.*)

150. Douleur tractive, tiraillante, dans les muscles posté-

rieurs de l'avant-bras gauche, jusqu'en avant, dans les doigts (au bout de sept heures et demie). (*Hartmann, loc. cit.*)

Douleur sécante, tiraillante, dans les muscles postérieurs de l'avant-bras droit, qui revient par saccades (au bout de sept heures et demie). (*Id. ibid.*)

Sensation de pesanteur, simulant une crampe, dans l'avant-bras droit, immédiatement auprès du poignet (au bout d'une demi-heure). (*Id. ibid.*)

Éruption de boutons sur le dos des mains et des doigts, qui, dans l'espace d'un jour et d'une nuit, se couvre d'une croûte. (*Schmidtmüller, loc. cit.*)

Prurit voluptueux dans le creux de la main gauche, qui oblige à se gratter (au bout d'un quart d'heure) (*Langhammer, loc. cit.*)

155. *Chatouillement voluptueux, lancinant, dans le creux de la main droite, qui oblige à se gratter, mais qui ne cesse pas sur-le-champ par là* (au bout de quatre heures). (*Id. ibid.*)

Crampe dans le creux de la main gauche, qui se dissipa en remuant la main (au bout de cinq heures). (*Id. ibid.*)

En écrivant, douleur spasmodique, comme une crampe, à l'éminence thénar de la main droite, qui se dissipa en remuant le pouce (au bout de trois quarts d'heure). (*Id. ibid.*)

Douleur semblable à des coups d'épingle au bout du doigt indicateur gauche, qui ne se fait sentir que par le toucher, et qui dure quelques minutes (au bout de cinquante-deux heures). (*Gutmann, loc. cit.*)

Douleur tractive, tiraillante, au quatrième doigt de la main gauche, qui commence dans l'articulation médiane, et s'étend jusqu'à l'os du métacarpe, disparaît par la flexion du doigt, mais revient plus violente aussitôt après qu'on l'a étendu, pendant le repos (au bout d'une heure). (*Hartmann, loc. cit.*)

160. Tiraillement sécant dans l'éminence hypothénar de la main gauche (au bout de deux heures et demie). (*Id. ibid.*)

Élancement pruriteux soutenu dans les muscles fessiers du côté droit, qui cause des démangeaisons plus vives encore après qu'on s'est frotté (au bout de cinq heures). (*Wislicenus, loc. cit.*)

En s'asseyant, pincement sécant à la hanche droite, qui disparaît en marchant ou se tenant debout (au bout d'une heure trois quarts). (*Langhammer*, *loc. cit.*)

Vulsions dans quelques parties musculeuses, tantôt de la cuisse droite, et tantôt de la gauche (au bout de vingt-quatre heures). (*Haynel*, *loc. cit.*)

En s'asseyant, douleur en forme d'élancement, accompagnée de pression et de traction, dans les muscles de la cuisse gauche, immédiatement près de l'aine, qui disparaît par le toucher, par le mouvement et en se levant (au bout de deux heures trois quarts). (*Langhammer*, *loc. cit.*)

165. Au côté interne de la cuisse droite, violent élancement cuisant, en marchant et en s'asseyant (le quatrième jour). (*Haynel*, *loc. cit.*)

Douleur lancinante, tiraillante, dans le fémur droit, en marchant (au bout d'une heure trois quarts). (*Hartmann*, *loc. cit.*)

Etant couché dans le lit, spasme douloureux dans les muscles de la cuisse gauche, immédiatement au dessus du genou, sur le côté interne, qui se dissipa par l'application de la main (au bout de seize heures). (*Langhammer*, *loc. cit.*)

En s'asseyant, pression en manière d'élancement dans les muscles de la cuisse gauche, qui se dissipa en se tenant debout ou en marchant (au bout de douze heures et demie). (*Id. ibid.*)

En s'asseyant, douleur tractive, en manière de spasme, dans les muscles de la cuisse gauche, près du genou, qui cessa en se remuant et en se tenant debout (au bout d'une demi-heure). (*Id. ibid.*)

170. *Démarche chancelante, par faiblesse des cuisses.* (Gutmann, *loc. cit.*)

En s'asseyant, tiraillement constrictif, en manière de spasme, dans les muscles antérieurs de la cuisse gauche, qui se dissipe en touchant à la partie, se remuant et se tenant debout (au bout de six heures et demie). (*Langhammer*, *loc. cit.*)

Un tiraillement auprès de la rotule droite (le quatrième jour). (*Haynel*, *loc. cit.*)

Douleur lancinante cuisante au côté externe du genou droit. (*Id. ibid.*)

Quand il croise la jambe gauche sur la droite, il ressent au milieu et au travers du genou droit une douleur lancinante, tiraillante (au bout d'une heure). (*Hartmann, loc. cit.*)

175. Elancement sécant dans le mollet droit, en s'asseyant (au bout de sept heures). (*Id. ibid.*)

Douleur pressive dans le mollet gauche, pendant le repos et le mouvement (au bout de vingt-cinq heures). (*Gutmann, loc. cit.*)

Elancement pruriteux, soutenu, dans le coude-pied gauche, lorsqu'on remue le pied, mais plus désagréable en-core quand on reste en repos (au bout de cinquante-cinq heures). (*Id. ibid.*)

Elancement pressif continu dans le coude-pied gauche, en remuant, plus vif en se tenant tranquille. (*Id. ibid.*)

En se tenant debout, élancemens tractifs sur le coude-pied droit, près de l'articulation, qui disparurent bien en marchant, mais qui reparurent en s'asseyant (au bout d'une heure trois quarts). (*Langhammer, loc. cit.*)

180. Douleur d'écorchure au dessous de la cheville externe du pied gauche, qui se fait plus vivement sentir par l'effet du toucher et du décubitus sur la partie, et qui dure toute la nuit (au bout de six heures). (*Gutmann, loc. cit.*)

Prurit à la plante du pied gauche, en marchant et en se tenant tranquille (au bout de cinq heures et demie). (*Id. ibid.*)

En s'asseyant, élancement pressif au bord interne de la plante du pied droit, qui se dissipa en marchant et en se tenant debout (au bout d'une heure et demie). (*Langham-mer, loc. cit.*)

Douleur sécante, en manière de crampe, dans le creux de la plante du pied droit, en s'asseyant (au bout de deux heures trois quarts). (*Hartmann, loc. cit.*)

Tressaillement fouillant dans le gras des orteils du pied droit, pendant le repos (au bout de neuf heures). (*Gutmann, loc. cit.*)

185. Elancement pruriteux dans le gras du gros orteil droit, pendant le repos (au bout de six heures et demie). (*Id. ibid.*)

Violente douleur pulsative dans les trois moyens orteils du pied gauche, pendant le repos (au bout de trois jours). (*Id. ibid.*)

Les ouvriers, dans les salines, deviennent cachectiques

et hydropiques, et contractent des ulcères putrides aux jambes. (*Ramazzini, loc. cit.*)

Une foule d'ulcères cutanés très-douloureux, qui l'empêchent de s'asseoir et de se coucher. (*Schaekel.*)

Le chlore rétablit l'irritabilité de la fibre musculaire abolie par l'alcool et l'opium. (*Humboldt, Ueber die Reitzbarkeit der Faser.*)

190. Sentiment de lassitude par tout le corps. (*Stapf, loc. cit.*)

En s'asseyant, les yeux se fermaient de lassitude; mais en se levant et se remuant, il redevenait sur-le-champ allègre et dispos (au bout de deux heures trois quarts). (*Langhammer, loc. cit.*)

Le sommeil lui ferme presque les yeux en travaillant (au bout de quatre heures). (*Hartmann, loc. cit.*)

Pendant toute la journée, grande tendance à dormir. (*Id. ibid.*)

En se tenant debout ou en marchant, lassitude par tout le corps, de sorte qu'étant venu à s'asseoir, il s'endormit (au bout de neuf heures et demie). (*Langhammer, loc. cit.*)

195. Il s'éveille avant minuit, et ne peut plus ensuite se rendormir (la quatrième nuit). (*Haynel, loc. cit.*)

Réveil fréquent, avec agitation dans le lit (au bout de vingt-deux heures). (*Langhammer, loc. cit.*)

Sommeil agité, souvent interrompu, avec rêves vifs, inquiétans, et sueur fort abondante par tout le corps, mais cependant point à la tête. (*Hartmann, loc. cit.*)

Rêves dont on ne conserve pas le souvenir. (*Langhammer, loc. cit.*)

Rêves qui excitent des inquiétudes, de la contrariété et de la joie. (*Id. ibid.*)

200. Rêve vif, causant de l'inquiétude. (*Id. ibid.*)

Rêves vifs, agités, pleins de soucis et de crainte, avec érection, sans éjaculation. (*Gutmann, loc. cit.*)

Rêves vifs, qui inspirent des inquiétudes, de la terreur. (*Id. ibid.*)

Agitation. (*Hufeland's Journal*, XVIII, iii, p. 45, 46.)

Il ne peut s'échauffer de la nuit, et ne fait que se retourner dans son lit (au bout de seize heures). (*Wislicenus, loc. cit.*)

205. Le froid l'éveille avant minuit, et il lui est impossible

de s'échauffer ; il a moins froid aux parties sur lesquelles il repose ; plus tard il a très-chaud et il transpire (la troisième nuit). (*Haynel, loc. cit.*)

Les joues étant chaudes et les mains froides, frisson fébrile par tout le corps, sans soif (au bout d'une heure). (*Langhammer, loc. cit.*)

Frisson fébrile par tout le corps, frissonnement, avec bâillemens et pandiculations, mais sans soif et sans chaleur ensuite (au bout de trois heures et un quart). (*Id. ibid.*)

Au milieu de bâillemens (et avec un léger coryza), frisson fébrile par tout le corps, avec pouls faible et petit, froid au bout des doigts, qui sont en quelque sorte morts, et teinte bleue des ongles, sans soif et sans chaleur ensuite (au bout de deux heures). (*Id. ibid.*)

A peine s'est-il couché pour dormir un peu (à cause d'envies de dormir contre nature qu'il éprouvait dans la journée), qu'il ressent une chaleur ardente par toute la tête et aux mains, les pieds étant froids, sans soif (au bout de quatre heures). (*Hartmann, loc. cit.*)

210. Legère sueur, le matin, par tout le corps (au bout de vingt-trois heures). (*Langhammer, loc. cit.*)

Tranquille et concentré en lui-même, il s'inquiète du présent et de l'avenir. (*Id. ibid.*)

Il est plongé dans des réflexions profondes, comme s'il s'attendait à quelque chose de désagréable, ce qui ne l'empêche cependant point de travailler. (*Id. ibid.*)

Inquiétude anxieuse (sur-le-champ) pendant toute la journée : il ne peut se mettre au dessus du moindre mal, ou paraître content de rien ; au bout de soixante-douze heures, il est plus gai, moins soucieux, moins inquiet, que dans les jours ordinaires. (*Id. ibid.*)

Disposition à la tristesse, sans qu'on puisse en assigner la cause (au bout de six jours). (*Gutmann, loc. cit.*)

215. Bref dans ses réponses, morne et grondeur (au bout de trois jours). (*Id. ibid.*)

Concentré en soi-même, bref dans ses réponses (au bout de quatre heures). (*Id. ibid.*)

Eloignement pour les travaux de cabinet (au bout de trois jours). (*Id. ibid.*)

Esprit calme, tranquille et sans soucis (surtout au bout de plusieurs heures) (1). (*Langhammer, loc. cit.*)

4. ACIDE PHOSPHORIQUE.

Acidum phosphoricum.

Pour le préparer, on prend une livre d'os brûlés à blanc et brisés en morceaux ; on les met dans une capsule de porcelaine, et l'on verse dessus une livre de l'acide sulfurique le plus fort ; on remue ce mélange plusieurs fois, dans l'espace de vingt-quatre heures, avec une baguette en verre, puis on mêle bien la bouillie avec deux livres de bonne eau-de-vie ; on introduit le tout dans un sac de toile, et, après avoir lié celui-ci, on le comprime entre deux planches de bois qu'on charge de poids. On peut verser encore deux livres d'eau-de-vie sur ce qui reste dans le sac, presser de nouveau, mêler le liquide exprimé avec celui qu'on a obtenu la première fois, et laisser le tout tranquille pendant deux jours, pour ensuite décanter la partie claire. On épaissit cette dernière, en la faisant chauffer dans une capsule de porcelaine, et on fait fondre le résidu à la chaleur rouge. L'acide phosphorique fondu doit être limpide comme du cristal ; on le casse tandis qu'il est encore chaud, et on le renferme dans un flacon bouché, parce qu'il ne tarde pas à se liquéfier quand on le laisse exposé à l'air.

Un grain de cet acide est dissous dans cent gouttes d'un mélange de neuf parties d'eau et une d'alcool ; on donne deux secousses du bras à la dissolution, on en mêle une goutte avec cent autres gouttes d'alcool, on secoue deux fois le tout ($\frac{1}{10000}$), et on répète la même opération jusqu'à ce que la dilution soit arrivée au trillionième. Alors on imbibe de la liqueur un globule gros comme une graine de pavot, qui est la dose homœopathique.

Les symptômes suivans que l'acide phosphorique produit chez l'homme bien portant, indiquent clairement par eux-

_____

(1) Réaction de l'organisme, effet curatif.

mêmes quels sont les états morbides naturels dans lesquels cet acide est salutaire à cause de son analogie homœopathique.

Chaque dose agit plus de quinze jours, dans des maladies chroniques.

Le camphre calme l'action par trop violente de l'acide phosphorique.

Symptômes de l'acide phosphorique.

Vertige toute la journée.

Vertige vers le soir, en se tenant debout et en marchant, comme si l'on était ivre ; il chancelle; point de vertige étant assis (plusieurs soirs).

Vertige, le matin, à croire qu'on va tomber, en se tenant debout.

Vertiges plusieurs matins, en sortant du lit.

5. Le matin, après avoir quitté le lit, faiblesse de la tête, comme si on allait chanceler.

Il ne peut pas sortir d'une idée, et celles qui s'y rattachent ne se présentent point à son esprit.

Le soir, en s'asseyant, il ne lui vint que des chiffres devant les yeux, pendant une heure ; en même temps, il avait la tête hébétée et malade; sur la fin, beaucoup de chaleur.

Il ne peut pas lier convenablement ses pensées.

Dans la matinée, la tête est embrouillée, comme s'il avait passé la nuit ou fait la débauche pendant la nuit.

10. Offuscation ou obnubilation de la tête (au bout de quatre jours).

Mal de tête, dès le matin, en s'éveillant, qui cesse en se levant.

Bruissement dans la tête.

Lorsqu'il entre le soir dans une chambre chaude, il a la tête comme hébétée.

Mal de tête, comme hébétude, avec bruissement dans la tête ; ensuite toute la tête lui fait mal en toussant, comme si elle allait se fendre.

15. Violens maux de tête, qui l'obligèrent à se coucher ; il avait le cou raide.

Ebranlement douloureux dans la tête, en marchant.

Le matin, en s'éveillant, grand mal de tête, pression au front, qui rend tout hébété, et empêche d'ouvrir les yeux ;

la douleur ne lui permettait pas de parler, et le moindre bruit l'augmentait.

Céphalalgie à l'occiput, qui oblige à se coucher.

Céphalalgie semblable à celle qu'on éprouve quand on s'est donné un tour de reins, et comme s'il y avait quelque chose de lourd dans la tête.

20. Pression de haut en bas dans la tête, comme si elle était écrasée par un poids, ou si un coup l'ouvrait par le haut.

Pression extrêmement forte dans la tête, l'après-midi.

Céphalalgie brûlante à la partie supérieure du cerveau.

Violente céphalalgie; pression de dedans en dehors au vertex, pendant trois jours.

Mal de tête, comme si le cerveau était refoulé de bas en haut; en même temps, pulsation douloureuse dedans, qui ressemble au battement d'une artère.

25. Coups isolés dans la tête, qui semblent comme donnés par un marteau.

Le matin, en se levant, et toute la matinée, céphalalgie picotante.

Douleur pressive et lancinante dans toutes les parties de la tête, par intervalles.

Élancemens au dessus de l'œil gauche, qui remontent dans la tête (en se tenant debout) (au bout de quatorze heures).

Vulsion dans la tête.

30. Élancement aigu et long-temps soutenu au sommet de la tête, à l'extérieur, qui augmente quand on pose la main sur la partie.

Il se forme une élévation douloureuse sur la tête; il lui semble que quelqu'un le saisisse là par les cheveux, et ce point est douloureux au toucher, comme s'il avait été brisé de coups.

La peau du cuir chevelu fait mal au toucher, comme si quelqu'un lui avait tiré les cheveux; sorte de douleur d'écorchure.

Douleur tractive dans les os de l'occiput, tous les jours; cependant la partie n'était point douloureuse au toucher.

(Pendant une chaleur à la face, sensible au toucher, tension de la peau du visage, comme si du blanc d'œuf s'était desséché dessus.)

35. Forte pression en descendant du front vers le nez.

Un gros bouton au front qui, par lui-même, et quand on y touche, cause la même douleur que si la partie était à vif.

Quelques gros boutons au visage.

Faiblesse de la vue, plus dans la matinée que dans l'après-midi; les objets éloignés lui semblaient comme enveloppés d'un nuage, et il lui fallait les fixer avec effort pour les apercevoir distinctement; mais tous les objets rapprochés sur lesquels tombait un peu de lumière, l'aveuglaient, et lui faisaient éprouver de la pression dans les yeux, effet qu'il ressentait aussi lorsqu'il entrait subitement dans un endroit obscur.

Papillotage devant les yeux, en lisant à la lumière artificielle.

40. Les pupilles étaient très-resserrées, sans changement de la faculté visuelle (au bout de trois quarts d'heure).

Pression et ardeur dans les yeux; le soir elle ne peut pas voir à la lumière; cependant les yeux ne sont pas collés le matin.

Ardeur dans les parties qui couvrent les yeux, pendant toute la journée, et prurit ardent dans l'angle interne.

Inflammation de l'œil, un orgelet à la paupière supérieure (au bout de vingt-quatre heures).

Ardeur au dessous de la paupière supérieure.

45. Ardeur dans l'angle interne de l'œil, ordinairement l'après-midi, comme s'il arrivait trop d'air et de lumière sur ce point; elle est moindre quand on appuie la main sur les yeux.

Le matin, en ouvrant les yeux, ils font mal; elle ne peut pas les tenir ouverts pendant long-temps.

Il lui coule des yeux de l'eau cuisante (au bout de quelques heures).

Le matin il a de la chassie sèche aux paupières, et quand il l'enlève, celles-ci se gercent.

(Les yeux suppurent.)

50. Douleur plutôt cuisante que brûlante dans les yeux, surtout le soir, à la lumière.

Trouble des yeux : quand elle fixe long-temps un point, il lui prend des tressaillemens devant les yeux; elle commence à éprouver de la pression dans l'angle interne; lorsqu'ensuite elle se frotte l'œil, les larmes viennent, et le trouble de la vue est dissipé.

Gros boutons au visage.

Un gros tubercule rouge derrière le lobule de l'oreille, qui cause par lui-même la même douleur que si la partie était à vif, douleur qui devient beaucoup plus violente par le toucher.

(Les deux oreilles sont gonflées, chaudes, avec ardeur et prurit.)

55. Douleur spasmodique et tractive dans l'oreille gauche.

Petit élancement qui dure long-temps dans la profondeur de l'oreille droite (au bout de trente heures).

Elancemens brûlans dans les oreilles.

Douleur tractive dans la joue gauche, et élancemens dans les oreilles.

Bourdonnement dans les oreilles, la droite surtout (au bout de quinze heures).

60. Bourdonnement dans les oreilles, avec dysécie.

Cri dans les oreilles, en se mouchant.

(Fourmillement et chaleur brûlante sur le nez.)

Un petit bouton sur le nez; sensation de battement dans ce bouton, qui fait mal aussi quand on y touche.

Une croûte pruriteuse au dessous de la cloison du nez.

65. Saignement du nez; il mouche souvent le sang.

(Du pus coule par le nez.)

(Occlusion du nez par des mucosités.)

(Boutons sur la partie rouge des deux lèvres, qui causent de la cuisson.)

(Sur la partie rouge des deux lèvres, points suppurans, enfoncés, qui causent une douleur tensive et cuisante, même sans qu'on remue les lèvres ; il se forme dessus une pellicule de couleur foncée, qu'on enlève aisément par le lavage, après quoi les points saignent, et causent une douleur cuisante lorsqu'on y touche.)

70. Eruption au bord de la lèvre inférieure, non loin du coin de la bouche.

La lèvre inférieure est gercée dans le milieu.

Douleur en touchant à la glande située sous le coin gauche de la mâchoire, qui ressemble à un large élancement pressif; en même temps mal de gorge interne.

Une douleur spasmodiquement tractive, qui s'étend jusqu'à l'œil droit, survient dans les muscles du côté droit du cou, en tournant la tête.

Les muscles du côté droit du cou font beaucoup de mal.

75. Raideur douloureuse dans les muscles du côté gauche du cou ; la raideur s'étend jusque dans la tête.

Les dents sont agacées, comme elles le seraient par un acide mordant.

Les gencives font mal en y touchant, comme si elles étaient écorchées, et elles saignent quand on les frotte.

Saignement des gencives, au plus léger contact.

La gencive est gonflée en dedans, et douloureuse quand on y touche et en mangeant.

80. Fort saignement par une dent creuse.

Douleur à la dent de sagesse.

Sorte d'ardeur ou de cuisson dans une dent creuse.

Douleur brûlante dans les dents du devant, la nuit.

Tiraillement saccadé dans les molaires supérieures droites, que la mastication n'augmente ni ne diminue.

85. Mal de dents perforant et lancinant, qui se termine par une fluxion à la joue.

Tiraillement dans les dents, jusque dans la tête, comme si les dents étaient violemment écartées les unes des autres et chassées de leurs alvéoles, sentiment qui augmente dans le lit et par l'application de tous les corps chauds ou froids.

Douleur dans la bouche, comme si elle était à vif, hors du temps où l'on avale (au bout de deux heures).

La langue est toute sèche (au bout de vingt-quatre heures).

Cuisson dans la gorge, dans les momens où l'on n'avale point.

90. En avalant, sensation d'écorchure dans la gorge.

La gorge est comme à vif ; elle fait mal en parlant et en avalant.

Mal de gorge : douleur au côté gauche, semblable à celle que produirait un ulcère, pulsative et tensive, en n'avalant pas ; l'endroit est comme sec ; le sujet a de la peine à parler ; en avalant il éprouve un grattement cuisant jusque dans les oreilles, où il ressent en même temps une douleur grattante et lancinante.

Inflammation de la gorge (avec une ampoule qui cause une douleur cuisante).

En avalant la salive, élancement pressif qui dure aussi long-temps que la déglutition.

95. *Elancemens dans la gorge, en avalant les alimens.*

Il éprouve une sorte de grattement dans la gorge en avalant le pain.

Le matin, goût muqueux et huileux dans la bouche, avec soif.

Le matin, il a encore dans la bouche le goût des alimens, du pain surtout.

Goût de pain qui se conserve long-temps, avec un peu de grattement dans la gorge.

100. Goût putride et de fumier dans la bouche.

Pendant la matinée, goût herbacé dans la bouche; le pain du déjeuner a le même goût.

Après avoir mangé et en mangeant, elle a la tête entreprise.

Chaque fois, après avoir mangé, pression dans l'estomac, comme s'il s'y trouvait un poids; en même temps envie de dormir, qui l'empêche de travailler à rien.

Après avoir mangé (déjeuner), elle fut prise d'un tel affaissement, qu'elle se laissa tomber et qu'il fallut la porter dans son lit (cependant elle n'avait point de sueurs froides et n'avait pas non plus perdu connaissance) (au bout de dix jours).

105. Après avoir mangé, pression à l'estomac et grande envie de dormir ; de même après avoir bu : quand il a mangé, il lui semble avoir du plomb dans l'estomac.

Pression dans l'estomac, déjà même avant de manger, et plus encore après avoir mangé, qui s'aggrave par le mouvement.

Après avoir mangé, il a la tête entreprise, pendant deux heures.

Etat de plénitude, de malaise et d'anxiété.

En sortant de table, le ventre est de suite plein, et cependant on a encore faim.

110. (Sentiment de pesanteur au foie.)

Tranchées dans le ventre, avec douleur tractive dans le bassin, la nuit.

Vents incarcérés.

Lorsqu'il se penche en avant eu en arrière, il éprouve un bruit dans le ventre, comme s'il s'y trouvait de l'eau, et la même chose a lieu déjà en touchant seulement au bas-ventre.

(En marchant au grand air) ardeur et cuisson à la région ombilicale.

115. Douleur ardente sur un point de la région hépatique.

Le matin, en allant à la selle, constriction des intestins, et ensuite cuisson dans le rectum.

Serrement douloureux dans le ventre, le soir, en se promenant (au bout de trente-six heures).

Tout-à-fait au bas du ventre, immédiatement au dessus de l'aine, un élancement qui ne se fait sentir qu'en changeant de situation, quand on commence à marcher ou qu'on s'arrête.

Vulsions gloussantes et isolées dans l'aine droite.

120. Douleur tiraillante dans l'anus et à la verge, soir et matin.

Rongement pruriteux au dessus du rectum, au coccyx.

Au milieu d'un sentiment semblable à celui que produirait un vent qui va sortir, il s'échappe rapidement et involontairement un peu de matières stercorales en bouillie et d'un jaune clair.

Diarrhée qui n'affaiblit point.

Selles diarrhéiques d'un gris-blanc.

125. Les six premiers jours, une selle chaque jour, ensuite toutes les quarante-huit heures, puis seulement tous les trois jours.

Envies d'uriner, environ huit fois dans la journée, et deux ou trois dans la nuit.

Fréquentes émissions d'urine (au bout de vingt-quatre heures).

Pissement avec ardeur sécante dans l'urètre, et douleur spasmodique dans le sacrum.

En urinant, de l'ardeur (et ensuite augmentation de l'écoulement gonorrhéique).

130. Envie d'uriner, et ardeur en urinant.

Pression dans l'urètre et dans le rectum (au bout de quinze jours).

Forte ardeur dans l'urètre, qui empêche d'abord d'uriner, mais qui ensuite en fait renaître à chaque instant le besoin.

Ardeur en urinant, et avant que l'urine vienné, douleur sécante; l'urine ne vint pas de suite, et il fit pendant une demi-minute de vains efforts pour la déterminer à couler.

(Traction dans l'urètre, qui s'étend jusqu'à l'anus.)

135. Élancement à la partie antérieure de l'urètre, sans uriner (de suite).

Fourmillement dans l'urètre, sans uriner.

Fourmillement pruriteux sous le gland, au frein.

Fourmillement sur les côtés du frein du gland; il survint là de petites ampoules qui jetèrent du liquide, et causèrent de la démangeaison.

Ampoules le long du frein du prépuce, qui ne causent de la démangeaison que quand on appuye dessus.

140. Une douleur sécante et brûlante dans le gland, avec une douleur pressive de dedans en dehors dans les deux aines.

Douleur tractive, cuisante, dans les testicules, comme s'il y avait là quelque point vif.

Chaleur et ardeur au gland.

Douleur d'écorchure au gland, en marchant et en restant assis.

Absence de l'appétit vénérien.

145. Violentes érections, sans désirs.

(Les règles, depuis long-temps arrêtées, se rétablissent à la pleine lune.)

Leucorrhée après les règles, pendant quelques jours.

Grand *enrouement*.

(Fièvre catarrhale; tous les membres lui font mal, et il ne trouve rien de bon).

150. Douleur fourmillante dans la poitrine, pendant le repos; en se penchant, douleur sur le sternum; de même à chaque mouvement et en touchant à la partie.

Douleur de poitrine, comme de fatigue, et semblant provenir d'être resté long-temps assis, qui occupe toute la poitrine et diminue en marchant.

Oppression de poitrine; la poitrine se serre, avec élancemens (l'après-midi).

Douleur de poitrine; celle-ci est comme serrée par un lien.

Élancement dans la partie inférieure du côté droit de la

poitrine, en s'asseyant et en inspirant, qui disparaît quand on se met à marcher.

155. (Pression désagréable sur toute la poitrine, qui réveille pendant la nuit, se porte vers le bas-ventre, et disparaît par l'émission d'un vent.)

Ardeur sur la poitrine, à l'extérieur.

Une ardeur dans la poitrine l'excite à tousser.

De temps en temps une envie comme de tousser, mais qui n'occasione que quelques élancemens dans le palais, et ne fait point tousser.

Envie de tousser par suite d'un chatouillement dans la fossette du cou.

160. Le matin, toux, avec crachats d'un blanc jaune.

(Avant que la toux vienne, il se plaint d'avance de douleurs dans le bas-ventre.)

Mal de tête causé par la toux; il semble que le crâne va se briser.

Coryza et toux, avec ardeur dans la poitrine et dans la gorge, jusque dans la bouche, même en ne toussant point.

Battemens de cœur chaque fois qu'on se réveille.

165. Immédiatement au dessus du sacrum, un point causant une douleur brûlante.

En se redressant, violent élancement dans le sacrum.

En se levant, il survint dans les lombes, au dessus des hanches, un élancement, qui continua à se faire sentir étant assis, mais que le mouvement fit disparaître sur-le-champ.

La nuit, douleur tiraillante dans le dos.

Éruption sur l'épaule, qui ne cause pas de démangeaisons, mais qui fait mal quand on y touche.

170. Traction et battement dans l'articulation de l'épaule.

Tiraillement dans l'aisselle et dans la main gauches.

Çà et là dans le bras et sur l'épaule, une douleur brûlante, semblable à celle qui résulterait de l'application d'un charbon rouge.

Pendant la matinée, faiblesse dans le bras, qui le faisait trembler.

Le bras (endommagé) devient raide et cause de la douleur à chaque mouvement, la main devient lourde comme du plomb; piqûres et élancemens dans l'ulcère, tiraillemens et élancemens dans l'éminence thénar et dans les doigts;

douleur brûlante au dedans de la main ; en laissant pendre le bras, le sang s'accumule dans la main.

170. Traction de haut en bas dans les deux bras, à partir de l'aisselle.

Traction du coude vers l'épaule.

Sensation brûlante à l'extrémité des deux coudes.

Douleur tractive, sécante, dans l'articulation du coude, dans les poignets, et dans les premières articulations des doigts.

L'articulation du coude fait mal quand on y touche.

180. Au dessous du coude, à la partie externe de l'avant-bras, douleur paralytique, qui ne gêne cependant point le mouvement du bras.

Prurit sur le dos des deux mains, qui augmente en se grattant.

(Entre les os du métacarpe, un ganglion très-douloureux par lui-même, surtout la nuit, mais plus douloureux encore quand on y touche.)

Peau des mains sèche, âpre et ridée.

Elancemens dans les articulations des doigts.

185. Un bouton à la fesse.

Douleur au trochanter, en marchant et en y touchant, comme s'il était cassé.

Douleur contusive dans les muscles de la cuisse.

Forts élancemens dans les cuisses, en se remuant, mais surtout en s'asseyant et en se levant.

Traction spasmodique dans la jambe, même pendant la nuit, dans le lit ; elle était obligée de changer à chaque instant sa jambe de place ; si la traction survenait dans la journée pendant qu'elle était assise, il lui fallait se lever et marcher.

190. Fort prurit sur la cheville ; l'endroit rougit en se grattant.

Douleur comme d'entorse dans l'articulation du pied, même le matin au lit.

(Douleur tensive et lancinante à la cheville interne droite, qui remonte jusque vers le tibia.)

Le matin, douleur cuisante au côté externe du pied droit.

Douleur brûlante, lancinante, aux plantes des pieds, principalement le soir ; mais le matin, il n'y a que de l'ardeur.

195. Ardeur dans les jambes et les plantes des pieds.

Élancemens et ardeur dans les cors, pendant huit jours.

Le pied gauche est tout engourdi, comme mort, et sans sentiment ; en marchant seulement, et non en restant assis.

Taches rouges aux membres supérieurs et inférieurs, qui brûlent comme du feu.

Sur plusieurs points du corps, violent prurit ardent et lancinant; plus il se grattait, plus la place devenait rouge, plus aussi il y éprouvait d'ardeur et d'élancement ensuite.

200. Eruption de petits boutons rouges et lisses à l'avant-bras et au col, avec rougeur tout autour, qui sont indolens par eux-mêmes, mais causent, quand on y touche, la même douleur que si la partie était à vif.

Miliaire par tout le corps, qui brûle plus qu'elle ne dé-mange.

(Les ulcères causent une douleur brûlante.)

Toute partie malade ou endommagée du corps cause la même douleur que si elle était à vif.

Douleur cuisante dans les plaies, même dans celles des os.

205. Traction spasmodique dans les mains et les pieds, sorte d'engourdissement, matin et soir.

Engourdissement des bras et des jambes, la nuit, il ne peut point les mouvoir lui-même, et il faut que d'autres lui changent ses membres de place.

Sensation comme d'engourdissement, de fourmillement et d'asthénie dans les membres supérieurs et inférieurs.

Le matin, il a ses articulations comme brisées, aux bras, aux jambes et à la nuque.

La main et le pied sont comme brisés (comme paralysés).

210. Une sorte de révolution dans le sang.

Grande agitation; il est comme hors de lui (au bout de quatre jours).

Il sue beaucoup en marchant.

La promenade le fatigue et l'accable ; frissonnement en rentrant au logis (au bout de cinquante heures).

En allant au grand air, il sue beaucoup, surtout des parties génitales.

215. Il maigrit et prend mauvaise mine ; ses yeux se cavent.

Le corps est pesant, l'esprit inactif.

Le corps est lourd et l'esprit opprimé (le quatrième jour).
Il est faible et fatigué.

Le matin, après s'être levé, il est si las (avec pâleur du teint), qu'il est obligé de se recoucher un peu, après quoi il se trouve bien.

220. Beaucoup de bâillemens, dans lesquels l'eau coule des yeux.

Le jour, grande lassitude et envies de dormir, qui se dissipent en marchant; mais la nuit, elle ne peut point s'endormir, et depuis le soir jusqu'à minuit, chaleur et sueur.

Le soir, avant de s'endormir, chaleur dans les joues et les oreilles.

Le soir, envie de dormir de bonne heure, et le matin, grande envie de dormir, pendant long-temps.

Le soir, il ne peut s'endormir que tard (au bout de trois jours).

225. Il est réveillé la nuit par une faim canine.

Il s'endort de meilleure heure qu'à l'ordinaire, comme par fatigue, et dort d'un sommeil plus profond.

(Il remue beaucoup en sommeillant.)

(Ayant les yeux à demi ouverts, il gémit et parle en sommeillant, et remue convulsivement les mains.)

Le soir, il passe une heure ou deux dans son lit sans pouvoir s'endormir; il lui vient sans cesse des chiffres devant les yeux; tout s'efface quand il se met sur son séant.

230. (En sommeillant, il fait des mines tantôt riantes, tantôt larmoyantes, avec distorsion des yeux à demi fermés.)

(Rêves de choses surprenantes, la nuit.)

Toutes les nuits il s'occupe en songe des choses qui lui sont arrivées le soir précédent.

Rêves d'extravagances, aussi vifs qu'en plein jour.

Sommeil de la nuit troublé par des rêves et des érections.

235. Emission de semence pendant la nuit, sans érection (la première nuit).

Rêves inquiétans.

Réveil par de l'anxiété (la première nuit).

Sommeil agité, avec chaleur sèche (la sixième nuit).

Agitation le matin dans le lit.

240. *On ne peut pas, le matin, l'arracher au sommeil*, et il est encore tout endormi.

Le matin, pression dans la tête et goût amer dans la bouche
(le cinquième matin).

Le matin, il se lève de très-mauvaise humeur, las et ayant
envie de dormir.

Sueur le matin, avec rêves pénibles de morts, comme s'il
était poursuivi.

Forte sueur, le matin.

245. Le soir, accès de frisson fébrile ; ensuite, pendant la
nuit, sueur qui fatigue (la seconde nuit).

Pendant deux nuits, vers minuit, et étant éveillé, forte
sueur, qui commença à la tête, et qui était plus abondante
que partout ailleurs à la poitrine.

(Grande soif d'eau, avec beaucoup de chaleur et une sueur
abondante, jour et nuit.)

Fréquemment des bouffées de froid et des frissonnemens,
avec battemens de cœur.

Le soir, en se couchant, froid, et après le premier réveil,
chaleur excessive, sans soif (au bout de douze heures).

250. Le soir, froid à trembler ; puis le matin, chaleur au
visage, sécheresse dans la bouche, et mal de gorge lancinant en avalant.

Grand frisson secouant, depuis l'après-midi jusqu'à dix
heures du soir ; ensuite chaleur sèche si forte, qu'elle fait
presque perdre connaissance.

Fièvre toutes les nuits ; le soir, après une heure de sommeil, elle est réveillée par un froid général et des tractions
dans les membres, sans chaleur ensuite.

Vers le soir, froid qui dure une heure, sans soif et sans
chaleur subséquente.

Alternative de frisson et de chaleur, le soir.

255. Fréquentes alternatives de froid et de chaleur, le
soir ; la chaleur sèche au visage est sans rougeur, et pendant
qu'elle dure, froid ; après qu'elle a cessé, froid plus fort encore, qui parcourt tout le corps ; vers le matin, forte sueur
pendant le sommeil, c'est-à-dire quand il se rendort après
s'être éveillé.

En allant se coucher, chaleur sèche (le quatrième jour).

Le soir, chaleur par tout le corps, et nuit agitée ensuite.

Grandes anxiétés ; il est obligé de se coucher l'après-midi (le troisième jour).

Agitation et anxiété par tout le corps.

260. Abattement (au bout de quatre jours).

En parlant, une sorte de précipitation; on ne lui donne jamais assez promptement ce qu'il demande, quoique, d'ordinaire, il ait beaucoup de patience.

L'agitation intérieure l'empêche de travailler.

Mauvaise humeur continuelle, nulle envie de causer.

Grande irritation, oppression de l'esprit, fatigue du corps.

265. Il est capricieux à tous égards.

Une petite contrariété le met comme hors de lui et l'échauffe.

Sérieux, découragé et triste, seulement en allant au grand air, état qui augmente à mesure que le sujet marche, mais qui se dissipe en rentrant à la maison.

(L'esprit est souvent d'une gaîté extraordinaire (1).)

Observations recueillies par d'autres.

Chaleur dans la tête, qui occasionait souvent du vertige, même étant assis ; il était souvent obligé, en écrivant, de hocher la tête involontairement; les objets lui semblaient tournoyer : il croyait voir sa table se renverser; quand il s'arrêtait en marchant, ou qu'étant debout, il regardait à terre, il se figurait être sur le point de tomber en avant, et il était obligé d'avancer d'un pas pour se retenir. (*F. Meyer*, *dans un mémoire.*)

Vertiges ; il semble que la tête tombe en avant et en arrière (au bout de quelques minutes). (*C.-T. Hermann, dans un mémoire.*)

Vertige : la tête semble tomber en arrière (au bout d'une heure). (*Id. ibid.*)

Vertige ; le matin, dans le lit, quand il fermait les yeux, il lui semblait que ses pieds s'élevaient et qu'il allait se trouver la tête en bas. (*Ch. Becher, dans un mémoire.*)

5. Il ne peut rester seul sans tomber dans un état où il n'a aucune idée, et n'a point non plus la conscience de soi-même (le matin). (*C. Franz, dans un mémoire.*)

(1) Cette gaîté anomale paraît être une réaction rare.

Il ne peut réfléchir convenablement sur rien, à cause du manque d'idées et de la faiblesse d'esprit. Il éprouvait des vertiges toutes les fois qu'il voulait chercher à penser (le matin). (*Hermann, loc. cit.*)

Esprit paresseux, lourd, obtus, sans imagination, inapte aux travaux de cabinet, même à ceux qui plaisent. (*E. Stapf, dans une lettre.*)

Quand il lisait, il lui venait des milliers d'idées à la tête, et il ne pouvait s'en faire une juste de rien ; ce qu'il lisait lui paraissait comme trouble dans la tête, et il oubliait tout sur-le-champ (pendant quarante-huit heures); il lui fallait aussi de pénibles efforts pour se rappeler de ce qu'il savait depuis long-temps. (*Meyer, loc. cit.*)

Illusion des sens; il croit entendre le son des cloches, et voir remuer les objets qui se trouvent à côté de lui (hors de son cercle visuel). (*Franz, loc. cit.*)

10. Il a l'esprit obéré. (*F. Hahnemann.*)

Vide dans la tête, pendant trois heures. (*Franz, loc. cit.*)

Toute la tête est entreprise. (*Hermann, loc. cit.*)

La tête est entreprise en devant, surtout dans les orbites. (*G. Gross, dans un mémoire.*)

La tête est entreprise, comme après avoir abusé du coït, pendant trois jours (sur-le-champ). (*F. Hahnemann.*)

15. Il éprouve du vide dans la tête et dans les membres, comme si, après s'être enivré, il avait encore passé la nuit sans dormir (au bout d'une heure). (*Franz, loc. cit.*)

Douleur sourde dans le front et les tempes, mais qui n'empêche pas cependant d'être assez dispos. (*Id. ibid.*)

Sensation sourde de fourmillement dans la partie antérieure de la tête, avec sueur au front (sur-le-champ). (*F. Hahnemann*).

Céphalalgie continuelle. (*Hermann, loc. cit.*)

Au moindre ébranlement, au plus petit bruit, les maux de tête deviennent extrémement violens. (*Hermann, loc. cit.*)

20. Une grande pesanteur dans toute la tête, qui se portait vers la bosse frontale gauche, avec une violente pression. (*F. Hartmann, dans un mémoire.*)

Il a la tête lourde. (*Sal. Gutmann, dans un mémoire.*)

En penchant la tête en avant, pression à l'occiput, accompagnée de pesanteur, qui ne disparaît que quand on renverse la tête en arrière (au bout de trois heures moins un quart). (*Hartmann*, *loc. cit.*)

Douleur pressive dans le côté droit de l'occiput, qui se répand aussi en partie vers le devant de la tête : en appuyant le plat de la main sur cette partie, ou en tournant la tête, la douleur devient plus violente; pendant toute la journée (au bout de sept heures et demie). (*Gutmann*, *loc. cit.*)

Douleur pressive dans le cerveau, derrière l'oreille gauche (au bout de trois heures). (*Id. ibid.*)

25. Pression douloureuse de dedans en dehors dans le côté droit de l'occiput (au bout de deux heures et un quart). (*Hartmann*, *loc. cit.*)

Pression saccadée, comme par une pointe mousse, dans la profondeur de la partie gauche du vertex, sans qu'on puisse dire précisément où (au bout de sept jours). (*Gross*, *loc. cit.*)

Céphalalgie sourde, avec pression au dessus des orbites, et élancemens derrière les oreilles, dans l'après-midi, pendant quatre heures. (*C. Teuthorn*, *dans un mémoire*.)

Forte pression au côté gauche du front. (*Hermann*, *loc. cit.*)

Violente douleur pressive de dedans en dehors, dans la bosse frontale droite (au bout de deux heures). (*Hartmann*, *loc. cit.*)

30. Pression dans le front, comme après l'ivresse. (*Meyer*, *loc. cit.*)

Forte pression en dessus de la tempe gauche, jusque dans l'occiput, avec horreur du mouvement. (*Id. ibid.*)

Serrement pressif à la tempe droite, plus fort pendant le mouvement (au bout de trois quarts d'heure). (*Hermann*, *loc. cit.*)

Violente pression de dedans en dehors dans la tempe droite (au bout de deux heures et demie). (*Hartmann*, *loc. cit.*)

Serrement pressif dans la tempe droite. (*Gross*, *loc. cit.*)

35. Douleur dans tout le cerveau, comme s'il était comprimé (au bout de trente-quatre heures). (*Gutmann*, *loc. cit.*)

Serrement pressif dans les deux os pariétaux, qui devient plus fort pendant le mouvement. (*Hermann*, *loc. cit.*)

Douleur, comme si les deux tempes étaient violemment serrées l'une contre l'autre par des tenailles. (*Gross*, *loc. cit.*)

Douleur pressive, térébrante, dans la tempe gauche. (*Franz*, *loc. cit.*)

Céphalalgie, comme si l'on perçait des trous au crâne, surtout en haut, vers le vertex. (*L. Hahnemann*, *loc. cit.*)

40. Douleur térébrante, fouillante, dans le côté droit de l'occiput (au bout de deux heures). (*Gutmann*, *loc. cit.*)

Douleur pressive, serrante, saccadée, dans la tempe gauche, semblable à celle que produirait un corps dur et mousse. (*Gross*, *loc. cit.*)

Pression tractive dans le pariétal et l'occipital gauches, que le mouvement rend plus violente. (Hermann, *loc. cit.*)

Tiraillement et pression serrante dans le cerveau, tantôt sur un point, et tantôt sur un autre (au bout de sept heures). (*Id. ibid.*)

Pression tiraillante à l'occiput, que le bruit et le moindre mouvement rendent plus forte. (*Id. ibid.*)

45. Pression à l'occiput, comme s'il y avait dessus quelque chose de dur. (*Meyer*, *loc. cit.*)

Tiraillement dans la tempe gauche et le cartilage tragus de l'oreille qui, par le mouvement, devient une douleur pressive (au bout d'une demi-heure). (*Hermann*, *loc. cit.*)

Vulsion à travers la tête, d'arrière en avant, isochrone au pouls (au bout d'une demi-heure). (*G-E. Wislicenus*, *dans un mémoire.*)

Tiraillement dans l'os pariétal et à l'occiput. (*Hermann*, *loc. cit.*)

Tiraillement dans la tempe gauche, jusques en avant dans le front, que le mouvement rend plus violent (au bout d'un quart d'heure). (*Id. ibid.*)

50. Le soir, dans le lit, mal de tête dans les deux tempes, comme si on les serrait par saccades. (*Franz*, *loc. cit.*)

Douleur lancinante sourd, de dedans en dehors, au milieu du front. (*Gutmann*, *loc. cit.*)

Il passe dans la tempe droite un élancement sourd, comme causé par un trait émoussé, qui s'étend jusque dans la profondeur du cerveau, et qui revient par fréquentes saccades. (*Gross*, *loc. cit.*)

Vives secousses isolées dans la tempe droite. (*Hartmann*, *loc. cit.*)

Violente céphalalgie lancinante dans la région temporale

I.

droite, qui s'étendait jusque dans l'œil droit. (Meyer, loc. cit.)

55. *Un fort élancement dans la tempe droite. (Hartmann, loc. cit.)*

Tiraillement lancinant sur la région pariétale, qui diminue en appuyant la main sur cette partie (au bout de vingt minutes). (*Wislicenus*, *loc. cit.*)

Un élancement brûlant sur la tête. (*Franz*, *loc. cit.*)

Sensation brûlante sur le côté droit du cuir chevelu (au bout de trois heures et demie). (*Gutmann*, *loc. cit.*)

Douleur sourde sur le cuir chevelu (au bout de trois heures). (*Id. ibid.*)

60. Sensation de froid sur le cuir chevelu. (*Hermann*, *loc. cit.*)

Douleur pressive à l'occiput, comme si l'on avait couché sur une pierre, et que l'on diminue en frottant la partie. (*Meyer*, *loc. cit.*)

Douleur pressive à la tempe droite (au bout de trente heures). (*Gutmann*, *loc. cit.*)

A l'occiput, dans l'endroit où s'insèrent les muscles de la nuque, douleur comme si ces muscles étaient contus. (*Franz*, *loc. cit.*)

Pression tractive, lancinante, à la nuque, qui s'étend insensiblement vers l'occiput et y disparaît (au bout d'une heure et un quart). (*Hartmann*, *loc cit.*)

65. Sensation de vulsion dans la nuque, pendant le repos, mais plus souvent en redressant la tête (du sixième au huitième jour). (*Becher*, *loc. cit.*)

Sentiment de raideur à la nuque, pendant le repos, que le mouvement fait disparaître (au bout de huit heures). (*Hartmann*, *loc. cit.*)

Pression douloureuse sur le côté gauche du cou, comme s'il allait devenir malade en dedans, mais qui n'augmente ni par la déglutition, ni par la parole (au bout de quatre heures moins un quart). (*Id. ibid.*)

Douleur pinçante sur un petit point au cou. (*Id. ibid.*)

Pression en avant et des deux côtés du cou (au bout de quatre heures). *Hermann*, *loc. cit.*)

70. *Douleur brûlante d'écorchure sur le côté de la nuque* (au bout de neuf heures). (*Franz*, *loc. cit.*)

Pression et rongement sur le front, à la racine du nez (au bout de cinq heures). (*Id. ibid.*) ·

Rongement pruriteux au front. (*Wislicenus*, *loc. cit.*)

Douleur brûlante dans la peau du côté gauche du front (au bout de cinquante-sept heures). (*Gutmann*, *loc. cit.*)

Sentiment de chaleur sur le côté de l'os frontal. (*Franz*, *loc. cit.*)

75. Traction légère et très-passagère à travers la joue gauche, jusque dans l'oreille interne (au bout de trois quarts d'heure). (*Wislicenus*, *loc. cit.*)

Chaleur au côté de la face sur lequel il ne s'était point couché. (*Franz*, *loc. cit.*)

Le matin, immédiatement au sortir du lit, pâleur de la face et tendance à la fixité du regard (au bout de dix-sept heures). (*Becher*, *loc. cit.*)

Pâleur du visage. (*F. Hahnemann.*)

Fourmillement; il lui semble qu'un petit insecte se promène sur le visage et sur quelques points du corps (*Hermann*, *loc. cit.*)

80. Boutons rouges au visage, sur les joues et le nez, plus petits qu'une lentille, et contenant peu de pus; ils démangent surtout quand on y touche (au bout de trois jours). (*Id. ibid.*)

Dilatation des pupilles (au bout d'une demi-heure), et ensuite resserrement (au bout d'une heure), qui dura pendant seize heures. (*Teuthorn*, *loc. cit.*)

Resserrement des pupilles (au bout d'une demi-heure) pendant plusieurs jours. (*Stapf*, *loc. cit.*)

Dilatation des pupilles, pendant six heures (au bout de trois heures). (*Meyer*, *loc. cit.*)

Dilatation des pupilles (au bout d'une heure). (*C.-T. Lang-hammer*, *dans un mémoire*, et *Hartmann*, *loc. cit.*)

85. La pupille de l'œil droit était extraordinairement dilatée, de sorte que l'iris semblait avoir disparu en totalité (au bout de deux minutes); plus on fixait les objets avec attention, plus aussi la pupille s'agrandissait, et au bout de sept jours, elle était encore quatre fois plus grande que celle de l'œil gauche, qui resta toujours dans l'état ordinaire. (*Becher*, *loc. cit.*)

Pupilles très-dilatées (au bout de huit heures et demie). (*Hartmann*, *loc. cit.*)

Les yeux sont vitreux et d'une teinte mate(au bout de quatre heures). (*Teuthorn, loc. cit.*)

Les yeux sont tout-à-fait sans éclat (au bout de six heures). (*Hartmann, loc. cit.*)

Yeux mats et enfoncés(au bout de cinq heures). (*Id. ibid.*)

90. Cercle bleu autour des yeux. (*Id. ibid.*)

Les yeux sont bordés de bleu. (*Meyer, loc. cit.*)

Regard fixe.(*Hermann, loc. cit.*)

Pesanteur des paupières, comme si elles allaient tomber (sur-le-champ). (*Gross, loc. cit.*)

Serrement pressif dans le rebord orbitaire supérieur gauche. (*Id. ibid.*)

95. *Ardeur très-passagère dans l'œil gauche, comme si l'on respirait de l'alcali* (au bout d'une heure). (*Meyer, loc. cit.*)

Douleur, comme si les yeux étaient violemment comprimés et enfoncés dans la tête. (*Gross, loc. cit.*)

Pression d'avant en arrière dans les deux yeux (au bout de neuf heures). (*Hermann, loc. cit.*)

Douleur subite dans l'œil gauche, comme s'il y avait dedans un grain de sable ou un petit bouton. (*Franz, loc. cit.*)

Pression à la paupière inférieure gauche (au bout d'un quart d'heure). (*Hermann, loc. cit.*)

100. Pression à la paupière droite et sentiment de pesanteur dedans. (*Id. ibid.*)

Pression continuelle sur les yeux, comme lorsqu'on fixe trop long-temps un seul objet, et qui oblige à se frotter les yeux (au bout de trois quarts d'heure).(*Hartmann, loc. cit.*)

Les yeux semblent être refoulés hors des orbites, ce qui oblige à cligner souvent les paupières (au bout d'une demi-heure). (*Hermann, loc. cit.*)

Pression aux yeux, comme s'ils étaient trop gros et qu'ils n'eussent point assez de place dans leurs orbites ; ils sont aussi peu mobiles que si le sujet n'avait point assez dormi, et en même temps la tête est hébétée. (*Meyer, loc. cit.*)

Gonflement et rougeur de la paupière inférieure. (*Langhammer, loc. cit.*)

105. Gonflement des tégumens inférieurs de l'œil.(*Meyer, loc. cit.*)

Gonflement au dessous des paupières inférieures.(*Id. ibid.*)

La paupière inférieure tressaille vers l'angle interne (au bout de neuf heures). (*Wislicenus, loc. cit.*)

Tiraillement lancinant à travers les deux paupières, d'un coin à l'autre, avec élancemens vifs dans les coins eux-mêmes et au pourtour des paupières (au bout de quatorze heures). (*Id. ibid.*)

Les deux yeux avaient un aspect vitré, et les globes oculaires étaient très-mobiles, presque involontairement, surtout en regardant devant soi. (*Becher, loc. cit.*)

110. Une douleur sourde, tantôt lancinante, tantôt brûlante, ou réunissant ces deux caractères, poussait l'œil droit dans l'angle externe ; alors le sujet ne pouvait pas voir de cet œil, et il lui semblait apercevoir une surface de neige en pente et à perte de vue, sur laquelle tombaient de temps en temps des points ayant l'éclat du feu ; après que cet effet fut arrivé plusieurs fois, la surface devint en feu, et les points qui tombaient devinrent d'un blanc brillant (au bout d'une heure et demie). (*Becher, loc. cit.*)

Élancemens rapides, semblables à des secousses électriques, sous la paupière droite, qui obligent à se frotter les yeux. (*Meyer, loc. cit.*)

Douleur pressive sous la paupière inférieure gauche ; elle devint plus violente par la pression du doigt et se dissipa aussitôt après. (*Gutmann, loc. cit.*)

Élancement vif dans la cloison osseuse mince située entre l'orbite et la racine du nez. (*Meyer, loc. cit.*)

Ardeur dans les yeux ; les larmes qui survenaient quelquefois brûlaient encore davantage (au bout de six jours). (*Becher, loc. cit.*)

115. Les bords internes des paupières sont très-froids, ce qui s'aperçoit en fermant les yeux (au bout d'une demi-heure). (*Hartmann, loc. cit.*)

Les deux yeux pleurent. (*Id. ibid.*)

Une tache jaune au blanc de l'œil, vers l'angle interne ; plus près cependant de la cornée transparente ; en même temps, trouble de la vue, qui se dissipait en tenant la main devant l'œil (avec dilatation de la pupille). (*Meyer, loc. cit.*)

Il voit mieux de loin (*Langhammer, loc. cit.*) (1).

(1) Réaction médicatrice de l'organisme chez un myope.

Douleur brûlante sur un petit point de la joue gauche. (*F. Hahnemann.*)

120. Tintement, comme bruit de cloches, dans l'oreille droite. (*Meyer, loc. cit.*)

Il n'entend pas du tout une montre suspendue à peu de distance; mais à une plus grande distance, il en distingue très-bien les battemens, tandis que, la tenant près de l'oreille, il n'entend qu'un simple bruissement, sans tictac (au bout d'une heure et demic). (*Becher, loc. cit.*)

Il ne peut entendre qu'à dix pas la montre qu'en d'autres temps il entendait à vingt (au bout de six jours). (*Id.ibid.*)

A chaque coup de cloche, à chaque son musical, même en chantant soi-même, il éprouvait des élancemens dans les oreilles ; mais le bruit non mélodieux, comme celui des voitures, des portes qui se ferment, etc., ne lui en causait point (au bout de cinquante-trois heures). (*Id. ibid.*)

Les sons de la musique lui étaient et lui restèrent insupportables, quoiqu'ils n'occasionassent point de douleurs dans l'oreille. (*Id. ibid.*)

125. *Tiraillement dans le conduit auditif interne et externe du côté droit.* (*Hermann, loc. cit.*)

Tiraillement dans le conduit auditif externe et interne (au bout de trente heures). (*Meyer, loc. cit.*)

Tiraillement vulsif, et quelquefois seulement tiraillement simple dans le cartilage de l'oreille gauche. (*Hermann, loc. cit.*)

Douleur, comme si le côté droit de la mâchoire inférieure était arraché de son articulation : elle se fait sentir même en ne remuant pas la partie; mais elle devient plus violente pendant la mastication. (*Id. ibid.*)

Douleur tractive, en quelque sorte spasmodique, dans l'oreille externe droite (au bout de quatre heures et demie). (*Hartmann, loc. cit.*)

130. Un élancement presque indolent dans l'oreille gauche, qui se dissipa en introduisant le doigt dedans (au bout de six heures et demie). (*Gutmann, loc. cit.*)

Elancemens pruriteux dans l'intérieur de l'oreille droite, qui ne cessent point pendant les mouvemens de la mâchoire (au bout de vingt-sept heures). (*Id. ibid.*)

Prurit lancinant au lobule de l'oreille droite (au bout de deux heures). (*Franz*, *loc. cit.*)

Légère vulsion dans le bout de l'oreille droite (au bout de trois heures). (*Wislicenus*, *loc. cit.*)

Prurit au bout du nez ; il est obligé de s'y gratter. (Meyer, *loc. cit.*)

135. Le dos du nez est gonflé et parsemé de taches rouges, dont on voit aussi quelques-unes sur ses côtés, qui vont et viennent, et causent un sentiment de tension. (*Id. ibid.*)

Au côté droit de la lèvre supérieure, gerçure oblique, comme si l'on s'était coupé, avec douleur d'écorchure, surtout en remuant la lèvre ; pendant plusieurs jours. (*Stapf*, *loc. cit.*)

A la partie rouge de la lèvre supérieure, un point qui cause des élancemens sourds et un fourmillement semblable à celui d'une crampe (au bout de trente-deux heures). (*Franz*, *loc. cit.*)

Eruption d'un jaune brun, croûteuse, contenant du pus, à la lèvre inférieure, près du coin de la bouche, sans douleur; pendant six jours. (*F. Hahnemann.*)

Violente douleur brûlante dans le côté droit de la lèvre inférieure, qui persiste aussi en remuant cette partie (au bout de cinq heures et de huit heures et demie). (*Gutmann*, *loc. cit.*)

140. Douleur ardente au côté gauche de la lèvre inférieure (au bout de douze heures). (*Id. ibid.*)

Douleur brûlante dans la peau de la joue, près du coin droit de la bouche (au bout de vingt-sept heures). (*Id. ibid.*)

Douleur sourdement pressive et tractive à l'angle droit de la mâchoire inférieure (au bout de sept heures). (*Id. ibid.*)

Lorsqu'il mâche, il éprouve une sensation refroidissante (le matin, du froid douloureux) dans les racines surtout des dents molaires, qui se dissipe après avoir mangé. (*Hartmann*, *loc. cit.*)

Elancemens au bout de la langue. (*Franz*, *loc. cit.*)

145. Elancement pruriteux au bout de la langue (au bout d'une heure et demie). (*Wislicenus*, *loc. cit.*)

Douleur lancinante au côté droit de la langue (au bout de vingt-six heures) (*Gutmann*, *loc. cit.*)

Sentiment de sécheresse à la langue et *au palais*, sans soif (au bout de six heures). (*Franz*, *loc. cit.*)

L'après-midi, forte sécheresse dans la bouche, avec une grande quantité de mucus visqueux, mousseux, insipide, qui fait cracher souvent. (*Stapf*, *loc. cit.*)

Ardeur sur plusieurs points de la langue, comme si elle avait été mise en contact avec quelque chose de corrosif, sans changement extérieur (au bout de six heures). (*Wislicenus*, *loc. cit.*)

150. Sécheresse du palais, sans soif (au bout de six heu·res). (*Franz*, *loc. cit.*)

Il a de la peine à avaler; il lui semble que quelque chose soit arrêté dans sa gorge (au bout de dix heures). (*Meyer*, *loc. cit.*)

Ardeur au voile du palais, comme s'il était enflammé et excorié (au bout de quatre heures et demie). (*Franz*, *loc. cit.*)

Ecorchure douloureuse au voile du palais, et âpreté dans la gorge, sensible surtout en expirant (au bout de six heures et demie). (*Id. ibid.*)

Sentiment de tuméfaction et d'écorchure à l'orifice postérieur des narines (au bout de trois heures et demie). (*Id. ibid.*)

155. *Nausées.* (*Hermann*, *loc. cit.*)

L'eau lui vient toujours à la bouche, avec nausées. (*Franz*, *loc. cit.*)

Sécrétion d'une abondante salive acidule. (*Teuthorn*, *loc. cit.*)

Goût aigrelet continuel dans la bouche (au bout de quatre heures). (*Wislicenus*, *loc. cit.*)

Beaucoup de salive dans la bouche, de saveur désagréable, (au bout de deux heures). (*F. Hahnemann.*)

160. Goût putride dans la bouche. (*Gutmann*, *loc. cit.*)

La vue et l'odeur du pain bis suffisent pour lui inspirer du dégoût; son odeur aigrelette est ce qui lui répugne le plus; en le mangeant, sa saveur aigre le dégoûte aussi presque jusqu'au vomissement (au bout de vingt-quatre heures). (*Becher*, *loc. cit.*)

Le pain a un goût amer comme la bile, quoique du reste il n'y ait pas de mauvais goût dans la bouche. (*F. Hahnemann.*)

Soif violente. (*Id.*)

Soif presque inextinguible, désir presque insatiable de lait froid. (Becher, loc. cit.)

165. Grand désir de la bière après des tranchées, pendant toute la journée. (*Meyer, loc. cit.*)

Défaut d'appétit. (*Hermann, loc. cit.*)

Le manger n'a que peu de goût, quoique sans saveur étrangère. (*F. Hahnemann.*)

Après avoir mangé, éructations fréquentes, chaque fois précédées de borborygmes dans la région de l'estomac. (*Teuthorn, loc. cit.*)

Fréquentes éructations. (*Wislicenus, loc. cit.*)

170. Rapports incomplets, désagréables (au bout de trois heures). (*Franz, loc. cit.*)

Rapports acidules, une heure après le repas. (*Id. ibid.*)

Rapports brûlans, acidules, sans saveur, qui ne produisent aucun bruit et n'arrivent point jusqu'à la bouche (au bout de trois heures). (*Becher, loc. cit.*)

Tournoyement de cœur à la région de l'estomac (de suite). (*Teuthorn, loc. cit.*)

Tournoyement dans l'estomac (après avoir mangé), puis très-fortes nausées, qui obligèrent à se mettre au lit. (*F. Hahnemann.*)

175. Vomissement des alimens, et ensuite, presque toutes les heures, vomissement jour et nuit jusqu'au matin. (*Id.*)

Borborygmes dans la région de l'estomac (au bout de cinq quarts d'heure). (*Hartmann, loc. cit.*)

Bruissement sensible à l'oreille dans la cavité abdominale. (*Becher, loc. cit.*)

Pression dans les hypochondres, qui cause une grande anxiété, comme si on allait mourir (surtout étant debout), (au bout de trente-huit heures). (*Franz, loc. cit.*)

Au dessous des fausses côtes, serrement pressif douloureux. (*Gross, loc. cit.*)

180. Après avoir marché quelque temps, serrement pressif au dessus du foie, sous les côtes, et de là jusqu'à la région ombilicale (au bout de dix jours). (*Id. ibid.*)

Serrement sous les fausses côtes, qui se dirige vers le côté gauche (au bout de cinq minutes). (*Id. ibid.*)

Serrement pressif périodique au nombril. (Id. ibid.)

Fort sérrement pressif soutenu à la région ombilicale (au bout de dix minutes). (*Id. ibid.*)

Douleur brûlante dans l'estomac, qui naissait sous le creux de l'estomac et se portait ensuite à gauche. (*Meyer, loc. cit.*)

185. Douleur tensive dans le haut du ventre, qui lui cou-pait presque la respiration (au bout de six heures et demie). (*Gutmann, loc. cit.*)

Elancemens sourds, pressifs et saccadés, autour du nom-bril, et dans beaucoup d'autres points du corps et des mem-bres, qui semblent comme produits par une pointe émoussée. (*Gross, loc. cit.*)

Légers élancemens par intervalles dans le bas-ventre, qui remontent vers le creux de l'estomac, et se font surtout sentir quand on se lève étant assis (au bout de neuf heures). (*Wis-licenus, loc. cit.*)

Douleur lancinante dans le ventre, sous les dernières côtes gauches, plus vive en inspirant (au bout d'une heure). (*Gut-mann, loc. cit.*)

Elancement térébrant dans la peau du haut du ventre, qui continue pendant l'inspiration et l'expiration (au bout de quatre heures). (*Id. ibid.*)

190. Tension du bas-ventre et sentiment de plénitude, sans que le sujet sente de vents (au bout d'une demi-heure). (*Teuthorn, loc. cit.*)

Le ventre est très-distendu par des vents ; mais l'émission d'un seul vent peu considérable suffit pour le remettre dans son état ordinaire (au bout d'une heure). (*Hartmann, loc. cit.*)

Vents et émission de vents, beaucoup plus qu'à l'ordinaire. (*Id. ibid.*)

Borborygmes bruyans dans tout le ventre, principalement en haut, et surtout étant couché. (*Gutmann, loc. cit.*)

Pression sur plusieurs points dans le bas-ventre. (*Her-mann, loc. cit.*)

195. Douleur pressive de dedans en dehors dans l'aine droite, comme s'il allait survenir une hernie, en marchant; cette douleur devient plus vive en appuyant la main sur la partie, et elle dure un quart d'heure. (*Gutmann, loc. cit.*)

Enorme constriction pinçante des intestins, des deux côtés du nombril (au bout de quatre heures). (*Hartmann, loc. cit.*)

Mal de ventre, comme un saisissement et un pincement à
la région ombilicale (étant assis), mais sans qu'il s'ensuive de
selle. (*Meyer, loc. cit.*)

Avant d'aller se coucher, pincement sécant dans le ventre,
comme s'il allait survenir de la diarrhée, le soir. (*Franz,
loc. cit.*)

Accès de douleur sécante en travers du bas-ventre. (*Id. ibid.*)

200. Mal de ventre, tranchées en marchant. (*Id. ibid.*)

Douleur sécante dans l'aine gauche (au bout de onze heures). (*Gutmann, loc. cit.*)

Douleur sécante dans le ventre, et en même temps douleur
pressive, comme par une pointe mousse, dans le coccyx (au
bout de dix heures). (*Id. ibid.*)

Douleur tensive lancinante dans tout le côté droit du
ventre et de la poitrine, qui coupait presque la respiration
(au bout d'un quart d'heure). (*Wislicenus, loc. cit.*)

Coups d'épingles dans les muscles abdominaux du côté
gauche (au bout d'un quart d'heure). (*Wislicenus, loc. cit.*)

205. *Élancement pruriteux au pourtour extérieur de
l'anus* (au bout de trois quarts d'heure). (*Gutmann, loc. cit.*)

Douleur tiraillante et comme diarrhéique dans le rectum,
sans qu'il s'ensuive de selle. (*Franz, loc. cit.*)

Après la selle, long ténesme, sans mal de ventre; les matières étaient d'abord rares, puis molles. (*Teuthorn, loc. cit.*)

Inutile envie d'aller à la selle, pendant vingt-quatre heures,
puis selle laborieuse, et le lendemain point de garde-robe.
(*Franz, loc. cit.*)

Selle seulement au bout de trente-deux heures; matières
dures d'abord, et molles ensuite. (*Meyer, loc. cit.*)

210. Selle dure (au bout de cinq heures). (*Gutmann, loc. cit.*)

Selle très-dure et sortant avec peine (au bout de trente
heures). (*Franz, loc. cit.*)

Selle dure et grumelée. (*Meyer, loc. cit.*)

Selles molles et fréquentes (au bout de soixante-douze
heures). (*Becher, loc. cit.*)

Toutes les deux ou trois heures, une selle molle (au bout
de vingt-quatre heures). (*F. Hahnemann.*)

25. Quatre selles diarrhéiques à un quart d'heure de dis-
ance, avec mal de ventre (au bout d'une heure et demie).
Id. ibid.)

Constriction spasmodique douloureuse de la vessie, sans que l'urine soit exprimée. (*Hartmann*, *loc. cit.*)

Envie d'uriner et émission de peu d'urine (au bout d'une demi-heure, de trois quarts d'heure, d'une heure). (*Langhammer*, *loc. cit.*)

Pas d'émission d'urine les sept premières heures ; ensuite émissions fréquentes, mais moins copieuses que de coutume, avec une sensation désagréable, et presque de brûlure, au col de la vessie. (*Meyer*, *loc. cit.*)

Urine claire et limpide. (*Wislicenus*, *loc. cit.*)

220. Dans la matinée, point d'émission d'urine ; mais, le soir (au bout de dix heures, de quatorze), émission fréquente d'une urine aqueuse, que souvent il peut à peine retenir. (*Franz*, *loc. cit.*)

En finissant d'uriner, il lui semble avoir un poids dans le bas-ventre, qui pèse sur les parties génitales (au bout d'une demi-heure). (*Gross*, *loc cit.*)

L'urine coula encore très-fréquemment le second jour, mais d'une couleur foncée, et il s'y forma un nuage. (*Franz*, *loc. cit.*)

Il est obligé de pisser souvent et beaucoup à la fois (au bout de vingt-quatre heures), pendant plusieurs jours. (*Hermann*, *loc. cit.*)

Pendant les deux derniers jours, émission d'urine plus fréquente et plus copieuse. (*Hartmann*, *loc. cit.*)

225. *Urine toute pâle, qui forme de suite un épais nuage blanchâtre* (au bout de quelques jours). (*Gross*, *loc. cit.*)

Prurit fourmillant à la peau de la verge, en dessous et en arrière (au bout de quatre heures et demie). (*Franz*, *loc. cit.*)

Sentiment de pesanteur dans le gland, surtout en urinant. (*Hermann*, *loc. cit.*)

Petit élancement pruriteux au gland (au bout de vingt-huit heures). (*Id. ibid.*)

Petit élancement au bout du membre viril (au bout d'un quart d'heure). (*Langhammer*, *loc. cit.*)

230. Élancemens douloureux à l'extrémité de l'urètre. (*Wislicenus*, *loc. cit.*)

Douleur d'écorchure au scrotum. (*Franz*, *loc. cit.*)

Long élancement pruriteux au scrotum. (*Id. ibid.*)

Douleur pressive aux deux testicules, plus violente en y touchant et en marchant. (*Hermann, loc. cit.*)

Eruption de petits boutons rouges au côté antérieur du scrotum et à la partie postérieure inférieure de la verge, avec sensation de chaleur en dedans (au bout de trente-deux heures); les poils des parties génitales se détachaient aussi partiellement (au bout de cinquante-deux heures). (*Becher, loc. cit.*)

235. Fourmillement au scrotum, qui, après qu'on s'est gratté, fait place à de l'ardeur et à une douleur d'écorchure (au bout de deux heures trois quarts). (*Hartmann, loc. cit.*)

Tiraillement brûlant dans le testicule gauche et ardeur dans la prostate, avec de fréquentes érections (au bout de huit heures). (*Franz, loc. cit.*)

Erection pendant plusieurs minutes, sans nulle excitation mentale ou mécanique (au bout de deux heures moins un quart). (*Hartmann, loc. cit.*)

Douleur constrictive, et rétrécissant en quelque sorte la fossette du cou, qui devient plus vive en ployant le cou, et qui dure dix minutes (au bout de trois heures et demie). (*Gutmann, loc. cit.*)

Sécheresse dans la gorge, qui empêche de parler. (*F. Hahnemann.*)

240. Toux sèche : l'irritation et le chatouillement qui la déterminent se font sentir immédiatement au dessus du creux de l'estomac, à une grande profondeur; c'est le soir, après s'être mis au lit, que la toux est le plus forte. (*Id.*)

Forte toux, qui va jusqu'au vomissement, mais sans douleur. (*Id.*)

Elancemens sourds dans le milieu du sternum (au bout de quatre heures). (*Gutmann, loc. cit.*)

Elancement sourd au côté gauche, entre les fausses côtes inférieures et le bassin, qui paraît se répandre dans la cavité abdominale, et devient plus fort pendant l'inspiration. (*Hermann, loc. cit.*)

Vifs élancemens dans la région des premières fausses côtes droites (au bout de trente-quatre heures). (*Id. ibid.*)

245. Respiration difficile, oppressée, avec de petits élancemens entre les fausses côtes des deux côtés, et surtout du

côté gauche (au bout de trois heures et demie). (*Hartmann, loc. cit.*)

Au sommet de la poitrine, sous le bras droit, un vif élancement, qui coupe la respiration pour un instant, comme lorsqu'on tombe inopinément dans l'eau (au bout de trois, de quatre heures). (*Meyer, loc. cit.*)

Elancement perforant sourd dans le côté gauche de la poitrine, soutenu, et plus fort pendant l'inspiration (au bout d'un quart d'heure). (*Gutmann, loc. cit.*)

Elancement pinçant dans toute la poitrine (au bout de trois heures). (*Id. ibid.*)

Pincement térébrant dans le côté gauche de la poitrine, qui persiste pendant l'inspiration et l'expiration (au bout de trois heures et un quart). (*Id. ibid.*)

250. *Pression et resserrement derrière le sternum, qui rendent l'inspiration difficile* (au bout de trois heures). (*Franz, loc. cit.*)

Serrement pressif dans le côté droit, à la région de la septième côte. (*Gross, loc. cit.*)

Serrement pressif, par intervalles, à la région de la septième côte, non loin du sternum. (*Id. ibid.*)

Serrement pressif à la région du mamelon gauche. (*Id. ibid.*)

Resserrement douloureux de la poitrine, en commençant à marcher. (*Stapf, loc. cit.*)

255. Pression resserrante sous la dernière fausse côte droite, en devant, vers le sternum (au bout de trois heures). (*Hermann, loc. cit.*)

Pression resserrante sous l'aisselle droite, vis-à-vis du mamelon (au bout de vingt-trois heures). (*Id. ibid.*)

Douleur pressive dans le côté gauche de la poitrine, plus forte surtout en inspirant et en expirant (au bout de dix heures). (*Gutmann, loc. cit.*)

*Douleur pressive dans le milieu de la poitrine, plus forte surtout pendant l'expiration; il semble que les os de la poitrine soient au moment d'être repoussés en dehors; en appuyant la main sur le sternum, la douleur devenait plus violente, comme aussi en se baissant, en toussant, etc; pendant une heure (au bout de vingt-cinq heures). (*Id. ibid.*)

Vive pression dans le sein gauche (au bout d'une heure et demie). (*F. Hahnemann.*)

260. Même sensation au côté de la poitrine que si les côtes étaient enfoncées (au bout de trois heures).(*Franz, loc. cit.*)

Pression sécante au côté gauche de la poitrine, en faisant une inspiration profonde. (*Wislicenus, loc. cit.*)

Douleur brûlante et sécante dans le côté gauche de la poitrine (étant assis), qui augmente en posant la main sur la partie (au bout de dix-neuf heures). (*Meyer, loc. cit.*)

Douleur brûlante et d'écorchure en dedans, à la dernière côte (au bout de dix heures). (*Franz, loc. cit.*)

Ardeur sur la poitrine. (*F. Hahnemann.*)

265. Elancement pruriteux, comme produit par la piqûre d'une multitude de puces, entre les deux seins, qui réveille vers minuit et empêche tant de rester couché tranquillement que de se tenir assis, et oblige à quitter le lit pour se promener pendant une heure dans la chambre. (*Id. ibid.*)

Rongement pruriteux au côté droit, vers les fausses côtes, qui excite à tousser. (*Hermann, loc. cit.*)

Petits boutons rouges au cou, à la poitrine et au dos, principalement sur les omoplates, qui ne sont sensibles qu'au toucher et au frottement des habits (ceux surtout du sternum), et se montrent principalement le matin, mais ont disparu en partie le matin, tandis que les autres durent quinze jours. (*Wislicenus, loc. cit.*)

Rongement pruriteux dans plusieurs parties du tronc et de la cuisse, tantôt ici et tantôt là. (*Hermann, loc. cit.*)

Rongement pruriteux à la région des vertèbres lombaires, qui excite à se gratter. (*Id. ibid.*)

270. Elancement pruriteux au coccyx, au dessus de l'anus, pendant quelques minutes (au bout de huit heures). (*Gutmann, loc. cit.*)

Légers élancemens au coccyx, au dessus de l'anus, et sur le sternum (au bout d'un quart d'heure). (*Wislicenus, loc. cit.*)

Vive douleur dans les reins, sorte de traction et de pression, parfois de tiraillement, qui ne se fait bien sentir qu'étant debout (au bout de cinq heures et demie). (*Franz, loc. cit.*)

Mal de reins par intervalles, tiraillement rapide et prèssion, surtout étant debout, moins en marchant, qui cesse en appuyant sur la partie, s'asseyant et penchant le corps en avant.(*Id.ibid.*)

Mal de reins tiraillant par intervalles, en se redressant après s'être penché en avant, mais devenant tractif par saccades, quand on se tient tranquille. (*Id. ibid.*)

275. Douleur pinçante au milieu de l'épine du dos (au bout de six heures). (*Wislicenus, loc. cit.*)

Petits élancemens violens et ébranlans sur le milieu de l'épine du dos (au bout d'un quart d'heure). (*Hartmann, loc. cit.*)

Traction douloureuse dans les vertèbres du dos, comme si elles étaient brisées, surtout dans la position assise (au bout de quatre heures). (*Franz, loc. cit.*)

Tiraillement douloureux sur l'omoplate du côté droit, étant assis, le corps penché en avant (au bout de vingt-six heures). (*Id. ibid.*)

Sous le sommet de l'omoplate, traction et pression sourdes sur l'os, comme une sorte de rongement. (*Id. ibid.*)

280. Pression resserrante sur l'épaule droite. (*Hermann, loc. cit.*)

Élancement pruriteux au haut du bras droit, qui ne cessa pas entièrement après s'être gratté (au bout d'une heure). (*Gutmann, loc. cit.*)

Vulsions dans les muscles du bras gauche, au dessus du pli du coude, que le mouvement fit cesser (au bout de cinq quarts d'heure). ('*Id. ibid.*)

Tiraillement vulsif très-douloureux dans les membres, les bras, les doigts, etc. (*Gross, loc. cit.*)

Pression resserrante et paralysante au haut du bras droit, en devant, que le contact de la main augmente (au bout de treize heures). (*Hermann, loc. cit.*)

285. Pression paralysante au haut du bras gauche, en arrière, qui augmente en touchant à la partie. (*Id. ibid.*)

Sensation comme de froid glacial sur le haut du bras droit. (*Meyer, loc. cit.*)

Les avant-bras sont douloureux et comme brisés, quand on les appuye sur la table (au bout de vingt-six heures). (*Franz, loc. cit.*)

Douleurs térébrantes, vivement lancinantes, au côté in-

*terne de l'avant-bras gauche , près du pli du coude , qui sont
surtout très-vives pendant le repos* (au bout de trente-sept
heures). (*Gutmann, loc. cit.*)

Pesanteur resserrante douloureuse dans l'avant-bras droit.
(*Hartmann , loc. cit.*)

290. Pression resserrante à l'avant-bras, en dedans et en
bas (au bout de quatre heures). (*Hermann, loc. cit.*)

Sensation de raideur et de douleur resserrante dans l'articulation du poignet droit, qui devient encore plus douloureuse pendant le mouvement (au bout de huit heures). (*Hartmann, loc. cit.*)

Tiraillement en haut et en dehors, parfois aussi élancement sourd dans les os de l'avant-bras, de la main et des
doigts (du sixième au huitième jour). (*Becher, loc. cit.*)

Les mains tremblent en écrivant, il ne peut pas les tenir en
repos, et il y ressent du fourmillement et du prurit (au bout
de trois heures). (*Wislicenus, loc. cit.*)

Douleur pinçante au dessus du poignet droit (au bout de
quatre heures). (*Id. ibid.*)

295. Tiraillement dans le poignet droit , en travers (au bout
de dix heures). (*Meyer, loc. cit.*)

Augmentation de la chaleur dans la paume des deux
mains (au bout d'une demi-heure). (*F. Hahnemann,
loc. cit.*)

Douleurs tractives lancinantes dans les muscles du creux
de la main droite (au bout de cinq heures moins un quart).
(*Hartmann , loc. cit.*)

Douleurs tractives lancinantes dans les muscles du creux
de la main gauche. (*Id. ibid.*)

Tiraillement dans le pouce et le doigt indicateur de la main
droite, surtout dans les articulations ; en remuant celles-ci,
il survient une sorte de tension, et il semble que les tendons
soient trop courts. (*Hermann, loc. cit.*)

300. Tiraillement dans les doigts médius et indicateur de
la main droite (au bout de deux heures). (*Id. ibid.*)

Tiraillement dans le doigt annulaire gauche. (*Id. ibid.*)

*Violent tiraillement vivement lancinant dans la première
phalange du doigt médius* (au bout de huit heures et demie).
(*Hartmann, loc. cit.*)

Douleur pinçante, resserrante, entre les os métatarsiens

de la main droite, comme si on les serrait avec force les uns contre les autres (au bout d'une heure et demie). (*Id. ibid.*)

Une sorte de douleur de crampe dans les doigts de la main gauche, qui ne gêne cependant point la liberté des mouvemens. (*Gross, loc. cit.*)

305. Tiraillement pressif douloureux au petit doigt, surtout à l'articulation, qui se dissipe en ployant le doigt de toute sa longueur dans la main. (*Franz, loc. cit.*)

Un côté du doigt indicateur gauche est comme mort pendant le froid, et plus mou au toucher, de sorte qu'il semble y avoir, le long de ce doigt, une ligne de démarcation entre le mort et le vif (au bout de trois heures). (*Id. ibid.*)

Petites taches rouges, en forme de petits boutons, sur le dos des doigts, sans nulle sensation. (*Becher, loc. cit.*)

Petits boutons rouges, gros comme des têtes d'épingle (qui finissent par se garnir d'une élévation blanche au milieu), sur le dos des doigts, sur leurs côtés, et entre eux, sans nulle sensation, et qui durèrent cinq jours (au bout de onze jours). (*Id. ibid.*)

Les doigts deviennent froids, jaunes, ridés et engourdis, avec pouls lent, très petit et à peine sensible (au bout de treize heures). (*Meyer, loc. cit.*)

310. Élancemens sourds, par intervalles, dans l'éminence thénar de la main gauche. (*Gross, loc. cit.*)

Léger élancement à travers le dos du pouce droit jusque sous l'ongle (au bout d'une heure et demie). (*Wislicenus, loc. cit.*)

Prurit rongeant au doigt médius gauche, qui, après qu'on s'était gratté, ne se passait que pour quelque temps.(*Gross, loc. cit.*)

En marchant, traction en forme de crampe dans la fesse gauche. (*Franz, loc. cit.*)

Vulsion pruriteuse dans les muscles des deux fesses, au dessus du coccyx (au bout de vingt-huit heures). (*Gutmann, loc. cit.*)

315. *Sensation comme de brisure dans les hanches, les cuisses, les bras et la nuque, avec des élancemens tiraillans, à plusieurs reprises, dans ces parties :* les élancemens se faisaient sentir chaque fois qu'on commençait à marcher, et surtout en montant un escalier; mais la douleur contusive

était continuelle dans la situation assise, en se tenant debout et en marchant (au bout de cinquante-trois heures). (*Becher*, *loc. cit.*)

Douleur distensive et contusive dans l'articulation de la hanche, qui devient plus forte pendant le mouvement. (*Id. ibid.*)

Après s'être assis, pesanteur et en quelque sorte paralysie dans l'articulation de la hanche gauche, au commencement de la marche, mais qui disparaît après quelque peu de mouvement (au bout de deux heures et un quart). (*Hartmann*, *loc. cit.*)

Douleur tiraillante à la cuisse, quelques pouces au dessous de la hanche, qui semble remonter du creux du jarret, et ne diminue point en appuyant sur la partie. (*Franz*, *loc. cit.*)

Au côté externe de la cuisse, au dessous de la hanche, et en même temps sur le tibia, douleur pressive tiraillante (sur-le-champ). (*Id. ibid.*)

320. Dans les muscles postérieurs de la cuisse, sensation brûlante, étant debout, qui se dissipe en marchant (au bout de quatre heures et demie). (*Id. ibid.*)

Pression, comme par un morceau de bois obtus, à la partie postérieure de la cuisse. (*Hermann*, *loc. cit.*)

Elancement térébrant sourd dans la cuisse gauche, près de l'anneau inguinal, pendant le repos (au bout de quatre heures et demie). (*Gutmann*, *loc. cit.*)

Douleur pressive de crampe dans la cuisse droite (au bout de deux jours). (*Hermann*, *loc. cit.*)

Les cuisses et les jambes paraissent comme brisées, en marchant. (*Meyer*, *loc. cit.*)

325. Lassitude anxieuse dans les cuisses, en s'asseyant ; pour se soulager, il était obligé de remuer sans cesse les jambes. (*Id. ibid.*)

Au milieu des cuisses, en travers, sensation comme de brisure, seulement en marchant ; il semble que les membres vont se briser dans le milieu, ce qui rend la démarche chancelante. (*Id. ibid.*)

Pression très-vive dans les muscles de la cuisse droite jusqu'au genou (au bout de deux heures et demie). (*Wislicenus*, *loc. cit.*)

Vulsion pulsative douloureuse depuis le milieu de la cuisse

jusqu'au genou (au bout de deux heures et demie). (*Id. ibid.*)

Pression comme avec le doigt dans l'étendue de la main, au dessus des deux genoux (au bout d'un quart d'heure). (*Hermann, loc. cit.*)

33o. *Serrement pressif au dessus du genou, au côté externe de la cuisse gauche.* (*Franz, loc. cit.*)

Pression dans l'étendue de la main au dessous des deux genoux. (*Hermann, loc. cit.*)

Immédiatement au dessous du genou gauche, pression comme par un corps obtus, sorte de serrement, toutes les cinq à six minutes, et pendant deux à six secondes (au bout d'une demi-heure). (*Gross, loc. cit.*)

Douleur distensive dans les tendons du jarret, plus vive pendant les mouvemens ; les tendons étaient douloureux aussi au toucher. (*Becher, loc. cit.*)

Tiraillement douloureux dans la profondeur du genou gauche, qui descend vers le tibia, lorsqu'en marchant le poids du corps repose sur ce membre, et que le corps est au moment de s'appuyer sur le pied droit porté en avant. (*Gross, loc. cit.*)

335. Douleur lancinante dans la rotule droite, pendant le repos, plus vive pendant le mouvement (au bout de trente-deux heures). (*Gutmann, loc. cit.*)

Sur le genou et au mollet, plusieurs petits boutons, avec prurit violent, le jour et le soir, dans le lit ; l'action de se gratter, d'abord agréable, laissait à sa suite de la cuisson ; les boutons se réunirent, prirent un mauvais aspect, rongèrent aux alentours, et se convertirent chacun en un ulcère qui saignait aisément. (*Meyer, loc. cit.*)

Pulsation sensible au toucher à la jambe gauche, pendant le repos (au bout de huit heures et demie). (*Gutmann, loc. cit.*)

Rongement pruriteux à la jambe gauche, qui excite à se gratter ; après s'être gratté, soulagement pendant quelque temps, puis le rongement pruriteux reparaît plus fort qu'auparavant. (*Hermann, loc. cit.*)

Lassitude dans les jambes, en marchant. (*Meyer, loc. cit.*)

34o. Douleur pressive dans le tibia droit, pendant le repos, qui disparaît en marchant (au bout de douze heures). (*Gutmann*, *loc. cit.*)

Vif élancement dans la partie inférieure du tibia (au bout d'une heure). (*Langhammer*, *loc. cit.*)

Pincement spasmodique dans le mollet gauche, qui cesse pour quelque temps, après s'être frotté la partie (au bout de dix minutes). (*Wislicenus*, *loc. cit.*)

Douleur sécante lancinante dans les muscles du mollet gauche, de haut en bas (au bout de six heures et demie). (*Hartmann*, *loc. cit.*)

Fourmillement à la jambe droite. (Gross, loc. cit.)

345. Douleur paralytique sourde dans l'articulation du pied gauche, pendant le repos; pendant le mouvement, il s'opère un craquement dans cette articulation (au bout de quinze heures). (*Gutmann*, *loc. cit.*)

Sentiment de tension et engourdissement dans la partie antérieure du pied droit et des orteils (en marchant). (*Id. ibid.*)

Pincemens tiraillans dans le gras du gros orteil gauche (au bout de deux heures et demie). (*Hartmann*, *loc. cit.*)

Pression resserrante aux deux derniers orteils du pied droit (au bout d'une heure). (*Hermann*, *loc. cit.*)

Elancement térébrant soutenu dans le petit orteil gauche, pendant le repos et le mouvement (au bout de douze heures et demie). (*Gutmann*, *loc. cit.*)

350. Violens élancemens saccadés à la plante du pied gauche (au bout de sept heures trois quarts). (*Hartmann*, *loc. cit.*)

Pression resserrante à la plante du pied droit en devant (au bout de sept heures). (*Hermann*, *loc. cit.*)

Pression par intervalles à la plante du pied gauche, en devant, près du gros orteil. (Id. ibid.)

Pression resserrante à la plante du pied gauche (au bout de trois heures). (*Id. ibid.*)

Tout le corps (à l'exception du visage, des mains et des pieds) est plus rouge qu'à l'ordinaire; de grandes taches rouges, indolentes, apparaissent aux aisselles; de larges bandes rouges se dessinent sur les rotules et depuis les deux hanches jusqu'à l'ombilic; à nud, le corps est très-sensible à l'impression de l'air extérieur; mais la chaleur du lit lui fait du bien ; les grandes tàches rouges durèrent plus de vingt-quatre heures. (*Wislicenus*, *loc. cit.*)

355. Sensation par tout le corps, comme si quelque chose courait sur la peau, entremêlée de petits élancemens isolés (· au bout de quelques minutes). (*Id. ibid.*)

Il semble· que des fourmis se promènent sur le corps, tantôt ici et tantôt là. (*Hermann*, *loc. cit.*)

Prurit semblable à un fourmillement sur le corps, *tantôt d'un côté et tantôt de l'autre* (·au bout de six heures). (*Gross*, *loc. cit.*)

Fourmillement pruriteux au corps et aux mains, le soir, après s'être couché. (*Id. ibid.*)

· Prurit qui survient rapidement, tantôt sur une partie et tantôt sur une autre, au dos, aux bras, à la région pubienne, et même au cuir chevelu, et qui ne cesse que pour un instant lorsqu'on se gratte. (*Stapf*, *loc. cit.*)

360. Toutes les douleurs de l'acide phosphorique ne sont ni accrues, ni diminuées par la pression de la main. (*Gross*, *loc. cit.*)

Douleur très-sensible, comme si on ratissait avec un couteau le périoste de tous les os longs du corps (au bout d'une, de deux heures). (*Meyer*, *loc. cit.*)

Il est comme contracté dans tous ses membres. (*F. Hahnemann.*) ·

Il croit vaciller en marchant. (*Id. ibid.*)

Lassitude dans toutes les parties du corps. (*Hermann*, *loc. cit.*)

· 365. Lassitude du corps (l'après-midi). (*Wislicenus*, *loc. cit.*)

(Une sorte d'épilepsie (de suite après la prise). (*F. Hahnemann*, *loc. cit.*)

Bàillemens et pandiculations continuels, avec envie de dormir (au bout d'une heure trois quarts). (*Hartmann*, *loc. cit.*)

En écrivant, il est pris d'un sommeil irrésistible et s'endort profondément. (*F. Hahnemann.*)

Somnolence : envie de dormir après le dîner ; il s'endort en parlant. (*Meyer*, *loc. cit.*)

370. Envie de dormir toute la journée, avec bâillemens; ses yeux se ferment à chaque instant. (*Franz*, *loc. cit.*)

Le soir, grande envie de dormir, avec bâillemens, qui ferme les yeux à tous momens. (*Id. ibid.*)

Sommeil si profond qu'à peine peut-on l'éveiller le matin. (*Hartmann, loc. cit.*)

Sommeil avec des rêves, les uns pénibles, les autres insignifians; vers le matin, il se met sous la tête les bras, qui s'engourdissent. (*Franz, loc. cit.*)

Rêves lascifs, avec éjaculation. (*Gutmann, loc. cit.*)

375. Avant minuit, songes agréables; après minuit, rêves effrayans, mais dont il ne reste qu'un souvenir confus. (*Id. ibid.*)

Nuit agitée, avec des rêves dans lesquels on se dispute. (*Langhammer, loc. cit.*)

Rêves vifs et désagréables, mais dont on ne se souvient pas le matin. (*Stapf, loc. cit.*)

Fréquens réveils en sursaut la nuit, comme s'il tombait dans l'eau. (*Langhammer, loc. cit.*)

Il s'éveille à une heure du matin, et, quoiqu'en pleine connaissance, il a des idées tristes et soucieuses pendant une demi-heure, après quoi il se rendort tranquillement jusqu'au matin. (*Stapf, loc. cit.*)

380. La première nuit, rêves de morts, qui le tourmentent beaucoup, et qui lui causent une grande frayeur étant à demi réveillé. (*Franz, loc. cit.*)

Il se réveille de trop bonne heure, et ne peut plus se rendormir. (*F. Hahnemann.*)

Le pouls est irrégulier, et souvent une ou deux pulsations manquent. (*Wislicenus, loc. cit.*)

Sentiment de froid au visage, aux tempes et au front, comme par le soufle d'un vent frais, avec sentiment de froid au bout des doigts, qui étaient très-froids au toucher (au bout d'une heure). (*Stapf, loc. cit.*)

Frissonnement sur le bas-ventre, avec froid au bout des doigts, pendant deux heures, sans soif, surtout sous l'influence du grand air, même seulement en se mettant à la croisée, sans chaleur ensuite (au bout de deux heures). (*Teuthorn, loc. cit.*)

385. Fréquent sentiment de froid à la joue droite et de chaleur à la gauche, sans qu'au toucher on y remarque aucun changement de température. (*Becher, loc. cit.*)

Disposition à frissonner, même en marchant dans une chambre chaude. (*Stapf*, *loc. cit.*)

Froid par tout le corps (au bout de vingt-six heures). (*Meyer*, *loc. cit.*)

Froid toute la matinée, par intervalles ; une sorte de frisson général (qui n'est cependant pas parcourant), même dans la chambre, avec mains bleues et à la glace, et sécheresse du palais, sans soif marquée. (*Franz*, *loc. cit.*)

Frisson secouant par tout le corps, avec froid glacial aux doigts, sans soif (une heure après avoir mangé) ; au bout de quatre heures, chaleur sans soif. (*Meyer*, *loc. cit.*)

390. De temps en temps, frisson qui parcourt le corps, sans soif, pendant quelques minutes, suivi sur-le-champ d'une chaleur qui ne dure pas plus long-temps, et qui alterne avec de nouveaux frissons. (*Gross*, *loc. cit.*)

Les artères temporales et les veines des mains sont gonflées, et les artères battent avec force. (*Wislicenus*, *loc. cit.*)

Après s'être mis au lit, le soir, chaleur dans toute la tête, le corps n'étant que très-modérément chaud, mais les pieds étant très-froids (au bout de quatorze heures et demie). (*Hartmann*, *loc. cit.*)

Chaleur interne par tout le corps, sans soif, non sensible à l'extérieur, et sans rougeur des joues ; il devient inquiet et fait de profondes inspirations (au bout d'une heure et un quart). (*Wislicenus*, *loc. cit.*)

Le soir, en allant au grand air, chaleur aux joues, et bouffées de chaleur dans le dos. (*Franz*, *loc. cit.*)

395. Fortes pulsations des artères (au bout de neuf heures). (*Becher*, *loc. cit.*)

L'après-midi, chaleur au visage, sans rougeur, avec soif. (*Franz*, *loc. cit.*)

La nuit, beaucoup de chaleur au visage. (*Becher*, *loc. cit.*)

Chaleur interne et inquiétude ; il lui semble avoir la poitrine trop étroite (au bout de huit heures). (*Hermann*, *loc. cit.*)

Il a l'air de fort mauvaise humeur et très-maussade, de sorte que chacun lui demande ce qu'il a, sans que cependant il paraisse malade. (*Stapf*, *loc. cit.*)

400. Beaucoup d'irritation, de disposition à se fâcher, de mauvaise humeur. (*Id. ibid.*)

Mauvaise humeur concentrée. (*Hermann, loc. cit.*)

Il n'aime point à parler; la conversation lui est très-à charge. (*S apf, loc. cit.*)

Il parle peu, et n'aime point à répondre aux questions qu'on lui adresse (au bout de cinq heures). (*Hermann, loc. cit.*)

Aversion pour parler. (*Langhammer, loc. cit.*)

405. Agitation, indifférence. (*Stapf, loc. cit.*)

Tristesse causée par des soucis de l'avenir (au bout de cinquante heures). (*Gutmann, loc. cit.*)

Disposition à verser des larmes, comme par l'effet de la nostalgie. (*Teuthorn, loc. cit.*)

Mécontentement de soi-même, reproches qu'on s'adresse à soi-même. (*Langhammer, loc. cit.*)

Esprit vif et dispos (1) (au bout de vingt-quatre heures). (*Franz, loc. cit.*)

410. *Il était très-gai et dispos* (2). (*Becher, loc. cit.*)

(Une femme atteinte d'épilepsie passa plusieurs jours entiers à danser, sans connaissance et sans se coucher, sinon la nuit) (3). (*F. Hahnemann.*)

---

5. ACONIT.

Aconitum napellus.

(Le suc exprimé de la plante fraîche au moment où elle commence à fleurir, et mêlé avec parties égales d'alcool.)

Quoique les symptômes suivans n'expriment point encore toute la puissance médicinale de cette précieuse plante, ils n'en fournissent pas moins à la sagacité de l'homœopathiste les moyens de juger jusqu'à quel point elle peut être utile dans certains états maladifs contre lesquels la médecine vulgaire a jusqu'à présent employé, souvent en vain et presque toujours avec de tristes résultats, ses dangereuses ressources, telles que les émissions sanguines copieuses et l'appareil de ce qu'elle nomme le traitement antiphlogistique. Je

(1) et (2) Réaction de l'organisme ; effet consécutif.
(3) Cette gaîté anomale paraît être un effet alternatif rare.

veux parler des fièvres dites inflammatoires pures, où la plus petite dose d'aconit, qui permet de renoncer à tous ces remèdes agissant d'une manière antipathique, procure la guérison avec promptitude et sans laisser nulle affection consécutive. Dans la rougeole, dans le pourpre miliaire, dans les fièvres inflammatoires avec pleurésie, etc., l'efficacité de cette plante tient presque du miracle, pourvu que le malade, observant un régime un peu rafraîchissant, et s'abstenant de toute autre drogue médicinale, même des acides végétaux, la prenne seule et à la dose d'un millième (1) de goutte de la dilution au décillionième. Il est rare qu'une seconde dose semblable soit nécessaire au bout de trente-six ou quarante-huit heures.

Mais pour écarter de notre consciencieuse méthode de guérir tout soupçon de rapport avec les procédés de la médecine ordinaire, qui n'est que trop disposée à se laisser guider dans ses actes par des noms de maladies souvent imaginaires, il faut que les états morbides primaires auxquels on croit pouvoir opposer l'aconit, présentent, dans l'ensemble de leurs principaux symptômes, une analogie frappante avec ceux de ce médicament. Alors on obtient des succès surprenans.

C'est précisément dans les cas où les partisans de l'allopathie se glorifient le plus de leur méthode, c'est dans les grandes fièvres inflammatoires aiguës, où ils s'imaginent pouvoir seuls sauver le malade par de hardies et fréquentes saignées, et pensent par là l'emporter de beaucoup sur ceux de l'homœopathie, qu'ils se trompent le plus grossièrement. Là, en effet, l'homœopathie déploye plus que partout ailleurs son immense supériorité, puisqu'elle n'a pas besoin de verser une seule goutte de sang, ce précieux suc vital auquel l'allopathie fait si inconsidérément éprouver des pertes énormes, souvent irréparables, pour triompher de ces fièvres dangereuses et les ramener à la santé, parfois en aussi peu d'heures qu'il faut de mois à la médecine vulgaire pour rétablir complétement ceux que ses procédés affaiblissans n'ont pas conduits au tombeau, il est vrai, mais ont du moins

______

(1) C'est-à-dire un globule gros comme une graine de pavot, dont on peut imbiber plus de mille avec une goutte d'alcool, et qui sont si petits que trois cents d'entr'eux ne pèsent qu'un seul grain.

laissé en proie à des souffrances chroniques consécutives, qui sont son propre ouvrage.

Il est quelquefois nécessaire, dans ces maladies aiguës, de recourir à un autre remède homœopathique pour éteindre les symptômes morbides qui restent encore après douze ou seize heures d'action de l'aconit, mais il est fort rare qu'on ait besoin d'administrer ensuite une nouvelle dose de ce dernier.

En donnant l'aconit avec ces précautions dans les maladies dont je viens de parler, tout danger est déjà dissipé au bout de quatre heures, et ensuite la circulation revient d'heure en heure au rhythme calme et paisible qui la caractérise habituellement.

Quoique, en raison de la courte durée de son action (qui, à de si faibles doses, ne se prolonge point au delà de quarante-huit heures), l'aconit paraisse ne pouvoir être utile que dans des cas aigus, cependant il n'en est pas moins aussi un remède indispensable dans les affections chroniques les plus opiniâtres, dans celles où l'état du corps réclame une diminution de ce qu'on nomme la rigidité de la fibre, sujet sur lequel je ne puis ici développer mes idées. L'efficacité qu'il déploye en pareille circonstance ressort de l'exposé des symptômes provoqués par lui chez l'homme bien portant, et qui vont être décrits en partie.

L'aconit est également le premier et le plus puissant de tous les moyens curatifs dans le croup, dans plusieurs espèces d'angine, de même que dans les inflammations locales aiguës des autres parties du corps, là surtout où, avec de la soif et un pouls fréquent, on rencontre une impatience inquiète, une agitation que rien ne peut calmer, et une jecticulation semblable à celle qui accompagne l'aconit.

Il engendre tous les états morbides qui se manifestent chez les personnes dont le moral a été ébranlé par la frayeur jointe à l'indignation, et il est aussi le plus sûr moyen de les guérir rapidement.

Chaque fois qu'on choisit l'aconit à titre de remède homœopathique, il faut surtout avoir égard aux symptômes moraux, et veiller à ce qu'ils ressemblent bien aux siens.

L'aconit est indispensable chez les femmes qui ont éprouvé de la frayeur ou des contrariétés pendant leurs règles ; car, sans ce précieux calmant, il n'arrive que trop souvent au flux menstruel de s'arrêter d'une manière même subite, sous l'influence d'une pareille secousse morale. En pareil cas il suffit de faire respirer une seule fois, et pendant un instant, un flacon contenant un globule gros comme une graine de moutarde, qui a été imbibé d'une dilution au décillionième, et qui conserve sa vertu pendant des années, sans en rien perdre, pourvu qu'on ait soin de boucher le flacon chaque fois qu'on s'en est servi.

La plupart des symptômes en apparence contradictoires qui seront signalés plus loin, ne sont que des états alternatifs, et l'aconit peut être salutaire par les uns comme par les autres, quoiqu'il le soit principalement par ceux qui ont un caractère tonique.

Les acides végétaux et le vin détruisent les effets de l'aconit. Le même résultat a lieu de la part d'autres médicamens qui correspondent, palliativement ou homœopathiquement aux symptômes fâcheux qu'il détermine parfois lorsqu'on en a pris une trop forte dose ou qu'il n'a point été choisi d'une manière homœopathique.

Symptômes de l'aconit.

Vertige, sentiment de nutation dans le cerveau.

Vertige, surtout en se penchant en avant ; elle vacillait à droite et à gauche, mais principalement à droite (au bout de trente-six heures).

Vertige l'empêchant presque d'aller trouver son lit, et pendant lequel tout tournait en rond autour d'elle.

Elle a des tournoyemens tels dans la tête, qu'elle n'ose pas du tout la remuer, avec la même sensation que si les yeux allaient se fermer.

5. Elle est comme ivre ; tout lui semble tourner en rond, elle chancelle en marchant, comme si elle allait tomber, avec des maux de cœur ; ce qui n'a point lieu quand elle est assise, et ce qui se fait surtout sentir avec force lorsqu'elle se lève de sa chaise, mais est moins prononcé quand elle marche (au bout d'une demi-heure).

Vertige qui augmente beaucoup en secouant la tête, et pendant lequel la vue se couvre d'un voile noir.

Vertige et étourdissement.

Pesanteur vertigineuse de la tête, surtout au front et quand elle se penche en avant, avec nausées et sentiment de faiblesse et d'affadissement au creux de l'estomac (au bout de deux heures).

Vertige. (*Matthioli Comment. in Dioscor.*, *lib.* IV, *cap.* 73. — *Vinc. Bacon*, dans *Philos. Trans.* XXXVIII, p. 287.)

10. Vertige, asthme et toux sèche, avec sciatique. (*Greding, Vermischte Schriften*, p. 90-113.)

Obscurcissement vertigineux de la vue, sans altération du pouls. (*Cl. Richard*, dans *P. Schenck*, *lib.* VII, *obs.* 136.)

Vertige et mal de tête, sur lesquels la rapidité du mouvement n'influe point (au bout d'un quart d'heure). (*F. Hahnemann.*)

Vertige et céphalalgie à la partie antérieure et à la partie postérieure de la tête, qui tous deux sont surtout sensibles quand il se penche en avant (au bout de dix minutes). (*F. Hahnemann.*)

En lisant et en écrivant, l'attention est troublée par une fréquente suspension de la pensée. (*Rückert.*)

15. Faiblesse de l'esprit; il n'est pas capable d'exprimer complétement les idées qu'il a déjà commencé à saisir ou à écrire, sans ramener dessus sa pensée avec effort. (*Wahle.*)

La tête est embarrassée, comme si l'on avait une planche sur le front (au bout d'un quart d'heure).

Il lui semble avoir un clou planté dans le devant de la tête, dans une chambre chaude.

Instabilité des idées; veut-elle s'arrêter à une pensée, une autre la chasse de suite, puis une troisième, et ainsi de suite, jusqu'à ce que tout soit confusion dans sa tête.

Défaut de mémoire; ce qu'il vient de faire lui semble comme un songe, et à peine s'en souvient-il.

20. Faiblesse de la mémoire (au bout de cinq et de neuf heures).

Vivacité de la mémoire.

Affaiblissement de la faculté de penser. (*Wahle.*)

Il ne peut penser ni réfléchir à rien, ne sait rien, et n'a aucune idée de rien dans la tête, mais sent que toutes ces fonctions de l'âme s'accomplissent dans la région du creux de l'estomac; au bout de deux heures il survient deux fois des vertiges, et la faculté de penser retourne dans la tête, comme à l'ordinaire. (*J.-B. Vanhelmont.*)

Le matin, vide dans la tête, comme après une forte ivresse. (*Rückert.*)

25. La tête est embarrassée, comme après l'ivresse, avec pression aux tempes.

Céphalalgie contusive et étourdissante, avec brisure dans tous les membres (au bout de quatorze heures).

Sentiment de plénitude et de pesanteur au front, comme s'il y avait là un poids faisant effort pour sortir, comme si tout ce que la tête contient allait sortir par le front (au bout d'un quart d'heure).

Pression tractive et stupéfiante de dehors en dedans à la tempe gauche.

Même sensation que si quelqu'un le soulevait par les cheveux.

30. *Traction dans une moitié de la tête.*

Douleur pressive à la région temporale, qui se fait ensuite sentir par intervalles dans l'occiput; enfin obnubilation de la tête, avec douleur constrictive. (*Rückert.*)

Douleur constrictive au front. (*Ahner.*)

Tension sur tout le front. (*Hornburg.*)

Lorsqu'il se penche en avant, il a le front aussi plein que si tout l'intérieur de la tête allait en sortir (au bout de vingt-cinq heures).

35. Céphalalgie, comme si les yeux allaient sortir de la tête (au bout d'une demi-heure).

Céphalalgie, comme si le cerveau faisait effort pour sortir de la tête (au bout d'une demi-heure).

Céphalalgie, comme si une partie du cerveau était soulevée çà ou là; le moindre mouvement, l'action même de boire et de parler augmente cette douleur (au bout d'une demi-heure).

Parler augmente le mal de tête.

Céphalalgie lancinante, pulsative; comme s'il y avait une ulcération dans la tête, ce qui empêche quelquefois de parler.

40. Céphalalgie, tantôt lancinante, tantôt pulsative ou pressive, au front, en marchant, qui se dissipe étant assis.

Çà et là dans la tête, un léger battement.

Céphalalgie ; battement au côté gauche du front, tandis qu'on éprouve par accès de forts coups dans le côté opposé (au bout de trois heures).

Douleur dans le côté gauche de la tête, comme si la tête était comprimée par quelque chose. (*Ahner.*)

Céphalalgie, comme si le crâne était pressé à l'extérieur par un lien étroitement serré. (*Vanhelmont.*)

45. Céphalalgie pressive très-douloureuse au front. (*Wahle.*)

Douleur pressive de dedans en dehors au front. (*Id.*)

Douleur tiraillante dans la tempe gauche. (*Ahner.*)

Douleur lancinante par accès dans la tempe gauche ; des élancemens passent à travers les tempes dans la tête.

Céphalalgie pulsative et lancinante aux tempes.

50. Élancemens par accès dans la tête, au front surtout.

Douleur tiraillante dans la tempe gauche, avec bourdonnemens d'oreilles.

Sentiment de compression du cerveau au dessous du front (au bout de vingt heures).

Céphalalgie serrante, tensive, immédiatement derrière les orbites.

Pincement et serrement au front, qui semblent être dans les os ; elle se sent malade, comme si elle allait devenir folle (au bout de douze, de vingt-quatre heures).

55. Serrement au front, au dessus de la racine du nez, comme si elle allait perdre la raison, que la marche au grand air augmente (au bout de quatre heures).

Sensation de crépitation dans les tempes, le nez et le front.

Céphalalgie lancinante et en quelque sorte pressive au dessus des orbites, en se dirigeant vers la mâchoire supérieure, qui excite des envies de dormir, ou semblable à celle qu'on a coutume d'éprouver dans le vomissement provoqué par les émétiques (au bout de deux heures).

Céphalalgie pressive, lancinante, et poussant au vomissement, qui se fait sentir au dessus des yeux et descend vers la mâchoire supérieure.

Il lui semble que quelque chose aille sortir avec effort de sa tête, ce qui lui fait tirer en haut les paupières supérieures (au bout d'une demi-heure).

60. Douleur vulsive tiraillante à l'occiput. (*Ahner.*)

Douleur lancinante, tractive, tiraillante, par accès, au haut du côté droit de la tête. (*Id.*)

Un élancement dans l'os occipital. (*Hornburg.*)

Fourmillement sur le côté gauche de la tête. (*Id.*)

Même sensation que si une boule remontait de la région du nombril, répandant un air frais au sommet de la tête et à l'occiput. (*Matthioli, loc. cit.*) ·

65. Céphalalgie brûlante, comme si le cerveau était remué par de l'eau bouillante. (*Matthioli, loc. cit.*)

Pesanteur de la tête. (*V. Bacon, loc. cit.*)

Douleur à l'occiput et au col. (*Richard, loc. cit.*)

De même que quand on s'est refroidi après une forte sueur, céphalalgie, bourdonnemens d'oreilles, coryza et mal de ventre, surtout le matin. (*Greding, loc. cit.*)

Vers le soir, il a très-chaud dans toute la tête, qui devient ensuite très-douloureuse, surtout au front, pendant toute la soirée (au bout de onze heures).

70. (Bouffissure du visage et du front.)

Visage bleuàtre, lèvres noires. (*Matthioli, loc. cit.*)

Distorsion des muscles de la face. (*Id. ibid.*)

Pupilles très-dilatées. (*Wahle.*)

Obscurcissement de la vue. (*Bacon, loc. cit.*)

75. Aveuglement à plusieurs reprises, sans difficulté de parler. (*Matthioli, loc. cit.*)

Distorsion des yeux. (*Matthioli, loc. cit. — Bacon, loc. cit.*)

Distorsion des yeux et grincement de dents (vers minuit). (*Greding, loc. cit.*)

En ouvrant les paupières, douleur dans l'œil, comme s'il était repoussé hors de l'orbite : cette douleur s'étend à la région surcilière, jusque dans l'intérieur du cerveau (au bout de vingt-et-une heures).

Dilatation des pupilles (sur-le-champ).

80. Regard farouche (sur-le-champ).

Avidité pour la lumière; désir de regarder les endroits très-éclairés (au bout de trois heures).

Petites taches noires qui voltigent devant les yeux.

Un nuage devant les yeux; elle ne voit pas bien, avec sentiment de vertige.

Aversion pour la lumière (au bout de six et douze heures) (1).

85. Vue excellente.

Sécheresse des paupières supérieures, qui occasione en quelque sorte une pression dans les yeux (au bout de cinq heures).

Appesantissement des paupières, qui lui paraissent lourdes en les soulevant.

Au grand air, il a froid aux yeux.

Inflammation très-douloureuse des yeux. (Chemosis.)

90. Sensation dans les yeux, comme s'ils étaient gonflés (au bout de cinq heures).

Ses yeux se ferment par momens, comme par l'effet d'une irrésistible envie de dormir.

Yeux sortis des orbites. (*Matthioli, loc. cit.*)

Pression des yeux, sensible surtout quand on regarde en bas, et qu'on tourne les yeux, avec chaleur dans ces organes. (*Rückert.*)

Pression et ardeur dans l'œil gauche et au-dessus du sourcil. (*Hornburg.*)

95. Gonflement dur et rouge de la paupière supérieure droite, avec sentiment de tension, surtout le matin. (*F. Hahnemann.*)

Ophthalmie chassieuse, qui lui cause tant de douleur et d'effroi, qu'elle lui fait souhaiter la mort. (*Richard, loc. cit.*)

Bourdonnement sourd continuel dans les oreilles, et ensuite syncope. (*Bacon, loc. cit.*)

Douleur dans l'os jugal, comme s'il y avait là un ulcère interne.

Tintement d'oreilles (au bout de dix minutes).

100. Il lui semble que quelque chose lui soit entré dans l'oreille gauche. (*Ahner.*)

Sensation de chatouillement dans l'oreille droite, comme si un petit ver rampait dedans. (*Id.*)

Tiraillement dans l'oreille gauche. (*Hornburg.*)

Douleur dans l'oreille gauche, comme si l'on appuyait le pouce sur l'endroit. (*Ibid.*)

______

(1) Probablement symptôme alternatif avec 81, de sorte que tous deux sont des effets primitifs.

Sensation comme si les joues étaient très-enflées. (*Bacon*, *loc. cit.*)

105. Douleur dans l'articulation de la mâchoire, derrière l'os de la pommette, en mâchant.

Au milieu d'une sueur, une douleur brûlante lui passe à plusieurs reprises dans l'oreille gauche et dans la mâchoire supérieure.

Sueur à la joue sur laquelle il est couché dans le lit.

Douleur fourmillante aux joues.

Sensation de pression stupéfiante à la racine du nez.

110. *Saignement de nez.*

Sueur à la lèvre supérieure, sous le nez.

Petits boutons pruriteux à la lèvre supérieure (au bout de vingt-quatre heures).

Coups lancinans dans la mâchoire inférieure.

Douleur lancinante dans diverses dents (au bout de trente-six heures).(*Wahle.*)

115. Odontalgie pressive du côté gauche de la mâchoire supérieure. (*Id.*)

Douleur très-pénétrante dans les mâchoires, comme si elles allaient tomber. (*Matthioli, loc. cit.*)

Fourmillement et ardeur à la langue et dans les mâchoires, tels que les dents semblent branler. (*Bacon, loc. cit.*)

Sensation cuisante sur la langue, près de sa pointe.

Petits élancemens qui pénètrent dans le bout de la langue.

120. Ardeur dans la langue, qui dure long-temps. (*Stœrck, De Stram*, etc., p. 71, 74, 80, 91, 96, 110.)

Elancemens instantanés et passagers dans la langue, avec salivation. (*Stœrck, loc. cit.*)

Fraîcheur et sécheresse de la bouche, sans soif. (*Hornburg.*)

Sensation de sécheresse, d'abord aux lèvres, puis dans la bouche, avec une chaleur qui monte de la poitrine à la tête, sans rougeur des joues (1).

Paralysie de la langue, qui dure peu.

______

(1) Ceci se rapporte à une personne qui pendant ses jours de santé avait ordinairement les joues très-rouges, phénomène qui fut par conséquent supprimé homœopathiquement, puisque l'aconit occasione presque toujours de la chaleur aux joues.

125. Sécheresse de l'intérieur de la bouche (sur-le-champ).

Au milieu de la langue, sensation de sécheresse et d'âpreté, sans soif (au bout d'une heure).

Sensation de sécheresse à la partie antérieure de la bouche.

Sensation d'écorchure aux orifices des conduits de Stenon, comme s'ils étaient ulcérés.

Grattement dans la gorge, avec difficulté d'avaler.

130. Traction qui s'étend du côté du cou jusque derrière l'oreille.

Au côté gauche du cou, en dedans, sur une petite étendue, serrement lancinant, sans avaler ni parler, mais surtout en avalant et parlant : au bout d'un quart d'heure, cette sensation cessa du côté gauche, passa au côté droit, y dura un quart d'heure, et disparut complétement.

Sensation de titillation à la base de la langue, comme par l'effet du poivre, avec flux de salive.

Fourmillement dans la gorge.

Légère sensation lancinante au fond de la gorge, semblable à celle que causeraient les poils des graines de gratte-cul (au bout d'une heure).

135. Douleur brûlante et ayant le caractère de petits élancemens dans le fond de la gorge.

Sentiment de constriction au fond de la gorge, comme après l'usage de substances âpres.

Goût de poivre dans la bouche. (*Matthioli, loc. cit.*)

Avec défaut d'appétit, goût amer dans la bouche, et douleurs dans la poitrine et sous les fausses-côtes. (*Greding, loc. cit.*)

Goût amer dans la bouche.

140. Goût fade, ou comme de poisson, ou d'eau stagnante et putréfiée.

Il lui semblait que sa bouche s'emplît d'air, avec goût d'œufs pourris.

Goût aigre dans la bouche, avec défaut d'appétit.

Ce qui lui paraissait auparavant très-bon et très-sapide, lui semble maintenant sans goût.

Régurgitation d'eau douceâtre et nauséeuse ; en même temps bourdonnemens d'oreilles.

145. Régurgitation d'eau douceâtre, avec nausées.

Quelque chose semble le gratter depuis le creux de l'estomac jusque dans la gorge, avec malaise et nausées au creux de l'estomac, comme si l'eau allait lui venir à la bouche.

Eructation.

Vains efforts pour rendre par le haut : il le veut et ne le peut pas.

Soif de bière; mais dès qu'il en a bu, elle lui pèse sur l'estomac.

150. (Elle ne veut rien manger.)

Malaise, vomissemens, soif, chaleur générale et forte sueur, avec flux d'urine. (*Greding*, *loc. cit.*)

Elle vomit des vers lombrics. (*Greding*, *loc. cit.*)

Vomissement de bile verte (au bout d'une heure). (*Matthioli*, *loc. cit.*)

Vomissement de mucus mêlé de sang, trois ou quatre jours de suite. (*Greding*, *loc. cit.*)

155. Vomissement de sang.

Sensation d'envie de vomir au creux de l'estomac, plus prononcé quand on est assis, se dissipant presque par la marche (aussitôt après la prise).

Dégoût et envie de vomir (au bout d'un quart d'heure).

Dégoût qui dure long-temps et perte de l'appétit.

Envie de vomir en allant au grand air.

160. Envie de vomir, d'abord au creux de l'estomac, puis sous le sternum, enfin dans la gorge, sans afflux de salive à la bouche.

Envie de vomir comme s'il avait mangé quelque chose de sucré ou de gras qui le dégoûtât (au bout d'une heure).

Forte sueur, après avoir vomi du mucus sanguinolent. (*Greding*, *loc. cit.*)

Vomissement, suivi d'une soif vive (*Moraeus*, dans *Vetensk. Acad. Handl.*, 1739, p. 41).

Les accidens s'accroissent par l'effet du vomissement excité artificiellement. (*Bacon*, *loc. cit.*)

165. Vomissement avec anxiété. (*Richard*, *loc. cit.*)

Envie de vomir, avec forte diarrhée. (*Greding*, *loc. cit.*)

Hoquet. (*Greding*, *loc. cit.*)

Le matin, hoquet. (*Greding*, *loc. cit.*)

Le matin, hoquet qui dure long-temps. (*Greding*, *loc. cit.*)

170. (Hoquet après avoir bu et mangé.)

Douleur pressive au creux de l'estomac, qui dégénère en oppression de la respiration (au bout de deux heures et demie).

Pression au creux de l'estomac, comme par une pierre qui y aurait été mise ; cette pression ne tarda pas à se porter dans le dos, avec une sensation de coarctation, comme si l'on avait soulevé un fardeau trop pesant; le malade était comme raide.

Pesanteur d'estomac. (*Rödder* (1), dans *Alberti, Jurispr. med.*, IV, p. 724.)

Douleur pressive au creux de l'estomac en s'asseyant, marchant et se tenant debout. (*Ahner.*)

175. Douleur au creux de l'estomac, comme s'il était gonflé en dedans, avec inappétence et respiration courte par accès.

Douleur pressive dans l'estomac, comme par l'effet d'un poids (au bout d'une heure et demie).

Douleur pressive, comme causée par un poids, dans les hypochondres (au bout d'une heure et demie).

Douleur tensive, pressive, comme par suite de plénitude ou d'un poids, dans l'estomac et les hypochondres (au bout d'une heure et demie).

Sensation d'astriction dans l'estomac, comme si l'on avait pris des substances astringentes.

180. Sensation de violente constriction dans les hypo-chondres.

Mal d'estomac pressif. (*Hornburg.*)

Quoiqu'il ait plusieurs fois vomi et été à la selle, il se plaint encore d'avoir comme une pierre froide dans l'estomac. (*Richard, loc. cit.*)

Rétraction du nombril, surtout le matin, à jeun.

Ardeur à la région ombilicale.

185. Sensation d'ardeur à la région ombilicale, qui se porte promptement au creux de l'estomac, avec la sensation d'un battement anxieux et d'élancemens dans cette dernière partie ; au bout de quelque temps, frisson par tout le corps, avec disparition de la sensation de chaleur et de la sensation

_____

(1) Tous les accidens observés par Rodder résultèrent de l'instillation du suc d'aconit dans une plaie.

douloureuse à la région ombilicale (au bout d'une heure et
et demie).

Douleur pinçante à la région ombilicale.

Compression du nombril, suivie sur-le-champ d'une pression par intervalles à l'ombilic, comme si on y recevait des
coups.

Saisissement à la région ombilicale.

A gauche, au dessus de l'ombilic, une sensation non douloureuse, comme si un corps froid venu de dedans s'appuyait contre cette région.

190. Pression à la région du foie, qui rétrécit la poitrine,
et qui est aussitôt suivie de coliques (pinçantes ?) au dessus
du nombril.

Jaunisse.

Des deux côtés du corps, en se portant vers l'ombilic,
tiraillemens douloureux dans le ventre, qui sont aussi produits par la flexion du corps en deux.

Au dessous des côtes le haut du ventre offre un gonflement
tendu et douloureux. (*Richard, loc. cit.*)

*Gonflement et tuméfaction du bas-ventre, comme dans
l'ascite. (Richard, Matthioli, loc. cit.)*

195. Coups violens à la région hépatique, qui vont jusqu'à couper la respiration. (*Hornburg.*)

Garderobe ayant lieu quelques heures plus tôt qu'à l'ordinaire, mais dure, et qui exige beaucoup d'efforts.

Gargouillemens et borborygmes dans le bas-ventre, pendant toute la nuit.

Une sorte de fermentation bruyante dans le bas-ventre.

200. Le matin, au lit, il pousse des cris, ne sait où se
mettre à cause de tranchées intolérables, et ne fait que s'a-
giter (au bout de seize heures).

Mal de ventre en manière de colique, tensif, distensif et
pressif, comme par l'effet de vents.

En riant aux éclats, un vif élancement dans le côté droit,
au dessous des côtes.

En inspirant, élancemens sourds dans le côté gauche, au
dessous des côtes.

Traction qui s'étend du côté gauche du bas-ventre vers le
dos; le côté du ventre est douloureux quand on appuye
dessus.

205. *Colique flatulente dans l'hypogastre, comme si l'on avait pris un purgatif venteux.*

Vents très-chauds (au bout de neuf heures).

En croyant ne rendre qu'un vent, il laisse inopinément échapper des matières liquides (au bout de quatre heures).

Selle dure, qui exige qu'on pousse beaucoup. (*Hornburg.*)

Effet purgatif. (*Stœrck, loc. cit.*)

210. Nausées avec sueur, tantôt avant, tantôt après la diarrhée. (*Greding, loc. cit.*)

Petites selles molles, accompagnées de ténesme; trois à cinq par jour.

Selle blanche.

Selles blanches et urine rouge.

Diarrhée aqueuse.

215. Le bas-ventre est douloureux au toucher.

Faiblesse des intestins, telle qu'elle a coutume d'avoir lieu après l'abus des purgatifs.

Douleur dans le rectum (au bout d'une heure).

Elancemens et pression à l'anus.

Paralysie passagère de l'anus, selle involontaire.

220. Hémorrhoïdes fluentes.

Avec diarrhée, flux abondant d'urine et sueur modérée. (*Greding, loc. cit.*)

Pression dans la vessie, avec rétention d'urine. (*Greding, loc. cit.*)

Suppression d'urine, avec coups d'épingle à la région des reins. (*Richard, loc. cit.*)

Flux d'urine. (*Greding, loc. cit.*)

225. Flux d'urine, avec forte sueur, diarrhée fréquente et aqueuse, et mal de ventre. (*Greding, loc. cit.*)

Flux d'urine, avec sueur continuelle. (*Greding, loc. cit.*)

Flux abondant d'urine. (*Stœrck, loc. cit.*)

Flux d'urine, avec distorsion des yeux et contraction spasmodique des jambes. (*Greding, loc. cit.*)

En urinant, sensation légère à la région vésicale.

230. Envies douloureuses d'uriner; elle est obligée d'uriner très-souvent, parce que la vessie s'emplit d'une grande quantité d'urine claire comme de l'eau.

Envie d'uriner en se touchant le ventre.

Emission difficile de l'urine (dysurie), (au bout de douze, de dix-huit heures).

Envie d'uriner accompagnée d'anxiété (au bout de quatre heures).

Envie d'uriner : l'urine bien moins abondante que de coutume, coulant avec difficulté, comme avec une sorte d'hésitation, mais sans douleur; en même temps, léger pincement à la région vésicale (par l'inspiration de la teinture).

235. Emission abondante d'urine, qui dépose du sang par le repos.

Paralysie passagère du col de la vessie, émission involontaire d'urine.

Ardeur au col de la vessie, en n'urinant pas.

Douleur de la vessie en marchant (au bout de quatre heures).

Ténesme au col de la vessie (au bout de quatre heures).

240. Urine brune, brûlant au passage, et déposant un sédiment briqueté.

En marchant, douleurs dans les reins, semblables à celles de l'accouchement.

Prurit au prépuce, qui cède au frottement, mais ne tarde pas à revenir (au bout de trois jours). (*Wahle.*)

Douleur lancinante et pinçante au gland, pendant l'émission de l'urine.

Douleur simple dans le testicule, semblable à celle qui reste après que cet organe a été contus (au bout de deux heures).

245. Léger fourmillement non désagréable dans les parties génitales.

Accès de désirs amoureux.

(Grande augmentation de l'appétit vénérien, alternant rapidement avec de l'atonie).

Diminution de l'appétit vénérien.

Ménorrhagie.

250. Les règles, qui avaient cessé la veille de la prise, recommencent sur-le-champ à couler avec force (au bout d'un quart d'heure).

Flux abondant, visqueux et jaunâtre par le vagin. (*Stœrck, loc. cit.*)

Sorte de rage à l'apparition des règles. (*Greding ; loc. cit.*)

Anxiété, avec crainte de suffoquer. (*Rödder, loc. cit.*)

Resserrement de poitrine qui gêne la respiration. (*Richard, loc. cit.*)

255. Fréquens éternumens violens, avec douleur dans le bas-ventre.

Il ne peut pas éternuer, à cause d'une douleur à la région des côtes gauches.

Sensibilité extrême des nerfs olfactifs ; les odeurs désagréables l'affectent vivement.

Accès de catarrhe et de coryza (entre huit et douze heures).

Enrouement le matin (au bout de huit heures).

260. Accès de coryza. (*Greding, loc. cit.*)

Tussiculation provoquée par un chatouillement au larynx (de suite).

Tussiculation.

(Toux, le corps ayant très-chaud.)

Toux après avoir bu.

265. Violente toux provoquée de suite par la fumée de tabac (chez un homme habitué à fumer).

Un fumeur d'habitude ne peut fumer sans être pris d'une petite toux continuelle, soit parce que l'épiglotte laisse pénétrer un peu de fumée dans la trachée-artère, soit parce que le larynx est devenu très-sensible (au bout de six heures).

Après minuit, toutes les demi-heures, tussiculation provoquée par un chatouillement dans le larynx ; plus on cherchait à la réprimer, plus elle devenait fréquente et forte.

Toux qui fait cracher du sang.

Toux sèche. (*Greding, loc. cit.*)

270. Respiration courte en dormant, après minuit.

Respiration interceptée par les narines, surtout pendant le sommeil.

Haleine fétide.

Respiration sonore et bruyante, la bouche ouverte.

Asthme, avec respiration forte et bruyante.

275. Affection maladive (accès de paralysie?) de l'épiglotte ; en avalant, les alimens et les boissons sont sujets à tomber dans la trachée-artère, ce qui menace de suffocation et fait tousser.

Anxiété dans la poitrine et oppression sur sa moitié droite, puis dans toute son étendue.

Resserrement de la poitrine, à droite, près du sternum; une sorte d'asthme.

Il lui semble avoir la poitrine comprimée.

280. Coarctation de la poitrine à la région du cœur.

Anxiété qui coupe la respiration, avec sueur chaude au front.

Douleur pressive de poitrine, qui cédait un peu en renversant le haut du corps en arrière, mais reparaissait de suite en se redressant (au bout de douze heures). (*Wahle.*)

Douleur resserrante dans la poitrine, comme si les côtes des deux côtés étaient tirées les unes vers les autres. (*Ahner.*)

Il ressent de la pesanteur dans la poitrine. Il lui semble que la poitrine entière soit serrée et comprimée de toutes parts. (*Wahle.*)

285. Élancemens douloureux dans le côté droit de la poitrine, à la hauteur de la dernière côte, qui se dirigent vers le sacrum (au bout de dix heures). (*Wahle.*)

Douleur pressive lancinante au côté droit du sternum. (*Wahle.*)

Douleur pinçante, fouillante, dans le côté droit de la poitrine, entre les troisième et quatrième côtes, que rien ne modifie, jusqu'à ce qn'elle se dissipe d'elle-même. (*Ahner.*)

Élancemens sourds, resserrans, dans le côté gauche de la poitrine, près du creux de l'aisselle.

Élancemens dans la poitrine (en respirant).

290. A chaque inspiration, élancement depuis la dernière fausse côte gauche jusqu'au sommet de l'omoplate, qui traverse la poitrine par le milieu, et dont le malade se plaint beaucoup.

Élancemens dans le côté droit; le malade se plaint et est disposé à pleurer.

Grands élancemens isolés dans le côté, qui se dirigent vers le dos (au bout de vingt-quatre heures).

Douleur dans la poitrine, sorte d'élancement qui interrompt la respiration.

Le malade éprouvant de l'anxiété et étant de mauvaise humeur, un élancement dans le côté de la poitrine, puis une pulsation dans cette même partie , et ensuite céphalalgie pressive.

295. Douleur brûlante et ayant le caractère de petits élancemens, dans la poitrine.

Sensation comme d'engourdissement dans la trachée-artère, sous le sternum (au bout de huit heures).

Douleur, comme de brisure, qui augmente par le toucher, dans la dernière côte ; elle tourmente le malade, qui s'en plaint beaucoup.

Au milieu du sternum, douleur comme de brisure , qui s'aggrave en touchant à la partie.

Des coups lents se portent de la région du cœur à la poitrine.

300. *Douleur coarctante à la poitrine.*

Douleur pressive, coarctante, dans la poitrine, sous le sternum.

Douleur lancinante, térébrante, fouillante, dans le côté gauche de la poitrine, entre la quatrième et la sixième côte pendant dix minutes. (*Ahner.*)

Douleur pressive , resserrante, dans le côté de la poitrine.

Une douleur fourmillante dans la poitrine.

305. Fourmillement dans la poitrine, comme s'il y rampait des scarabées.

(Augmentation du lait dans les seins.)

Mal de reins. (*Greding*, loc. cit.)

Douleur pressive dans les reins, au côté gauche. (*Hornburg.*)

Douleurs brûlantes le long des vertèbres dorsales, au côté droit. (*Wahle.*)

310. *Violente douleur lancinante et fouillante*, qui règne tout le long de l'épine du dos, à gauche, jusqu'au sacrum, et augmente tellement en inspirant, qu'à plusieurs reprises elle fait venir les larmes aux yeux ; pendant quatre heures. (*Ahner.*)

En se remuant, raideur douloureuse des reins et des hanches (au bout de deux heures).

Douleur comme de brisure dans l'articulation sacro-lombaire.

Douleur tensive, pressive, ou comme de brisure , dans les vertèbres lombaires ; en même temps, mal de ventre, comme dans la colique venteuse.

Depuis le sacrum jusqu'à la nuque, le long du dos, douleur comme de brisure (au bout de quatre heures).

315. Douleur fourmillante dans l'épine du dos.

Douleur sécante qui tourne en rond, du dos au ventre, au dessus de la hanche gauche.

Térébration douloureuse à gauche, le long du sacrum.

Douleur fouillante, térébrante, se dirigeant de l'omoplate droit vers le devant de la poitrine, augmentant par l'inspiration, mais ne cessant ni par l'expiration, ni d'aucune manière, pendant douze minutes. (*Ahner.*)

Douleur à la nuque, comme si les chairs étaient détachées, avec la même sensation que si la nuque n'avait pas de soutien, que si la tête allait tomber en avant ; élancemens dans la nuque en remuant la tête.

320. *Douleur rhumatismale à la nuque, qui ne se fait sentir qu'en remuant le col* (entre cinq et neuf heures).

Petits élancemens à l'extérieur du cou.

Elancemens isolés à la nuque, des deux côtés. (*Rückert.*)

Douleur pressive dans le côté gauche des vertèbres du cou. (*Wahle.*)

Au col, douleur pressive de dedans en dehors, et qui ressemble à celle que causerait le doigt appuyé sur la trachéeartère. (*Ahner.*)

325. Douleur à l'articulation de l'épaule gauche. (*Hornburg.*)

Quelques élancemens passagers dans l'aisselle gauche.

L'aisselle lui fait mal, et semble vouloir s'abaisser.

Gonflement dans les muscles des épaules, qui cause une violente douleur comme de brisure, quand on y touche (au bout de quatre heures).

Douleur tiraillante qui descend de l'omoplate, dans le bras, jusqu'au poignet, même jusque dans le doigt, et ne se fait guère sentir qu'à chaque mouvement ; au dessous de la douleur, la main est bleue (au bout d'une, de quatorze heures).

330. Après le sommeil, douleur, en se remuant, dans l'articulation de l'épaule (ou de la hanche), comme de brisure, ou comme s'il avait couché sur un lit trop dur.

Elancemens isolés dans le milieu du bras droit, à sa partie antérieure, pendant le repos ; le mouvement et la pression de la main n'y changent rien. (*Ahner.*)

Douleur soudaine, tractive et lancinante, au côté postérieur du bras droit. (*Id.*)

Tremblement des bras et des mains (sur-le-champ).
(*Hornburg.*)

Douleur dans le bras et les doigts. (*Rödder*, *loc. cit.*)

335. Stupeur et paralysie dans le bras gauche (et la cuisse),
de sorte qu'il pouvait à peine se toucher la main. (*Matthioli*, *loc. cit.*)

Il a les bras comme brisés ; les bras lui tombent du corps,
comme d'inanition.

Froid et insensibilité des bras.

Douleur à l'avant-bras, comme à la suite d'un grand coup.

Douleur tractive, lancinante, dans les os de l'avant-bras,
que le mouvement excite.

340. Sentiment de pesanteur dans les bras, depuis le coude
jusqu'aux doigts; elle était au moment de les laisser tomber ;
avec sensation d'engourdissement dans les doigts, quand elle
saisit quelque chose.

Douleur tractive dans les articulations cubito-humérales.

Sentiment de paralysie dans l'avant-bras et la main du côté
droit (en écrivant), qui se dissipa en marchant vite, mais
revint promptement, quoique plus faible, en écrivant et se
tenant en repos. (*Ahner.*)

Douleur semblable à une crampe dans tout l'avant-bras
gauche, que rien ne peut calmer. (*Id.*)

Douleur tractive, lancinante, au côté externe de l'avant-
bras droit. (*Id.*)

345. Douleur tiraillante, ondulatoire, à l'extrémité supérieure de l'avant-bras gauche. (*Id.*)

Douleur vulsive, tractive, à l'extrémité inférieure de la
face interne de l'avant-bras gauche, au dessus du poignet, en
se dirigeant vers la paume. (*Id.*)

Douleur tractive et paralytique dans l'articulation de la
main droite. (*Wahle.*)

Douleur contractive dans le creux de la main gauche, qui
lui permet à peine d'alonger les doigts. (*Ahner.*)

Douleur tiraillante dans le poignet.

350. Une main devient glacée et insensible, comme engourdie (au bout de deux heures).

Sueur fraîche à la paume des mains.

Douleur de crampe dans la main droite. (*Wahle.*)

Enflure des mains, avec toux fréquente, l'appétit étant bon. (*Greding, loc. cit.*)

Mouvement tremblotant dans l'articulation, en étendant et fléchissant la main. (*Rückert.*)

355. Douleur semblable à une crampe, avec de petits élancemens dans la main droite, qui se dissipe en remuant cette dernière. (*Ahner.*)

Quelques élancemens pulsatifs dans le creux de la main droite, comme par une aiguille pointue. (*Ahner.*)

Douleur sécante et pressive au doigt indicateur droit, du côté du médius, pendant le mouvement et le repos. (*Ahner.*)

Traction douloureuse dans le pouce gauche. (*Wahle.*)

Douleurs tractives dans le pouce droit. (*Ahner.*)

360. Quand elle ploye les doigts jusqu'à l'articulation du poignet, elle éprouve sur-le-champ de vifs élancemens qui s'étendent de cette articulation à celle du coude, au côté externe du bras.

Douleur paralytique dans les pouces.

Mouvement douloureux de l'articulation du pouce droit, comme s'il avait été luxé.

Douleur fourmillante dans les doigts.

Fourmillement dans les doigts, même en écrivant. (*Hornburg.*)

365. Pression tensive dans les cuisses, semblable à celle que produirait une bande très-serrée, avec beaucoup de faiblesse en marchant. (*Rückert.*)

Après le sommeil, douleur dans l'articulation de la hanche (et de l'épaule), comme à la suite d'une contusion, ou comme si le lit avait été trop dur.

Dans la tête du fémur gauche, douleur tractive en se tenant debout et assis, mais plus encore en marchant.

Petits coups d'aiguille dans le gras de la cuisse.

Après être resté assis, défaut de force presque paralytique dans les cuisses et les jambes.

370. Défaut de force dans la tête du fémur, ou impossibilité de marcher, à cause d'une douleur insupportable, comme de contusion dans cette tête, douleur qui tantôt diminue, tantôt augmente, et qui se manifeste après s'être couché et avoir dormi (au bout de cinq heures).

Démarche chancelante à cause d'un défaut de force et d'une douleur dans la tête du fémur.

Stupeur, sorte de paralysie dans la cuisse gauche (et le bras). (*Matthioli, loc. cit.*)

Douleur tiraillante de bas en haut à la cheville du pied gauche (au bout de quatorze heures). (*Ahner.*)

Débilité et instabilité dans les genoux, qui tremblent pendant la station et la marche.

375. Instabilité des genoux, de l'un surtout, qui ploye en marchant (de suite et au bout d'une heure).

Pesanteur des pieds (sur-le-champ).

Douleurs dans les articulations des pieds, avec des idées désespérantes et des pensées de mort.

Les jambes, à leur partie inférieure, et les pieds sont comme engourdis.

Elancement profond et lent au dessus du genou droit.

380. Traction douloureuse dans la jambe, depuis le genou jusqu'au talon, et du talon au genou.

Tiraillement vulsif au côté interne des genoux.

Traction paralytique dans la jambe droite et le tendon d'Achille, jusqu'au talon.

Froid aux pieds jusqu'aux chevilles, avec sueur aux orteils et aux plantes.

Même sensation dans les talons que s'ils étaient serrés par un lien, le matin.

385. Douleur énorme à la cheville du pied, qui diminue en appuyant dessus (au bout de sept heures). (*Rödder, loc. cit.*)

Froid aux pieds, surtout aux orteils. (*Rückert.*)

Enflure de la partie sur laquelle le suc a été posé, et gangrène suivie d'une énorme suppuration.

Fourmillement et ardeur qui parcourent peu à peu le corps entier, les bras et les jambes surtout. (*Bacon, loc. cit.*)

Prurit par tout le corps, surtout aux parties génitales. (*Stœrck, loc. cit.*)

390. Petits coups d'épingle çà et là sur le corps.

Çà et là des élancemens isolés, qui durent long-temps, sont mêlés de cuisson, et se terminent par une cuisson pure.

Fourmillement, prurit et desquamation à la peau, surtout dans les parties affectées.

Taches semblables à des piqûres de puce aux mains, au visage, etc.

Petits boutons rougeâtres remplis d'un liquide âcre. (*Stœrck.*)

395. Larges boutons rouges et pruriteux par tout le corps. (*Stœrck.*)

Tout le corps est douloureux au toucher ; l'enfant ne veut pas se laisser toucher, et pleure.

Sensation comme si elle relevait d'une maladie grave (au bout de six, de douze heures).

Sentiment de paralysie et de brisure dans les bras et les jambes, avec tremblement violent par tout le corps, surtout aux extrémités, qui l'empêche presque de marcher ; en même temps, pâleur extrême du visage, dilatation des pupilles, disposition à se trouver mal, battemens de cœur, sueur froide dans le dos, et céphalalgie aux tempes, qui semble les écarter l'une de l'autre ; bientôt après, chaleur brûlante à la face, avec sentiment de tension et rougeur, envie de dormir (après le dîner), (au bout de quarante-six heures). (Effet consécutif ?)

La paralysie du côté gauche disparut bientôt, et passa promptement au côté droit. (*Matthioli, loc. cit.*)

400. Après la disparition de la folie, douleur dans l'estomac, la tête, les mâchoires, la poitrine, et tantôt l'une, tantôt l'autre articulation. (*Richard, loc. cit.*)

Ebranlement des membres. (*Greding, loc. cit.*)

Le soir, cri soudain, grincement de dents ; ensuite immobilité et raideur causée par un long hoquet (catalepsie). (*Greding, loc. cit.*)

Peu à peu toutes les parties du corps deviennent noires, le corps entier enfle, les yeux sortent de la tête, et la langue pend hors de la bouche. (*P. de Abano, de venenis, cap.* 30.)

Toutes les articulations sont douloureuses (au bout de sept heures). (*Richard, loc. cit.*)

405. Grande faiblesse des articulations, surtout de celles des genoux et des pieds, avec soubresauts des tendons, de sorte qu'à peine peut-il marcher. (*Bacon, loc. cit.*)

Endolorissement de tout le corps, avec augmentation de la faiblesse. (*Greding, loc. cit.*)

Faiblesse et défaut de solidité des ligamens de toutes les articulations (au bout de quarante-six heures.)

Craquement indolent de toutes les articulations, celles des genoux surtout.

Lassitude dans les membres, surtout dans les pieds, avec envie de dormir continuelle et mauvaise humeur.

410. Le matin en s'éveillant, faiblesse si grande, qu'il ne voulait pas sortir du lit; mais elle se dissipa dès qu'il fut levé.

Il se plaint de lassitude par tout le corps, de grande faiblesse et d'oppression au cœur (au bout de trois heures). (*Matthioli, loc. cit.*)

Chute des forces. (*Bacon, loc. cit.*)

Chute extrême des forces. (*E. Gmelin, Nov. Act. Nat. Cur.* VI, p. 394.)

Évanouissement. (*P. de Abano, de venen., cap.* 30.— *Rödder, loc. cit.*

415. Deux et trois pulsations plus rapides, puis syncope de pareille durée. (*Bacon, loc. cit.*)

Syncope.

La tête est libre, et tous les accidens diminuent au grand air.

Le mouvement lui déplaît; elle aime à rester assise.

Grande envie de se coucher. (*Bacon, loc. cit.*)

420. Elle est obligée de se coucher (entre trois et cinq heures).

Penchant irrésistible à se coucher (de deux à cinq heures).

Envie de dormir et paresse; même à la promenade, il a grande envie de dormir. (*Hornburg.*)

(Bâillement interrompu; elle ne peut achever de bâiller.)

Il bâille souvent, sans avoir envie de dormir.

425. Bâillemens et pandiculations.

Envie de dormir, sommeil (au bout de deux heures).

L'après-midi, grande envie de dormir, les yeux se ferment, cependant le moindre bruit l'éveille, mais il se rendort toujours.

Envie de dormir non ordinaire après avoir mangé.

Sommeil léger (de une à cinq heures).

430. Insomnie (dès la quatrième heure).

Sommeil rempli de rêves; rêves vifs et confus.

Il ne peut se coucher ni sur le côté droit ni sur le dos; les douleurs l'obligent à se retourner sans cesse dans le lit.

Le matin il dort sur le dos, le plat de la main gauche posé sur la tête.

Il dort assis, la tête penchée en avant.

435. Respiration lente pendant le sommeil.

(Inspiration en deux saccades pendant le sommeil.)

Longs rêves, avec oppression de poitrine, qui lui coupe la respiration et le réveille (cauchemar).

Rêves dans lesquels il parlait beaucoup.

Elle a des rêves désagréables.

440. Il se réveille en sursaut, fait beaucoup de mouvemens, et parle en dormant.

Elle se réveille en sursaut et parle en dormant.

Il délire éveillé et se jette à bas de son lit, croyant chasser des brebis (au bout de quatorze heures).

Le soir après s'être couché, et dans la journée étant assis, il rêve tout éveillé et est en proie à des idées erronées, comme s'il se trouvait loin de chez lui.

Vers le matin songe très-vif, durant lequel il acquiert une solution exacte d'une affaire qui, pendant qu'il veillait, était une énigme inexplicable pour lui (au bout de vingt heures).

445. Toute la nuit il ne rêve que d'un seul objet, qui l'occupe encore pendant plusieurs heures après son réveil, de sorte que rien autre chose ne s'offre à son esprit, ce qui lui est fort à charge et le tourmente beaucoup.

La nuit, rêves inquiétans, et plusieurs fois réveil en sursaut. (*Rückert.*)

Nuit agitée. (*Greding, loc. cit.*)

Assoupissement. (*Morœus, loc. cit.*)

Sommeil tranquille, pendant quatre à six heures. (*Bacon, loc. cit.*)

450. Appétence pour l'eau froide. (*Matthioli, loc. cit.*)

Pouls fébrile, souvent intermittent. (*Richard, loc. cit.*)

Sensation comme si tous les vaisseaux du corps se refroidissaient. (*Matthioli, loc. cit.*)

Sensation comme si la circulation du sang s'arrêtait dans tous les vaisseaux. (*Bacon, loc. cit.*)

Il est couché tranquillement, mais il a froid, frissonne et demande qu'on lui mette plusieurs couvertures. (*Bacon, loc. cit.*)

455. Le matin en s'éveillant, étourdissement dans la tête.

Le matin en s'éveillant, il lui semble avoir mauvaise haleine.

Frisson, le soir, en se couchant.

Tremblement par cause de froid et fréquens bâillemens, le matin après s'être levé.

Habitude de corps frileuse, avec anxiété (au bout de trois heures).

460. Froid au moindre mouvement (au bout de dix heures).

Froid dans le ventre.

Du froid lui remonte sans cesse le long des bras et des jambes; il a aussi des frissons au visage.

Un frisson le parcourt depuis le bas du corps jusqu'à la poitrine.

Elle a froid et éprouve des horripilations.

465. Frisson causé par du froid dans le dos et sur les bras.

Accès de syncope, avec froid.

D'abord du froid, avec pâleur au bout des doigts, puis aux doigts entiers; ensuite sensation de crampe dans les plantes des pieds et les mollets; enfin froid au front (au bout d'un quart d'heure).

Froid par tout le corps.

Fièvre; *froid par tout le corps, avec chaleur au front et au bout des oreilles, et chaleur sèche à l'intérieur.*

470. Fièvre; froid avec raideur de tout le corps, rougeur et chaleur d'une joue, froid et pâleur de l'autre, yeux ouverts et fixes, pupilles rétrécies, ne se dilatant que peu et lentement dans l'obscurité.

Vers le soir, froideur aux mains et aux pieds, puis envie de vomir sous le milieu du sternum, qui persiste même en mangeant; les alimens sont trouvés bons, quoiqu'il n'y ait ni appétit ni répugnance pour eux; après le repas, l'envie de vomir cesse, et il survient de la chaleur au visage, accompagnée d'idées tristes et désespérantes.

Accès fréquens (presque toutes les deux heures), pendant un quart d'heure, de faiblesse excessive et d'insensibilité, qui ne permet point de remuer les pieds ou les mains, ni de s'asseoir dans le lit, ni de sentir la douleur qu'on éprouvait auparavant, ni de voir, ni d'entendre, ni de parler haut;

en même temps les jambes sont allongées (au bout de quelques heures).

Accès alternans (au bout de trois, quatre, six heures); ou bien avec rougeur des joues, gaîté excessive, sensation de chaleur par tout le corps et mal de tête en tournant les yeux de côté ou vers le haut ;

Ou, avec rougeur des joues et chaleur à la tête, frisson par tout le corps, les alimens qu'on mange ayant le goût qu'ils doivent avoir.

475. Ou, les joues étant rouges, frisson accompagné de pleurs et de céphalalgie pressive ;

Ou, les joues étant rouges, obstination, opiniâtreté, ardeur à la région ombilicale et mal de tête pressif.

Rougeur excessive des joues, avec morosité, disposition à se plaindre et à pleurer (au bout de trois heures).

Vers le soir, chaleur brûlante à la tête et au visage, avec rougeur des joues et céphalalgie pressive de dedans en dehors ; en même temps horripilation par tout le corps, avec soif (au bout de quatorze heures).

Vers le soir, chaleur sèche au visage, avec anxiété.

480. Chaleur à la tête, avec front chaud au toucher et horripilation par tout le reste du corps au moindre mouvement.

Sentiment de chaleur, d'abord dans les mains, puis par tout le corps, même dans la poitrine, sans chaleur sensible à l'extérieur (au bout de quatre heures).

Des bouffées de chaleur lui parcourent le dos à plusieurs reprises.

(Chaleur qui porte à se découvrir).

Chaleur générale, avec soif.

485. Pendant la chaleur, soif modérée de bière.

(Elle boit peu pendant la chaleur, et a cependant les lèvres sèches.)

(La toux la fatigue pendant la chaleur,)

(Grande chaleur depuis dix heures du soir jusqu'après minuit, avec respiration courte ; elle voulait tousser et ne le pouvait pas ; il lui était désagréable aussi de parler ; en même temps, agitation excessive et cris arrachés par des douleurs dans les mains, les pieds, le bas-ventre et les reins.)

Sueur avec frisson fébrile (au bout de trois heures).

490. *Sueur douce par tout le corps.*

Sueur d'odeur aigre par tout le corps.

Sueur accablante.

Douce chaleur, avec sueur modérée. (*Bacon*, *loc. cit.*)

Avec une forte sueur, flux fréquent d'urine. (*Greding*, *loc. cit.*)

495. Au milieu d'une forte sueur, diarrhée et augmentation d'urine. (*Id. ibid.*)

Grande chaleur intérieure avec soif. (*Rödder*, *loc. cit.*)

Sueur par tout le corps. (*Stœrck*, *loc. cit.*)

(Vers midi) sueur. (*Greding. loc. cit.*)

Sueur copieuse, sans fatigue. (*Id. ibid.*)

500. Le parler étant hardi et les yeux vifs, sueur froide au front et pouls presque insensible. (*Matthioli*, *loc. cit.*)

Délire furieux la nuit; on ne peut le retenir au lit; le matin, sueur énorme (*Dürr*, dans *Hufeland's Journal*, IX, 4, p. 108.)

Il fait tout avec précipitation, et court partout dans la maison. (*Vanhelmont*, *loc. cit.*)

Démence qui ne dure pas long-temps. (*Morœus*, *loc. cit.*)

Mauvaise humeur; il n'est propre à rien; abattement, même à la promenade. (*Hornburg*.)

505. Morosité, comme si elle n'avait plus de vie en elle (au bout de deux heures).

Elle devient gaie, et il lui prend envie de chanter et de danser (au bout d'une demi-heure).

Hilarité et excitabilité plus grandes qu'à l'ordinaire (les premières heures).

Accès alternans d'états moraux opposés. (*Matthioli*, *loc. cit.*)

Tantôt il a toute sa raison, et tantôt il délire. (*Id. ibid.*)

510. Tantôt il doute de son salut, et tantôt il est plein d'espérance. (*Id. ibid.*)

L'espérance renaît aussitôt après le vomissement. (*Richard*, *loc. cit.*)

Tremblement et disposition aux battemens de cœur.

Battemens de cœur et anxiété, avec augmentation de la chaleur du corps, surtout au visage.

Battemens de cœur, avec grande anxiété, oppression de la respiration et grande lassitude dans tous les membres; des bouffées lui montent à la tête, et elle est comme stupéfiée par des rougeurs passagères du visage.

515. Anxiété et morosité, avec de petits élancemens dans le côté de la poitrine, ensuite battement au creux de l'estomac, puis céphalalgie pressive.

Anxiété inconsolable et cris de misère, avec des plaintes et des reproches concernant des événemens fâcheux (souvent de peu d'importance), (au bout de cinq heures).

Plaintes anxieuses, avec peur méticuleuse, désespoir, sanglots et reproches amers.

Crainte de chanceler, de tomber.

Aversion pour le genre humain (au bout de trois heures).

520. Il médite, il est plongé dans de profondes pensées.

Présage. Il dit que sa maîtresse (éloignée de vingt lieues), doit avoir également chanté le passage difficile (1) qu'il vient de chanter lui-même.

Chagrin, inquiétude.

Le moindre bruit lui est insupportable (au bout d'une demi-heure).

Elle ne peut supporter la musique, qui lui pénètre tous les nerfs et la met sur le point de pleurer (au bout de vingt-quatre heures).

525. Propension extrême à la frayeur (au bout d'un quart d'heure).

Il prend toutes les plaisanteries en très-mauvaise part (au bout de trois heures).

Elle est extrêmement encline à la mauvaise humeur (au bout d'une demi-heure).

Elle devient querelleuse (au bout de six heures).

Elle fait des reproches (au bout de quatre heures).

530. Goût de la dispute, alternant d'heure en heure avec la démence ; il dit des contes d'enfant, ce qui le réjouit outre mesure.

Disposition à la colère.

Opiniâtreté.

Haine des hommes.

(1) Quoique jusqu'alors très malade, elle l'avait cependant chanté ce jour-là même dans un concert ; cinq heures seulement plus tôt que son fiancé, qui avait une grande réceptivité pour le mesmérisme.

Esprit posé, calme et tranquille (effet curatif), (au bout de huit heures).

535. Vivacité de l'imagination.

Tantôt il pleure et tantôt il chante. (*Matthioli, loc. cit.*)

Folies maniaques. (*Richard, loc. cit.*)

Crainte d'une mort prochaine. (*Id. ibid.*)

Crainte de la mort, qui revient de temps en temps. (*Matthioli, loc. cit.*)

540. *Crainte d'une mort prochaine, et plaintes à ce sujet.*
Crainte qu'il ne lui arrive un malheur.

---

6. AIMANT.

Magnes artificialis.

Les écoles qui professent les dogmes du mécanisme, du matérialisme, de l'atomisme, trouvent non seulement paradoxal, mais même puéril et incroyable; que les très-petites parties d'un grain, à la dose desquelles la médecine homœopathique prescrit de donner les médicamens fort énergiques, puissent être salutaires.

Je leur accorde qu'il en soit ainsi. Sans doute il peut être plus commode de considérer les maladies comme les résultats d'une accumulation de grossières impuretés, et l'action des médicamens comme analogue à celle d'un levier, d'un balai, ou tout au moins d'un réactif chimique, c'est-à-dire de s'en former une idée purement mécanique, que de se représenter les modifications de l'existence des êtres vivans qui portent le nom de maladies, comme des affections purement dynamiques de la force vitale, et les effets des médicamens, comme les produits de forces modificatrices agissant d'une manière purement virtuelle, ce qui est en effet, pour régler d'après cela la marche à suivre dans les guérisons.

Si l'on ne se place pas sous ce dernier point de vue, mais qu'au contraire on admette celui des écoles antro-mathématiques, il résulte effectivement de là que la vertu curative des médicamens doit être appréciée d'après leur masse, et que le poids des doses auxquelles on les donne peut seul décider s'ils seront utiles ou non. Mais alors il nous faut aussi déter-

miner par avance quel est le poids de la maladie, afin de
savoir par combien pesant de substance médicinale tant
pesant de maladie peut être enlevé dans la balance (1).

J'abandonne bien volontiers aux médecins des écoles vulgaires ces vues anatomistiques, à l'aide desquelles on règle
le traitement curatif fort à son aise, et dans une sorte d'état
de demi-sommeil; car on sait qu'il n'y a rien de plus facile
à concevoir pour nous autres vers de terre que ce qui est
matériel, pondérable, palpable, et que penser beaucoup
fatigue le corps, comme l'a dit l'écrivain hébreu. Je ne
saurais donc exiger d'eux qu'ils voyent dans les maladies des
modifications immatérielles de la vie, un désaccord purement dynamique de notre manière d'être et de sentir, et
dans les vertus que possèdent les médicamens des puissances
uniquement virtuelles et de nature presque spirituelle. On ne
parviendrait point à leur ôter de la tête qu'une maladie qui
pèse tant exige que le médicament choisi pour la combattre
soit donné à la dose de tel ou tel poids, d'autant plus qu'ils
peuvent alléguer en leur faveur l'autorité des siècles, car il
y a des milliers d'années qu'on ne croit pas qu'un remède
soit susceptible de produire quelque effet dans des maladies
graves si on ne le tire à pleines mains d'une bouteille, d'un
flacon ou d'une boîte, quoiqu'en général le résultat sur lequel on comptait n'ait pas lieu. Je n'élève pas le moindre
doute sous ce dernier rapport; l'issue des méthodes ordinaires de traitement dans tous les temps ne s'y oppose malheureusement que trop. Mais comment concilient-ils avec
les idées matérielles et atomistiques qu'ils se font de l'action
des médicamens et de leur pouvoir curatif, ce fait qu'une
seule étincelle impondérable, tirée de la bouteille de Leyde,

(1) Ce que les Reil, les Ackermann, les Reich et autres appellent leurs systèmes de médecine, peut paraître plus subtil, mais n'en porte pas moins le cachet
du matérialisme et des doctrines atomistiques. Car quel ne devrait pas être le poids
de substances qui, employées à titre de médicamens, auraient le pouvoir de ramener à son état primitif la forme changée des parties simples dans un corps malade pesant un quintal et demi? Quel poids d'oxigène, d'hydrogène ou de ni-
trogène ne faudrait-il pas pour rétablir dans ses limites normales le poids et la
quantité d'un de ces principes, s'il venait, comme on le dit, à en manquer dans
une masse malade d'humeurs pesant 40 à 50 livres? Ou bien la chimie des médecins agirait-elle dans les corps des malades autrement que par poids et mesure,
autrement qu'en ajoutant ou soustrayant des substances matérielles?

ébranle l'homme le plus robuste, sans qu'il y ait eu cependant aucune substance pondérable communiquée à son corps? Comment accordent-ils ces vues avec la force immense du mesmérisme, lorsqu'un homme plein d'énergie et de la volonté de bien faire, approche seulement le bout de son pouce du creux de l'estomac d'un autre homme dont les nerfs sont faibles? Comment enfin conçoivent-ils qu'un barreau magnétique bien préparé, qui n'a pas même besoin d'être mis en contact immédiat avec le corps, puisqu'on peut tout aussi bien l'employer couvert d'une autre substance épaisse, telle que drap, vessie, verre, etc., détermine un changement tel dans notre manière d'agir et de sentir, que nous en éprouvions des infirmités graves, ou, ce qui revient au même, que ce barreau guérisse promptement et surement les maladies les plus violentes auxquelles il est approprié comme médicament, même lorsqu'on ne l'approche du corps que couvert, même lorsqu'on ne le laisse en contact avec lui que pendant un laps de temps fort court? Atomistes, qui croyez être si sages en vous renfermant dans vos notions étroites, dites-nous donc ce qui a pu passer de matériel du barreau aimanté dans le corps, pour y déterminer ces modifications, qui sont souvent énormes? Est-ce qu'un centillionième de grain, une fraction de grain dont le dénominateur a six cents chiffres, ne pèse pas infiniment plus encore que cette partie absolument impondérable, que cette sorte d'esprit qui a pénétré de l'aimant dans le corps vivant? Atomistes, vous étonnerez-vous donc de l'énergie des médicamens donnés aux doses homœopathiques d'un sextillionième, d'un octillionième, d'un décillionième de grain, qui sont encore un poids si grossier comparativement à cette vertu invisible de l'aimant!

Les symptômes suivans ont été produits par des aimans de différentes forces mis en contact avec des personnes douées d'une sensibilité diverse; ceux qui eurent lieu sans distinction des pôles survinrent dans des expériences continuées pendant six mois, à l'effet de découvrir la meilleure manière d'aimanter l'acier, expériences dans lesquelles un aimant artificiel en fer-à-cheval, assez fort pour attirer douze livres, était tenu entre les mains, qui se trouvaient ainsi, pendant des heures entières, en contact avec les deux pôles.

Les symptômes provenant du contact général que j'ai rapportés d'après Andry et Thouret, Unzer et de Harsu, prove-
naient également de diverses plaques d'aimant appliquées à
plat sur la peau, et par conséquent aussi des deux pôles à
la fois.

Les symptômes observés de la part des deux pôles, ont été
déterminés par le contact d'un barreau aimanté puissant avec
des personnes saines, prolongé pendant huit à douze minutes, et rarement répété plusieurs fois.

Quoique chacun des deux pôles, comme on le verra d'a-
près l'exposé des symptômes, ait quelque chose de particulier dans la manière dont il modifie l'état de l'homme, cependant il paraît, étant appliqué à deux ou plusieurs reprises, produire des effets alternatifs qui ont de la ressemblance avec ceux du pôle opposé.

Dans le traitement des maladies, on est obligé d'employer
un aimant beaucoup plus doux, parce qu'il doit agir homœopathiquement. A cet effet un barreau long de dix-huit
pouces, et dont chaque pôle attire un quarteron, suffit et
au delà (1), lorsqu'après avoir choisi l'un des pôles d'après
l'analogie des symptômes avec ceux d'un cas donné de maladie, on se contente de le mettre en contact, ou presque en
contact, pendant une seule minute, avec la partie affectée,
ou seulement même avec le bout du doigt du malade. Cependant j'ai vu des personnes chez lesquelles il suffisait, pour
une dose pleine et entière, qu'un semblable barreau restât
en contact avec elles pendant une demi-minute seulement.

Mais si le premier contact n'a point enlevé la maladie tout
entière, il ne faut pas plus répéter une seconde fois l'attouchement avec le même pôle, qu'il n'est convenable, dans
tout autre traitement homœopathique, de donner une seconde dose du même médicament immédiatement et rapidement après la première. En pareil cas on doit employer
un autre médicament choisi d'après l'ensemble des symp-

(1) J'ai même reconnu, dans ces derniers temps, qu'un barreau de huit
pouces, pesant une demi-once, capable de soutenir deux onces de fer au pôle
nord, et entouré d'une corde mince, moyen propre à lui faire conserver sa
force sans diminution dans quelque situation qu'on le tienne, possédait toute
la puissance curative qu'on peut attendre de l'aimant, en le mettant en contact
avec le malade pendant une minute ou même seulement une demi minute.

tômes morbides qui ont persisté, ou si l'on s'est trompé de pôle la première fois, appliquer le pôle opposé.

En effet, il en est de l'aimant comme d'autres médicamens, dont on doit éviter l'emploi énantiopathique ou palliatif, lorsqu'il existe un moyen homœopathique susceptible de guérir radicalement par l'analogie des symptômes. C'est pourquoi, si l'on ne trouve que parmi les symptômes généraux de l'aimant l'analogie homœopathique avec le cas morbide dont on se propose le traitement, sans savoir lequel des deux pôles est plus particulièrement approprié, on choisit, pour le mettre en contact avec le malade, celui dont on connaît le plus de symptômes qui se rapportent au cas présent. Mais si l'application de ce pôle ne faisait disparaître que pour une demi-heure ou un quart d'heure les accidens qu'on veut guérir, si même elle provoquait d'autres symptômes qui n'eussent point encore existé, on conclurait que ce n'était point là le pôle guérissant (homœopathique), mais le pôle palliatif (énantiopathique); la réapparition prochaine, et bientôt après l'aggravation du mal, ne tarderaient pas à en donner la conviction. Mais le médecin qui veut guérir et non expérimenter n'attend pas jusque-là ; lorsque la suppression subite et palliative du mal ne dure qu'un quart d'heure, et surtout qu'il s'est manifesté de nouveaux symptômes, il applique aussitôt le pôle opposé, mais le laisse en contact moins long-temps que ne l'a été le pôle palliatif. De cette manière il enlève d'abord les nouveaux accidens qui sont survenus, puis il observe une petite aggravation homœopathique de la maladie primitive ; et ensuite la guérison complète, durable, a lieu par homœopathie, ainsi qu'il arrive pour tous les autres médicamens choisis d'après l'analogie des symptômes, ou homœopathiquement.

Si le malade est d'un caractère doux, ou s'il est sujet à se refroidir, on fait d'abord usage du pôle nord, lorsqu'on n'a pu trouver que parmi les symptômes généraux de l'aimant des symptômes analogues à ceux du mal qu'on veut guérir.

L'effet d'une dose modérée de vertu magnétique dure au delà de dix jours.

Quand l'aimant a été choisi mal à propos, les incommodités, souvent très-considérables, qui en résultent, cèdent à de petites étincelles électriques doubles employées de temps en temps ; mais un moyen plus efficace consiste à tenir la main posée à plat, pendant une demi-heure, sur une assez grande plaque de zinc.

Si le médecin est obligé de prescrire l'aimant comme remède à un malade éloigné, il peut employer, pour le préparer soi-même, le procédé suivant, qui est facile à exécuter, et que des expériences multipliées m'ont appris être le meilleur.

Il suffit pour cela d'avoir de petites baguettes en acier anglais, longues d'environ huit pouces, sur deux lignes ou deux lignes et demi de large, et une ligne d'épaisseur, qui ont été trempées jusqu'à devenir élastiques (et non cassantes comme du verre), et un aimant artificiel en fer-à-cheval assez fort pour attirer dix à douze livres.

Pour communiquer promptement et facilement à une des baguettes la plus forte vertu magnétique que ce dernier puisse leur donner, il ne faut pas, comme on est dans l'usage de le faire, promener le barreau sans aucun ordre sur la baguette, de telle sorte que le pôle avec lequel on opère soit en quelque sorte rompu à l'extrémité de cette dernière ; en suivant cette marche, on enlève en grande partie à la baguette la vertu magnétique que le frottement lui a communiquée, et on ne peut plus la lui rendre en répétant souvent ce frottement.

Il faut donc avoir soin, quand le pôle du barreau arrive presque au bout de la baguette, de le faire glisser sur une lame amincie de tôle dont on a couvert l'extrémité de cette dernière, d'où résulte un passage insensible de l'acier à la lame ; on peut alors éloigner chaque fois le barreau sans crainte de nuire à la baguette, dont l'extrémité se trouve sous celle-ci.

Cependant la lame qui couvre l'une des extrémités de la baguette doit aussi se recourber sous cette dernière, de manière à en couvrir simultanément l'autre extrémité, afin qu'elle établisse une communication du courant magnétique entre les deux pôles de la baguette.

On prend une lame de tôle mince, de quelque lignes plus longue que la baguette d'acier qu'on veut aimanter ; on pose celle-ci dessus, puis on relève les deux bouts de cette lame,

en manière de crochet, autour des extrémités de la baguette, dont ils couvrent ainsi les pôles d'une couche de fer
très-peu épaisse, parce qu'on a eu soin de les amincir, afin
qu'en passant le barreau aimanté, il puisse, quand il arrive
au bout de la baguette, arriver presque insensiblement sur
la lame de tôle, et continuer à glisser sur elle, ce qui permet de le retirer sans inconvénient.

Chacun des deux bouts recourbés en crochet de la lame de
tôle est marqué, l'un de la lettre N (nord), l'autre de la
lettre s (sud), afin de la placer horizontalement, l'extrémité N tournée vers le septentrion, jusqu'à ce que l'aimantation de la baguette soit achevée.

Quant à la baguette elle-même, on la marque, exactement dans son milieu, d'un trait à la craie ou à l'encre, et
chacune des deux moitiés est également marquée de deux
traits, dont on place l'un au second tiers de la portion res-
tante, ainsi qu'il suit :

La lame de tôle ;

La baguette d'acier introduite dans la lame de tôle,

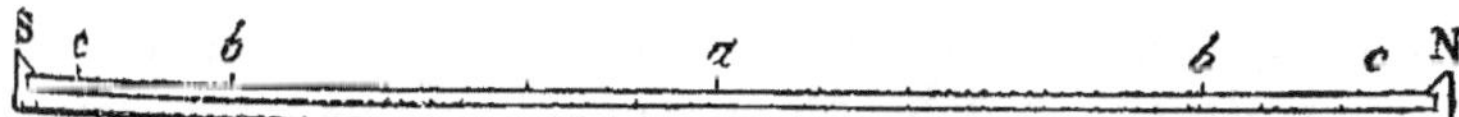

tandis que l'extrémité N de cette dernière est tournée vers le
nord. Alors on pose perpendiculairement le pôle s du barreau aimanté au milieu de la baguette (en *a*), et on le fait
glisser sur toute la moitié septentrionale, jusqu'au delà de
l'extrémité N recourbée de la lame de tôle, d'où on l'enlève,
et après lui avoir fait décrire un grand tour en l'air, on le
ramène pour l'appliquer de nouveau au second point de la
baguette (en *b*); on le fait encore glisser jusqu'sur l'extrémité N de la plaque de tôle ; on l'enlève comme la première
fois, on lui fait décrire encore un tour en l'air, on en pose le
pôle sud sur le troisième point (en *c*), on le fait glisser le long
du court espace qui reste de là à la lame de tôle, et on l'enlève.

Cela fait, on retire la baguette de son espèce de boîte en tôle, qui demeure immobile à la même place, et on note de la lettre N l'extrémité de la baguette qui a été ainsi traitée : elle est devenue le pôle nord.

On retourne alors la baguette, et on l'introduit de nouveau dans la lame de tôle, de manière que son extrémité N se trouve au dessous du bout s de cette dernière, et que l'autre extrémité qui n'a point encore été frottée soit au dessous du bout N.

L'aimantation du pôle sud de la baguette se fait également dans la direction de la région septentrionale du ciel. On prend le pôle N du barreau aimanté, on le pose sur le milieu (*a*), et on le glisse vers le nord jusque sur l'extrémité N de la lame de tôle, on le reporte en *b* sur le côté s de la baguette, on le pose de même, et on le ramène en *c*; par là on a produit le pôle s de la baguette, qu'on marque également d'une s.

La baguette d'acier, retirée de la lame de tôle, se trouve alors aussi aimantée qu'elle peut le devenir au moyen du barreau dont on s'est servi. Il a fallu pour cela six touches, trois sur chaque moitié.

On l'introduit dans une cavité faite par le tourneur à une règle en bois de sapin, et on l'envoye ainsi au malade, le pôle N inscrit sur le bois.

Pour une dose, il suffit que, sans retirer la baguette de son étui, le malade touche le pôle convenable pendant une demi-minute, une minute, ou une minute et demie, suivant que le comportent sa maladie et ses propres forces.

Symptômes de l'aimant artificiel.

Le soir, après s'être mis au lit, vertige, comme s'il allait tomber.

Le soir, après s'être couché, sorte de vertige, comme une secousse subite qui passe à travers la tête.

En marchant, il perd de temps en temps l'équilibre, sans avoir le sentiment d'un vertige.

Les objets qu'il regarde lui semblent vaciller, ce qui fait qu'il chancelle en se tenant debout et en marchant.

5. Lorsqu'il veut se rappeler quelque chose et qu'il tend la mémoire, il est pris de céphalalgie.

Vertige. (*Andry* et *Thouret.*)

Bruissement dans toute la tête (par l'effet d'un aimant plat appliqué sur les cuisses, les jambes et la poîtrine). (*J.-C. Unzer.*)

La tête est troublée, comme après avoir pris de l'opium. (*Id.*)

Tête embarrassée, et même sensation dedans que si quelqu'un cherchait à l'arracher du corps. (*Id.*)

10. Sensation dans la tête, comme si quelque chose la comprimait de haut en bas, elle et le corps entier. (*Id.*)

Mal de tête. (*Andry* et *Thouret.*)

Coup dans la tête et l'épaule droite, avec horripilation. (*Unzer.*)

Mal de tête passager, une seule secousse, composée de vulsion et de tiraillement.

Au milieu d'une moitié du cerveau, douleur vive, comme au premier moment après qu'on a reçu un coup.

15. Mal de tête, le matin, aussitôt après avoir ouvert les yeux ; douleur comme à la suite d'une contusion, qui se dissipe après avoir quitté le lit.

Le matin, au moment du réveil, céphalalgie affreuse, fouillante, stupéfiante, comme dans une fièvre putride, qui disparaît aussitôt qu'il survient des mouvemens de flatuosité dans le bas-ventre.

(Mal de tête semblable à celui qui survient d'ordinaire après un refroidissement.)

Il suffit d'une petite contrariété pour causer un mal de tête semblable à celui que produirait un corps pressant avec force sur un petit point du cerveau (1).

A la région du vertex, sur un petit point du cerveau, douleur semblable à celle que produirait la pression d'une épingle émoussée ; cette place fait mal aussi à l'extérieur, quand on y touche (au bout d'une demi-heure).

20. Le matin, après la sortie du lit, mal de tête presque comme si le cerveau se soulevait de la base du crâne, sensation qui disparaît en bâillant.

(1) La fève de St-Ignace enlève de suite cette douleur, en vertu de ses symptômes homœopathiques.

Pustules au cuir chevelu (avec phthiriasis). (*Andry* et *Thouret.*)

Les mains étant froides, chaleur au visage et sensation de cuisson à la peau de la face.

Elancemens (1) brûlans insupportables dans les muscles du visage, le soir.

Ardeur, tiraillement et scintillation dans l'œil. (*Unzer*).

25. Traction brûlante et scintillation continuelle dans l'œil malade. (*Id.*)

Etincelles de feu, comme des étoiles tombantes, qui passent devant les yeux. (*Reichel.*)

Elancemens sensibles à travers l'œil droit, qui se perdent dans la mâchoire, et ensuite traction dans cet œil, qui descend le long du cou, dans la poitrine, le bas-ventre et les aines, jusqu'à la jambe droite. (*Unzer.*)

Sensation dans l'œil, comme du balancier d'une pendule. (*Reichel.*)

En remuant le corps, les bras surtout, abondante sueur de la tête et du visage.

30. *Sueur au visage, sans chaleur, le matin.*

Dilatation des pupilles.

L'esprit et le corps étant dispos, dilatation des pupilles (au bout de vingt-quatre heures).

Pendant les accès spasmodiques, avec aliénation de l'esprit, pupilles non dilatées. (*Unzer.*)

Hors de la ligne visuelle, pendant le crépuscule, petites particules de lumière blanche qui vibrent rapidement en rond, sur le côté, comme dans la réflexion de la lumière(2).

35. Le soir, après s'être mis au lit, douleur mordicante dans les yeux, comme par l'effet de larmes âcres.

Prurit aux paupières, du côté de l'angle externe.

Prurit aux paupières et aux globes oculaires, dans l'angle interne.

Sécheresse des paupières et de la bouche, le matin, après le réveil.

Inflammation des paupières. (*Unzer.*)

____

(1) Sans mélange de prurit.

(2) C'est presque l'accident que Marc Herz nomme faux vertige.

40. Sentiment de sécheresse aux paupières (au bout de quatre heures).

Cillement de la paupière inférieure (au bout d'une heure).

Il sort beaucoup de mucus des yeux, du nez et des oreilles. (*Reichel.*)

Il lui semble que l'oreille externe soit chaude, quoiqu'elle ne le soit pas.

Prurit dans l'organe auditif.

45. Le matin, dans le lit, ardeur pruriteuse dans le conduit auditif.

Bouton à l'antitragus, causant un prurit qui ne disparaît point en se grattant, mais auquel s'adjoint encore de la douleur.

Léger sifflement dans l'oreille, mais saccadé, comme le pouls.

Fort bruissement dans une oreille, et en même temps un peu de mal de tête du même côté, comme s'il y avait là un corps étranger dans le cerveau ; en même temps, la pupille de ce côté est très-dilatée (après l'attouchement du milieu de l'aimant).

Chaleur de l'oreille (sur laquelle l'aimant avait été appliqué). (*Andry* et *Thouret.*)

50. Bruissement dans les oreilles. (*Unzer.*)

Bruit comme d'eau bouillante dans l'oreille. (*Reichel.*)

Coups électriques dans l'oreille. (*Id.*)

Surdité, sans bruit dans l'oreille.

Douleur dans la joue et dans l'oreille. (*Andry* et *Thouret.*)

55. Douleur brûlante sur un petit point au dessous de l'aile du nez (au bout d'une heure).

Hallucination de l'odorat : odeur comme de fumier dans le nez (au bout d'une demi-heure).

Hallucination de l'odorat : de temps en temps il croit avoir dans le nez une odeur semblable à celle qui sort d'un porte-manteau fermé.

Près du bord rouge de la lèvre supérieure, non loin du coin de la bouche, bouton blanc ou tubercule rouge, enflammé, qui par lui-même cause une douleur d'ulcère, mais qui est plus douloureux encore en remuant les parties ou en y touchant.

Au côté interne de la lèvre inférieure, petit ulcère douloureux au toucher.

60. Sensation douloureuse tout autour du bord des lèvres.

Goût métallique d'un côté de la langue.

Ardeur à la langue, et douleur de cet organe, en mangeant. (*Unzer.*)

Dans le périoste de la mâchoire supérieure, douleur tiraillante, par intervalles, qui se compose de tiraillemens, de térébration, d'élancemens et d'ardeur, et qui s'étend jusque dans l'orbite.

Le soir douleur tiraillante, vulsive, dans les os de la face, principalement dans le sinus maxillaire.

65. Coups aux mâchoires. (*Unzer.*)

Tremblement du menton et du cou. (*Id.*)

Douleur de luxation dans l'articulation de la mâchoire.

Douleur dans les dents de devant, en buvant froid.

La dent devient douloureuse par l'effet de l'air entrant dans la bouche.

70. Douleur tractive dans les mâchoires, jusque vers la tempe, avec une sensation comme de crampe dans les muscles masseters.

Branlement des dents.

Un coup, avec de la chaleur brûlante, dans les dents. (*Unzer.*)

La dent fait mal en mangeant.

Mal de dents déterminé par l'action de se pencher en avant (au bout de vingt-quatre heures).

75. Odontalgie; pression pulsative ou vulsive, qui n'a lieu que par saccades.

Un violent picotement dans les dents, même sans cause.

La gencive d'une dent creuse est gonflée et douloureuse au toucher.

Odontalgie, uniquement dans les dents cariées.

Dans les racines des dents incisives du bas, douleur uniforme, comme de brisure ou d'excoriation, ou comme si elles avaient reçu l'impression d'un caustique.

80. Douleur dans le voile du palais, comme après avoir avalé une trop grosse bouchée.

Le matin, au grand air, les glandes sous-maxillaires causent de la douleur, comme si elles étaient tuméfiées (au bout de douze heures).

Douleur tensive dans la glande sous-maxillaire antérieure.

Elancemens sourds, isolés, dans les glandes sous-maxillaires; le soir.

Une glande dure au cou, au dessous du cartilage thyroïde.

85. Bouton au cou, sous le menton, causant par lui-même du prurit, qui augmente quand on y touche, avec une douleur d'excoriation simple.

Gonflement du cou, rougeur de la face et fort battement du cœur (1). (*Andry* et *Thouret.*)

Fréquente accumulation de salive dans la bouche, presque comme dans la salivation, avec douleur dans les glandes sous-maxillaires.

Fréquente accumulation de salive dans la bouche. (*Reichel.*)

Tous les soirs, salivation, avec gonflement des lèvres.

90. La langue étant nette, surtout le matin, mauvaise odeur de l'haleine, dont le sujet ne s'aperçoit pas lui-même.

Le matin, mauvaise haleine, avec beaucoup de mucus dans la gorge.

Fétidité continuelle de l'haleine, sans que le sujet s'en aperçoive, comme au début de la salivation mercurielle.

Faim (sur-le-champ).

Faim, surtout le soir.

95. Il a de l'appétit, mais ne trouve aucun goût aux alimens.

Il a faim et appétit; mais les alimens lui paraissent sans saveur : il lui semble que du mucus dans la bouche le prive du sens du goût (sur-le-champ).

Il désire du tabac, du lait, de la bière, qu'il trouve de bon goût; mais à peine a-t-il commencé à en faire usage, qu'il est de suite rassasié, de sorte qu'il n'en peut prendre que très-peu (au bout de seize heures).

Il est obligé de quitter la pipe, quoique la fumée du tabac ne lui soit pas désagréable.

Il n'a pas d'appétit, sans cependant éprouver de dégoût, ni avoir de mauvais goût dans la bouche.

(1) Chez une personne qui s'approcha de l'aimant, et qui était déjà sujette aux palpitations de cœur.

100. Défaut d'appétit , sans répugnance ; plénitude ni mauvais goût (sur-le-champ).

Le tabac, en fumant , n'a point de goût et ne fait que piquer la langue (sur-le-champ).

La bière n'a pas de goût ; elle n'a pas plus de goût que de l'eau.

Certaines choses lui paraissent avoir un goût de moisi ou de gâté , quoiqu'elles n'aient rien de semblable (au bout d'une heure).

Rapports ayant l'odeur et le goût de la corne râpée.

105. Les rapports ont le goût des alimens , mais altéré.

Accès de fréquens rapports , dont une partie n'ont pas lieu complétement.

Vains efforts d'éructation , éructation incomplète (au bout d'une heure).

Quand il se baisse, une liqueur acide lui vient de l'estomac à la bouche.

Douleur sensible dans les deux côtés , comme d'un lien serrant l'estomac. (*Unzer.*)

110. Courant mêlé d'élancemens à travers l'estomac et les intestins.

Pression dans l'estomac, avec spasmes se dirigeant vers les parties supérieures ; agitation qui ne permet de rester tranquille nulle part ; pesanteur de la langue, pâleur de la face et froid du corps , avec pouls très-petit, tendu et inégal (1). (*Andry* et *Thouret.*)

Crépitation et gargouillement au creux de l'estomac, comme lorsqu'on remonte une montre. (*Andry* et *Thouret.*)

Sensation d'une agréable distension à la région du diaphragme. (*Andry* et *Thouret.*)

Pression , comme par une pierre, à la région épigastrique, surtout lorsqu'il a l'esprit tendu et plongé dans la méditation (au bout de deux heures).

115. Plénitude tensive, pressive et anxieuse, à l'épigastre (sur-le-champ).

Mouvement de vents dans le bas-ventre , avec borborygmes bruyans , sans douleur.

Forts gargouillemens dans le bas-ventre. (*Unzer.*)

(1) Cette série de symptômes revint tous les jours, à la même heure ; mais toujours de plus en plus faible, pendant dix jours, chez trois femmes.

Ardeur et remuement, sorte de soulèvement, dans le ventre. (*Id.*)

Les vents se promènent dans le bas-ventre, avec vive douleur pressive et borborygmes bruyans dans une petite étendue (1).

120. Le matin, après le réveil, dans le lit, les vents s'agitent dans le bas-ventre avec gargouillemens et borborygmes.

Borborygmes bruyans, quoique indolens, surtout dans les intestins grêles, jusque immédiatement au dessous du pubis et dans l'aine, qui se font sentir à la main posée sur la partie, comme lorsqu'il va survenir une selle diarrhéique, quoique le sujet ne rende rien, ou seulement un petit vent.

Il sort de petits vents interrompus, avec bruit et douleur à l'anus, comme une sorte de ténesme (2).

Gargouillemens très-forts dans le ventre, le matin, au lit; ensuite colique.

Flatulence de suite, après avoir mangé.

125. Fermentation putride dans les intestins; les vents qui sortent sont très-fétides et chauds (au bout de douze et de vingt-quatre heures).

Envie pressante d'aller à la selle, dans les intestins. (*Andry* et *Thouret*).

Sensation de malaise et endolorissement, comme après l'ingestion d'un purgatif résineux ou de la rhubarbe, avec émission douloureuse de vents chauds et fétides.

Il a mal dans les intestins; il y éprouve une sorte de brisure, avec envie de vomir, comme après avoir pris médecine : vents d'une fétidité putride et diarrhée (au bout de seize heures).

Pincement dans le ventre avant la sortie de chaque vent.

130. Peu de temps après avoir été à la selle, douleur dans un côté du bas-ventre.

Secousse causée par une hernie qui sort (au bout d'une demi-heure).

Douleur tensive et en même temps brûlante dans les régions épigastrique et hypogastrique, suivie d'une douleur

---

(1) Après l'attouchement du barreau aimanté dans le milieu.

(2) Après l'attouchement du milieu du barreau aimanté.

tractive et tensive dans les mollets (au bout de vingt heures).

Prurit au nombril même.

Le matin plusieurs envies presque inutiles d'aller par le bas , alternant avec les gargouillemens de vents qui se promènent dans le bas-ventre.

135. Diarrhée sans mal de ventre.

Diarrhée sans douleur, entremêlée de vents (au bout de douze heures).

Diarrhée pendant plusieurs jours. (*Andry* et *Thouret.*)

Diarrhée. (*Id.*)

Resserrement du ventre durant plusieurs jours , avec céphalalgie occupant toute la tête, et disposition à l'impatience , à la mauvaise humeur.

140. Resserrement du ventre, comme si le rectum était rétréci et resserré (au bout de trente-six heures).

Après avoir été à la selle, violente douleur hémorrhoïdale (cuisante) *à l'anus, comme provenant d'une plaie, avec sensation de resserrement plus dans le rectum qu'à l'anus.*

Etant assis , ardeur dans le fondement, semblable à celle que produisent certaines hémorrhoïdes.

Tumeurs hémorrhoidales pruriteuses.

Après des selles molles, hémorrhoïdes borgnes , comme si les boutons hémorrhoïdaux étaient à vif au bord de l'anus, en s'asseyant et en marchant.

145. *Flux hémorrhoïdal. (De Harsu.)*

Procidence du rectum en allant à la selle.

Douleur composée de prurit et de cuisson, des deux côtés de l'anus , en allant au grand air.

Emission fréquente d'urine. (*Unzer.*)

Quelques minutes après avoir uriné , ardeur dans la vessie urinaire, surtout au col de la vessie.

150. Ardeur dans l'urètre, au veru montanum, pendant l'éjaculation dans le coït.

Le matin, en s'éveillant, ardeur à la région des vésicules séminales.

Le matin, en s'éveillant, prurit ardent à la région des vésicules séminales, ou au veru montanum, dans l'urètre, qui pousse à l'acte vénérien ; l'ardeur augmente sur ce point pendant l'émission de l'urine.

Le matin, après le lever du soleil, sommeil profond, plein de songes érotiques : après le réveil.

Disposition des parties génitales à l'émission du sperme : une hernie inguinale veut sortir, avec douleur cuisante.

155. Douleur à la région inguinale, comme lorsqu'une hernie va sortir (1).

Pollution nocturne (au bout de quelques heures).

Appétit vénérien (au bout de douze heures).

En marchant, érection de la verge , sans pensées lascives.

Le matin, dans le lit, érections violentes et prolongées, sans pensées d'amour.

160. *Défaut d'appétit vénérien* , répugnance pour l'acte vénérien.

La verge reste insensible à toutes les excitations (sur-le-champ.)

Le prépuce se retire derrière le gland, et le laisse à nu; ou n'en couvre qu'une très-petite partie.

Tuméfaction de l'épididyme , qui fait mal quand on y touche.

Cuisson pruriteuse à la face interne du prépuce (au bout de deux heures).

165. Cuisson brûlante sous le prépuce (sur-le-champ).

Les règles deviennent plus abondantes (2). (*Andry* et *Thouret.*)

Les règles , terminées depuis quelques jours, reviennent le lendemain de l'application de l'aimant, et coulent pendant dix jours. (*Andry* et *Thouret.*)

Les règles , passées depuis dix jours, reparurent le lendemain de l'application de l'aimant, mais ne durèrent que le temps ordinaire. (*Andry* et *Thouret.*)

Le soir, très-souvent, des éternumens, après quoi l'une des narines coule , tandis que l'autre reste saine.

170. Saignement de nez. (*Andry* et *Thouret.*)

Coryza qui se déclare rapidement et passe de même.

(Une sorte de catarrhe) (au bout de douze jours). (*Andry* et *Thouret.*)

(1) Après l'attouchement du milieu de l'aimant.
(2) Chez une femme âgée.

Fréquens accès de toux, la nuit, qui n'interrompent pas le sommeil.

Le soir, après s'être mis au lit, violent accès de toux sèche : il tousse même aussi pendant le sommeil (avant minuit).

175. Pendant la nuit et en d'autres momens, violent mais court accès de *toux sèche*, à la suite duquel survient un crachement facile du mucus ordinairement fourni par la trachée-artère (au bout de quelques heures).

— Toux convulsive (sur-le-champ).

Respiration coupée par des hoquets. (*Unzer.*)

Mucus dans la trachée-artère, qui se détache facilement, le soir et le matin (au bout de vingt-quatre heures).

Après minuit, en veillant et réfléchissant, gêne de la respiration, causée par du mucus sur la poitrine, et que la toux diminue.

180. Après minuit, en veillant et méditant, toux spasmodique.

Du mucus visqueux adhère au haut de la trachée-artère, mais se laisse détacher par des efforts spontanés de tussiculation.

Accès de violente toux sèche, qui fait couler des yeux des larmes âcres et brûlantes.

Violent accès de toux, avec crachement de sang abondant (au bout de six jours). (*De Harsu.*)

Toux spasmodique, avec secousses, respiration anxieuse et oppression visible de poitrine. (*Unzer.*)

185. Elancemens violens, insupportables, dans les muscles latéraux de la poitrine, qui se portent vers le dos.

Pression sur la poitrine (au bout de quatre jours). (*De Harsu.*)

Elancemens dans la poitrine et frisson par tout le corps. (*Unzer.*)

Secousse à la partie supérieure du sternum, qui excite la toux, et larmoyement des yeux. (*Id.*)

Forte oppression de poitrine, tiraillemens dans l'estomac et les intestins, et battement dans les épaules. (*Id.*)

190. Tiraillemens, mêlés d'élancemens, dans le côté droit. (*Id.*)

Tiraillemens, mêlés de secousses et d'élancemens, du côté droit, dans l'intérieur du corps, comme si l'on arrachait de petits morceaux de chair, ou comme si des étincelles de feu tombaient sur la partie. (*Id.*)

Du milieu de la poitrine partent quatre courans qui se dirigent des deux épaules vers le dos et le sacrum, avec anxiété, et même sensation que si l'on dilacérait et arrachait les parties. (*Id.*)

Trait brûlant de l'épaule gauche au côté droit, en traversant la poitrine, comme si l'on arrachait les parties. (*Id.*)

Trait brûlant de l'estomac dans le bas-ventre et le dos, où les courans, partagés en croix, se répandirent dans les membres inférieurs. (*Id.*)

195. Coup ou secousse dans les reins, qui coupe presque la respiration. (*Id.*)

Ardeur dans l'épine du dos. (*De Harsu.*)

Le matin, raideur douloureuse dans les vertèbres cervicales, en remuant le cou (au bout de douze heures).

Le matin, craquement dans les vertèbres du cou, en remuant la tête.

Douleur dans les muscles du cou, qui va de l'épaule à l'os hyoïde, comme s'il allait survenir une crampe dans ces muscles.

200. Mal de reins en se tenant debout et tranquillement assis.

Vulsion des muscles dans le dos, et même sensation que s'il y avait dedans quelque chose de vivant.

Douleur dans l'articulation du sacrum, le matin, au lit, étant couché sur le côté, et pendant la journée quand on reste long-temps penché en avant.

Pression spasmodique entre les omoplates (au bout de cinq heures). (*De Harsu.*)

Douleur dans l'articulation de l'épaule, comme si elle était disloquée, et non pas seulement foulée ou luxée.

205. Battement sur l'épaule, avec même sensation que si on la déchirait. (*Unzer.*)

Coups sur les épaules, qui chassent les bras. (*Id.*)

Coups dans les articulations du bras et dans la tête, comme si l'on frappait dessus avec un petit marteau. (*Id.*)

Douleur tractive dans les deux épaules et la nuque, de haut en bas, avec battemens dans les deux bras. (*Id.*)

Serrement dans les articulations et les muscles du bras. (*Id.*)

210. Serrement dans le bras droit, sorte de fouillement tout autour des articulations de la main, du coude et de l'épaule. (*Id.*)

Douleur dans les muscles du bras, comme si on les disséquait. (*Id.*)

Ardeur et douleur sécante dans les bras et la poitrine, avec frisson. (*Id.*)

Ardeur dans le bras droit, comme causée par des étincelles de feu. (*Id.*)

Douleur brûlante çà et là dans le bras. (*Id.*)

215. Coups d'épingles dans le bras. (*Id.*)

Soulèvement spasmodique, mais légers, des bras, qui se croisent aussi. (*Id.*)

Projection spasmodique d'un bras, qui tantôt l'écarte du corps, tantôt le soulève. (*Id.*)

Battemens dans toutes les articulations des bras et des doigts. (*Id.*)

Douleur profonde dans le bras, jusqu'au coude, avec engourdissement et tremblement spasmodique. (*Andry* et *Thouret.*)

220. En restant dans un endroit froid, il survient une vulsion tiraillante dans les muscles du bras.

Agitation dans le bras bien portant.

Coups dans le coude, sans douleur. (*Unzer.*)

Ardeur dans l'articulation du coude, comme si elle était déchirée par des tenailles chaudes, avec sensation de violente chaleur brûlante et scintillation des yeux. (*Id.*)

(En éloignant l'aimant des bras, pendant la perte de connaissance, il survient de suite des contractions dans ceux-ci, les doigts, les mains et les bras.) (*Id.*)

225. Douleur tiraillante dans la partie supérieure de l'avant-bras.

Le soir (entre six et sept heures), douleur tiraillante et comme de brisure dans les articulations du bras, plus dans le repos qu'en ployant le membre, et qui se renouvelle au bout de vingt-quatre heures.

Sentiment de froid aux mains, qui sont glacées toute la journée (1) (pendant plusieurs jours).

(1) Après l'attouchement du milieu du barreau.

Douleur au poignet, comme s'il y apparaissait une dartre, ou si la partie était traversée par une secousse électrique (au bout de quarante-huit heures).

Tiraillement depuis la tête jusqu'au bout des doigts. (*Unzer.*)

230. Douleur arthritique, fouillante, térébrante, sur un point de la seconde articulation du pouce, pendant le repos.

Le soir, après s'être mis au lit, tiraillemens dans les articulations des pouces.

Le matin, dans le lit, douleur comme de luxation et de brisure dans la seconde articulation du pouce, en remuant et ployant ce doigt (au bout de quarante-huit heures).

Douleur continue dans l'articulation inférieure du pouce, comme s'il avait été foulé ou luxé.

Craquement et sorte de dislocation dans les deux articulations du pouce (au bout de vingt-quatre heures).

235. Douleur fourmillante, creusante, au bout du pouce, le soir, après s'être mis au lit.

Vulsion tressaillante dans une partie de l'éminence thénar et dans les muscles du menton.

Elancement brûlant, long et soutenu, avec sensation d'écorchure, dans la partie la plus épaisse de l'éminence thénar, et dans le mollet; plus tard, à la partie inférieure du tibia (au bout d'une heure).

Elancement et ardeur au bout du doigt médius. (*Unzer.*)

Les doigts craquent facilement.

240. Le soir, engourdissement des cuisses et des jambes.

Douleur depuis la hanche jusqu'à la jambe, en descendant, comme si les parties étaient séparées les unes des autres. (*Unzer.*)

Traction à travers les hanches, se dirigeant vers les pieds, qui laisse partout de l'ardeur. (*Id.*)

Violens coups à la jambe droite, causés par un trait brûlant qui descend du menton et du cou, à travers le côté droit. (*Id.*)

Ardeur dans les bras et les jambes, telle que quand la jambe droite se rapprochait de la gauche, il semblait que l'une allait mettre le feu à l'autre. (*Id.*)

245. Etant assis, engourdissement fourmillant douloureux de la cuisse et de la jambe, qui se dissipa en marchant. (*Andry* et *Thouret.*)

Tiraillement brûlant dans la cuisse gauche. (*Unzer.*)

Coups d'épingle qui descendent du genou jusqu'aux pieds. (*Id.*)

Elancemens dans la jambe. (*De Harsu.*)

Coups dans le genou, qui étendent spasmodiquement la jambe. (*Unzer.*)

250. Coup au genou, du côté gauche. (*Id.*)

En se levant, après avoir été assis, sensation dans la partie postérieure du mollet, comme si celui-ci était trop court.

Après le réveil, accès de crampe dans les mollets et les orteils.

Crampe dans le mollet, le matin, au lit, en ployant le genou, avec relâchement des muscles (1).

Le soir, en marchant, douleur comme de brisure dans les parties charnues voisines du côté externe du tibia.

255. Le matin, après la sortie du lit, quand il veut se redresser et marcher, le pied lui fait mal dans l'articulation et au dessus, comme s'il avait été foulé.

Douleur dans la cheville externe, comme de luxation ou de goutte, lorsqu'on se lève d'un siége et qu'on commence à marcher, mais qui se dissipe en continuant la marche (au bout de quelques heures).

Elancemens dans le gras du talon.

Douleur tiraillante saccadée dans le talon, qui passe sur-le-champ, mais renaît de temps en temps.

Le soir, quelques élancemens, avec un peu d'ardeur, dans les parties molles situées sur le côté du talon (au bout de quatre jours).

260. Sensibilité douloureuse et douleur d'écorchure à la racine de l'ongle du gros orteil, et à la peau qui entoure cet ongle, même par le contact du doigt.

Sous l'ongle du gros orteil des deux pieds, douleur comme si l'on avait porté des souliers trop serrés, comme si la partie était écorchée, ou comme si elle allait s'ulcérer.

Un cor, jusque-là indolent, cause une douleur cuisante et brûlante en commençant à marcher.

Douleur sur les articulations du pied, comme si la chaussure avait comprimé cette partie, et qu'il y eût là un cor (au bout d'une demi-heure).

____

(1) Au milieu d'excitations amoureuses.

Douleurs sur les articulations du pied, semblables à celles que produisent des cors.

265. Grande facilité à se refroidir ; enchifrenement dès qu'il passe du chaud (de la chambre) au froid.

Le matin, dans le lit, étant couché sur le côté, douleur simple ou de brisure, continue et insupportable, dans toutes les articulations, là où les cartilages touchent aux têtes d'os ; cette douleur cesse de suite en se mettant sur le dos, la tête renversée en arrière, et les genoux ployés, écartés l'un de l'autre.

Douleur de brisure dans les articulations du côté sur lequel on n'est pas couché, le soir, dans le lit (1).

Douleur de brisure dans toutes les articulations, ou douleur rhumatismales des ligamens articulaires des bras et de toutes les articulations de la poitrine, du dos et de la nuque, en se remuant et en respirant (2) (au bout de douze heures).

Douleur comme de brisure, ou douleur simple et sensibilité douloureuse, dans toutes les articulations, le matin, pendant qu'on est au lit.

270. Douleur comme de brisure dans toutes les articulations, là où les têtes des os touchent aux cartilages, pendant le repos et la situation couchée, mais principalement en se remuant et faisant des efforts.

Dans toutes les articulations, celles surtout du sacrum, des lombes et de la poitrine, douleur comme de paralysie, ou comme si les articulations étaient rouées, brisées, rompues ; plus vive en se remuant et en se tenant debout, avec sensation de traction et de tiraillement, surtout dans les ligamens articulaires et les tendons des muscles, là où ils s'attachent aux os ; ayant lieu principalement le matin, après avoir quitté le lit, et le soir, avant de s'y mettre ; les parties sont indolentes sous la main qui les empoigne : l'émission de vents calme les douleurs ; quand la douleur augmente, on est obligé de fermer les yeux.

Douleur dans toutes les articulations, le matin, après le repos du lit, après s'être mis debout, et en se remuant.

En remuant les membres, les articulations causent de la douleur, comme si elles étaient disloquées.

(1) Après l'attouchement du milieu du barreau aimanté.
(2) Après l'attouchement du milieu du barreau aimanté.

En remuant, sensation dans les membres, semblable à celle qu'on éprouve après s'être frappé le coude.

275. Engourdissement des membres, surtout en se levant d'un siége, se tenant debout ou marchant.

Le matin, étant couché dans le lit, des velléités érotiques (auxquelles il résiste avec constance) lui procurent des espèces de douleurs arthritiques, qui ressemblent en partie à une brisure ou à une lassitude dans le sacrum, dans les genoux et dans toutes les articulations.

Une plaie récente recommence à saigner.

Une plaie déjà guérie recommence à causer les mêmes douleurs qu'une plaie de fraîche date.

Il se manifeste, sur divers points du corps, de petits furoncles qui ne tardent pas à disparaître.

280. Douleurs rongeantes et brûlantes, çà et là, par exemple au dessous de la cheville du pied.

Il survient du prurit aux parties souffrantes ; mais, après s'être gratté, la douleur augmente beaucoup, et devient comme une cuisson ardente dans un point du corps excorié.

Prurit simple et assez soutenu dans les parties molles, auquel l'action de se gratter n'imprime aucun changement.

Après s'être mis au lit (et aussi pendant le repos pris dans l'après-dînée), prurit ardent, çà et là, au dessous des articulations, que l'action de se gratter ne fait point disparaître.

Çà et là sorte d'élancement pruriteux soutenu, qui ne disparaît pas en se grattant.

285. Une douleur brûlante et faiblement lancinante, qui dure plus ou moins long-temps (1), dans diverses parties molles du corps, et non dans les articulations.

Çà et là des élancemens isolés dans les parties molles, par exemple dans l'éminence thénar de la main.

Lorsqu'il s'est échauffé, le soir, après s'être mis au lit, il éprouve çà et là des élancemens brûlans qui se terminent par de la cuisson.

Sur un point peu étendu, par exemple à la plante des pieds, douleur picotante et sorte de grouillement comme on a coutume d'en éprouver avant qu'un membre s'engourdisse.

Vulsions isolées dans le corps avant de s'endormir.

(1) Après l'attouchement de la partie moyenne du barreau aimanté.

290. Douleur vive dans l'ulcère, semblable à celle que causerait une plaie récente.

Trait brûlant qui descend de la tête à travers le côté droit, suivi sur-le-champ de sueur par tout le corps, avec chaleur modérée. (*Unzer.*)

Traits brûlans qui traversent toutes les parties en sens divers. (*Id.*)

Ardeur insupportable de la tête aux pieds, avec même douleur que si les membres étaient brisés et déchirés. (*Id.*)

Douleurs brûlantes et lancinantes. (*Andry* et *Thouret.*)

295. Malgré les douleurs brûlantes ressenties dans diverses parties du corps, celles-ci n'étaient à l'extérieur ni chaudes ni rouges. (*Unzer.*)

Sensation comme d'étincelles de feu qui voltigent sur le corps. (*Id.*)

Il se plaint de déchiremens dans toutes les parties. (*Id.*)

Pesanteur dans tous les membres et battemens de cœur (1). (*Andry* et *Thouret.*)

Douleur sourde. (*Id.*)

300. (Douleurs nocturnes.) (*Id.*)

Douleur tractive et lancinante, mêlée de prurit. (*Id.*)

Douleur tractive. (*Id.*)

Frisson qui parcourt tout le corps. (*Id.*)

Sensation par tout le corps, ressemblant presque à un frisson qui le parcourt. (*Id.*)

305. Les articulations sont douloureuses quand on y touche. (*Id.*)

Douleur aux points d'application, semblable à celle que produiraient des charbons ardens qu'on en approcherait. (*Id.*)

Fourmillement, comme si toutes les humeurs s'accumulaient dans le point où l'aimant était appliqué. (*Andry* et *Thouret.*)

Petits boutons à la poitrine, à l'endroit de l'application. (*Id.*)

Eruption qui cause des démangeaisons extrêmes, dans l'endroit de l'application. (*Id.*)

310. Au dessous de l'aimant appliqué, la peau est douloureuse et rongée ; mais tout autour il y a de petits boutons semblables à ceux de la gale et pleins de pus. (*Id.*)

(1) Après avoir cessé l'application de l'aimant, dont le sujet avait l'habitude.

Eruption rouge, taches rouges (au point d'application?) (*Id.*)

Eruption rouge dans le creux des mains. (*Unzer.*)

Au point d'application de l'aimant, prurit ardent qui oblige à se gratter jusqu'à ce que le sang vienne; la peau est rouge, et tout autour on voit de petits boutons qui ne tardent pas à disparaître. (*Andry* et *Thouret.*)

Eruption de gros boutons tout autour du point d'application de l'aimant. (*Id.*)

315. Il survient à l'endroit de l'application de petits ulcères profonds et grands comme des lentilles. (*Id.*)

Eruption très-étendue de boutons et même de pustules, avec douleurs tractives et lancinantes, et même aussi taches rouges tout autour. (*Id.*)

Il suinte de la plaie un liquide rougeâtre. (*Id.*)

Le point sur lequel l'aimant a été appliqué s'engourdit et devient insensible. (*Id.*)

Vulsion. (*Id.*)

320. Coup qui soulève violemment et fait ployer en avant tout le haut du corps jusqu'aux hanches, avec cri. (*Unzer.*)

Le sujet étant couché, il se met à crier, et le haut de son corps est soulevé spasmodiquement, comme par une secousse, de sorte que le nez vient frapper le lit avec force, et qu'ensuite la tête se reporte non moins vivement en arrière. (*Id.*)

Soulèvement et rejet en avant spasmodique du haut du corps, avec renversement sur l'un des côtés. (*Id.*)

(Violent réveil en sursaut, comme par une brusque secousse); coups violens qui ont pour suite un tremblement général du corps, avec ardeur dans la poitrine et dans les deux bras, et sueur qui inonde tout le corps. (*Id.*)

Toutes les convulsions de l'aimant sont sans influence sur le pouls. (*Id.*)

325. Ebranlement, sorte de frayeur par tout le corps; ensuite sueur aux deux mains. (*Id.*)

En se levant (après avoir dormi à midi), raideur du corps lorsqu'on veut se remuer.

Le matin, après avoir quitté le lit, grande fatigue, avec anxiété (au bout de quarante-quatre heures).

Réveil en sursaut, avec cri, suivi de sueur par tout le corps. (*Unzer.*)

Paralysie pendant dix jours, avec perte du sentiment, quoique le membre reste chaud comme de coutume et moite. (*Andry* et *Thouret.*)

330. Des coups ou secousses lui enlèvent sa connaissance. (*Unzer.*)

Les soulèvemens (et coups) spasmodiques qui portent en avant le corps du sujet couché dans son lit, sont suivis d'une longue perte de connaissance, après quoi il souffle ou halète, comme lorsqu'on a très-chaud : puis la connaissance lui revient. (*Id.*)

Défaut de connaissance, avec yeux fixes et très-ouverts, bouche béante, respiration presque insensible, et mouvement dans la poitrine qui ressemble à des battemens de cœur, le pouls étant comme à l'ordinaire et sans changement. (*Id.*)

Pendant la perte de connaissance, les doigts remuent l'un après l'autre; après le retour à la conscience, forte sueur. (*Id.*)

Fatigue dans tous les membres, avec un évanouissement de peu de durée, qui revient plusieurs fois (1). (*Andry* et *Thouret.*)

335. (Accès de syncope, de battemens de cœur et d'étouffement) (2). (*Id.*)

Syncopes qui durent long-temps, mais pendant lesquelles elle conservait sa connaissance. (*Id.*)

Syncope durant laquelle elle sent ses incommodités, mais ne peut s'en plaindre, ayant perdu la faculté de parler et de se mouvoir. (*Id.*)

Syncopes. (*Andry* et *Thouret.*)

Il devient las sur-le-champ, sans avoir envie de dormir, et désire prendre quelque chose de restaurant, sans savoir quoi (sur-le-champ).

340. De très-bon matin, coma vigil pendant plusieurs heures; mais, après le lever du soleil, sommeil de stupeur et profond, avec rêves désagréables, passionnés, se terminant par un mal de tête, comme si le cerveau était à vif partout, céphalalgie qui cesse en quittant le lit.

(1) Ces symptômes reparurent journellement chez trois femmes, à la même heure, pendant 10 jours, mais toujours de plus en plus faibles.

(2) Après la cessation de l'application de l'aimant, dont on avait l'habitude.

Sommeil, avec rêves inquiétans et tourmentans, semblables au cauchemar (au bout de trente heures).

Rêves très-vifs, comme si les événemens qui s'y passent avaient lieu pendant la veille.

Rêves pleins de vanteries et de forfanteries.

Sommeil plein de rêves, avec la bouche ouverte.

345. Réveil la nuit, vers trois heures, après quelques heures d'assoupissement, avec rêvasseries continuelles ; *puis, sans soif, sensation de chaleur dans les membres, qui oblige d'abord à se découvrir, après quoi on se recouvre soigneusement.*

Il ne tarde pas à ronfler en dormant (1).

La nuit, il s'éveille à trois heures du matin, sans pouvoir se rendormir, mais au lever du soleil, ses paupières se ferment, et il tombe dans un lourd sommeil, plein de rêves fatigans.

Le matin, en dormant, il est couché sur le dos, une main sous la tête, l'autre sur la région de l'estomac, *avec les genoux écartés,* ronflant en inspirant, ayant la bouche à demi ouverte, parlant à voix basse, rêvant d'objets érotiques, et croyant éprouver une pollution, qui n'a cependant point lieu; après le réveil, mal de tête à l'occiput, comme après une pollution, resserrement de poitrine, et *douleur de brisure dans toutes les articulations, qui se dissipe après la sortie du lit, et en remuant le corps,* tandis qu'il crache beaucoup de mucus.

Rêve érotique, même pendant le sommeil à midi, avec émission de suc prostatique; après le réveil, les parties génitales sont très-disposées à l'épanchement du sperme (au bout de deux heures).

35o. La nuit, vers le matin, coma vigil (il entend le bruit et conserve un peu la faculté de penser), qui, après le lever du soleil, dégénère en un sommeil de stupeur, dans lequel il n'entend rien, ni ne sent rien, si ce n'est de violentes douleurs, comme à la suite d'une longue course, ou comme une brisure dans tous les membres ; ces douleurs l'obligent à changer sans cesse ses membres de position; borborygmes bruyans dans le ventre, qu'interrompt de temps en temps une

____

(1) Après l'application du milieu du barreau aimanté.

émission de vents , et sensation désagréable de chaleur au
corps ; pendant presque tout ce temps , décubitus sur le dos ,
avec la bouche ouverte; après le réveil, et les yeux étant
ouverts, les douleurs dans les membres ne tardent point à se
calmer ; mais il survient à leur place un mal de tête causant
la même sorte de douleur , qui, lorsque le sujet est levé ,
dégénère en une céphalalgie semblable à celle qu'on observe
aux approches de l'enchifrenement , mais promptement enlevée par un éternument et écoulement de mucus que fournit une narine.

Il se réveille vers une heure après minuit.

Le matin, en dormant, sueur sans chaleur, ou transpiration douce et abondante par tout le corps, qui n'affaiblit pas
(et qui cesse après le réveil).

Il parle en dormant.

Insensibilité et somnolence (mortelle). (*Andry* et
Thouret.)

355. Gémissemens en dormant, comme par l'effet d'un rêve
inquiétant. (*Unzer*.)

Sommeil interrompu par des gémissemens. (*Id.*)

Pendant son sommeil, il ronfle en inspirant, mais en expirant, l'air lui sort par le nez.

Agitation dans le lit pendant le sommeil.

La nuit, il s'agite dans son lit, et croit être mal partout.

360. Le matin , après s'être complétement réveillé, les
vents s'accumulent dans le bas-ventre, avec borborygmes
bruyans ; il sort des vents , survient de forts éternumens, et
sort beaucoup de mucus du nez, avec des bâillemens, ce qui
cesse bientôt.

Le matin, en s'éveillant, la bouche est enduite d'un mucus
épais et presque sec, et les paupières sont sèches : ces deux
effets se dissipent après l'éternument et la sortie du mucus
nasal.

Frisson, mêlé de froid et de chaud, par tout le corps, qui
était extrêmement sensible. (*Unzer.*)

Le soir, avant de se mettre au lit, accès de symptômes
d'une fièvre catarrhale ; les os longs des membres sont douloureux, et comme brisés dans le milieu ; il y a en même
temps mal de tête sourd, et qui rend la tête embarrassée ; le

sujet a la poitrine pleine de mucus visqueux (au bout de quatre heures).

Après minuit, fièvre sans frisson, sensation désagréable de chaleur par tout le corps, surtout à la paume des mains et à la plante des pieds, avec sécheresse dans la gorge et sueur au visage, à la nuque, même par tout le corps.

365. Fièvre pendant trois jours. (*Andry* et *Thouret.*)

Fièvre pendant quatorze jours. (*Id.*)

Sensation de chaleur et fourmillement dans l'endroit affecté. (*Id.*)

Chaleur sèche le matin, dans le lit.

La nuit, chaleur sans soif, qui porte à se découvrir.

370. Chaleur désagréable par tout le corps, avec sueur à la face, sans soif (sur-le-champ).

Transpiration insensible par tout le corps, ayant une odeur forte, non désagréable, empyreumatique, comme celle d'un homme bien portant qui sue beaucoup.

Sueur générale après minuit.

Forte sueur, avec frissons fréquens. (*Unzer.*)

La nuit, sueur légère, surtout aux parties voisines du lieu d'application. (*De Harsu.*)

375. Sueur à l'endroit où se trouve l'estomac. (*Andry* et *Thouret.*)

Forte sueur. (*Id.*)

Sueur par tout le corps, au dos surtout, le matin, en dormant (1).

Dans la journée, en faisant ses affaires, *il parle haut sans s'en apercevoir* (2) (sur-le-champ).

Il est fatigué, et cependant minutieux à l'excès, et ponctuel à remplir ses devoirs.

380. Précipitation, épuisement extrême du corps, avec sensation de chaleur, sueur fraîche au visage, et activité, pour ainsi dire précipitée ou forcée.

Empressement ; ensuite douleur dans le bras et l'épaule (pendant les premières heures).

Empressement et précipitation, avec promptitude à oublier ; il dit et fait autre chose que ce qu'il veut dire et faire, et omet des lettres, des syllabes, des mots.

____

(1) Après le contact du milieu du barreau aimanté.

(2) Comme un homme atteint d'aliénation mentale.

Il s'agite pour faire certaines choses, et les accomplit tout-à-fait contre ses prévisions, contre sa propre volonté.

Irrésolution, hésitation, précipitation (sur-le-champ).

385. Il est distrait, et ne peut fixer son attention sur rien (sur-le-champ).

Tout autour de lui lui semble comme à moitié en rêve.

Inattention involontaire; quelque envie qu'il en ait, il ne peut arrêter son attention sur aucun objet.

Il distingue bien ce qu'il lit, mais il a de la peine à en saisir le sens.

Anxiété. (*Andry et Thouret.*)

390. La nuit, très-grande anxiété, avec très-forts battemens de cœur. (*Id.*)

Le moindre bruit l'effraye. (*Id.*)

Il est très-enclin à se fâcher et à s'emporter, et quand il s'est fâché, la tête lui fait mal, lui cause une douleur comme d'écorchure (sur-le-champ).

Il se fâche aisément, et s'en trouve mal à son aise; il éprouve surtout des maux de tête, comme si on lui plantait un clou dans la tête.

Disposition à la colère.

395. Fermeté, résolution, fixité dans le parti pris, force de l'esprit et du corps (1) (avec digestion bonne et facile).

Le matin, esprit calme, tranquille, sérieux (2).

Esprit phlegmatique, paresseux; il n'est propre à rien; il est paresseux et a envie de dormir (3) (au bout de cinq heures).

Symptômes du pôle S. de l'aimant.

La tête est entreprise.

Défaut de fixité et de stabilité dans l'esprit : les idées ne peuvent s'arrêter, les objets passent devant les sens à demi remarqués seulement, et les jugemens sont vacillans, ce qu

(1) Ce symptôme me paraît n'être qu'un effet curatif après un état moral opposé, qui existait avant.

(2) Même symptôme qu'à l'égard du précédent.

(3) Effet alternatif rare.

produit une sorte d'état d'agitation et d'anxiété de l'esprit (1).

L'imagination obtuse, la mémoire bonne. (*Harnisch.*)

Vertige dans la tête, comme par l'effet de l'ivresse, et comme si l'on allait chanceler en marchant ; un peu de vertige aussi étant assis.

5. Afflux du sang vers la tête, sans chaleur.

Pesanteur de la tête, où se fait sentir un fourmillement sourd ou un fouillement.

Léger fourmillement dans le cerveau, accompagné de pesanteur de la tête.

Mal de tête : au haut de la tête, ou dans les deux tempes, pression, comme une sorte de coryza, qui fatigue beaucoup quand on se tient debout, mais plus encore en secouant la tête et en méditant, diminue en marchant, et disparaît presque lorsqu'on se penche en avant ou en arrière (pendant les premières heures). (*Stapf.*)

Céphalalgie à l'occiput, qui n'est jamais plus grave que dans la chambre, mais se dissipe au grand air (pendant les premières heures). (*Id.*)

10. Fourmillement de bas en haut au côté gauche de la tête. (*Kummer.*)

Pesanteur dans la partie supérieure de la tête. (*Harnisch.*)

Fourmillement au vertex, comme si un animal courait sur cette partie, ou comme un léger tiraillement.

Coups dans les deux tempes.

Douleur composée de tiraillement et de coups, dans le côté droit du front (au bout d'un quart d'heure).

15. Au dessus de la tempe, deux coups, accompagnés de la douleur d'un tiraillement.

Céphalalgie ; douleur tiraillante derrière l'oreille gauche. (*Franz.*)

Tiraillement sur un point peu étendu de la tempe gauche.

Douleur tractive, tiraillante, dans la partie gauche du cerveau, qui a de l'analogie avec un élancement lent et brûlant (au bout de trois heures).

Pression à l'occiput, tantôt sur un point et tantôt sur un autre.

20. Au milieu du front, fourmillement mêlé d'élancemens, le soir (au bout de huit heures).

____

(1) L'attouchement du zinc métallique fait disparaître ce désaccord de l'esprit.

Douleur passagère, sourdement lancinante, dans le côté gauche du front (au bout de vingt heures).

Douleur vive, pressive de dedans en dehors, dans le côté gauche de la tête; un élancement soutenu, accompagné de pression (au bout de deux heures) (à enlever par le pôle N.).

Mal de tête par tout le cerveau; douleur simple et tensive, qui survint en allant au grand air, et ne tarda point à se passer dans la chambre.

(Mal de tête, le soir, immédiatement avant de se mettre au lit, avec chaleur sèche dans les mains.)

25. La nuit, étant couché, battement, comme une pulsation, dans le côté droit de la tête.

Vulsion dans la tête.

Céphalalgie spasmodiquement constrictive dans la région qui avoisine l'entre-deux des sourcils.

A l'extérieur, sur le cuir chevelu, point qui cause une douleur de brisure, plus vive encore lorsqu'on y touche.

La peau du front est comme desséchée. (*Kummer.*)

30. Tension dans le côté malade de la face (1).

(Un tubercule glanduleux à la nuque s'enflamme rapidement; autour de lui, la peau cause une douleur d'excoriation, et ne peut supporter le moindre attouchement.)

La peau qui entoure les yeux cause la même douleur que si elle elle était à vif. (*Kummer.*)

Elancement brûlant et lent dans le bord des paupières (au bout de deux heures).

En tenant l'aimant sur l'œil faible (froid peu sensible et de courte durée dans l'œil), mais

35. Fort prurit dans les paupières. (*Weber.*)

Larmoyement de l'œil touché.

Prurit et picotement dans l'œil. (*Weber.*)

Yeux plein d'eau de temps en temps.

Les yeux sont collés le matin. (*Weber.*)

40. Le matin et le soir, douleur rongeante, surtout dans l'angle externe de l'œil, et en remuant les paupières, comme s'il y avait un cheveu dans l'œil; sorte d'inflammation du bord des paupières (au bout de seize, de vingt-quatre heures).

Sécheresse fatigante et gerçante des paupières, sensible surtout en les remuant, principalement le soir et le matin.

____

(1) En mettant le pôle S. en contact avec le bout de la langue.

Gonflement d'une glande de Meibomíus au bord de la paupière inférieure gauche (le matin), comme s'il allait survenir un orgeolet; cependant elle ne fait éprouver qu'une douleur pressive.

Mordication et cuisson dans les angles internes des yeux (le matin), (au bout de quarante-huit heures).

Pression dans l'œil gauche pendant une minute.

45. Pression et élancement sourd dans l'œil gauche.

Élancement, semblable à une piqûre d'aiguille, dans l'œil gauche (au bout de quatre heures).

Constriction spasmodique d'un œil, le matin.

Vice de la vue : *les objets paraissent troubles, puis aussi doubles.* (Pôle sud tenu sur la nuque.) (*De Harsu.*)

D'abord obnubilation en forme de syncope, avec tendance à s'asseoir; les objets sont comme voilés : ensuite ils deviennent beaucoup plus clairs et distincts qu'ils ne le sont dans l'état de santé; en même temps disposition extatique de l'esprit. (*Stapf.*)

5o. Vivacité dans les yeux. (*Harnisch.*)

Pupilles d'abord plus faciles à dilater et plus difficiles à resserrer. (*Stapf.*)

Chaleur passagère à la face. (*Id.*)

Le visage (et le reste du corps) ressent comme l'impression d'un souffle d'air froid, dans la chambre. (*Harnisch.*)

Traction presque indolente derrière l'oreille, qui remonte dans la tête, et qui est presque interrompue (au bout de quarante heures).

55. Quelquefois des élancemens et des tintemens dans l'oreille. (*Kummer.*)

Secousse douloureuse dans l'oreille, comme si elle allait s'ouvrir. (*Stapf.*)

Douleurs tiraillantes dans les cartilages externes et internes de l'oreille, jusque près du trou auditif.

Bourdonnement d'oreilles, qui se faisait sentir davantage au haut de la tête.

Bourdonnement d'oreilles comme produit par le battement d'une aile.

6o. Bourdonnement dans les oreilles. (*Stapf.*)

Même sensation que si un vent froid entrait dans les oreilles. (*Kummer.*)

Sensation comme d'un souffle chaud dans l'oreille externe.
(*Stapf.*)

Bruissement dans l'oreille, le matin, de manière qu'il le
sent jusque dans le front, de même que quand le vent gronde.
(Inflammation de l'oreille externe.)

65. Tintement dans l'oreille saine (au bout d'une heure).
Gros élancemens dans la joue.

Au côté droit du cou, sous l'oreille, deux petites pustules, qui sont douloureuses. (*Kummer.*)

A la nuque, petits boutons qui causent une ardeur pruriteuse.

Mal de dents, que les boissons chaudes augmentent.

70. Vulsion tiraillante dans la mâchoire supérieure, se
dirigeant vers l'œil, le soir (au bout de douze heures).
(Douleur dans la glande située sous le coin de la mâchoire, comme si elle était enflée.)

Eruption au menton, douloureuse au toucher. (*Kummer.*)

La peau est douloureuse, et comme à vif, sous le menton.
(*Id.*)

Elancemens isolés au bord gauche de la langue (au bout
de cinq heures).

75. Chaleur, avec difficulté de parler, dans les organes de
la parole; sentiment de tuméfaction à la langue. (*De Harsu.*)

Douleur sourde, avec élancemens vifs, dans les dents
creuses (au bout d'une heure). (*Kummer.*)

Sensation d'écorchure dans la gorge en avalant et sans
avaler (au bout de trois heures).

Le matin, mauvaise haleine, sans que soi-même on s'en
aperçoive à l'odorat ou au goût.

Abandance de salive aqueuse et insipide. (*Stapf.*)

80. Il s'accumule dans sa bouche beaucoup de salive
aqueuse, qui coule quand il se penche en avant. (*Kummer.*)

Salive abondante, insipide, aqueuse, qu'il crache rarement (au bout de trois jours). (*Stapf.*)

Saveur métallique, tantôt douceâtre, tantôt agréable, soit
sur soit sous la langue, avec sensation de froid semblable à
celle que produit le nitre. (*Id.*)

Sensation de grattage dans la gorge, avec sentiment de
sécheresse dans la bouche, sans soif. (*Id.*)

Il perd le goût en mangeant des choses chaudes, mais le

recouvre de suite après avoir mangé (au bout de trois jours). (*Id.*)

85. *Ardeur dans la gorge*; pression de haut en bas, avec sensation de chaleur.

Peu d'appétit, sans dégoût ni goût insolite; du reste bien-être général (au bout de vingt-quatre heures).

Indifférence pour le boire, le manger et la pipe; tout lui paraît bon, mais il n'en sent pas le besoin, et il en est déjà rassasié d'avance (au bout de douze, de vingt-quatre heures).

Le matin, indifférence pour le lait, qui ressemble presque à de l'aversion (au bout de dix-huit heures).

Quoiqu'il se soit éveillé dispos le matin, il n'a de goût pour rien, et loin de là éprouve un peu d'amertume dans la bouche.

90. Les alimens n'ont pas de mauvais goût, mais ils n'en ont point assez.

Faim canine, au milieu du froid fébrile.

Faim canine, à midi et le soir.

Appétit immodéré le soir (au bout de dix heures).

Défaut d'appétit (sur-le-champ). (*Stapf.*)

95. Les alimens lui répugnent. (*Id.*)

Il trouve un goût âcre au vin, et, après en avoir avalé une gorgée, il éprouve une violente répugnance pour cette liqueur. (*Id.*)

Eructation (au bout de huit jours). (*Id.*)

Un seul rapport très-violent.

Envie de vomir, le matin, après avoir quitté le lit (au bout de trente-six heures).

100. Peu de temps après le dîner, envie de vomir.

Après le dîner, mouvemens dans le bas-ventre, avec borborygmes, puis émission de vents par le bas. (*Kummer.*)

Nausées, qui semblent être dans l'estomac, quand on se penche en avant.

Mal d'estomac, comme quand on appuye sur une partie contuse; après avoir mangé, cette douleur passe peu à peu dans les intestins (au bout de dix-huit heures).

Une sorte de douleur pressive violente au creux de l'estomac; effet de la contention d'esprit (au bout de six heures).

105. Vulsion dans le côté droit (en y touchant). (*Kummer.*)

Sensation agréable de chaleur, depuis l'ombilic jusqu'aux parties génitales. (*Stapf.*)

Une sorte de saisissement immédiatement au dessus de
l'ombilic.

Borborygmes bruyans dans le bas-ventre.

Désagréables borborygmes bruyans dans le bas-ventre,
vers le soir (au bout de huit heures).

110. Le matin, dans le lit, colique venteuse (au bout de
trente heures).

Pincemens dans le ventre par l'effet d'un courant d'air (au
bout de deux jours).

Les vents se fixent sous les fausses côtes; colique venteuse
dans les hypochondres, le soir (au bout de quatre heures).

Après le souper, colique; vive pression çà et là dans toutes
les parties des intestins; la colique augmente jusqu'à devenir
insupportable quand on se remue, et pendant le repos elle se
dissipe promptement, sans émission de vents (au bout de
quatre heures).

Colique venteuse pendant la nuit; des vents paraissent sauter douloureusement d'une partie dans une autre, ce qui occasione une sensation désagréable, ou une pression pinçante
de dedans en dehors, ayant en même temps, sur beaucoup de
points, le caractère d'une douleur d'écorchure; cette colique
ne laisse pas dormir; de petits vents interrompus, qu'on
rend de temps en temps avec peine, ne procurent aucun soulagement.

115. Colique venteuse le matin, après la sortie du lit; les
vents remontent vers le diaphragme, et causent des douleurs
lancinantes très-pénibles (au bout de seize heures).

Douleur tractive dans le côté droit du bas-ventre, qui permet à peine de marcher.

Mal de ventre, tiraillement déterminé par la marche, et
calmé par la situation assise, surtout dans le haut du ventre
(le matin) (au bout de seize heures).

Le soir, immédiatement avant de se mettre au lit, gonflement du ventre, avec douleurs qui ressemblent à des coliques
(au bout de deux jours).

Il lui semble avoir le ventre plein, pendant que sa respiration est courte.

120. Le soir, immédiatement avant de se coucher, émis-

sion d'une grande quantité de vents (au bout de trois jours).

Sortie de vents nombreux (au bout de quatre heures).

Une couple d'élancemens dans le côté gauche du ventre.

Un élancement soutenu dans le bas-ventre, qui se dirige vers le cœcum, et qui ne cesse qu'en se couchant sur le côté opposé (au bout de huit heures).

Sentiment d'ampliation de l'anneau inguinal gauche, comme si une hernie sortait; à chaque secousse de toux, la partie se distend douloureusement (au bout d'une heure).

125. (Fréquentes envies d'aller à la selle, mais sans résultat.)

(Prompte envie d'aller à la garderobe, quoique la selle ne soit poussée qu'avec difficulté.)

D'abord tranchées dans le ventre, avec froid, puis diarrhée (au bout de cinq heures).

Au bout de deux jours, deux selles molles.

Matières liquides sortant au milieu de l'illusoire sensation d'un vent qui s'échapperait (au bout de quatorze heures).

130. Continuel resserrement du rectum et de l'anus, qui permet à peine la sortie du moindre vent.

Fibres muqueuses parmi les matières fermes rendues par le bas.

Prurit à l'anus causé par un bouton hémorrhoïdal (au bout de six heures).

En marchant, fourmillement pruriteux au dehors de l'anus.

Quelques grands élancemens dans la région du rein droit (sur-le-champ).

135. Un élancement dans l'arcade pubienne.

(Douleur pressive dans l'arcade pubienne.)

Relâchement du muscle sphincter du col de la vessie (sur-le-champ).

Incontinence d'urine.

L'urine suinte goutte à goutte involontairement; même en urinant volontairement, la vessie est peu disposée à la pousser.

(Flux d'urine augmenté, involontaire (de suite).)

Émission de beaucoup d'urine pendant la nuit et vers le matin (au bout de dix, de quatorze heures).

(Emission fréquente d'une grande quantité d'urine pâle.)
(*Stapf.*)

Il est obligé de se relever vers minuit pour rendre une grande quantité d'urine.

En urinant, douleur cuisante à la partie extérieure de l'urètre, comme si l'urine était âcre ou acide.

145. Traction dans le cordon spermatique.

Le matin, quand le testicule pend, douleur dans le cordon spermatique, comme si on le tirait et distendait avec force; il est douloureux aussi au toucher (au bout de quatre heures).

Tressaillement dans le cordon spermatique.

Traction lente et douloureuse dans le cordon spermatique.

Tiraillement dans le cordon spermatique.

150. Rétraction spasmodique des testicules, la nuit.

Coups tiraillans et portant au cœur, dans les testicules, qui enflent (au bout de six heures).

Prurit pur au scrotum.

Douleur dans la verge, comme s'il s'y déchirait plusieurs fibres charnues.

Un point rouge, comme un bouton, à la couronne du gland et en dedans du prépuce, qui ne cause aucune sensation.

155. Le gland est rouge et enflammé, avec prurit et tension.

(Le fic laisse suinter des gouttes de sang) (au bout de quarante-huit heures).

Augmentation de la chaleur aux parties génitales, pendant la nuit.

Fourmillement et chatouillement au gland; il semble que la semence sorte sans qu'on en ait la conscience.

La nuit, une pollution (chez un hémiplégique, impuissant depuis des années) (1) (au bout de quarante-huit heures).

160. Pendant deux nuits de suite, pollutions, avec grande loquacité durant le sommeil.

Les deux premiers jours, grande disposition des parties génitales à émettre la semence; au bout de plusieurs jours, domination de l'âme sur l'appétit vénérien.

____

(1) Ensuite la paralysie devint plus forte, et les membres malades lui parurent comme morts.

Violente excitation de l'appétit vénérien après le sommeil de midi (au bout de quatre heures).

Impuissance; l'acte vénérien se passe comme à l'ordinaire, mais au moment décisif la sensation voluptueuse cesse tout à coup, la semence n'est point éjaculée, et l'érection cesse (au bout de trente-six heures).

Les règles qui ont déjà duré le temps ordinaire se prolongent encore pendant six jours, mais elles ne coulent plus que pendant le mouvement et non durant le repos; toujours aussi il y a des tranchées quand un peu de sang s'échappe (1).

165. Les règles, attendues le lendemain, parurent quatre heures après le contact du pôle S.; mais le sang était d'une teinte fort claire et aqueux.

Chaleur et ardeur dans les parties génitales de la femme, avec beaucoup de petits élancemens (au bout de trois heures).

Eternument le matin.

Fort coryza.

Coryza et toux, avec rejet de crachats verds et respiration courte.

170. Tussiculation sèche (au bout de cinq heures). (*Stapf.*)

Plusieurs accès de toux, la nuit en dormant, qui ne réveillent point.

Pression sur la poitrine, à la partie inférieure du sternum, avec anxiété et interruption de la faculté de penser (sur-le-champ). (*Franz.*)

Oppression suffocante de poitrine. (*De Harsu.*)

Morosité, enflure de la langue. (*Id.*)

175. Oppression de poitrine au sternum. (*Stapf.*)

Oppression de la respiration, en travers des côtes inférieures.

Inspiration profonde, comme quand on soupire, avec déglutition involontaire dans le même temps (comme du reste il arrive d'ordinaire dans les soupirs) (sur-le-champ).

Respiration courte au creux de l'estomac.

(Fréquens accès de respiration courte.)

(2) La femme tenait le pôle S.; mais elle touchait en même temps le barreau dans le milieu. Le pôle sud paraît exciter, et par conséquent guérir homœopathiquement les hémorrhagies, la métrorrhagie surtout, et le pôle nord produira l'effet contraire.

180. (Le soir, après s'être mis au lit, il a de la peine à reprendre haleine.)

Oppression de poitrine, comme si la respiration tremblait, et comme s'il sentait la fraîcheur de l'air qui entre dans la poitrine (sur-le-champ).

Douleur composée de pression et de traction des deux côtés du sternum en même temps, avec une anxiété qui ne permet de rester nulle part, comme si l'on avait fait quelque chose de mal.

Battemens de cœur (sur-le-champ).

185. Vif élancement dans le côté droit de la poitrine, qui coupe la respiration.

Pression dans le côté gauche de la poitrine, qui fait que le sujet se trouve mal à son aise.

Douleur pressive sur la poitrine, l'après-midi et le soir.

Pression sourde dans le côté gauche de la poitrine, pendant le repos et le mouvement.

Élancement pruriteux dans les deux mamelons à la fois (au bout de vingt-quatre heures).

195. Rampement dans les muscles gauches de la poitrine.

Quelques élancemens rapides dans l'omoplate.

Sous l'omoplate, un élancement pur (sur-le-champ).

Chaleur qui descend tout le long de l'épine du dos, à partir des vertèbres du cou (au bout d'une demi-heure).

Pincement dans les muscles du dos.

195. Frisson qui descend de la nuque dans le dos. (*Stapf.*)

Chaleur dans le dos.

Rongement et mordication sur le dos.

Douleur pressive et en même temps brûlante au sacrum (au bout de six heures), jusque dans la nuit, pendant le repos et le mouvement.

Élancemens sourds dans le sacrum.

200. Douleur comme de luxation dans l'articulation sacro-vertébrale, suivie d'une douleur contusive au même endroit.

Au dessous du sacrum, et entre les vertèbres lombaires, violente mordication et élancemens, qui coupent la respiration, quand on se penche en avant. (*Kummer.*)

Après s'être levé de son siége, il sent comme de la raideur dans les reins, les hanches et les genoux.

La nuit, dans le lit, insupportable douleur contusive dans le muscle biceps brachial, sur lequel il n'est point couché, surtout quand il lève le bras et le porte en arrière; douleur qui cesse dès qu'il se couche sur le point douloureux (au bout de trente-deux, de trente-six heures).

Reptation de haut en bas, dans le bras gauche, semblable à de petites secousses.

205. Sorte de glocitation dans le bras gauche, en descendant (sur-le-champ).

Glocitation qui monte et descend dans les veines des deux bras, alternativement, pendant plusieurs heures.

Glocitation rapide, de haut en bas, dans le bras gauche.

Vulsion rapide et douloureuse dans les bras , vers la partie inférieure.

Prurit lancinant dans le haut du bras (non dans les articulations), le soir avant de se coucher, et après; étant dans le lit, il fut obligé de se gratter.

210. Vulsion dans le bras malade (sur-le-champ).

Sensation de froid dans le bras gauche, comme s'il y avait de la glace dessus, quoiqu'il fût chaud comme à l'ordinaire (sur-le-champ).

Froid dans le bras qui touche à l'aimant (au bout de plusieurs heures).

Douleur tractive et de paralysie, le matin, d'abord dans le bras gauche, en le soulevant, puis dans le sacrum, en se penchant en avant, ensuite dans la hanche gauche, et aussi dans les muscles de la cuisse et de la jambe gauches, en étendant le genou (au bout de seize heures).

Le soir, grande lassitude dans le bras droit.

215. Sensation de plénitude et d'enflure dans le bras, où il semble que les artères battent.

Le bras gauche est beaucoup plus lourd que le droit, et on est obligé d'employer plus de force pour le soulever; en même temps, fourmillement au bout des doigts. (*Kummer.*)

Sensation dans le bras, comme s'il avait été engourdi. (*Id.*)

Douleur dans les bras, comme si le sang s'arrêtait dans les vaisseaux, tantôt sur un point, et tantôt sur un autre. (*Harnisch.*)

Raideur de l'articulation du coude (sur-le-champ). (*Id.*)

220. Raideur douloureuse dans l'articulation huméro-cubitale du bras qui touche à l'aimant (au bout de huit minutes).

Sensation de pesanteur, ou comme de fatigue, après trop de travail, dans l'avant-bras.

Sentiment d'engourdissement dans la main, avec gonflement des veines et plus grande vitesse du pouls (sur-le-champ). (*Franz.*)

Sensation comme d'un air froid qui soufflerait sur la main.

Sensation de froid dans les mains, qui cependant étaient chaudes au toucher. (*Harnisch.*)

225. Traction douloureuse dans les doigts, qui se dirige vers la main.

Traction dans les articulations des doigts.

Vulsion dans les doigts qui touchent à l'aimant (au bout de quatre minutes).

Douleur dans l'articulation inférieure du pouce, semblable à celle d'une luxation (au bout de trois heures).

Secousse, avec vulsion visible, dans le doigt indicateur gauche.

230. Le bout du doigt qui a touché l'aimant est comme engourdi et insensible.

Fourmillement dans les doigts qui ont touché l'aimant.

Fourmillement au bout des doigts.

Sensation de chaleur et vulsion dans les doigts qui ont touché l'aimant.

Battement dans le doigt mis en contact avec l'aimant.

235. Pulsation au bout du pouce (sur-le-champ).

A la racine de l'ongle (dans sa partie postérieure et molle), douleur semblable à celle qui aurait lieu s'il allait suppurer, en même temps lancinante et comme pulsative.

Douleur paralytique et contusive dans les articulations des hanches, lorsqu'on se couche sur le côté douloureux (au bout de trente-deux, de trente-six heures).

Engourdissement de la cuisse et de la jambe (le matin), pendant qu'on est assis, qui ne disparaît point aisément en se levant (au bout de seize heures).

I. 18

Traction pressive dans les muscles de la cuisse, qui se fait surtout sentir vivement pendant le mouvement.

240. Une traction pressive dans les muscles de la cuisse.

Le soir, traction paralytique depuis le milieu des cuisses jusque dans les pieds.

Prurit lancinant à la cuisse, le soir, même dans le lit, où il fut obligé de se gratter.

Vulsion lancinante dans les muscles de la cuisse, près du périnée.

Douleur dans les muscles de la cuisse, en montant un escalier.

245. Sensation de froid dans la cuisse droite.

Une douleur tractive dans le tendon externe du jarret.

Douleur composée de coup et de vulsion dans les tendons du jarret, assez forte pour faire jeter les hauts cris, qui oblige à ployer convulsivement les cuisses, plus supportable pendant le repos qu'en tout autre temps, et s'aggravant par le mouvement.

Violente vulsion tractive dans les tendons des jarrets, qui fait jeter les hauts cris, avec douleur dedans, comme s'ils avaient reçu des contusions; les cuisses se fléchissaient visiblement, surtout pendant les mouvemens.

Sorte d'élancement dans le genou, en marchant.

250. *Tiraillement pressif dans les rotules* (surtout pendant les mouvemens), qui augmente quand on y touche (au bout de trois heures).

Les genoux ployent en marchant (au bout de vingt heures).

Craquement dans l'articulation du genou pendant le mouvement (au bout d'une heure).

Traction très-douloureuse dans les tendons des jarrets, parfois avec vulsions douloureuses dans les mollets.

Aussitôt après le dîner, douleur composée de vulsion et de tiraillement, dans le genou, qui s'aggrave quand on pose la main sur la partie (au bout de trois heures).

255. Douleurs de crampe, depuis l'articulation du pied gauche jusqu'au dessus du genou, que l'extension de la jambe diminue peu.

Après avoir marché, en s'arrêtant, battement dans les muscles des pieds (au bout de cinq heures).

Pression ou tiraillement tractif dans les tibias.

Une traction pressive dans les mollets.

Une sorte de tiraillement de haut en bas dans les mollets, le matin. (*Kummer.*)

260. Douleur tractive, en forme de crampe, dans les mollets.

Pendant la journée, spasme dans le mollet et dans le gros orteil.

Une vulsion insuportablement douloureuse dans les mollets; en même temps, traction douloureuse dans les tendons du jarret.

Les pieds font mal pendant qu'on est assis; on y ressent des battemens partout.

Lent élancement brûlant et pruriteux au côté du mollet (au bout d'un quart d'heure).

265. Traction ou tiraillement pressif dans les articulations des deux pieds et dans les chevilles (au bout de cinq heures).

D'abord des élancemens au dessous des chevilles, puis traction dans les tendons du jarret et vulsion douloureuse dans les mollets.

Sensation d'engourdissement au pied et aux orteils (au bout d'un quart d'heure). (*Franz.*)

Le matin, froid aux pieds. (*Kummer.*)

Sentiment de froid aux pieds, bientôt suivi de chaleur. (*Harnisch.*)

270. L'articulation du pied se luxe aisément en faisant un faux pas (au bout de vingt heures).

Douleur de luxation dans l'articulation du pied en faisant un faux pas (au bout de vingt heures).

Crampe à la plante en étendant le pied (au bout de vingt-quatre heures).

Elancemens dans la plante des pieds, surtout pendant le mouvement.

Prurit sur le dos des orteils et sur les côtés des pieds (le soir), comme si l'on avait eu un grand froid (au bout de douze heures).

275. Douleur comme d'excoriation au côté interne de l'ongle du gros orteil, dans la chair, comme si l'ongle était entré là dans les parties molles; il suffit du moindre mou-

vement pour que cette douleur devienne très-sensible (au bout de huit heures).

La chaussure comprime le dos et les côtés des orteils et l'ongle du gros, en marchant, comme s'il y avait là des cors (au bout de dix-huit heures).

Traction d'avant en arrière dans les trois orteils du milieu, seulement en marchant (au grand air).

Sensation de rampement dans le côté gauche et le bras correspondant (sur-le-champ).

Prurit rongeant, le soir, dans le lit, au dos et en d'autres parties.

280. Tiraillement lancinant pruriteux, tantôt par ci, tantôt par là, le soir, dans le lit.

Prurit pur çà et là, le soir, dans le lit, et en s'éveillant, qui disparaît aisément lorsqu'on se gratte.

Le soir, dans le lit, prurit çà et là (aussi sur les fesses), suivi d'une douleur d'excoriation après qu'on s'est gratté (au bout de cinq heures).

Quelque chose d'anxieux dans les membres (sur-le-champ).

Pincement çà et là dans les parties molles.

285. Pincement dans beaucoup de parties externes du corps, l'après-midi.

Picotement et pincement en diverses parties du corps (sur-le-champ).

Au moindre froid, le nez, les oreilles, les mains et les pieds sont à la glace; après quoi, dans une chambre chaude, les parties s'échauffent, fourmillent et causent des démengeaisons (avec des élancemens), (au bout de quatre heures).

Quelque peu de douleur dans les membres, semblable à celle de croissance.

Douleurs vulsives isolées, çà et là, qui disparaissent sur-le-champ.

290. Sensation de vulsion par tout le corps, comme après avoir beaucoup couru; avec anxiété et tremblement.

Douleurs vulsives çà et là.

Douleurs lancinantes, brûlantes, çà et là au corps, surtout au bout des doigts.

Douleur contusive dans tous les membres, qui lui faisait croire être couché sur des pierres.

Raideur de toutes les articulations (au bout d'un quart d'heure). (*Franz.*)

295. Craquement sans douleur dans toutes les articulations, pendant le mouvement (au bout de trois jours). (*Stapf.*)

Lassitude dans tous les membres; tremblement et agitation dans les membres. (*Kummer.*)

Le matin, dans le lit, et en se levant, douleur contusive dans toutes les articulations, même dans celles du bassin, avec sentiment de faiblesse dans les deux anneaux inguinaux, comme s'il allait sortir une hernie (au bout de dix-huit heures).

(Les boutons démangent quand on y touche.)

(Un paralytique devient sur-le-champ très-alerte.)

300. Très-promptement une grande mobilité des muscles, une grande rapidité dans tous les mouvemens, l'esprit étant en repos.

Légèreté du corps entier (au bout de quatre heures).

Grande fatigue dans les pieds en montant l'escalier (au bout de six jours).

En marchant au grand air, les jambes sont comme contuses; en même temps il est pris subitement d'un sommeil qui l'oblige à s'empresser de se coucher.

Au milieu de la promenade, il est pris de fatigue, qui devient encore plus grande après s'être assis.

305. Paresse et pesanteur du corps entier, avec un sentiment d'anxiété, comme s'il était menacé d'apoplexie, et qu'il fût sur le point de tomber; en même temps, sensation de chaleur au visage et par tout le corps, mêlée de frisson (au bout d'une demi-heure).

Il ne pouvait rester couché ni sur un côté ni sur l'autre; il se trouvait mal à son aise partout, sans trop savoir pourquoi.

En s'éveillant, il est couché sur le dos, la main gauche sous l'occiput.

Le matin, au lit, il ne peut rester couché la tête basse (quoiqu'il en ait d'ailleurs l'habitude), à cause de l'afflux du sang vers le cerveau, sans ressentir de la chaleur dans la tête (au bout de vingt-sept heures).

Fréquens bâillemens, avec légers frissonnemens (au bout d'une demi-heure).

310. Envie de dormir. (*Stapf.*)

Le matin il est dispos ; mais dès qu'il ferme les yeux, il a envie de dormir. (*Kummer.*)

Le soir, dans le lit, langueur des yeux, qui se ferment, quoiqu'il ne puisse pas s'endormir.

Point de sommeil la nuit, à cause d'inquiétudes ; il dort seulement un peu le matin (au bout de douze heures).

Alacrité avant minuit, et nulle envie de dormir (au bout de douze heures).

315. Il ne peut pas s'endormir avant minuit.

Le matin, au point du jour, grande envie de dormir, sans le pouvoir.

Il se retourne et se réveille souvent, la nuit, dans le lit (au bout de trente heures).

Il lui arrive souvent de parler haut en dormant, avec beau-coup de rêves confus (au bout de huit heures).

Il éprouve en songe des frayeurs qui le réveillent.

320. Songes vifs le matin. (*Kummer.*)

Rêves d'incendie.

Rêve d'un cheval qui le mord au bras et lui marche sur la poitrine ; en s'éveillant, la poitrine lui faisait mal à l'exté-rieur.

Disputés et rixes en rêvant.

Rêves dont le sujet dure long-temps, et qui occupent beaucoup l'esprit.

325. Rêves désagréables.

Expiration lente et bruyante, en dormant, avant minuit (au bout de cinq heures).

Inspiration lente et sonore, après minuit (au bout de douze heures).

Secousses rapides des bras et des mains pendant le sommeil, après midi.

Battemens de cœur (au bout de quatre heures).

330. Battement extraordinaire près du cœur, différent d'un battement propre du cœur.

Grand battement de cœur, avec forte chaleur à la région du cœur.

Pouls petit et à peine sensible. (*De Harsu.*)

Sensation désagréable dans le périoste des membres ;

comme à l'invasion d'une fièvre intermittente (au bout de cinq heures).

Grande propension à se refroidir.

335. Un petit frisson l'après-midi (au bout de trente heures).

L'après-midi, fréquemment un petit frisson universel ; en allant au grand air, tout devient noir devant les yeux, et en restant debout, il survient des secousses et vulsions dans les muscles des membres, qui ne permettent pas de les tenir en repos, pendant plusieurs minutes, sans nul sentiment de froid; ensuite, en s'asseyant, on éprouve de la chaleur à la tête et au visage.

Frissonnement général (sur-le-champ).

Même sensation que si on jetait sur la tête de l'eau qui coulât sur la poitrine (sur-le-champ). (*Harnisch.*)

Frissonnement dans la chambre, pendant toute la journée, et surtout après s'être endormi le soir (au bout de vingt-quatre heures).

340. Froid aux jambes, jusqu'aux genoux, avec chaleur qui monte à la tête, et afflux du sang vers cette dernière.

Frisson secouant, avec sensation de froid, pendant deux heures, sans avoir soif ni froid; ensuite forte chaleur, même en allant au grand air, avec soif et sueur au front et à la poitrine, mais surtout au creux de l'estomac (sur-le-champ).

Froid, l'après-midi, surtout aux bras (au bout de trois heures).

Sensation de froid dans le bras gauche, comme s'il y avait de la glace dessus (sur-le-champ).

Sensation de froid aux genoux (sur-le-champ).

345. En buvant, frisson dans les mollets.

Frisson général (sur-le-champ).

Froid, avec sécheresse dans la bouche et soif (sur-le-champ), puis mal de tête; battement dans un des côtés de la tête, ensuite pression de dedans en dehors au milieu du front, et grande facilité à se refroidir au grand air (au bout d'une demi-heure).

Sensation de froid dans l'omoplate du côté gauche (sur-le-champ).

Sensation de froid dans les deux bras et le côté gauche.

Pendant le froid, beaucoup de démangeaisons dans le dos.

35o. Pendant le froid, bruissement dans les oreilles.

(Il fut obligé de se mettre au lit pendant le froid.)

Le soir, sensation de froid (sans frisson) par tout le corps, sans soif (si ce n'est au commencement), et sans froid sensible à l'extérieur ; en même temps, beaucoup de morosité ; tout lui était à charge, même l'action de manger ; ensuite (au bout de deux heures) chaleur et sueur générales, sans soif.

Froid intérieur dans la partie souffrante.

La main gauche lui semble beaucoup plus froide, quoiqu'elle soit même plus chaude qu'à l'ordinaire (sur-le-champ).

355. Pendant le froid, chaleur convenable à la peau, avec sécheresse dans la bouche et grande soif ; au bout de quelques heures, forte sueur générale, sans sensation de chaleur ; loin de là, les parties suantes frissonnent dans le lit, comme si elles avaient la chair de poule.

Quelques heures après le sentiment de froid, chaleur sèche à l'intérieur, en se promenant (au bout de sept heures).

Froid et sensation de froid aux cuisses, avec chaleur aux parties génitales.

Pendant le froid, ou la sensation de froid, la chaleur du corps était normale ; cependant il fut obligé de se coucher et de se bien couvrir ; il avait beaucoup de sécheresse dans la bouche ; ensuite il fut pris d'une forte sueur universelle, sans nulle sensation de chaleur, puisqu'au contraire les parties couvertes de transpiration frissonnaient comme si elles eussent eu la chair de poule ; en même temps, bruissement dans les oreilles.

(Il s'éveille le matin avec un violent mal de tête, un peu de chaleur alternant avec du froid, et ne peut quitter le lit) (au bout de quatre-vingt-six heures).

36o. Davantage de chaleur à l'intérieur, sans soif.

En sortant de table, chaleur au visage.

Sensation de chaleur (chez une femme en sommeil zooma-gnétique, par le contact du pôle sud de l'aimant). (*Hei-nické.*)

Sensation de chaleur au point de contact.

Chaleur aux mains, après minuit, dans le lit.

365. *Chaleur universelle*, surtout dans le dos (au bout de six heures).

Chaleur désagréable, insolite, avec morosité (dans les premières trente-six heures). (*Franz.*)

A différentes époques, chaleur qui passe d'une partie du corps à l'autre, par exemple de la cuisse à la jambe. (*Harnisch.*)

Etant couché le soir, dans le lit, ébullition du sang, qui semble sautiller dans les veines. (*Kummer.*)

Deux matinées l'une après l'autre, sueur en dormant.

370. Sueur générale pendant la nuit.

Soif pendant deux jours, sans chaleur.

Beaucoup d'aversion pour le grand air, qui, même lorsqu'il n'est pas froid, semble pénétrer jusqu'à la moelle des os ; en même temps, disposition à l'indignation et aux pleurs (au bout de douze heures).

Violente colère à la moindre occasion ; il devient haletant et tremblant, et se répand en discours violens. (*Stapf.*)

Violent dans ses discours et ses actions (ce dont il ne s'aperçoit pas lui-même), avec renversement des traits. (*Id.*)

374. Morosité, propension à se disputer, après avoir été au grand air.

Mauvaise humeur extrême, et grande morosité après avoir dormi le soir (au bout de vingt-quatre heures).

Morosité, mauvaise humeur, disposition à se fâcher (au bout de trois jours). (*Stapf.*)

Il est taciturne ; il n'aime point à parler (au bout de deux jours). (*Id.*)

La société lui déplaît ; il aime à être seul. (*Id.*)

380. Les visages gais lui sont désagréables (au bout de trois jours). (*Stapf.*)

Il s'effraye beaucoup quand on le touche.

Triste, abattu, comme s'il était abandonné, ou comme s'il avait appris quelque fâcheuse nouvelle, pendant trois heures (sur-le-champ).

Trépidation (pendant les premières heures).

Pleurs (sur-le-champ).

385. Mauvaise humeur, mécontentement de soi-même.

Nul goût pour le travail, et propension à se fâcher.

Grande promptitude de l'imagination.

Symptômes du pôle N. du barreau aimanté.

(Vertige : tournoyement dans la tête ; il lui semble être sur le point de tomber de tous les côtés) (sur-le-champ).

Vertige comme dans l'ivresse, qui l'oblige, en se tenant debout, à écarter les jambes pour soutenir le corps (au bout de cinq minutes. (*Hartmann, Franz.*)

Vertige en allant au grand air, de sorte qu'aucun de ses pas n'est assuré (au bout de vingt-six heures). (*Langhammer.*)

En marchant au grand air, il chancelle de droite et de gauche, comme dans le vertige (au bout de vingt-deux heures). (*Id.*)

5. Traction vertigineuse dans l'un des côtés de la tête (au bout de dix minutes).

Après avoir monté un escalier, il éprouve dans la tête, depuis le milieu jusque vers les deux oreilles, alternativement, une traction qui ressemble aux oscillations d'un balancier de pendule.

Il n'est pas bien maître de soi-même, et n'a pas le libre exercice de sa pensée ; il lui semble que son esprit s'arrête, que quelque chose dans le cerveau presse de haut en bas, et appuye sur les yeux, de manière à les faire sortir de leurs orbites ; une espèce de syncope.

En marchant, il était comme ivre.

Sensation d'ivresse, comme s'il y avait des bourdonnemens dans la tête (au bout d'un quart d'heure).

10. La tête est entreprise ; vif désir d'aller au grand air.

La tête est entreprise. (*Michler, De Harsu*) (1).

Faiblesse de la mémoire (au bout d'une heure).

Deux jours de suite, après s'être endormi dans l'après-midi, il se réveille chaque fois avec un violent mal de tête, comme si le cerveau était contus et écrasé ; cette douleur diminue après le réveil, et cesse aussi en se levant (au bout de trois et de vingt-huit heures).

Céphalalgie composée de douleur d'écorchure et de douleur contusive, sur la surface du cerveau, à la partie antérieure de la tête et à l'une des tempes.

(1) De Harsu avait présenté l'aimant à quatre ou cinq travers de doigt du corps, vis à vis la région de la 4e á la 6e vertèbre du dos.

15. La tête est comme contuse et brisée dans une de ses deux moitiés (au bout d'une demi-heure).

Céphalalgie tractive du côté gauche (au bout de vingt-sept heures). (*Hartmann.*)

Douleur tractive, térébrante, dans la tempe gauche; en même temps, douleur spasmodique, immédiatement au dessous de l'os jugal droit. (*Michler.*)

Un coup latéral dans la tête, le matin, dans le lit.

Derrière l'oreille droite, tiraillement semblable à un coup dans la tête, en allant au grand air, qui peu à peu se porte aussi en avant (au bout d'un quart d'heure). (*Hartmann.*)

20. Derrière l'oreille gauche, tiraillement qui ressemble à un coup dans la tête, étant assis (au bout d'une demi-heure). (*Hartmann.*)

Il lui semble avoir un poids qui lui comprime la tête de haut en bas.

Pression, comme par quelque chose de dur, dans plusieurs parties du cerveau.

(Beaucoup de chaleur dans la tête.)

Sensation désagréable de compression dans la tête; il semble qu'une portion du cerveau soit refoulée de haut en bas.

25. Le bruit d'un marteau lui cause des secousses dans la tête.

En allant au grand air, pression dans la tempe droite, qui entreprend la tête. (*Franz.*)

Douleur pressive au dessus de la région temporale gauche, à l'extérieur (au bout de vingt-sept heures). (*Langhammer.*)

Pression de dedans en dehors dans l'articulation de la tête, qui oblige à tenir celle-ci toujours penchée en avant. (*Franz.*)

Céphalalgie pressive au côté gauche du front (au bout de vingt-deux heures). (*Langhammer.*)

30. Douleur pressive à l'extérieur, au dessus de l'arcade surcilière droite (au bout de vingt-huit heures). (*Langhammer.*)

Mal de tête en marchant : pression au dessus des orbites.

Mal de tête, surtout en levant et remuant les yeux.

Sentiment de tension dans le cerveau, au front, jusqu'à la racine du nez.

Le matin, après s'être levé, quelques élancemens à plusieurs reprises au côté gauche du front, en haut, jusque dans l'après-midi.

35. Mal de tête comme si les tempes étaient écartées l'une de l'autre par une pression.

Violent mal de tête tout l'après-midi, comme si quelque chose pressait sur le cerveau de dedans en dehors, de manière à l'écarter (au bout de trois jours).

(Gros nœuds sur le cuir chevelu, qui ne sont douloureux qu'au toucher.)

Tension des tégumens de la tête, comme s'ils tenaient trop au crâne, d'où il suit que la tête est entreprise (pendant plusieurs heures). (*Hempel.*)

Prurit mordicant au cuir chevelu (au bout d'une demi-heure).

40. Afflux du sang vers la tête, et bouffées de chaleur aux joues. (*Franz.*)

Tension sur la face.

Pâleur du visage.

Un souffle froid dans les yeux.

Les yeux sont proéminens (au bout d'une demi-heure).

45. Le regard est fixe et dirigé sur un seul objet, étant assis.

Petits élancemens dans l'œil gauche (au bout de vingt-quatre heures).

Élancemens dans les paupières. (*Weber.*)

Le soir, élancemens dans les paupières gauches, avec sécheresse de ces voiles. (*Franz.*)

50. Petits élancemens dans le coin de l'œil et dans la joue gauche. (*Weber.*)

Elancement brûlant, soutenu, dans la paupière supérieure (au bout de trois minutes).

Au bord de la paupière supérieure, une petite ampoule qui presse sur l'œil.

Les paupières sont fortement collées le matin. (*Weber.*)

Sensibilité douloureuse des paupières en lisant (au bout de douze heures).

55. *Vulsion et traction dans les paupières.* (*Weber.*)

Traction dans les paupières. (*Id.*)

Traction dans les paupières et larmoyement. (*Id.*)

Mucus dans l'angle externe de l'œil. (*Id.*)

Prurit dans l'angle interne de l'œil et au bord des paupières (au bout d'une demi-heure).

60. Prurit au dessus de l'œil droit, qui oblige à se gratter. (*Weber*) (1).

Prurit dans les paupières. (Id.)

Prurit dans l'œil. (*Id.*)

Le matin, en s'éveillant, dans le lit, sentiment douloureux de sécheresse aux paupières (au bout de quatorze, de vingt heures).

Sensation comme de grains de sable dans l'œil. (*Weber.*)

65. Ardeur, rougeur et larmoyement des deux yeux. (*Id.*)

Grand mouvement du globe de l'œil; il se rassemble beaucoup d'eau dans les deux yeux. (*Id.*)

Les yeux pleurent le matin.

Les yeux pleurent beaucoup, et ne peuvent supporter la lumière du soleil.

(Présenté à l'œil droit qui était faible) (au bout d'un quart d'heure), *chaleur brûlante dedans; l'œil devient rouge et plein d'eau. (Weber.)*

70. Tenu devant l'œil faible, froid qui dure trois à quatre minutes. (*Weber.*)

Froid à l'œil faible, comme si à sa place il y avait un morceau de glace dans l'orbite : à mesure que le froid se dissipe, un long élancement soutenu dans l'œil. (*Weber.*)

D'abord du froid, puis de la chaleur, dans l'œil. (*Weber.*)

Sensation de battement dans l'œil, semblable à celui d'une montre (pendant vingt-cinq minutes). (*Id.*)

Agitation de l'œil. (Id.)

75. Sensation comme d'une toile d'araignée devant les yeux. (*Id.*)

Apparence de lumière dans l'œil, comme une étoile tombante. (*Id.*)

Fourmillement entre les deux yeux. (*Id.*)

(Tenu près de l'œil), forte traction au dessus de l'œil, à la joue et à l'oreille, jusque dans la mâchoire supérieure. (*Id.*)

Les pupilles sont très-dilatées, et elles se resserrent peu à la lumière (sur-le-champ).

80. Les pupilles se rétrécissent dans les premières heures.

____

(1) L'aimant avait été présenté à l'œil droit, qui était faible.

Un élancement depuis la trompe d'Eustache jusque dans l'oreille interne (en se penchant).

Tintement dans l'oreille du même côté. (*Weber.*)

Léger tintement dans l'oreille du côté opposé (sur-le-champ).

Quelques élancemens dans l'oreille interne droite ; une sorte d'otalgie (au bout de dix-huit heures).

85. Sifflement et sentiment de traction dans l'oreille.

(Tenu dans l'oreille), bruit et crépitation dans cette oreille. (*Weber.*)

(Tenu dans l'oreille), chaleur dans l'oreille et bruit semblable à celui de l'eau qui bout. (*Id.*)

(Tenu dans l'oreille), chaleur et battemens dans l'oreille. (*Id.*)

Une sorte de surdité, comme s'il s'était placé une membrane devant l'oreille droite, après quoi il survient de la chaleur dans celle-ci. (*Langhammer.*)

90. Tension de la membrane du tympan.

Douleur de crampe à la face, qui s'étendait jusque dans les amygdales. (*Weber.*)

Traction dans la joue gauche. (*Id.*)

Petits élancemens à la joue, semblables aux piqûres d'une innombrable quantité de petites épingles, avec sensation de chaleur, sans chaleur appréciable au toucher (au bout de deux heures et demie). (*Hartmann.*)

Petit nœud à la face, près du nez, qui, lorsqu'on y touche, cause la même douleur qu'une plaie ; quand on n'y touche pas, on y sent quelques élancemens lents et rares.

95. Eruption de boutons à l'aile droite du nez, avec sensation lancinante et pruriteuse. (*Franz.*)

Hallucination de l'odorat ; il croit sentir l'odeur d'œufs pourris dans la chambre (au bout de vingt-sept heures). (*Hartmann.*)

Hallucination de l'odorat ; il croit sentir dans la chambre l'odeur de la chaux et de la poussière.

Pendant trois jours, après midi, grand saignement de nez, qui augmentait chaque jour, et qui était précédé d'une céphalalgie pressive au front (au bout de quatre jours).

L'après-midi (vers deux heures), hémorrhagie par la narine gauche (au bout de quarante-six heures). (*Langhammer.*)

100. L'après-midi (vers quatre heures), en marchant au grand air, saignement de nez, après s'être mouché, qui dure trois quarts d'heure (au bout de vingt-trois heures). (*Langhammer.*)

Douleur d'écorchure aux narines, même sans y toucher ni les remuer (au bout de vingt-six heures).

D'abord rougeur et chaleur au bout du nez, puis taches rouges et circonscrites aux joues.

Douleur lancinante dans un bouton (qui existait déjà auparavant) au coin droit de la bouche (sur-le-champ). (*Franz.*)

Traction dans le côté gauche de la mâchoire et dans la joue gauche. (*Weber.*)

105. Le matin, en s'éveillant, douleur tensive dans le côté gauche de la mâchoire supérieure (au bout de trente-six heures). (*Langhammer.*)

Serrement douloureux dans l'articulation, en remuant la mâchoire, comme si cette dernière était luxée (au bout d'une demi-heure). (*Hartmann.*)

Au dessous de l'apophyse mastoïde, entre le muscle sterno-mastoïdien et la branche de la mâchoire inférieure, douleur pressive, tractive, qui descend de la tempe. (*Franz.*)

Douleur tensive dans les glandes situées sous la mâchoire, du côté gauche (au bout de dix-neuf heures). (*Langhammer.*)

Douleur tensive et serrante dans la glande située sous l'angle gauche de la mâchoire (au bout de deux heures).

110. Douleur contusive, pressive ou pinçante, dans les glandes situées sous la mâchoire, telle qu'on l'éprouve dans les tumeurs aiguës du cou (au bout de quatre heures).

Douleur tiraillante dans les muscles du cou, comme s'ils étaient très-fatigués.

Crampe douloureuse dans les muscles du cou, d'une oreille à l'autre.

Crampe dans un des muscles du cou, en bâillant, après quoi la partie fut douloureuse au toucher.

Dans le coin gauche de la bouche, en remuant les lèvres, douleur d'écorchure, comme s'il allait se former là un ulcère.

115. Elancemens lents, fort aigus et douloureux, dans la lèvre inférieure.

Petits boutons en dedans de la lèvre supérieure, vis-à-vis la gencive.

Douleur dans les incisives supérieures du côté droit, comme si elles étaient comprimées par un corps dur, et qu'elles fussent sur le point de se briser. (*Franz.*)

Mal de dents en mangeant ; il lui semblait que ses dents ne tinssent pas. (*Id.*)

Il lui semble que les dents de la mâchoire supérieure ne tiennent point (au bout de vingt-huit heures). (*Langhammer.*)

120. Bruissement douloureux dans les dents creuses de la mâchoire inférieure, plus pénible à droite qu'à gauche ; l'odontalgie cesse pendant l'action de manger (au bout de trois heures). (*Hartmann.*)

Odontalgie en forme de crampe dans les molaires inférieures droites.

Mal de dents, comme si l'on arrachait la dent ; la douleur diminue en marchant, mais augmente après avoir mangé, et en se tenant assis ou couché.

Odontalgie qui se porte vers l'œil ; élancement très-rapide dans la dent creuse, avec enflure et inflammation de la gencive, rougeur et ardeur de la joue ; la douleur augmente beaucoup aussitôt après avoir mangé ; elle se calme en marchant au grand air, mais s'exaspère dans la chambre.

Battement dans la dent creuse (sur-le-champ), et ensuite pression dedans, comme si quelque chose s'y était introduit, avec traction dans les tempes.

125. Battement dans la dent, avec ardeur dans la gencive et enflure de la joue, qui est chaude et rouge, avec douleur brûlante et pulsation dedans, l'après-midi.

Le mal de dents cesse en allant au grand air, et revient dans la chambre.

Sensation d'engourdissement et d'insensibilité dans la gencive de la dent qui est douloureuse.

Odontalgie tractive dans la dent creuse et dans les dents de devant, qui n'augmente qu'en mangeant ou mettant quelque chose de chaud dessus ; rougeur de la joue pendant la douleur.

Enflure de la gencive d'une dent creuse, qui est douloureuse quand on y touche avec la langue.

130. Odontalgie, comme si la gencive était écorchée ou coupée, qui augmente lorsque l'air pénètre dans la bouche.

Prurit à la partie antérieure de la langue, qui oblige à se frotter et à se gratter.

En s'éveillant, la bouche est pleine de mucus blanc, épais, et presque sec (au bout de dix-huit heures). (*Lang-hammer.*)

Odeur de l'haleine qui est désagréable au malade même.

Sensation dans le pharynx qui, lorsqu'on s'efforce de ne rendre aucun vent par le haut, redescend en pressant et cause de l'anxiété.

135. Afflux abondant de salive. (*Weber.*)

Afflux de salive à la bouche (sur-le-champ).

Soda (au bout d'une demi-heure).

Soda rance, qui dure long-temps.

Les alimens les plus sapides lui paraissent sans goût, au souper (au bout de dix heures).

140. En fumant, il éprouve un grattement au fond de la gorge, comme après avoir eu le soda, ou s'être brûlé.

Le matin, à jeun, goût acidule dans la bouche.

En fumant, goût amer à la base de la langue (au bout de deux heures).

La fumée de tabac lui répugne, lui est désagréable (au bout de deux heures).

A dîner, elle a le ventre si plein, qu'elle ne peut manger.

145. (Il est rassasié de suite.)

Envie de manger, le soir.

Le chocolat a une saveur désagréable et fade, comme si l'on y avait mis de mauvaise eau.

(Le souper semble bon, mais peu à peu il survient goût fade dans la bouche et chaleur dans les lobules des oreilles.)

Rapport qui ressemble à une secousse un peu douloureuse.

150. *Fréquentes éructations.*

Envies de vomir.

L'aimant paraît favoriser la corruption acide dans l'estomac.

La langue est très-chargée ; dégoût pour le lait.

Il a l'estomac comme malade ; il y éprouve des pesanteurs après avoir mangé.

155. Soda, après le souper (au bout de vingt-quatre heures).

Il est réveillé pendant la nuit par une pression dans le bas-ventre, semblable à celle que produirait une pierre.

Pression, comme par une pierre, dans le bas-ventre.

Douleur saisissante au creux de l'estomac (au bout d'une demi-heure).

(Pulsation au creux de l'estomac (sur-le-champ).

Sensation dans la région épigastrique et l'estomac, comme si les parois de ce dernier étaient douloureusement sensibles.

160. Traction au creux de l'estomac, qui s'étend jusque dans le côté droit de la poitrine.

Douleur tractive dans le bas-ventre (au bout de quatre heures).

Mal de ventre tractif (au bout de quelques heures).

Chaleur à la région ombilicale, qui lui causa de l'anxiété, et ensuite même sensation que si le vomissement allait survenir.

Froid dans le bas-ventre (aussitôt après l'attouchement.)

165. *Borborygmes dans le ventre, comme si beaucoup de vents y étaient emprisonnés, ce qui occasione aussi un courant qui remonte jusqu'au creux de l'estomac et produit des rapports (au bout de deux heures et trois quarts). (Hartmann.)*

Pincement et gargouillemens dans le ventre, qui se dissipèrent par l'effet d'une émission de vents (au bout de vingt-cinq heures). (*Langhammer.*)

En allant au grand air, forts élancemens sécans, de bas en haut, dans le milieu du bas-ventre (au bout de trois heures et demie). (*Id.*)

Secousses qui s'étendent du bas-ventre jusque dans la gorge, à travers la poitrine (sur-le-champ).

Quelques secousses en forme de borborygmes dans le bas-ventre, comme si quelque chose y descendait peu à peu (sur-le-champ).

170. Quelques élancemens dans le côté de l'abdomen, et mouvement dans le bas-ventre, comme s'il allait survenir de la diarrhée (au bout de dix heures, le lendemain matin).

Sensation de constriction spasmodique dans le bas-ventre, à l'extérieur et à l'intérieur, le matin.

Pincement, surtout au haut du ventre, immédiatement après le repas (souper).

Au côté gauche du bas-ventre, sur un point de peu d'étendue, violent pincement non interrompu, semblable à celui qui résulterait de vents incarcérés.

Colique venteuse aussitôt après le souper : vive pression de dedans en dehors, dans toutes les parties de l'abdomen, comme s'il allait éclater ; la douleur diminue en restant assis sans se remuer (au bout de trente heures).

175. Le matin, dans le lit, aussitôt après le réveil, colique venteuse ; les vents se pressaient en remontant vers les hypochondres, avec douleurs pressives et tensives çà et là dans tout le ventre, pendant le repos et le mouvement, et une sensation de nausée ou d'envie de vomir procédant du ventre.

Douleur pressive, pinçante, non interrompue, dans tout le bas-ventre, semblable à une colique, mais sans vents appréciables, qui ne cesse ni par le repos ou le mouvement, ni par l'ingestion des alimens ou des boissons, mais augmente beaucoup par la méditation et la contention d'esprit, et s'accompagne alors d'envie de vomir ; un repos sévère diminue un peu la colique ; mais le contact du zinc la dissipe totalement, dans l'espace d'une heure.

Le soir et le matin, pression çà et là dans les intestins, qui semble causée par des vents, et dans laquelle il paraît que l'action s'exerce sur un point contus ; en même temps, sensation identique dans le cerveau ; s'il s'échappe un vent, le mal de ventre et de tête cesse sur-le-champ ; mais aussi long-temps qu'il y en a un nouveau dans l'abdomen , ces deux douleurs existent à la fois, et disposent l'esprit à la mauvaise humeur ; les vents sont très-fétides (1).

(Sensibilité douloureuse des muscles du ventre.)

Suppression de l'émission des vents, pendant vingt-quatre heures.

180. Il est éveillé dans la nuit, vers deux heures, par une colique des plus violentes ; pression continuelle et insupportable au creux de l'estomac et aux hypochondres, qui remonte le long de la poitrine, en devenant toujours plus forte, jusqu'à la fossette du cou, où elle menace d'arrêter la respiration ; sorte de colique de poitrine (2).

Le matin, douleur tractive, presque dysentérique, dans

(1) Le pôle S., employé ensuite, dissipe en une heure l'agitation douloureuse dans le bas-ventre et le mal de tête.

(2) Les mains posées à plat sur la poitrine, avec une forte volonté, mais légèrement (sorte de magnétisme par soi-même), soulagèrent en peu de temps ; le spasme cessa, et un gros vent, sorti sans effort, rétablit le repos et le sommeil.

le bas-ventre ; ensuite, selle moulée, qui sort difficilement (au bout de vingt-quatre heures).

Deux fois dans la journée, il sort du sang avec les selles (au bout de quatre jours).

Selles dures, moulées, rares et difficiles à pousser (au bout de quelques jours).

Vive pression dans le rectum (au bout d'une heure et demie).

185. Pincement lancinant dans le rectum.

Après minuit, pendant l'assoupissement, douleur pressive qui dure une heure , dans le rectum (non à l'anus), et qui cesse par l'effet du réveil complet.

Douleur sécante , avec sentiment de faiblesse , dans l'aine gauche, aux alentours de l'anneau.

Elancemens dans la région lombaire droite. (*Michler.*)

Elancemens dans l'aine gauche , de dedans en dehors, vers l'épine iliaque supérieure (sur-le-champ). (*Franz.*)

190. Douleur térébrante de dedans en dehors, au dessus de l'anneau inguinal gauche , comme s'il allait survenir une hernie, dans la situation assise. (*Id.*)

Relâchement de l'anneau inguinal, augmentant de jour en jour; une hernie est sur le point de sortir , surtout en toussant (au bout de quarante-huit heures).

Douleur, comme d'écorchure, dans l'anneau inguinal, surtout en marchant (au bout de trois heures).

Urine foncée en couleur.

Sécrétion urinaire diminuée pendant les premières heures, mais fort augmentée au bout de vingt-quatre heures.

195. Emission fréquente d'urine (au bout de dix-huit heures).

Fréquentes envies d'uriner (au bout de dix-huit heures). (*Langhammer.*)

Emission d'urine fort abondante , pendant plus d'une journée (au bout de six heures).

(Relâchement du col de la vessie, depuis une heure après midi jusqu'à huit heures du soir ; l'urine coulait goutte à goutte involontairement) (au bout de trois heures).

Après avoir uriné , douleur cuisante continuelle au frein du prépuce.

200. Cuisson pruriteuse en dedans du prépuce, qui oblige à se frotter, la nuit, dans le lit.

Prurit douloureux à la face interne du prépuce (après le réveil, vers minuit).

Pollution nocturne, sans érection, qui réveille avec anxiété. *Pollution nocturne*.

Erection prolongée, avec désirs vénériens excessifs.

205. Le matin, fréquentes érections.

Relâchement des parties génitales et diminution de l'appé-tit vénérien (au bout de trente-six heures).

Douleur qui porte au cœur dans le testicule droit (au bout de trois heures).

Vifs élancemens dans le testicule gauche en croisant les jambes (au bout de dix-huit heures et demie). (*Langhammer.*)

Vive traction et douleur sécante dans les testicules.

210. Désirs vénériens modérés, dont il est maître (au bout de soixante-quatre heures).

Les règles, qui étaient attendues, parurent au bout de vingt heures, et augmentèrent, dans l'espace de vingt-quatre, jusqu'au delà de leur degré habituel de force, sans nouveaux accidens (par conséquent effet curatif).

L'une des narines est bouchée par un enchifrenement, tandis que de l'autre coule un mucus très-liquide.

Le matin, du mucus liquide s'écoule rapidement du nez.

Eternument et coryza, avec nez bouché (au bout de trente-huit heures). (*Langhammer.*)

215. Coryza et éternument (au bout de dix-huit heures). (*Langhammer.*)

Violent coryza du côté sur l'œil duquel l'aimant a été ap-pliqué: (*Weber.*)

Ecoulement d'un liquide âcre par le nez. (*Id.*)

Ecoulement âcre par le nez, qui cause une douleur cui-sante dans la narine. (*Id.*)

Ecoulement d'eau par les deux narines. (*Id.*)

220. Très-fort enchifrenement, de sorte que les deux na-rines sont bouchées, et qu'il ne peut respirer qu'avec peine (au bout de vingt heures). (*Hartmann.*)

La nuit, obturation totale de la narine gauche, pendant que la droite était libre, mais tout-à-fait sèche, comme dans l'enchifrenement. (*Hartmann.*)

Après être sorti du lit le matin, ouverture du nez, qui avait été bouché toute la nuit, mais qui cependant resta sec. (*Id.*)

Accès d'éternument et de coryza (au bout de deux heures).

Il lui devient difficile de respirer.

225. Respiration courte en montant l'escalier. (*Franz.*)

Il est obligé de respirer spasmodiquement (par inspirations interrompues, profondes, avec sueur par tout le corps) (sur-le-champ).

Toux momentanée, violente, en trois ou quatre secousses.

La toux devient toujours plus forte en marchant au grand air, lui coupe la respiration, et le menace de suffocation.

Resserrement subit de la poitrine.

230. Douleur constrictive, coarctante, en travers de la poitrine, qui rend la respiration et surtout l'inspiration tremblante, anxieuse (en s'appuyant sur les bras pour regarder par la fenêtre) (au bout de trois heures et demie). (*Hartmann.*)

Anxiété nauséabonde autour de la poitrine (au bout de cinq heures).

Oppression de poitrine. (*Weber.*)

En marchant au grand air, il lui semble que de la chaleur entre par la gorge dans la poitrine. (*Franz.*)

Sensation dans la gorge et la trachée-artère, comme après avoir ri aux éclats, c'est-à-dire sensation qui excite à rire, et qui amène la salive à la bouche.

235. Oppression de poitrine, avec anxiété.

Prurit aux mamelons (au bout d'une heure).

Quelques fortes pulsations du cœur.

Élancemens brûlans au cœur.

Élancemens brûlans d'abord dans les muscles du dos, puis dans le côté de la poitrine, et enfin sur le devant du côté droit de la poitrine.

240. *Pression à la région du cœur* (sur-le-champ).

Plusieurs élancemens aigus à la région du cœur.

Élancemens aigus dans le côté gauche des muscles de la poitrine, en remuant le bras.

En allant au grand air, élancement au côté gauche de la poitrine (au bout de dix minutes). (*Langhammer.*)

Le soir, un élancement soutenu au côté gauche de la poitrine. (*Id.*)

245. Élancement dans le côté gauche de la poitrine (au bout d'un quart d'heure).

Le soir, dans le lit, avant de s'endormir, fréquente tussiculation sèche.

(Toux sèche, qui occasione une sensation comme de crudité sur la poitrine, la nuit surtout, lorsque le sujet, après avoir eu froid, s'est réchauffé dans son lit.)

La fumée de tabac le fait tousser.

En s'endormant, toux spasmodique et secouante, qui empêche de dormir.

250. Vers minuit, toux spasmodique suffocante ; l'irritation qui porte à la toux est dans les dernières ramifications des bronches, où la toux ne peut encore rien détacher ; le mucus qui sort provient d'une région moins profonde, et ne diminué point l'irritation à tousser, qui a son siége très-profondément ; la tête elle-même est ébranlée, et tout le corps devient chaud, ce qui amène une sueur générale jusqu'au matin, avec cessation de la toux.

Le soir, dans le lit, aussitôt après s'être couché, excitation continuelle (non chatouilleuse) à la toux, qui est brève et sèche, et ne fait pas cesser l'envie de tousser, comme il arrive d'ordinaire. On n'obtient ce résultat qu'en s'abstenant de tousser, employant même pour cela l'effort d'une volonté ferme et décidée.

Craquement dans les vertèbres du cou, l'atlas surtout, pendant le mouvement (au bout de trois heures).

Au milieu de l'épine du dos, en se penchant en arrière, douleur comme de brisure (au bout de trente-six heures).

Élancemens interrompus au côté gauche du dos (au bout de vingt-six heures et demie.) (*Langhammer.*)

255. Douleurs continuelles dans le dos, en se tenant debout, marchant ou s'asseyant, comme si l'on était resté long-temps penché en avant (au bout de vingt-huit heures et demie). (*Langhammer.*)

Sorte de formication entre les omoplates.

Pesanteur dans les membres supérieurs, comme s'il y avait du plomb dans les vaisseaux (sur-le-champ). (*Harnisch.*)

Sentiment de pesanteur dans le bras touché. (*Franz.*)

Grande sensation de pesanteur dans le bras gauche (au bout de trois quarts d'heure). (*Hartmann.*)

Froid violent au bras frotté (chez une femme en sommeil magnétique, par le contact du pôle nord). (*Heineke.*)

260. Douleur lancinante dans le bras, jusqu'à l'aisselle, surtout dans les os de l'avant-bras. (*Gunther.*)

En allant au grand air, douleur comme d'écorchure à l'aisselle droite (au bout de quatre heures et un quart). (*Langhammer.*)

Sensation dans le bras et la main, comme s'ils étaient engourdis (sur-le-champ). (*Hartmann.*)

Tressaillement dans les muscles lombaires postérieurs.

Depuis midi jusqu'à quatre heures après minuit, douleur comme de brisure dans l'articulation du bras gauche, pendant le mouvement et le repos, et qui ne se fait pas sentir en touchant à la partie (au bout de trois heures).

265. Tremblement du bras dont la main a touché à l'aimant.

Le bras comme engourdi, en manière de crampe.

Le bras gauche devient beaucoup plus pesant que l'autre.

Le bras opposé à celui qui touche l'aimant est très-lourd.

Au dessus du coude, prurit composé de petits élancemens et de cuisson, qui ne diminue point en se grattant, et qui ressemble à celui que produisent les piqûres des cousins ; ardeur après s'être gratté.

270. Pesanteur dans le bras (sur-le-champ).

A plusieurs reprises, vulsion dans le bras malade (le bras et la jambe lui semblent morts).

Elancemens sous l'avant-bras, près du poignet (au bout de vingt-cinq heures et demie). (*Langhammer.*)

Le soir, pression sur les os de l'avant-bras gauche, comme après un coup. (*Franz.*)

Sensation de raideur dans l'articulation du coude.

275. Craquement sensible à l'oreille, dans l'articulation du coude, pendant le mouvement (sur-le-champ).

Sensation de bien-être dans l'articulation du bras, comme lorsque celui-ci entre en repos après une grande fatigue.

Pression et traction dans le poignet, avec agitation dans l'avant-bras (comme par l'effet de la joie et de l'attente), qui l'oblige à ployer sans cesse le bras. (*Franz.*)

Sensation dans la main, comme si elle était engourdie.(*Id.*)

Tremblement dans la main gauche, et raideur du doigt indicateur (au bout de dix-neuf minutes). (*Langhammer.*)

280. En allant au grand air, élancemens qui se répandent dans les muscles du creux de la main gauche (au bout de deux heures). (*Id.*)

Raideur dans les articulations de la main et du pied droits, la nuit, dans le lit.

Tremblement de la main qui a été appliquée et du pied de l'autre côté.

Prurit douloureux et presque brûlant sur le dos de la phalange moyenne du petit doigt, comme si la partie avait été gelée : la partie était douloureuse au toucher (au bout de quatre heures).

Fréquens et petits coups d'aiguille sur le point malade et au bout de chaque doigt, qui n'est jamais plus sensible que le soir, après s'être couché.

285. Traction de bas en haut dans les doigts, avec fourmillement dedans (sur-le-champ), et immédiatement après un peu d'abattement dans l'esprit.

Engourdissement des doigts. (*Gunther.*)

Fourmillement au bout du doigt indicateur gauche (au bout de quatre minutes). (*Langhammer.*)

Vulsion dans le pouce qui a servi, comme si le pouls battait dedans. (*Gunther.*)

Grande pesanteur dans le doigt qui touche à l'aimant (sur-le-champ). (*Hartmann.*)

290. Froid glacial dans le doigt qui touche à l'aimant (sur-le-champ). (*Id.*)

Douleurs dans les articulations des doigts, comme si elles avaient été renversées en dessus.

Bourdonnement dans le doigt qui touche à l'aimant.

Un tressaillement, d'abord dans le doigt, puis jusque dans le bras, avec une sorte de pesanteur dedans.

(Douleur tractive d'avant en arrière dans les doigts, accompagnée de fourmillement.)

295. Douleur de brisure dans les articulations des hanches, qui s'aggrave lorsqu'on se penche en avant.

Lassitude dans les membres inférieurs. (*Michler.*)

Grande lassitude des membres inférieurs, depuis quatre heures jusqu'à huit (au bout d'une heure). (*Harnisch.*)

La faiblesse fait que les jambes fléchissent en marchant. (*Franz.*)

Traction dans la cuisse droite, dans les deux genoux. (*Weber.*)

3oo. Elancemens en devant dans les muscles de la cuisse droite, de haut en bas (au bout de vingt-sept heures). (*Langhammer.*)

Le matin, prurit voluptueux, plus en devant qu'en dedans, à la cuisse gauche (au bout de dix-huit heures). (*Id.*)

Pesanteur et engourdissement dans les cuisses, sans fourmillement.

Tiraillement pressif dans quelques points des muscles de la cuisse, en restant assis et en marchant (au bout de vingt-quatre heures).

Tiraillement pressif au côté externe du genou, qui descend jusqu'à la cheville externe (au bout de trois heures).

3o5. Douleur de brisure au dessus du genou, étans assis. (*Franz.*)

Elancemens dans les tendons de la cuisse gauche, qui se dirigent vers le creux du jarret (au bout de dix-neuf heures). (*Langhammer.*)

Raideur dans les tendons du jarret, en se levant de sa chaise, comme s'ils étaient trop courts (au bout de trois heures). (*Franz.*)

Bruissement indolent dans la jambe gauche, avec sensation de pesanteur et comme d'engourdissement (au bout de quatre heures). (*Hartmann.*)

Pression sur les tibias, en se tenant debout. (*Franz.*)

3io. Raideur douloureuse du mollet, en marchant.

Elancemens brûlans dans le mollet, en manière de pulsations.

Grande lassitude dans les jambes (au bout de vingt-quatre heures).

Engourdissement de la jambe gauche, après avoir été assis, en se levant et surtout en se tenant debout (au bout de trois heures).

En marchant, le pied devient comme engourdi (au bout d'un quart d'heure).

315. Douleur sur les orteils, comme s'ils étaient écorchés.

(Étant assis) élancemens soudains, tiraillans,, dans les talons , les gros orteils et les mollets. (*Franz.*)

Elancemens dans le gros orteil droit. (*Michler.*)

Grattement douloureux sur les orteils du pied droit (au bout de vingt-sept heures). (*Langhammer.*)

Prurit voluptueux sous les orteils du pied gauche (au bout de vingt-sept heures et demie).

320. Elancement tiraillant dans le gros orteil.

Pression douloureuse à la façon d'une plaie dans les cors aux pieds , jusque-là indolens , à la moindre pression exercée par la chaussure.

Douleur sur un orteil, comme s'il y avait un cor dessus.

Un fort élancement dans le talon.

Douleur d'écorchure dans le talon (au bout d'une demi-heure).

325. (Parfois, une douleur semblable à une pression , au talon.)

(Forte pression autour de la cheville du pied malade.)

(Elancement dans la tumeur enkystée.)

Fourmillement à la peau.

Léger prurit à la peau de tout le corps , qui disparut après s'être gratté un peu , mais reparut dans un autre endroit (au bout de quatre heures trois quarts). (*Hartmann.*)

330. Prurit fourmillant, qui semble causé par une mouche ou par une puce, et se termine par une sensation d'écorchure, d'abord au côté interne des membres, puis à leur côté externe, le soir , dans le lit , et le matin , après le réveil.

Élancemens fouillans continuels , qui, en pénétrant de plus en plus profondément, deviennent de plus en plus aigus et douloureux, en diverses parties du corps.

Elancemens lents, soutenus, très-douloureux, dans diverses parties du corps , par exemple au dos, et sur les côtés des doigts et des orteils.

Coups lancinans dans le membre qui touche à l'aimant (sur-le-champ).

Coups dans le membre qui touche à l'aimant (sur-le-champ).

335. Sensation de tremblement, de vibration.

Sensation comme d'afflux du sang dans la partie touchée,

comme si le sang voulait en sortir (au bout d'un quart d'heure).

Tressaillement dans les parties voisines.

Tressaillement et battement aux alentours du lieu d'application (au bout d'une demi-heure).

Sentiment de tension dans les parties voisines.

340. Douleur comme de brisure dans les parties voisines, et comme si l'on avait porté un lourd fardeau.

Fourmillement dans les parties voisines, comme si la partie allait s'engourdir.

Tremblottement partout le corps, principalement dans les pieds (au bout d'une demi-heure).

Tremblement dans la partie touchée (sur-le-champ).

La main qui touche à l'aimant ne tarde pas à devenir plus froide.

345. Sensation de fraîcheur dans le lieu de l'application.

Sensation de froid à l'endroit de l'application (au bout d'une demi-heure).

Sensation de chaleur dans les parties voisines.

Douleur ardente dans la dartre (déjà existante).

Douleur ardente , presque tiraillante , brûlante, dans la dartre (déjà existante).

350. Traction dans le périoste de tous les os, comme à l'approche d'un accès de fièvre intermittente (cependant sans froid ni chaleur) (au bout de deux heures).

Sensation tractive indolente.

Traction rapide, ou coups semblables à un élancement, sur le côté droit de la langue , au col et sur le pied.

Pesanteur dans quelques membres (avec sentiment de plus grande force dedans) (au bout de vingt-quatre heures.)

Sentiment de sécheresse et de tension dans le corps, avec défaut de force.

355. Il est très-las : il fut obligé de se reposer, en marchant au grand air; il était mélancolique et abattu.

La lassitude, la brisure et les douleurs dans les membres deviennent plus sensibles au grand air.

Le matin, lassitude générale, avec sueur d'anxiété; à midi, défaut d'appétit, il fut obligé de se coucher; ensuite, diarrhée (au bout de quarante-huit heures).

Lassitude dans tous les membres (au bout d'un quart d'heure).

Grande lassitude en montant un escalier auquel il était habitué. (*Franz.*)

36o. Lassitude telle, le matin, qu'à peine pouvait-il se traîner.

Battemens continuels, spasmodiques, avec douleur dans l'articulation gauche de la mâchoire, comme si elle allait se luxer.

Bâillemens à chaque instant, sans envie de dormir.

Fréquens bâillemens (de suite).

Grande envie de dormir ; il est obligé de bâiller. (*Weber.*)

365. Stupeur sommeillante ; plusieurs fois, il lui sembla tout à coup que ses yeux se fermaient, et qu'il allait subitement tomber dans un sommeil agréable ; sensation irrésistible qui tendait à lui faire perdre promptement connaissance.

Le soir, il fut pris d'un grand et lourd sommeil ; tous les membres étaient comme paralysés et brisés.

Continuelle envie de dormir dans la journée ; sommeil pendant le jour.

Sommeil très-profond, surtout vers le matin ; le matin, il ne pouvait presque pas s'éveiller.

37o. Le soir, elle s'endort, puis se réveille, se rendort ensuite, et se réveille de nouveau.

Rêves historiques, très-vifs, mais non passionnés, dont il ne reste aucun souvenir au réveil.

Rêves lascifs pendant toute la nuit (au bout de huit heures).

Sommeil plein de rêves, et cependant très-profond ; il commence déjà à rêver en s'assoupissant.

Vers minuit, rêve dans lequel il croit tomber d'un endroit fort élevé, ce qui le réveille, tremblant de tout le corps.

375. Vers minuit, rêve de meurtre, qui le porte à sangloter et à crier.

Apparition en songe d'une personne qu'elle voit pour la première fois le lendemain.

Toute la nuit, rêves très-vifs, non désagréables, qui n'ont ensemble aucune liaison, et dont il ne se souvient pas en s'éveillant.

Sommeil stupéfiant, la nuit : le matin, il était couché sur

le dos, rêvant d'hommes mutilés, de monstres, etc. (*Franz.*)

La nuit, en rêvant, il s'occupe d'objets scientifiques. (*Langhammer.*)

38o. Sommeil interrompu, la nuit, par des rêves désagréables, dont le souvenir ne reste pas.

La nuit, en dormant, beaucoup d'agitation, avec rêves très-vifs : le lit lui semblait trop chaud. (*Hartmann.*)

Réveil fréquent, comme par l'effet d'une peur (au bout de trente-quatre heures). (*Langhammer.*)

La nuit, il se réveille souvent, avec chaleur ardente par tout le corps, et il est souvent obligé de se découvrir pour se donner de l'air ; en même temps, bouche très-sèche, sans soif. (*Hartmann.*)

Le soir, quelques heures s'écoulent avant qu'il puisse s'endormir (au bout de trois, de quatre jours).

385. Le matin, vers deux heures, demi-réveil, *avec pleine connaissance, abondance d'idées et mémoire très-vive ; il pense à un objet important dans une langue étrangère, dont il n'a d'ailleurs pas l'habitude, presque comme dans le somnambulisme zoomagnétique, mais ne peut plus se souvenir clairement de ce qu'il a pensé, après s'être complétement réveillé* (au bout de seize heures).

Le soir, aussitôt après s'être endormi, réveil soudain par une violente secousse dans les muscles de la tête et du cou, comme si la tête était repoussée en arrière.

Vers minuit, réveil par une violente pression en travers du bas-ventre, immédiatement au dessus du nombril, qui ne s'amende ni par le mouvement, ni par le repos, ni par aucun changement de situation.

Le soir, dans le lit, violente douleur dans le pharynx, comme après avoir avalé une trop grosse bouchée, et qui cesse après s'être couché sur le côté gauche.

Pendant la nuit, il ne fait que se retourner, à demi éveillé, dans son lit.

3go. *La nuit, afflux de salive à la bouche, si considérable que chaque fois qu'il se réveille, l'oreiller est très-mouillé.*

Il se réveille la nuit, avec beaucoup de chaleur accablante par tout le corps, et de temps en temps il est obligé de soulever la couverture pour se donner de l'air ; bouche sèche, sans soif.

Sommeil agité ; il ne fait que se retourner dans son lit , qui lui semble trop chaud.

La nuit, chaleur, comme si la sueur allait se déclarer.

Forte sueur étouffante la nuit, sans chaleur.

395. Il se réveilla la nuit ; il avait très-chaud, et il éprouva plus de chaleur encore après avoir bu un verre d'eau froide (au bout de seize heures).

Fréquens frissons, la nuit, dans le lit , et secousses dans les bras.

Le matin , froid, avec bâillemens.

400. *Froid, frisson.* (Froid par tout le corps, pendant toute la journée, comme si elle était vêtue trop légèrement, ou si elle s'était refroidie , mais sans frisson ; elle eut de suite une petite selle molle , suivie de ténesme) (au bout d'une demi-heure).

Au moment du contact du pôle nord avec le bout de la langue , frisson par tout le corps.

Froid aux mains.

Sensation de froid au bout du doigt qui touche le pôle , avec sueur perlée aux doigts de cette main, et sur le dos de celle-ci(sur-le-champ).

Sueur dans l'intérieur des mains, qui sont fraîches.

405. *Sueur froide dans les mains et aux plantes des pieds.*

Sueur fraîche par tout le corps (au bout d'une demi-heure).

Vers le matin, sueur douce, mais abondante , et sans odeur désagréable, par tout le corps.

Sueur vers deux heures du matin, par tout le corps, même au visage (et surtout à la poitrine), mais point au cuir chevelu, et seulement en dormant, sans soif ; cette sueur cessa au réveil.

Chaleur au visage.

410. Le soir, bouffées de chaleur au visage, sans soif (au bout de vingt-huit heures). (*Langhammer*.)

Sensation de chaleur. (*Harnisch.*)

Même les fenêtres étant ouvertes, chaleur extrême par tout le corps, mais surtout au dos et au front ; sans sueur ni soif (au bout de deux heures et un quart). (*Hartmann.*)

Chaleur qui se répand par tout le corps , surtout au bas-ventre et à la face, de sorte que la sueur lui vient au visage (au bout de dix-huit minutes). (*Langhammer.*)

Sensation de chaleur par toute la tête, le visage étant chaud, mais non rouge, avec soif (au bout de cinq heures et demie).) *Hartmann.*)

415. Chaleur et rougeur subites à la joue droite, pendant que la gauche était sensible au toucher (au bout de vingt-six heures). (*Langhammer.*)

Visage rouge comme du feu, avec oppression et pouls plus fort. (*De Harsu.*)

Le soir, chaleur par tout le corps, avec anxiété, qui ne lui permet pas de rester en repos. (*Franz.*)

Chaleur, surtout au dos, vers le bas, et par tout le corps, avec un état général de malaise et d'agitation. (*Id.*)

Le soir, le sang lui monte à la tête, et la chaleur au visage; en même temps, il a froid aux membres inférieurs, aux pieds surtout (au bout de quatre heures).

420. Chaleur dans une joue, avec sensation intérieure de chaleur, irritabilité, loquacité (au bout d'une demi-heure).

Sensation de chaleur dans les pieds.

Le pouls étant vite et fort, sensation de chaleur par tout le corps, sans chaleur extérieure, les mains étant même froides, quoiqu'elles lui parussent chaudes, sans soif (au bout de trois heures).

(Fièvre depuis midi jusqu'au soir, froid aux reins, qui remonte dans le dos, sans froid à l'extérieur, avec beaucoup de soif; puis, vers neuf heures du soir, forte chaleur au visage, sans soif; après minuit, sueur abondante et fétide jusqu'au matin, pendant le sommeil; en se réveillant, la sueur cessa.)

425. Sueur, l'après-midi, fréquentes bouffées de chaleur, à la tête seulement, avec rougeur et chaleur du visage (qui ne durent que deux à trois minutes) ; en même temps, quelques tiraillemens dans la tête.

Fièvre; vers trois heures de l'après-midi, petite tache brûlante à la jambe, qui ne dure qu'une minute, et disparaît subitement, suivie tout aussi soudainement, pendant quelques minutes, d'une chaleur dans la tête, avec rougeur des joues et sueur au visage.

Fièvre : vers quatre heures de l'après-midi, frisson général pendant un quart d'heure (au bout de quatre jours).

Fièvre : frisson fréquent dans le dos, pendant quelques minutes, suivi d'une chaleur qui ne dure pas plus long-temps, mais qui remonte du dos à la tête, et dans laquelle les veines se gonflent sur les mains, sans sueur.

Chaleur humide qui se répand sur tout le corps (sur-le-champ).

43o. Beaucoup de mauvaise humeur et de lassitude (au bout de vingt-quatre heures).

Humeur pleureuse, avec disposition au froid, et froid.

Grande tristesse le soir; il pleure malgré lui, après quoi les yeux lui font mal.

Il lui semble (le soir) difficile de commencer à exécuter un projet qu'il a formé, et beaucoup de temps s'écoule avant qu'il s'y décide; mais alors il l'exécute avec promptitude.

Paresse de l'imagination : il lui semble quelquefois n'en avoir pas du tout.

435. Etant assis, il lui semblait avoir perdu toute faculté de se mouvoir et être cloué sur sa chaise; mais, en se levant, il vit que cette faculté existait en lui tout entière.

Paresse de l'esprit.

Anxiété, abattement, désespoir; il est inconsolable, et se fait sans cesse des reproches (au bout d'une heure).

Abattement de l'esprit (sur-le-champ).

44o. Vers trois heures du matin, nulle envie de dormir, et commencement de l'anxiété; il se croyait dangereusement malade, avait la tête vide, et ne parlait qu'à contre-cœur.

Inquiétude anxieuse; scrupules exagérés et par trop con-sciencieux.

Disposition à l'agacement, à la mauvaise humeur; il est contrarié quand on le dérange, et cependant il ne peut rien terminer.

Il parle haut en se livrant à ses occupations.

Il est sujet à se tromper en écrivant (au bout d'une demi-heure).

445. Il a grande envie de travailler, mais n'avance que lentement.

Il désirerait travailler beaucoup, mais tout ce qu'il fait est exécuté trop lentement. (*Langhammer.*)

Humeur alternativement triste et sereine.

Humeur alternativement sereine et triste pendant la journée entière (au bout de trente heures). (*Langhammer.*)

Il est comme frappé de frayeur et de crainte (sur-le-champ).

45o. De l'enjouement et un grand sentiment de force alternent avec le découragement et la faiblesse. (*Franz.*)

Poltronnerie, inquiétude anxieuse (sur-le-champ).

Promptitude, précipitation.

Précipitation, hardiesse, promptitude.

455. Hardiesse, comme après avoir bu du vin. (*Harnisch.*)

Esprit tranquille, libre et sans soucis (au bout d'une heure et demie).

Esprit libre et tranquille, toute la journée (au bout de quarante-huit heures). (*Langhammer.*)

Sérénité de l'esprit, calme des passions.

Tranquille, quoiqu'il ne se sente pas beaucoup de résolution.

---

7. AMBRE GRIS.

(*Ambra grisea.*)

Le véritable ambre gris s'engendre dans les viscères du cachalot, et c'est probablement un produit graisseux de la vésicule biliaire de ce cétacé. Le meilleur se pêche sur les côtes de Madagascar et de Sumatra, principalement après les tempêtes. Il est en petites masses opaques, qui surnagent l'eau, sont raboteuses, et se brisent aisément en petits morceaux à surface inégale. D'un gris brunâtre à l'extérieur, il est parsemé intérieurement de veines jaunâtres, rougeâtres et noirâtres, et de points blanchâtres fort odorans. Il est un peu gras au toucher, et il a une odeur faible, mais extrêmement agréable.

Il se ramollit comme de la cire entre les doigts, entre en fusion et prend la consistance d'une huile à la chaleur de l'eau bouillante, répand alors une forte odeur des plus agréables, et brûle sans laisser de résidu, quand on le met sur une plaque de tôle chaude. Approché d'une lumière, il prend feu rapidement, et brûle avec une flamme claire. L'alcool en dissout très-peu, mais l'éther sulfurique le dissout presque complétement, et l'alcool précipite de sa dissolution éthérée une substance blanche, qui ressemble à de la cire. Quand on le traite de cette manière, ou qu'on le broye avec d'autres substances, son odeur se développe singulièrement.

On broye un grain de cet ambre avec cent grains de sucre de lait, pendant une heure, on traite de même un grain de la poudre avec cent autres grains de sucre de lait, puis un autre grain de cette seconde poudre avec cent autres grains encore de sucre de lait, et l'on obtient une dilution d'ambre au millionième, dont une très-petite partie d'un grain, non-seulement est une dose suffisante dans la plupart des cas où on l'employe comme moyen homœopathique, mais encore sera souvent trop forte, et alors exigera qu'on en modère les effets, soit avec plusieurs petites doses de camphre, soit avec la noix vomique, rarement avec la pulsatille, suivant les symptômes qui se prononceront.

La durée d'action d'une pareille dose est au moins de trois semaines, dans les maladies chroniques.

Symptômes de l'ambre.

Violent vertige.

Vertige considérable, même dangereux.

Vertige en allant au grand air, avant et après midi.

Les vertiges et un sentiment de faiblesse dans l'estomac l'obligent à se coucher (l'après-midi, au bout de soixante-douze heures).

5. Il est toujours comme en état de rêve.

Il ne peut réfléchir sur rien ; il est comme hébété (pendant les premières vingt-quatre heures).

Mauvaise mémoire : les idées sont très-faibles ; il est obligé de lire chaque chose trois ou quatre fois, et encore ne la comprend-il pas bien.

Grande faiblesse dans la tête, avec vertige (au bout de quarante-huit heures).

Faiblesse dans la tête, et une sorte de congélation dedans.

10. Tous les matins, mal de tête ; il a la tête embarrassée, comme s'il avait passé la nuit en débauche.

La tête est entreprise à l'occiput. (*Gersdorff.*)

Tension dans la tête, qui rend comme hébété.

Serrement douloureux de la tête, qui part des deux tempes. (*Gersdorff.*)

La tête est entreprise et serrée. (*Id.*)

15. La tête est pressée et entreprise, ausssitôt après avoir mangé, surtout en se remuant.

Pression au front (avec crainte de devenir fou) (au bout de quarante-huit heures).

Mal de tête pressif au front. (*Gersdorff.*)

Mal de tête pressif à l'occiput et à la nuque.

Tous les deux jours, douleur abattante au f   et au sommet de la tête, avec chaleur dans la tête et ardeur dans les yeux, le visage étant pâle, depuis le matin, et augmentant l'après-midi.

20. Afflux de sang vers la tête, pendant deux jours.

Sensation (indolente) de pression au sommet de la tête, qui est pesante, le soir (au bout de trente-six heures).

Pression dans la tête, accompagnée d'élancemens.

Douleur pressive sur un petit point, à l'occiput.

Douleur pressive à la bosse frontale gauche.

25. Traction pressive qui remonte de la nuque et se porte vers le devant de la tête, tandis qu'il reste surtout de la pression à l'occiput. (*Gersdorff.*)

Pression tiraillante dans tout l'occiput, qui s'étend aussi jusqu'au vertex et au front. (*Id.*)

Tiraillement passager à travers la tête. (*Id.*)

Tiraillement dans la tête.

Tiraillement au côté gauche de l'occiput, qui se dirige vers la nuque et le derrière de l'oreille.

3o. Tiraillement dans la tempe gauche, jusqu'au sommet de la tête, à la bosse frontale droite, *et derrière l'oreille gauche.* (*Gersdorff.*)

Mal de tête tiraillant au front, jusqu'à la partie supérieure du visage. (*Id.*)

Tiraillement extrémement sensible au vertex et comme dans toute la moitié supérieure du cerveau, avec pâleur de la face et froid de la main gauche. (*Id.*)

(Vulsion dans la tête.)

Elancement dans la tête, au dessus de la tempe gauche (au bout de trois heures). (*Gersdorff*.)

35. Le soir, plusieurs très-forts élancemens de bas en haut, vers le derrière de la tête.

En se fatiguant, céphalalgie lancinante et sécante : elle se fait sentir à chaque pas : on se trouve mieux étant couché.

Céphalalgie extérieure, qui se fait sentir aussi à la nuque et au cou; douleur comme après s'être donné un effort; la partie est douloureuse aussi quand on y touche; pendant toute la journée (au bout de douze jours).

Mal de tête, comme s'il allait survenir un coryza, tantôt plus fort, tantôt moins, et continuel. (*Gersdorff*.)

40. Au côté droit de la tête, endroit où le cuir chevelu, quand on y touche, cause la même douleur que s'il était ulcéré. (*Id.*)

Un point douloureux à l'occiput.

Bruissement autour des tempes.

Les cheveux tombent (au bout de vingt-quatre heures).

Mal de tête pressif et tiraillant, principalement sur la tête. (*Gersdorff*.)

45. Pression sur le sourcil gauche. (*Id.*)

Pression sur les yeux, comme s'ils rentraient dans l'orbite (avec céphalalgie tiraillante, qui descend du front, ou qui se porte de l'oreille à travers l'occiput), au bout de trois heures). (*Id.*)

Pression courte, violente, immédiatement au dessus du nez, dans le front, revenant par accès fréquens, qui dégénère en tiraillement, et qui laisse le derrière de la tête entrepris. (*Id.*)

Boutons douloureux au front. (*Id.*)

Un bouton rouge au milieu du front, à la racine des cheveux, qui cause de la cuisson quand on y touche, et qui ne suppure pas. (*Id.*)

50. Pression et cuisson dans l'œil, comme s'il y était entré de la poussière. (*Id.*)

Cuisson dans les yeux, qui larmoyent.

Pression dans les yeux, qui sont difficiles à ouvrir, et qui *causent la même douleur que s'ils avaient été fermés avec trop de force*, surtout le matin. (*Gersdorff*.)

Gonflement des vaisseaux du blanc de l'œil. (*Id.*)

Tiraillement ou courts élancemens dans l'œil droit et autour. (*Id.*)

55. Douleur brûlante dans l'œil droit (au bout de dix heures).

Ardeur dans les paupières.

Prurit à la paupière, comme s'il allait y survenir un orgeolet.

Chatouillement pruriteux insupportable autour des yeux.

Vue trouble, comme s'il y avait un nuage devant les yeux (au bout de quelques heures).

Grande obscurité devant les yeux (au bout de trois jours).

Tremblement spasmodique dans les muscles de la face.

Le soir, dans le lit, mouvemens convulsifs à la face.

Chaleur passagère au visage.

Couleur jaune du teint.

65. Eruption de boutons à la face, sans nulle sensation.

Prurit fourmillant et rongeant à la face.

Tiraillement à la partie supérieure de la face, surtout près de l'aile droite du nez. (*Gersdorff.*)

Tache rouge sur la joue, sans nulle sensation.

Boutons et prurit à la barbe.

70. Raideur dans la joue, comme si elle était gonflée.

(Gonflement douloureux du haut de la joue, avec battement dans la gencive) (au bout de quelques heures).

Tiraillement le matin, et fréquemment durant le reste de la journée, dans l'oreille droite.

Fourmillement dans les oreilles (au bout de quarante-huit heures).

Prurit et chatouillement dans les oreilles.

75. Bruissement et sifflement dans l'oreille, l'après-midi (au bout de quatre jours).

(Craquement dans l'oreille gauche, comme quand on remonte une montre.)

Surdité d'une oreille.

Diminution de jour en jour de la faculté auditive, pendant cinq jours (au bout de six jours).

Violente douleur tiraillante dans le lobule de l'oreille *et derrière* (*Gersdorff.*)

80. Spasme de l'aile droite du nez, qui la tire vers l'os de la pommette.

(Grande sécheresse de l'intérieur du nez, quoique l'air y passe bien.)

Du sang desséché s'amasse dans le nez (au bout de seize heures).

Saignement de nez, surtout le matin.

Chaleur aux lèvres.

85. Spasme dans la lèvre inférieure , et même sensation que si on la pressait contre la gencive et qu'on l'arrachât.

Douleur, comme de gerçure, dans les coins de la bouche.

Douleur lancinante et pressive dans les mâchoires.

Douleur dans les mâchoires, comme si on les serrait ou les écartait avec une vis.

Douleur tractive , tantôt dans une dent, tantôt dans une autre, que les choses chaudes augmentent, que le froid fait taire sur-le-champ , qui ne s'aggrave pas par la mastication, et qui disparaît après avoir mangé ; la gencive était gonflée d'un côté.

90. Gencive fortement gonflée et douloureuse.

Douleur dans la dent creuse, le soir.

Douleur dans la dent creuse, surtout au grand air, comme si on touchait au nerf.

Après le dîner , douleur plus lancinante que tiraillante dans une dent creuse, pendant une demi-heure (au bout de cinq heures).

Traction resserrante dans les dents molaires droites du haut. (*Gersdorff.*)

95. Le soir, dans le lit, douleur pressive, fouillante, qui a l'air d'être au dessous des dents molaires inférieures gauches. (*Id.*)

Douleurs tractives ; tantôt dans les dents droites , tantôt dans les gauches, pendant le jour et plusieurs nuits. (*Id.*)

Traction dans la dent incisive, comme s'il y pénétrait un courant d'air qui occasionât un élancement. (*Id.*)

Saignement des dents.

Saignement très-considérable par les dents inférieures du côté droit. (*Gersdorff.*)

100. Douleur dans une glande sous le menton , qui était comme gonflée (au bout de trois jours).

Fétidité de l'haleine.

Le matin, en s'éveillant, sécheresse complète de la langue, de la bouche et des lèvres. (*Gersdorff.*)

Le matin, en s'éveillant, grande sécheresse de la bouche, avec absence totale de la soif, pendant plusieurs jours.(*Id.*)

Cuisson et mordication dans l'intérieur de la bouche ; la douleur empêche de manger rien qui soit dur.

105. Ampoules dans la bouche, qui causent la même douleur qu'une brûlure. La langue est chargée et d'un gris-jaune. (*Gersdorff.*)

Sous la langue, sorte de petites végétations, qui causent de la cuisson.

Sensation de constriction dans les glandes salivaires, en mangeant, surtout les premières bouchées.

Douleur rhumatismale à la base de la langue et dans le pharynx, hors des momens où l'on avale. (*Gersdorff.*)

110. Douleur tiraillante au palais, jusque dans l'oreille gauche. (*Id.*)

Sensation de grattement au palais.

Grattement dans la gorge. (*Gersdorff.*)

Le matin, sécheresse dans la gorge.

Grattement dans la gorge, comme pendant le coryza ; durant quelques jours.

115. Sensation dans la gorge, comme s'il s'y était arrêté quelque chose.

Tiraillement dans la gorge et au haut du pharynx. (*Gersdorff.*)

Tiraillement dans l'arrière-gorge, en n'avalant pas. (*Id.*)

Douleur pressive, mordicante, dans la gorge, de temps en temps.(*Id.*)

Mal de gorge, une sorte d'obstacle en avalant (au bout de huit jours).(*Id.*)

120. (Mal de gorge, non en avalant des alimens, mais en avalant à vide et en appuyant sur le cou, avec tension dans les glandes du cou, comme si elles étaient tuméfiées)(au bout de quatre jours).

(Mal de gorge après avoir reçu un coup d'air ; élancement depuis la gorge jusque dans l'oreille droite ; la douleur se fait surtout sentir en remuant la langue.)

Sécrétion de mucus dans la gorge, avec âpreté et grattement. (*Gersdorff.*)

Beaucoup de mucus dans la gorge, le matin. (*Id.*)

Soulèvemens de cœur et vomissemens presque inévitables en arrachant le mucus de la gorge.

125. La pipe (dont il a l'habitude) l'irrite beaucoup, et lui cause le hoquet, quoique la fumée lui plaise.

Souvent, dans l'après-dînée, rapports presque insipides.

Fréquentes éructations (au bout de trois heures et demie). (*Gersdorff.*)

Eructations violentes, en sortant de table.

Fréquemment des rapports acides (au bout de quarante-huit, de soixante-douze heures).

130. Rapports bruyans, de saveur amère.

En allant au grand air, *soda*, avec rapports incomplets. (*Gersdorff.*)

Tous les soirs, sensation de mal à l'estomac, et d'un corps grattant qui remonte jusqu'au larynx , comme dans le *soda*.

(Le matin, en s'éveillant, goût amer dans la bouche.)

Après avoir bu du lait , goût acide dans la bouche.

135. Envies de vomir après le déjeuner (au bout de soixante-douze heures).

(Nausées et saisissement à l'estomac) (au bout de vingt-quatre heures).

Sorte d'affadissement nauséeux autour de l'estomac.

Ardeur dans l'estomac (au bout de trois heures). (*Gersdorff.*)

Ardeur à la région de l'estomac, d'où elle s'étend plus haut. (*Id.*)

140. Pression et ardeur au dessous du creux de l'estomac, que des rapports dissipent. (*Id.*)

Anxiété après avoir mangé.

Après avoir mangé, pression à la fossette du cou, comme s'il y avait encore là des alimens qui ne fussent point descendus.

Pendant le dîner, tiraillement dans le palais, à gauche, et dans la gorge. (*Gersdorff.*)

En sortant de table, tiraillement prolongé, d'abord autour de l'œil gauche, puis autour du droit. (*Id.*)

145. Immédiatement après avoir mangé, pression à la tête, qui est entreprise, surtout en se remuant.

Les vertiges et un sentiment de faiblesse dans l'estomac l'obligent à se coucher, l'après-midi (au bout de soixante-douze heures).

Tension et pression à la région de l'estomac.

Spasme dans l'estomac.

Elancement et pression à la région de l'estomac.

150. Pression au dessous du creux de l'estomac et dans le bas-ventre, de temps en temps, la nuit aussi.(*Gersdorff.*)

Pression à la partie supérieure du ventre, avec froid aux mains et aux pieds. (*Id.*)

Pression dans le bas-ventre, qui dégénère en serrement. (*Id.*)

Pression à la région ombilicale, avec soda, accidens que des rapports dissipent. (*Id.*)

Pression dans le côté du ventre, au dessus de la hanche droite. (*Id.*)

155. Spasmes violens dans le ventre.

Pression continuelle à la partie supérieure du ventre, qui diminue en marchant au grand air, et revient en s'asseyant. (*Gersdorff.*)

Pression dans le bas-ventre, pendant plusieurs heures, aussi bien en marchant qu'en restant assis (au bout de six jours).

Douleur pressive sur un petit point du côté droit du bas-ventre; à la région du foie, dont on n'aperçoit cependant aucune trace au toucher. (Gersdorff.)

Douleur pressive à la région du foie. (Id.)

160. Tension et gonflement dans le bas-ventre, après avoir pris quoi que ce soit, même après une simple gorgée de boisson.

Ventre tendu (au bout de quelques heures).

Tension du bas-ventre (au bout de cinq jours).

Dè grand matin, forte pression dans le bas-ventre.

Le bas-ventre semble être comme comprimé.

165. Pesanteur dans le bas-ventre, avec sensation comme de luxation et de pression, qui part de l'épine du dos.

Après de la pression dans le bas-ventre, émission de vents inodores. (*Gersdorff.*)

Douleur resserrante dans le côté droit du bas-ventre.(*Id.*)

D'abord serrement douloureux dans le ventre, puis quelques tranchées au haut de l'abdomen, ce que des rapports dissipent. (*Id.*)

Envie d'aller à la selle produite par des déplacemens de vents, ce qui produit de la douleur, surtout dans le côté gauche du ventre.

170. Immédiatement après minuit, il se réveille ayant le ventre très-gonflé, surtout à sa partie inférieure, par des vents qui ne trouvent pas d'issue, et qui excitent une colique, ou du moins une forte pression vers le bas ; cette accumulation de vents se dissipe dans le sommeil qui revient après, sans qu'aucun vent sorte, et le ventre redevient tranquille.

Fermentation et borborygmes sensibles à l'oreille, mais non au doigt, dans le bas-ventre. (*Gersdorff.*)

Serrement dans le bas-ventre, avec violente fermentation et gargouillemens, surtout dans la partie supérieure de l'abdomen, le matin, dans le lit, qui diminue en se levant, et reparaît en se recouchant, surtout sur le dos. (*Id.*)

Violentes tranchés, le soir.

Après minuit, tranchées dans le lit, même pendant une sueur par tout le corps.

175. Tranchées avec une selle molle, le matin, deux matinées de suite (au bout de cinq jours).

Violentes tranchées, avec trois selles diarrhéiques, trois jours de suite (au bout de cinq jours).

(Ardeur dans le bas-ventre.)

Sentiment de froid dans le bas-ventre.

Froid dans un des côtés du bas-ventre, pendant deux jours (au bout de quarante-huit heures).

180. Vulsion dans les muscles du ventre, le soir.

Élancement au dessus des hanches, pendant deux jours (au bout de cinq jours).

Vive pression ou sourd élancement au dessus de la hanche droite. (*Gersdorff.*)

En retirant le ventre en dedans, violens coups d'aiguille dans le bas-ventre, qu'une pression du dehors suffit aussi pour exciter. (*Id.*)

Mal de ventre lancinant autour de l'ombilic, en remuant le ventre, surtout en le rétractant. (*Id.*)

185. Fréquens besoins d'aller à la selle, mais qui n'abou-

tissent à rien, ce qui lui cause beaucoup d'anxiété, et lui rend le voisinage des autres insupportable.

Après une inutile envie d'aller à la selle, douleur resserrante dans le bas-ventre, surtout au côté droit (au bout de quelques jours). (*Gersdorff.*)

Pression vers le bas, dans le rectum.

Selle trop peu abondante (au bout de vingt-quatre heures). (*Id.*)

Resserrement du ventre (au bout de quatre jours). (*Id.*)

190. (Traction au rectum.)

Prurit à l'anus.

Prurit du fondement (au bout de quelques heures). (*Gersdorff.*)

Chatouillement dans le rectum.

Prurit et cuisson dans l'anus, qui cessent en se frottant. (*Gersdorff.*)

195. Elancement dans l'anus.

Quatre selles ordinaires, dans l'espace de quelques heures (au bout de peu d'heures).

Selle abondante, molle et d'un brun clair (au bout de huit jours). (*Gersdorff.*)

(L'ambre paraît, dans ses effets consécutifs (au bout de dix, de quinze jours), remédier au retard des selles qui avait lieu jusque-là.)

La garderobe n'étant pas dure, sortie d'une grande quantité de sang (au bout de sept jours).

200. *Après la selle, pression à une grande profondeur dans le bas-ventre. (Gersdorff.)*

(Chaque fois, après avoir été à la selle, faiblesse autour du creux de l'estomac.)

Après avoir été à la selle, sentiment de besoin d'y aller encore, qui dure au delà d'une minute.

Douleur dans le rectum et en même temps dans la vessie (au bout de cinq jours.)

Sensation comme s'il sortait quelques gouttes de l'urètre.

205. Urine d'un jaune citrin, presque sans odeur, avec un petit nuage. (*Gersdorff.*)

Urine brune.

Urine semblable à du petit-lait.

Peu d'urine avec un nuage rougeâtre, sans soif. (*Gersdorff.*)

Urine d'un brun foncé et un peu trouble, dès le moment même de l'émission (au bout de vingt heures.)

210. *Urine trouble dès le moment même de la sortie*, d'un jaune brun, et déposant un sédiment brun, que surnage un liquide jaune et clair.

Urine avec un nuage rougeâtre. (*Gersdorff.*)

Urine exhalant une odeur pénétrante, après être demeurée quelque temps en repos.

Urine sanguinolente (au bout de sept jours.)

Diminution de la sécrétion urinaire (les trois premiers jours.)

215. Peu d'urine qui, au bout de plusieurs heures, a déposé un sédiment rougeâtre. (*Gersdorff.*)

Émission abondante d'urine la nuit.

Le matin, après la sortie du lit, envie d'uriner, pendant deux heures, si pressante, que parfois il ne peut retenir l'urine.

Il urine trois fois plus qu'il ne boit, surtout le matin ; ensuite douleur sourde à la région rénale.

Urine abondante, de couleur claire, sans nuage (au bout de quatre jours).

220. Ardeur à l'orifice de l'urètre et à l'anus.

Ardeur à l'orifice de l'urètre (au bout de six jours).

(Vulsion dans l'urètre) (au bout de douze jours).

(Vulsion dans les testicules) (au bout de quinze jours).

Tiraillemens dans le gland.

225. Douleur d'ulcération dans le gland.

Un bouton pruriteux sur les parties génitales masculines.

Ardeur interne à la région des vésicules séminales.

Ardeur, cuisson, chatouillement et prurit au pudendum et dans l'urètre, en urinant.

Ardeur dans les parties génitales, avec émission de quelques gouttes de sang, surtout après avoir marché, et après avoir poussé une selle dure.

230. *Fort prurit aux parties génitales* (plus rarement à l'anus); elle est obligée de se gratter.

Douleur cuisante et prurit au pudendum, même en n'urinant pas.

Gonflement et excoriation des lèvres de la vulve, où se font sentir des démangeaisons.

Prurit au gland, qui persiste en se tenant assis, couché ou debout, et en marchant.

Vive sensation voluptueuse qui dure des heures entières dans l'intérieur des parties génitales, sans érection ni irritation des parties externes (au bout de quatre jours).

235. Le matin, en s'éveillant, violente érection sans sensation voluptueuse, avec engourdissement à l'extérieur et diminution du sentiment; après la cessation de l'érection, tiraillement fourmillant dans la partie extérieure de l'urètre.

L'ambre abolit les érections (dans son action consécutive).

Les règles avancent de trois jours (au bout de quatre jours).

Les règles avancent de quatre jours (au bout de vingt jours).

Grande excitation dans le bas-ventre, comme si les règles allaient venir, quoiqu'il n'y ait que trois semaines qu'elles aient paru (au bout de deux heures).

240. Emission de sang par la matrice (au bout de deux heures).

Pendant les règles, la jambe gauche devient toute bleue, par l'effet de veines gonflées, avec douleur pressive dans ce membre.

(La nuit, écoulement copieux de flueurs blanches.)

(Sortie, par le vagin, de masses muqueuses d'un blanc bleuâtre.)

(Flueurs blanches; mucus épais, augmentant de jour en jour; avant chaque émission, un élancement dans le vagin.)

245. Sensation dans le front et les yeux, comme d'un coryza prochain. (*Gersdorff.*)

Mal de tête en se mouchant.

Nez bouché et causant une douleur d'excoriation en dedans.

Sécheresse intense et prolongée du nez; mais fréquente cuisson dedans, comme pour éternuer. (*Gersdorff.*)

Parfois, éternument, le nez étant sec. (*Id.*)

250. Fourmillement dans le nez, comme pour éternuer.

Fréquentes envies d'éternuer.

Elle éternue presque tous les jours, ce qu'elle ne faisait jamais auparavant.

Enchifrenement.

Grattement dans la gorge, comme dans un coryza.

255. La voix est rauque; du mucus épais s'amasse dans la gorge.

Enrouement : voix rauque et creuse, alternant avec du mucus épais dans la trachée-artère, qu'il est facile de détacher par une petite toux volontaire (au bout de dix, de vingt-quatre heures).

Haleine de mauvaise odeur, le matin, après le réveil.

Coryza et toux, avec rejet de mucus blanc.

Chatouillement dans la gorge, qui excite à tousser.

260. Toux, la nuit seulement, et non le jour, par l'effet d'une irritation énorme dans la gorge.

Toux excitée par un grattement dans la gorge. (*Gersdorff.*)

Accumulation dans la gorge, avec grattement, d'un mucus épais, qu'on a de la peine à en détacher. (*Id.*)

Prurit dans la gorge et à la glande thyroïde, pendant la toux.

Chatouillement pruriteux, brûlant, depuis le larynx, jusque dans le bas-ventre.

265. En toussant, douleur dans le côté, au dessous du creux de l'estomac.

Tous les soirs, toux, avec douleur sous les côtes gauches, comme s'il se détachait là quelque chose.

Toux, la nuit seulement, à cause d'une insupportable irritation dans la gorge.

La toux survient de temps en temps, par grands accès réglés.

Effroyable toux spasmodique, avec beaucoup de rapports et enrouement.

270. Une sorte de coqueluche (au bout de quarante-huit heures).

Toux creuse, sèche, avec afflux de salive à la bouche, et ensuite grattement dans la gorge. (*Gersdorff.*)

En toussant, sensation comme d'un point excorié dans la gorge.

Expectoration très-salée pendant la toux.

Pendant la toux, pression à la région ombilicale.

275. Sensation comme d'âpreté dans la poitrine.

Ardeur sur la poitrine.

Une chaleur ardente dans les parties extérieures de la poitrine. (*Gersdorff.*)

Douleur pressive, brûlante, sur une des côtes droites, qui augmente quand on appuye sur la partie; ensuite une douleur pareille au côté gauche de la poitrine (*Id.*)

Un élancement dans la poitrine, jusque dans le dos (au bout de quelques heures).

280. Elancement violent et sourd. qui coupe la respiration, dans le côté droit de la poitrine. (*Gersdorff.*)

Sifflement dans la poitrine.

Oppression de la poitrine. (*Gersdorff.*)

Oppression dans le dos, à travers la poitrine.

Oppression de la poitrine et dans le dos, entre les omoplates, qui cesse pour quelque temps en mangeant.

285. Rétrécissement de la poitrine, avec beaucoup d'agitation, pendant toute la journée (au bout de trois jours).

Etroitesse de la poitrine : elle ne peut ni faire une respiration profonde, ni achever de bâiller.

Anxiété au cœur, qui va jusqu'à suspendre la respiration, avec bouffées de chaleur.

Battemens de cœur, en allant au grand air, avec pâleur du visage.

Forts battemens de cœur, avec pression dans la poitrine, comme si elle était bouchée.

290. Sensation de pression dans la profondeur du côté droit de la poitrine, en expirant avec force, et qui est surtout sensible sur un petit point. (*Gersdorff.*)

Pression à la partie supérieure de la poitrine, par accès, durant cinq minutes.

Pression en haut, sur la poitrine. (*Gersdorff.*)

Pression sous (dans?) le côté gauche de la poitrine.

Pression dans le côté gauche de la poitrine, à la région du cœur. (*Gersdorff.*)

295. Douleur pressive et de brisure dans la poitrine, au dessus du creux de l'estomac, que des rapports diminuent. (*Id.*)

Douleur de brisure sur la dernière vraie côte droite, plus en arrière qu'en devant. (*Id.*)

Douleur rhumatismale au côté droit de la poitrine, sous le bras. (*Id.*)

Pression tiraillante au côté gauche de la poitrine. (*Id.*)

Violente pression à la partie inférieure du sacrum. (*Id.*)

300. Elancemens dans le sacrum, étant assis (au bout de huit, de neuf jours).

Elancemens vifs, violens, isolés dans le sacrum, que le moindre mouvement augmente. (*Gersdorff.*)

Tension douloureuse dans les muscles des lombes.

Douleur rhumatismale dans le dos, au côté droit. (*Gersdorff.*)

Mal de dos, comme si les intestins étaient comprimés, et qu'il y eût un poids dedans, comme si l'on ne pouvait pas se redresser.

305. Ardeur dans l'omoplate du côté droit.

Elancement dans l'omoplate du côté gauche (les premiers jours).

Douleur rhumatismale dans l'omoplate du côté droit. (*Gersdorff.*)

Douleur pressive, tractive, dans la nuque. (*Id.*)

Tiraillement dans les deux aisselles.

310. *Tiraillement dans l'articulation du bras gauche.* (*Gersdorff.*)

Le soir, traction et *sorte de luxation* et de paralysie *dans l'aisselle.*

Un violent élancement sourd dans l'aisselle droite (au bout de deux heures). (*Gersdorff.*)

Les bras s'engourdissent aisément, en se couchant dessus.

La nuit, le bras droit s'engourdit souvent.

315. Engourdissement du bras gauche, fréquemment dans la journée, pendant le repos.

Tiraillement, le matin, dans le bras droit, pendant cinq minutes.

Tressaillement dans le bras.

Vulsion dans le bras.

(Paralysie dans le haut du bras droit.)

320. Tiraillement dans le coude droit.

Tiraillement au coude droit.

Tiraillement dans le coude et l'avant-bras droits. (*Gers-dorff.*)

Douleur pressive , tractive, dans l'avant-bras droit, jusque dans le coude.(*Id.*)

Engourdissement des mains , la nuit.

325. Crampe dans les mains (au bout de quelques heures).

Le soir, les doigts se recourbent un peu en dedans(au bout de sept jours).

Paralysie de la main , pendant quelques minutes(au bout de six jours).

Le soir, faiblesse des doigts, qui oblige à des efforts pour saisir un corps, ou pour les mouvoir rapidement.(*Gersdorff.*)

Froid glacial aux mains , pendant long-temps (au bout d'une heure). (*Id.*)

33o. Froid sensible et prolongé aux mains. (*Id.*)

Le soir , froid glacial aux mains. (*Id.*)

Tiraillement dans l'intérieur du carpe droit.(*Id.*)

Elancemens , semblables à des piqûres de mouches, dans les mains et dans les doigts.

Elancemens, tantôt dans le doigt indicateur droit, tantôt dans le pouce du même côté.

335. Prurit dans les paumes des mains.

Douleur rhumatismale , depuis l'articulation du pouce, à travers son os métacarpien, jusque dans l'articulation du poignet. (*Gersdorff.*)

Tiraillement dans les muscles du pouce. (*Id.*)

Tremblement dans le pouce, le soir, par accès fréquens, de courte durée.

Tiraillement dans la dernière articulation du doigt indicateur gauche. (*Gersdorff.*)

34o. (Les dernières articulations des doigts deviennent raides le soir, et celle du pouce se gonfle , ensuite la flexion est douloureuse, surtout quand on n'a pas remué les doigts dans la journée.)

Tiraillement dans le doigt indicateur droit. (*Gersdorff.*)

Tiraillement dans les deux derniers doigts , le soir, avant de s'endormir. (*Id.*)

Traction dans les doigts et le pouce.

Tiraillement au bout du petit doigt de la main droite. (*Gersdorff.*)

345. Tiraillement sous l'ongle du doigt médius de la main droite. (*Id.*)

La peau du bout des doigts est ridée, le matin.

Une verrue au doigt cause la même douleur que si elle était écorchée.

Prurit au bout des doigts.

Une petite dartre, qui démange, apparaît entre le pouce et le doigt indicateur.

35o. Au bout du pouce de la main gauche, douleur lancinante, tiraillante ; en y touchant même un peu, il semble qu'une écharde soit entrée sous l'ongle ; la sensation est plus légère en appuyant avec plus de force. (*Gersdorff.*)

Fourmillement au bout du pouce, comme s'il était engourdi, ce qu'une pression extérieure fait cesser pour quelque temps. (*Id.*)

Tiraillement dans la hanche gauche, et ensuite aussi dans la droite. (*Id.*)

Douleur pressive, tiraillement en devant, immédiatement au dessous de la hanche gauche. (*Id.*)

Tiraillement en arrière, au dessous de la fesse gauche. (*Id.*)

355. Tiraillement dans la fesse droite. (*Id.*)

Tiraillement dans la jambe gauche, le matin.

Tiraillement rhumatismal dans la jambe droite. (*Gersdorff.*)

Pesanteur dans les jambes.

Tension dans la cuisse, comme si les tendons étaient trop courts, surtout en marchant.

36o. Raideur et relâchement dans les jambes.

Sentiment d'engourdissement dans les jambes; il n'a pas la démarche sûre (au bout de huit jours).

Tiraillement au genou droit. (*Gersdorff.*)

Traction dans les genoux et les chevilles.

Paralysie du genou, pendant quelques minutes (au bout de six jours).

365. Douleur de luxation au dessous du genou, surtout après s'être assis (au bout de cinq jours).

Prurit aux genoux.

Le matin, raideur dans le jarret (les premiers jours).

Écorchure dans le creux des jarrets, dont la douleur se fait surtout sentir le soir.

Tiraillement au dessous du genou gauche, à la partie supérieure du tibia. (*Gersdorff.*)

370. Plus de sensation de froid dans les jambes que de froid sensible au toucher. (*Id.*)

La jambe droite est très-froide, surtout au genou.

Froid aux pieds.

Grand froid aux pieds. (*Gersdorff.*)

Taches qui causent de la douleur, aux deux jambes (au bout de vingt-huit jours).

375. (Les jambes sont très-gonflées à partir du genou, surtout les pieds) (au bout de trois jours).

Gonflement de la cheville interne du pied gauche; la douleur ne se fait sentir qu'en marchant, mais la marche prolongée la dissipe (au bout de sept jours).

Le soir, en se couchant, prurit aux jambes, au dessous des chevilles; après qu'on s'est frotté, douleur comme d'écorchure et de brisure.

Tiraillement saccadé dans le mollet gauche. (*Gersdorff.*)

Tiraillement dans la partie inférieure de la jambe gauche. (*Id.*)

380. *Crampe dans les jambes, crampe dans les mollets, presque toutes les nuits.*

Bourdonnement dans les mollets et les pieds.

Fourmillement dans les pieds, qui sont comme engourdis; quand il se levait alors, il tombait comme en syncope; sa vue s'obscurcissait, il vomissait (de la bile) et il était obligé de se recoucher.

Prurit aux chevilles.

Tiraillement dans les chevilles.

385. Douleur comme arthritique dans les articulations du pied.

Douleur, en marchant, dans l'articulation du pied gauche.

Tiraillement et élancement dans le pied gauche (au bout de vingt-six jours).

Parfois des élancemens dans le pied gauche.

Tension dans le pied gauche (à midi).

390. Raideur des pieds (au bout de six jours).

Douleur comme de goutte dans le gras du gros orteil.

Élancement dans le gras du gros orteil.

Prurit aux orteils.

Chatouillement insupportable au bout du gros orteil.

395. Tiraillement dans l'orteil médian du pied gauche. (Gersdorff.)

Tiraillement au bord externe du pied gauche. (*Id.*)

Douleur dans le talon en marchant.

Elancemens dans le talon.

Prurit dans l'intérieur de la plante des pieds, qu'on ne peut apaiser en se grattant.

400. Forte ardeur dans la plante des pieds.

Douleur comme d'écorchure dans les cors au pied.

Les incommodités diminuent en marchant doucement au grand air, mais reviennent en s'asseyant. (*Gersdorff.*)

En marchant, forte sueur, surtout au bas-ventre et aux cuisses.

Sueur pendant toute la journée (au bout de vingt-quatre heures).

405. Prurit presque partout, même au ventre.

L'éruption psorique paraît à la peau, avec beaucoup de démangeaisons.

Les dartres reparaissent.

Ardeur en plusieurs points de la peau du corps.

Le matin, en s'éveillant, la peau du corps est comme engourdie et insensible jusqu'au genou, sans être froide ; les mains n'ont qu'à peine un peu de sentiment ; sorte d'engourdissement de la peau, mais sans fourmillement. (*Gersdorff.*)

410. Il sent le pouls dans tout son corps, comme le battement d'une montre.

Vulsion dans les membres.

Vulsion énorme dans tous les membres, et froid du corps la nuit (au bout de cinq jours).

Par l'effet de la marche au grand air, agitation dans le sang et accélération de la circulation, avec grande faiblesse du corps.

Agitation dans tous les membres, sorte de fourmillement, avec un état d'anxiété, pendant la journée seulement.

415. Le matin, dans une chambre très-chaude, il devient tout à coup si faible, qu'il ne pouvait plus marcher sans être soutenu, avec sueur, froid au front et aux mains.

Grande lassitude (au bout de huit, de vingt-quatre heures).

Lassitude, le matin, dans le lit. (*Gersdorff.*)

Le matin, grande lassitude dans les jambes.

Lassitude, avec endolorissement de tous les membres.

420. Lassitude, qui se dissipe en marchant (au bout de cinq jours).

Pesanteur par tout le corps (au bout de sept jours).

Faiblesse ; les genoux ployent (au bout de trois heures).

Faiblesse dans les jambes , qui sont comme insensibles(au bout de quarante-huit heures).

Elle fut forcée de se coucher, à cause du sentiment de faiblesse dans l'estomac et des vertiges qu'elle éprouvait (au bout de soixante-douze heures).

425. Tendance à s'étendre et à s'allonger.

(Envies de dormir pendant la journée.)

Insomnie, avant minuit.

Il ne peut pas dormir la nuit, sans savoir pourquoi.

Plusieurs nuits sans sommeil , et le matin assoupissement, pendant lequel l'imagination est en désordre.

430. Fréquent réveil, la nuit. (*Gersdorff.*)

Réveil fréquent, et, vers deux heures du matin, longue agitation par tout le corps, surtout dans le derrière de la tête.

Il s'endort fort tard , puis dort d'un sommeil très-agité, à cause d'une pression à la partie supérieure du ventre, surtout à droite. (*Gersdorff.*)

Plusieurs nuits de suite , depuis minuit jusqu'à sept ou huit heures du matin , douleur, au dessus des yeux , avec nausées.

Le soir , après s'être endormi , dans le lit, tiraillement pressif dans le front, qui part de l'occiput. (*Gersdorff.*)

435. La première nuit, douleur dans la tête.

Agitation dans le derrière de la tête, après minuit.

La nuit, il s'éveille avec un mal de tête , qui cesse en se levant.

Réveil avec lassitude , sécheresse de la bouche et forte pression à la partie supérieure de l'abdomen, qui diminue en se couchant sur le ventre , mais fait place alors à un tiraillement dans le sacrum, lequel disparaît aussi en se recouchant sur le dos. (*Gersdorff.*)

En s'éveillant, vers minuit, faiblesse, nausées, forte pression au creux de l'estomac et dans le bas-ventre, violentes érections, sans nul sentiment voluptueux, sécheresse dans la bouche, et insensibilité de la surface du corps. (*Id.*)

440. Réveil de très-grand matin; ensuite sommeil souvent interrompu, mais très-profond, avec yeux fermés fortement. (*Id.*)

Le matin, après le réveil, dans le lit, grande lassitude, surtout aux parties supérieures du corps, tête entreprise, même sensation que si les yeux avaient été fermés avec beaucoup de force, et un peu de nausées au creux de l'estomac; il a de la peine à prendre la résolution de se lever. (*Id.*)

Le matin, dans le lit, lassitude, avec même sensation que si les yeux avaient été trop fortement clos. (*Id.*)

La nuit, il se tient sur le dos en dormant, la tête entre les deux mains, et les genoux ployés, avec des rêves très-vifs. (*Id.*)

Frayeur qui réveille en sursaut, le soir, en s'endormant, avec hallucination, comme s'il y avait trop de lumière dans la chambre; il saute à bas du lit, plein d'anxiété (au bout de quelques heures).

445. Pendant trois nuits de suite, agitation, avec beaucoup de rêves (au bout de cinq jours).

Il lui suffit de s'assoupir pour avoir des rêves vifs et inquiétans, qui empêchent presque tout sommeil (au bout de huit jours).

L'enfant est agité en dormant, parle et demande à boire.

Sommeil agité, avec songes inquiétans (au bout de cinq jours).

Nuit pleine de rêves qui causent de l'agitation et de l'anxiété. (*Gersdorff.*)

450. Après s'être endormi tard, rêves inquiétans, comme si on le maltraitait et que la faiblesse l'empêchât de se défendre; il s'éveille ensuite avec une grande faiblesse dans le haut du corps, pression resserrante au dessous du creux de l'estomac et nausées, sensations qui se renouvellent en se recouchant et s'assoupissant, après quoi survient de la pression dans le côté gauche du ventre; mais en

se secouant, s'asseyant et se remuant, les incommodités cessent, avec émission de vents par le bas, fermentation dans
le bas-ventre et rapports. (*Id.*)

Rêves désagréables, inquiétans, et parler en dormant,
pendant huit jours (sur-le-champ).

Rêves pleins de labeur.

La nuit, sommeil agité, à cause du froid du corps, et
vulsion dans tous les membres (au bout de cinq jours).

Froid intérieur, la nuit, qui empêche de dormir ou réveille.

455. Froid et lassitude, comme pour s'endormir, quatre
après-midi l'un après l'autre, qui se dissipent après le dîner
(au bout de soixante-douze heures).

Depuis le matin, froid, lassitude qui porte à dormir, et
mal de tête sourd, qui ne disparaît qu'en allant au grand air.

Après deux selles diarrhéiques, froid, grande lassitude et
mal de tête.

Avant le dîner, horripilations (les premiers jours).

(Froid à la peau, par tout le corps, à l'exception seulement
du visage, du cou et des parties génitales.)

460. Deux soirs l'un après l'autre, chaleur depuis sept
jusqu'à huit heures (au bout de douze jours).

Tous les quarts d'heure, chaleur au visage et par tout le
corps (au bout de cinq, de six jours).

Sueur pendant la nuit, douze nuits de suite (au bout de
six, de sept jours).

Forte sueur nocturne, deux nuits de suite (au bout de
cinq jours).

Avant minuit, sueur générale, étouffante, pendant plusieurs nuits.

465. Toutes les nuits, forte transpiration, presque comme
une sueur.

Sueur nocturne modérée par tout le corps, qui est très-
chaud.

Tous les matins, sueur plus forte que partout ailleurs au
côté malade.

Grande agitation pendant la journée.

Agitation toute la journée, avec resserrement de la poitrine.

470. Esprit très-agité et irritable.

Précipitation dans les travaux du cabinet.

Disposition à l'irritation, sorte de faiblesse nerveuse et d'impatience. (*Gersdorff.*)

Irritation : elle parlait beaucoup plus que de coutume, ce qui la fatiguait beaucoup ; elle ne put dormir la nuit, et eut mal à la tête, comme si elle portait un grand fardeau dessus ; elle se sentait fort oppressée, fut obligée de s'asseoir dans le lit, et éprouva de l'anxiété, avec sueur par tout le corps.

Excitation de très-longue durée.

475. Parler l'excite beaucoup, lui cause des tremblemens par tout le corps, surtout dans les jambes, et elle a besoin d'être seule pendant quelque temps pour se calmer.

La musique lui fait porter le sang à la tête.

L'imagination s'occupe d'un grand nombre d'images lascives, même en songe, ce qui toutefois excite peu le moral et les organes génitaux (pendant les premières vingt-quatre heures).

L'imagination est en proie à des idées effrayantes, dont elle ne peut se débarrasser.

Des pensées inquiétantes lui assiégent l'esprit.

480. Etat d'anxiété, le soir.

Anxiété et tremblement (au bout de huit jours).

Grand abattement (au bout de six jours).

Des pensées tristes s'emparent de lui, avec nausées, autour du cœur ; il a pendant long-temps l'esprit mal disposé.

Grande tristesse (au bout de soixante-douze heures).

485. *Désespoir* (au bout de quarante-huit heures).

D'abord envie de pleurer, puis mauvaise humeur et propension à chercher querelle, pendant deux heures.

Il est très-facile de l'offenser, de le choquer.

Alternatives continuelles d'abattement et d'état passionné, qui ne lui permet pas de se tranquilliser l'esprit.

Indifférence pour la joie et la peine; mais cependant plus d'abattement que d'insouciance.

490. Grande insouciance (1). (*Gersdorff.*)

(1) Effet consécutif excité par l'organisme.

8. ANGUSTURE.

(*Cortex Angusturæ.*)

L'angusture est l'écorce d'un arbre de l'Amérique méridionale. (*Bonplandia trifoliata.*) Celle qu'on doit préférer
pour les usages de la médecine est en morceaux d'une ligne
à peu près d'épaisseur, peu arqués, couverts extérieurement d'une pellicule fine, d'un gris blanchâtre, facile à enlever, et parsemée de légers sillons transversaux. La face
interne est d'un jaune brunâtre clair. Cette écorce se brise
aisément; la cassure est couleur de cannelle et poreuse. Elle a
une odeur aromatique, désagréable, et une saveur pénétrante,
amère, aromatique, un peu chaude. Sa poudre ressemble à
celle de la rhubarbe, pour la couleur. Sa décoction ne doit
point être précipitée par la dissolution de sulfate de fer.

On traite cinquante grains de cette poudre par mille
gouttes d'alcool, à froid, et la teinture ainsi obtenue sert
ensuite aux usages de la médecine, après avoir été convenablement étendue.

Pendant long-temps, des plaintes se sont élevées contre
une fausse écorce d'angusture que le commerce substituait
à la vraie, que l'on mêlait avec elle, et qui produit des effets
très-dangereux, même vénéneux. Pendant long-temps aussi
on a ignoré le nom de l'arbre auquel appartenait cette
fausse écorce. Aujourd'hui on désigne le *Brucea ferruginea*
comme étant celui qui la produit. D'après l'analyse qu'en
ont faite les chimistes, elle contient le même alcaloïde que
la noix vomique, la fève de saint Ignace, etc.

Cependant la véritable écorce d'angusture, qui a été décrite plus haut, possède également une vertu médicinale
extrêmement puissante, de telle sorte que, quand on l'obtient directement de l'arbre, ce qui a sans doute lieu partout aujourd'hui, elle peut, comme tous les médicamens
très-puissans, produire de grands maux lorsqu'on n'en atténue
point convenablement la dose et qu'on la fait prendre dans
des cas auxquels elle n'est point appropriée. Un enfant de
six ans et demi, à qui l'on fit prendre trois cuillerées à café
d'une décoction de cinq onces d'écorce d'angusture réduite
par l'évaporation à cinq onces de liquide, c'est-à-dire en-

viron une once et demie de vertu d'angusture, succomba dans l'espace de deux heures, en proie à des symptômes redoutables, dont voici les principaux, puisés dans le rapport qu'a fait Emmert de cette observation.

Tremblement qui ne tarde pas à dégénérer en symptômes violens (au bout d'une demi-heure).

L'attouchement du bras par le médecin qui tâtait le pouls, fait naître de suite le tétanos.

Les paupières s'ouvraient largement.

Les yeux étaient fixes, saillans et immobiles.

Les mâchoires serrées, avec lèvres largement ouvertes, de sorte que les dents de devant étaient entièrement à nu.

Tension de quelques uns des muscles du visage.

Les membres étaient étendus au plus haut degré et raides.

L'épine du dos et la tête étaient violemment renversées en arrière.

Le tronc était de temps en temps ébranlé, un peu soulevé, par une secousse violente le long du dos, semblable à une secousse électrique.

Les joues et les lèvres devinrent bleues.

La respiration interrompue.

Après un accès de six minutes, l'enfant respira avec beaucoup d'effort, en ronflant; les joues et les lèvres étaient pâles.

Grand et fréquent désir de prendre du café.

Il suffisait d'avaler de l'eau tiède pour être pris de spasmes tétaniques.

Pouls à cent deux, spasmodique, irrégulier.

Le tétanos revenait tantôt de lui-même, tantôt par l'effet du bruit ou du contact d'un corps quelconque : l'enfant criait sans cesse qu'il ne fallait pas le toucher.

Après le tétanos, les yeux étaient fermés, le front et le visage couverts de sueur, teinte bleue des joues et des lèvres, gémissemens sans douleurs (du moins accusées).

Tout le corps était flasque et mou, et l'œil mort, seulement respiration convulsive, revenant à de grands intervalles.

Mort au bout d'une heure.

Une demi-heure après la mort, le corps était raide.

Au bout de vingt-quatre heures, il y avait déjà odeur cadavéreuse; à l'ouverture des veines, on y trouva du sang brun liquide.

Le poumon droit était pâle et emphysémateux à l'extérieur, plein de sang à l'intérieur ; le gauche était bleu à l'extérieur, noirâtre sur la tranche, et très-lourd de sang.

D'autres faits encore témoignent que des doses trop fortes d'angusture produisent des convulsions spasmodiques, le vertige, l'anxiété, la perte de connaissance. D'après une notice qui m'a été communiquée par le docteur Wuerzner, quatre personnes à chacune desquelles on avait fait prendre dix à douze grains d'extrait d'angusture, sous la forme de pilules, furent atteintes de raideur comme tétanique des muscles du corps entier, avec trisme des mâchoires, et tombèrent tout à coup par terre, sans avoir perdu connaissance.

Des symptômes fort analogues, mais seulement plus faibles, se trouvent dans le tableau suivant des effets que l'angusture, choisie avec le plus de soin, produit chez les sujets bien portans.

Pour les usages de l'homœopathie, j'ai employé la plus petite partie d'une goutte de la teinture précédemment indiquée, après l'avoir étendue au billionième ; mais j'ai reconnu, dans quelques cas, qu'une plus forte dilution serait préférable encore.

Le camphre n'est pas l'antidote de l'action trop forte de l'angusture, mais bien le café à l'eau.

Symptômes de l'angusture.

Vertige au grand air (au bout de vingt heures).

La tête est entreprise : il éprouve des battemens dans le front.

Au grand air, elle est prise d'un peu de céphalalgie et de chaleur (vers le soir).

Mal de tête en forme de crampe.

5. Mal de tête, pression de dedans en dehors, au front, au dessus des deux yeux, pendant le repos et le mouvement.

Mal de tête, pression à l'occiput, l'après-midi.

Douleur de brisure du cerveau, sur le devant de la tête, qui augmente en se penchant, et diminue au grand air (sur-le-champ).

Céphalalgie térébrante dans les tempes.

Elancement qui descend et remonte de temps en temps, comme une secousse électrique.

Engourdissement dans les muscles des tempes, comme si on les refoulait du dedans.

Douleur tensive dans les muscles temporaux, en ouvrant la mâchoire.

Douleur dans les muscles de la joue, comme si l'on avait mâché avec trop de force, et qu'on eût fatigué ces muscles.

Dans les muscles masticateurs, près de l'articulation de la mâchoire, douleur en forme de crampe, surtout pendant le repos, qui diminue en ouvrant et fermant la bouche.

Pendant la lecture, tressaillement entre les sourcils.

15. Quelques élancemens au dessus des yeux.

L'après-midi et le soir, à plusieurs reprises, une violente chaleur brûlante dans la moitié interne des yeux mêmes et dans leur angle interne.

Tension, d'abord dans un œil, puis dans l'autre, comme si on les tirait par derrière, le matin (au bout de quarante-huit heures).

Une sorte de vapeur légère passant devant les yeux, et qui se dissipe promptement.

20. Sensation de sécheresse sous les paupières supérieures.

Dans les deux yeux, pression qui semble produite par une lumière éblouissante.

Les yeux sont rouges et brûlans; le matin ils sont garnis de chassie.

Elancemens à la partie antérieure du conduit auditif.

Ardeur dans l'oreille interne, à la région de la membrane du tympan.

25. Sensation comme si quelque chose était entré et arrêté dans l'oreille.

Crampe dans l'oreille externe.

Chaleur dans les lobules des oreilles.

Derrière les oreilles, sur le côté du cou, douleur pulsative, comme si l'artère carotide battait avec force.

Chaleur aux oreilles et aux deux joues.

30. Sensation de chaleur dans les deux joues, sans chaleur appréciable à l'extérieur.

Sensation de cuisson dans les parties profondes du nez (sur-le-champ).

(Fouillement dans la mâchoire inférieure (au bout de dix-huit heures).

(Goût comme d'amande de pêche dans la bouche.)

(Le pain lui semble aigre.)

35. Nulle envie de boire, nul plaisir non plus à prendre des boissons, quoiqu'il y ait sensation de soif, plutôt pour les boissons chaudes que pour les froides; cependant ces dernières ne lui causent pas de froid.

En se promenant, nausées, comme s'il allait tomber en syncope; en même temps, grande lassitude par tout le corps, qui ne diminue pas en s'asseyant; il lui semblait ensuite que le malaise remontait dans la tête, et il fut pris de faim.

Après avoir mangé, éructation fréquente.

Rapports bilieux.

Borborygmes bruyans dans le bas-ventre.

40. Elancement dans le bas-ventre, suivi d'une traction dedans.

Le matin, à la suite de tranchées et de maux de cœur, il survient de la diarrhée; la dernière selle n'était que du mucus.

Tranchées et selles; la dernière selle muqueuse (au bout de douze, de quatre-vingt-quatre heures).

(Chatouillement fourmillant dans le rectum, semblable à celui que produisent les ascarides.)

Urine de couleur orangé, qui se trouble très-promptement (au bout de vingt-quatre heures).

45. (Ardeur après avoir uriné : il a souvent envie d'uriner, mais il ne rend que quelques gouttes d'urine d'un jaune foncé, et chaque fois éprouve ensuite une douleur brûlante.)

Prurit au scrotum.

Elancement et parfois prurit au prépuce.

Un élancement au larynx (sur-le-champ).

Toux fréquente, courte, suivie d'un hoquet (au bout de quinze heures).

50. Rétrécissement de poitrine, qui se dissipe rapidement.

Douleur dans les muscles de la poitrine, le matin, quand elle se remue dans le lit, et pendant le jour, quand elle croise les bras; ils lui causent une douleur contusive; elle ne sent rien en touchant aux parties, ni pendant la respiration.

Douleur vivement pressive et en quelque sorte pinçante à la partie supérieure de la poitrine, sur une très-petite étendue (au bout de quinze heures).

Elancemens sécans à la dernière côte, en respirant, de même qu'immédiatement avant de se mettre au lit, et après s'être couché.

Le matin, dans le lit, douleur dans les reins, comme si tout y était brisé. Après s'être levée, elle ne put rien soulever de terre pendant quelques heures; ensuite faim, puis tranchées dans le bas-ventre et selles muqueuses sur la fin.

55. Toute la nuit, pression au sacrum, qui est comme brisé; la douleur la réveille souvent; c'est vers quatre heures du matin qu'elle fut le plus vive, mais elle cessa en se levant.

Le matin, dans le lit, douleur raidissante entre les omoplates et à la nuque, semblable à une traction; en se levant, impossibilité de remuer les bras, à cause de cette douleur, et pendant toute la matinée, impossibilité de tourner le cou, plusieurs matinées de suite, jusqu'à midi, avec lassitude par tout le corps.

Dans les muscles du côté gauche du cou, en se rapprochant de l'oreille, et seulement pendant le mouvement, douleur contusive et comme produite par une tension excessive, qui s'amende au grand air.

Elancemens sécans à l'omoplate.

Elancement tractif dans la nuque.

6o. Douleur tressaillante sur l'épaule.

En étendant le bras, sensation comme si l'on avait tenu long-temps un gros poids dans la main; une sorte de paralysie.

Raideur dans les articulations des coudes, avec lassitude des avant-bras.

Douleur à l'articulation du coude, qui a l'air d'être dans les tendons, et comme si l'on s'était frappé le coude; elle augmente en remuant le bras et en s'appuyant dessus (après avoir été au grand air) (au bout de vingt-quatre heures).

Traction dans l'avant-bras et dans la main, comme une crampe.

65. Traction dans un doigt de la main gauche.

Douleurs dans les premières articulations des doigts, comme quand on remue une partie ulcérée.

Insensibilité du doigt annulaire, qui est comme engourdi et mort.

Dans le bassin, en marchant, sensation de traction, de resserrement.

70. Fréquente douleur dans la hanche pendant le mouvement, sorte de raideur ou de luxation, qui ressemble presque à une crampe.

Lassitude des membres inférieurs, sensible surtout au dessus du genou, comme après un long voyage à pied.

Sensation de traction et de serrement dans le genou droit, en marchant et ramenant la jambe étendue en avant.

Sensation de raideur dans les membres inférieurs.

Traction dans le tibia et les muscles qui en sont voisins.

75. Les jambes sont engourdies jusqu'aux genoux, mais sans fourmillement.

Crampe dans les jambes pour un instant.

Douleur dans le doigt médius droit, comme si on l'arrachait.

Douleur de crampe dans la partie antérieure de la jambe, sans contraction musculaire réelle, c'est-à-dire sans spasme, plus en restant assis et tranquille qu'en marchant (au bout d'une demi-heure).

Douleur à la jambe, en marchant.

Douleur semblable à une crampe dans la jambe, et, le lendemain, douleur pressive et comme contusive en se levant.

80. Craquement dans presque toutes les articulations, qui n'est cependant pas perceptible à l'oreille.

Le soir, dans le lit, prurit; après s'être gratté, il survient des ulcères superficiels, très-douloureux.

Sensation par tout le corps. comme si la force lui échappait, comme si la moelle s'endurcissait dans les os (sur-le-champ).

Après avoir été au grand air, lassitude extraordinaire, surtout dans les cuisses.

Lassitude dans tous les membres, sans envie de dormir.

85. Fréquens accès de bâillemens, sans envie de dormir,

avec douleur semblable à celle d'une crampe dans les mâchoires.

Propension à bâiller sans cesse.

Sommeil agité ; elle s'éveillait souvent, sans cause.

Le matin , *froid* dans le lit, qui n'est pas suivi de chaleur.

L'après-midi (vers trois heures), frisson intérieur , avec
forte soif, sans chaleur ensuite , pendant plusieurs jours de
suite.

90. L'après-midi (vers trois heures), frisson, avec chair
de poule, se dissipant à l'air, et sans soif, pendant plusieurs
jours de suite.

Après le frisson, une petite chaleur.

Vers le soir, davantage de chaleur par tout le corps.

Le matin, dans le lit, chaleur à la tête, avec sueur au
front.

Chaleur pendant la nuit, surtout au front, de sorte qu'à
partir de trois heures du matin, elle ne peut plus dormir ;
il survient ensuite du frisson, vers neuf heures du matin.

95. Pas de confiance en soi-même, pour entreprendre et
exécuter les mouvemens volontaires.

Pusillanimité.

Observations recueillies par d'autres.

Un sentiment de vertige s'empare de lui, quand il traverse
un cours d'eau, ou marche le long d'un ruisseau : il craint
de tomber. (*C. Franz , dans un mémoire.*)

Hébétude et stupeur dans la tête, comme le lendemain de
l'ivresse. (*C. Michler , dans un mémoire.*)

Tête entreprise , avec sensation de constriction, en marchant vite. (*Franz , loc. cit.*)

Tout à coup la tête est fortement entreprise (comme par
l'effet d'une peau tendue sur le cerveau, pendant une demi-
heure (au bout d'un quart d'heure). (*T. Mossdorf, dans un
mémoire.*)

5. Grande distraction ; quand il s'occupe de choses sé-
rieuses , il lui en revient sur-le-champ d'autres à la tête (au
bout de quarante-cinq heures). (*Franz , loc. cit.*)

Parfois il tombe, tantôt dans la rêverie, tantôt dans un état
où il ne pense absolument à rien, et il est sujet à s'endormir
en lisant. (*Id. ibid.*)

L'après-midi, après une nouvelle chaleur au corps (il y en avait déjà eu pendant les trois premiers après-midi), vivacité excessive et promptitude extrême de la mémoire ; mais il ne peut presque fixer son attention sur rien , tant il est occupé malgré lui d'un projet non désagréable, qu'il prend presque pour vrai et exécutable, et qu'il empêche de voir et d'entendre rien autre chose ; sorte de coma vigil très-fort (au bout de quatre jours). (*Id. ibid.*)

L'après-midi, grande vivacité et promptitude d'esprit ; il comprend tout beaucoup plus facilement que le premier jour, et plus aisément qu'auparavant ; mais un sentiment interne d'inquiétude, comme à l'approche d'un grand sujet de joie, l'empêche de s'arrêter à rien (au bout de trente-cinq heures). (*Id. ibid.*)

Le matin, après s'être levé, grande pesanteur dans le front, sans hébétude (au bout de trois jours). (*Franz, loc. cit.*)

10. Pression dans la moitié gauche du cerveau, en baissant la tête, qui cesse en se redressant (sur-le-champ). (*Mossdorf, loc. cit.*)

Pression dans les tempes (au bout d'une heure). (*Franz, loc. cit.*)

Vers le soir, céphalalgie pressive au front, avec grande chaleur au visage. (*Id. ibid.*)

Le mal de tête ne se fait jamais sentir que pendant la chaleur au visage. (*Id. ibid.*)

Les maux de tête viennent toujours le soir, quand le jour tombe, et durent jusqu'à ce qu'elle s'endorme. (*G. Gross, dans un mémoire.*)

15. Céphalalgie, comme si tout tournait dans la tête, avec douleur pressive et térébrante, surtout dans les tempes ; s'il se couche la tête sur une table, il n'éprouve d'abord qu'un peu de tension dans le front ; mais les douleurs ne tardent pas à revenir, seulement moins violentes : en se redressant, elles reprennent leur précédent état d'acuité (au bout de douze heures). (*Id. ibid.*)

Pression dans le front. (*E. Harnisch, dans un mémoire.*)

Douleur tractive, pressive, à la région temporale. (*Id. ibid.*)

Le soir, douleur pressive, tractive, au côté droit de la

tête, avec pression à la mâchoire inférieure (au bout de seize heures). (*Franz, loc. cit.*)

Céphalalgie tiraillante, plus externe qu'interne, qui descend du vertex aux tempes (au bout de vingt-quatre heures). (*G. Wislicenus, dans un mémoire.*)

20. Coups d'aiguille, par saccades, à la région temporale droite, plus en dehors qu'en dedans (au bout de quatre heures). (*C.-F. Langhammer, dans un mémoire.*)

Elancemens pruriteux continuels au front et à la tempe, à l'extérieur, qui ne disparaissent pas en se grattant (au bout de cinq heures). (*Wislicenus, loc. cit.*)

Vulsion sous la peau du pariétal gauche, dans une petite étendue ; en pressant sur l'endroit, il cause une douleur contusive (au bout d'une heure). (*Mossdorf, loc. cit.*)

Rétrécissement des pupilles (au bout de quatre heures moins un quart). (*Langhammer, loc. cit.*)

Dilatation des pupilles (au bout de treize heures). (*Id. ibid.*)

25. Pression sur l'œil droit et l'orbite, le soir (au bout de quatorze heures). (*Franz, loc. cit.*)

Elancemens pruriteux sur la paupière supérieure, qu'on ne calme point en se frottant (au bout d'une heure). (*Wislicenus, loc. cit.*)

Le matin, après s'être levé, grand trouble devant les yeux, comme si la cornée était obscurcie (au bout de vingt-quatre heures). (*Franz, loc. cit.*)

Vue plus perçante et plus distincte à distance que de coutume (1). (*Harnisch, loc. cit.*)

Presbytie : un myope distinguait clairement les objets éloignés (2) (au bout de deux heures et demie). (*Langhammer, loc. cit.*)

3o. Douleur de crampe à l'os de la pommette (au bout d'un quart d'heure). (*Wislicenus, loc. cit.*)

L'ouïe est beaucoup plus délicate qu'à l'ordinaire (3) (au bout de cinq heures et demie). (*Franz, loc. cit.*)

Tintement dans l'oreille droite (au bout de trente-trois heures). (*Langhammer, loc. cit.*)

(1) Effet consécutif et curatif de l'organisme.
(2) Effet consécutif et curatif de l'organisme.
(3) Effet consécutif et curatif de l'organisme.

Vulsion tiraillante dans l'oreille gauche (au bout d'une heure). (*Wislicenus, loc. cit.*)

Traction qui se dissipe promptement, tantôt dans l'oreille interne droite, tantôt dans la gauche, à plusieurs reprises. (*Mossdorf, loc. cit.*)

35. Vulsion tiraillante très-douloureuse dans l'oreille interne droite, qui dégénère peu à peu en traction (au bout d'une heure). (*Mossdorf, loc. cit.*)

Tiraillement dans un tubercule sur l'apophyse mastoïde droite (au bout d'un quart d'heure). (*Id. ibid.*)

Le soir, sensation de chaleur dans la joue, qui cependant n'est point chaude au toucher (au bout de douze heures). (*Franz, loc. cit.*)

Grande sécheresse des lèvres et de la bouche, sans soif (au bout de trois heures). (*Id. ibid.*)

Légère traction dans les dents molaires supérieures, sans qu'on puisse dire lesquelles. (*Mossdorf, loc. cit.*)

40. Douleur tractive dans les deux dents incisives supérieures droites (*Id. ibid.*)

Douleur tractive entre les couronnes des dents molaires moyennes supérieures droites, qu'on calme palliativement avec le doigt froid (au bout d'une heure). (*Id. ibid.*)

Odontalgie pulsative dans une dent creuse, le soir, après s'être mis au lit (au bout de quatorze heures). (*Wislicenus*).

Traction lancinante dans la gencive supérieure du côté droit (au bout de trois heures). (*Id. ibid.*)

Pincement lancinant au bout de la langue, très-douloureux, même sans mouvoir cet organe (au bout de six heures). (*Id. ibid.*)

45. Ardeur au côté gauche de la langue, presque sur le bord, comme par l'effet du poivre (au bout de trois heures). (*Langhammer, loc. cit.*)

Langue blanche, avec sensation d'âpreté (au bout de douze heures). (*Id. ibid.*)

Âpreté et sécheresse au fond du palais et de la gorge, sans soif, plus vives en avalant (au bout de vingt-cinq heures.) (*Id. ibid.*)

La voix est plus haute et plus forte (1) (au bout de cinq heures et demie). (*Franz, loc. cit.*)

____
(1) Réaction curative.

Goût amer dans la bouche après avoir fumé. (*Michler, loc. cit.*)

5o. Goût fade ou putride dans la bouche, pendant un court espace de temps (au bout de deux heures). (*Moss-dorf, loc. cit.*)

Après le dîner, qui lui parut bon, goût amer dans la bouche, et quelques petits rapports (au bout de trente heures). (*Franz, loc. cit.*)

Grande soif de boissons froides (au bout de quinze heures). (*Langhammer, loc. cit.*)

Fréquent hoquet (au bout de trois heures). (*Id. ibid.*)

Mal de cœur, surtout en mangeant. (*Michler, loc. cit.*)

55. Sensation de nausée dans l'estomac (au bout d'une heure). (*Wislicenus, loc. cit.*)

Le soir, en sommeillant, mucus visqueux, fade et putride dans la bouche, qui le porte à boire sans cesse. (*Franz, loc. cit.*)

Quoiqu'il ait autant d'appétit qu'à l'ordinaire, rien ne lui semble bon ; il croit éprouver une sorte de répugnance : un rapport incomplet lui cause de la plénitude dans la poitrine, et cependant un dîner copieux ne peut le rassasier (au bout de six heures). (*Id. ibid.*)

En commençant à manger, douleur sécante dans l'estomac, comme d'écorchure, qui se dissipe en continuant de manger (au bout de trois jours). (*Id. ibid.*)

Douleur pinçante et comme de crampe au dessous du creux de l'estomac, le soir, en restant assis (au bout de treize heures). (*Id. ibid.*)

60. Tiraillement sécant au creux de l'estomac, qui augmente par le mouvement du tronc, après le dîner. (*Wislicenus, loc. cit.*)

Sous les fausses côtes, dans le côté gauche du ventre, douleur sécante, en remuant le tronc (au bout de quarante-huit heures). (*Gross, loc. cit.*)

Dans le côté gauche du bas-ventre, élancemens sourds, passagers, ébranlans, tantôt d'un côté, tantôt d'un autre. (*Id. ibid.*)

Un élancement sourd dans le bas-ventre, à gauche, près de l'ombilic (au bout de vingt-quatre heures. (*Gross, loc. cit.*)

Douleur sécante, de dedans en dehors, dans la région lombaire gauche (au bout de trois heures). (*Wislicenus, loc. cit.*)

65. Douleur sécante dans le bas-ventre, en travers, au dessus du pubis, avec pression vers le rectum (au bout d'un quart d'heure). (*Mossdorf, loc. cit.*)

Mal de ventre en forme de crampe, en marchant. (*Franz, loc. cit.*)

Pincement dans la région lombaire droite, pendant le repos. (*Wislicenus, loc. cit.*)

Douleur tractive, contusive, dans le côté droit du ventre, en allant au grand air (au bout d'une heure). (*Franz, loc. cit.*)

Pression dans le bas-ventre, de dedans en dehors, avec anxiété) (au bout de seize heures). (*Id. ibid.*)

70. Au dessus du pubis, pression semblable à une crampe, en restant assis, comme si quelque chose perçait là de dedans en dehors (au bout de douze heures). (*Id. ibid.*)

Borborygmes bruyans dans le bas-ventre, avec rapports (*Id. ibid.*)

Fermentation et gargouillemens dans le bas-ventre, comme pour aller à la selle, avec déplacemens de vents (au bout de trois heures). (*Michler, loc. cit.*)

Après avoir pris du lait chaud, chaleur sécante et bruit dans le bas-ventre, en travers, au dessus du pubis (au bout de trois quarts d'heure). (*Mossdorf, loc. cit.*)

Mouvemens indolens et borborygmes dans les intestins, presque continuels, pendant trois heures. (*Id. ibid.*)

75. Mouvement de diarrhée, avec traction pénétrante, dans tous les viscères du bas-ventre (au bout de deux heures). (*Franz, loc. cit.*)

A plusieurs reprises, même sensation dans les intestins, que si la diarrhée allait survenir. (*Mossdorf, loc. cit.*)

Fréquente pression dans le rectum, comme si la diarrhée allait survenir sur-le-champ, avec frisson au visage. (*Id. ibid.*)

Après chaque selle, frisson au visage, avec chair de poule. (*Id. ibid.*)

Les selles n'étaient pas aussi liquides que le sentiment de diarrhée l'aurait fait présumer. (*Id. ibid.*)

80. Sensation, comme s'il n'avait point été assez à la

selle, et comme s'il avait encore besoin d'y aller. (*Id. ibid.*)

Sensation dans le rectum, comme si cet intestin allait sortir, et ensuite selle jaune, molle, très-copieuse (au bout d'une heure et demie). (*Franz, loc. cit.*)

Dans l'espace de quatre heures, trois selles très-copieuses et liquides. (*Mossdorf, loc. cit.*)

Selle liquide, abondante, sans douleurs (au bout de deux heures). (*Gross, loc. cit.*)

Emission de vents fétides.(*Mossdorf, loc .cit.*)

85. Pression douloureuse, comme par une grande constriction dans le fondement, avec gonflement des veines hémorrhoïdales, et douleur brûlante, comme si l'anus était corrodé, pendant une selle molle (au bout de trois jours). (*Franz, loc. cit.*)

Resserrement modéré du ventre. (*Id. ibid.*)

Envie fréquente, mais non pressante, d'aller à la selle ; il lui sembla que les matières ne sortiraient pas, et en s'efforçant de pousser, il ne rendit, avec beaucoup de peine, que des matières dures et en petites masses (au bout de douze heures). (*Langhammer, loc. cit.*)

Fréquentes envies d'uriner, avec émission de peu d'urine (au bout de deux heures). (*Id. ibid.*)

Fréquentes émissions d'urine abondante et blanche, précédées de pression dans la vessie, et, après avoir uriné, envie inutile de continuer, strangurie (au bout de trente-six heures). (*Franz, loc. cit.*)

90. *Prurit voluptueux au bout du gland, qui oblige de se frotter;* en allant au grand air (au bout de six heures et demie). (*Langhammer, loc. cit.*)

(Traction alternant avec vulsion dans le cordon spermatique gauche, avec sensation de frissonnement dans les parties voisines du scrotum et de la cuisse.)(*Mossdorf, loc. cit.*)

Enrouement, qui est occasioné par beaucoup de mucus dans le larynx (au bout de dix heures). (*Franz, loc. cit.*)

Excitation, chatouillement au larynx, qui occasione une petite toux sèche et dure long-temps (au bout de trois heures moins un quart).(*Langhammer, loc. cit.*)

Pendant toute la journée, petite toux provoquée par une irritation dans le fond de la trachée-artère, et qui, seulement en allant au grand air, était accompagnée de stertoration dans la poitrine et d'une abondante expectoration de mucus jaune. (*Id. ibid.*)

95. Violente toux venant des profondeurs de la trachée-artère, le matin, avec expectoration de mucus jaune (au bout de vingt-quatre heures). (*Id. ibid.*)

Il éprouve souvent des grattemens dans la gorge, et il est obligé de tussiculer, sans pouvoir rien rejeter. (*Wislicenus, loc. cit.*)

Mucus visqueux dans la trachée-artère, qu'on ne peut parvenir à détacher par la toux (au bout de dix, de onze heures). (*Franz, loc. cit.*)

Pression sécante dans les deux côtés de la poitrine, d'abord seulement en inspirant, augmentant ensuite jusqu'au degré de secousses sécantes, qui persistent même en retenant son haleine (au bout d'une heure). (Wislicenus, loc. cit.)

En marchant vite, rétrécissement de la poitrine et pression à son côté gauche (au bout de douze heures). (*Franz, loc. cit.*)

100. Spasme de poitrine, comme lorsqu'on est frappé tout à coup d'un grand froid. (*F. Meyer, dans un mémoire.*)

Pression sur tout le côté droit de la poitrine et du ventre, comme s'il était comprimé par devant et par derrière, avec vive douleur sécante sur le sternum de haut en bas, et en arrière, le long de l'épine du dos, qui augmente par l'inspiration et à chaque mouvement du corps (au bout de cinq heures). (*Wislicenus, loc. cit.*)

Vers le soir, en montant l'escalier, grand resserrement et pression sur la poitrine, avec pression sur les côtés du front et forts battemens de cœur (au bout de deux heures). (*Franz, loc. cit.*)

Coups sécans sur le sternum et à l'épine du dos, de dehors en dedans (au bout de trente-six heures). (*Wislicenus, loc. cit.*)

En s'asseyant et se penchant en avant, forts battemens de cœur, avec sensation douloureuse de constriction du cœur. (*Gross, loc. cit.*)

105. Le soir, dans le lit, étant couché sur le côté gauche, il éprouve un fort battement de cœur, qui diminue en se mettant sur son séant. (*Id. ibid.*)

Choc douloureux à la région du cœur. (*Harnisch, loc. cit.*)

Quand il fait une inspiration aussi profonde que possible, l'air semble s'arrêter sous la partie supérieure du sternum ; il éprouve là une douleur qui ressemble presque à un élancement sourd ou à une pression (au bout de soixante-douze heures). (*Gross, loc. cit.*)

En inspirant, sensation intérieure de tremblement, ou comme de hoquet, de sorte que l'inspiration se fait en quelque sorte en deux fois (au bout de huit heures). (*Franz, loc. cit.*)

Pression sécante à la poitrine, de dedans en dehors, avec sentiment d'anxiété (au bout d'une demi-heure). (*Wislicenus, loc. cit.*)

110. Élancemens isolés au sternum, en se tenant assis (au bout de vingt-huit heures). (*Langhammer, loc. cit.*)

Sensibilité douloureuse de la poitrine, pour peu qu'on appuye dessus (au bout de vingt-quatre heures). (*Wislicenus, loc. cit.*)

Pression à la poitrine se dirigeant vers l'aisselle et le tendon du grand pectoral (au bout de trois jours). (*Franz, loc. cit.*)

Prurit lancinant très-vif en devant, à la dernière vraie côte droite, qui d'abord ne cède point à l'action de se gratter, mais ensuite disparaît de lui-même (au bout de vingt-quatre heures). (*Franz, loc. cit.*)

Élancemens sous le sacrum et sur ses côtés, étant assis. (*Id. ibid.*)

115. Glocitation sourde dans le sacrum (au bout d'une heure). (*Wislicenus, loc. cit.*)

Mal de reins, sur les côtés principalement, comme contusif, ou tractif et pressif, étant assis (au bout de trente-cinq heures). (*Franz, loc. cit.*)

La nuit, dans le lit, il sent fréquemment à droite, le long de l'épine du dos, entre les omoplates, et en se remuant, un élancement qui semble pénétrer profondément jusque dans la poitrine. (*Gross, loc. cit.*)

Tension dans les muscles du dos, près de l'aisselle ; il lui est difficile de lever le bras (sur-le-champ). (*Wislicenus, loc. cit.*)

Fort tressaillement dans les muscles du côté gauche du cou (au bout de deux heures). (*Mossdorf, loc. cit.*)

120. Même pendant le repos, tension en avant, au côté droit du cou, avec de vifs élancemens (au bout de trois heures). (*Wislicenus, loc. cit.*)

Élancemens sourds entre le haut de l'épaule gauche et le cou. (*Gross, loc. cit.*)

Pression sécante dans le creux de l'aisselle (au bout d'un quart d'heure). (*Wislicenus, loc. cit.*)

Douleur pressive à l'humérus, qui ressemble à une douleur contusive (au bout de deux heures moins un quart). (*Langhammer, loc. cit.*)

Le bras gauche devient lourd en marchant, avec pression au côté intérieur du pli du coude, comme si on le tirait de haut en bas, quand on le laisse pendre librement (au bout de quatre heures). (*Franz, loc. cit.*)

125. Léger prurit aux bras, qui cesse en se frottant (au bout d'une heure). (*Wislicenus, loc. cit.*)

Léger tiraillement dans les bras, qui a plus l'air d'être dans les os que dans les muscles, et qui est plus fort pendant le repos que pendant le mouvement (au bout de deux heures). (*Id. ibid.*)

Élancemens isolés, pénétrant profondément, au poignet droit (au bout de sept heures). (*Id. ibid.*)

Sensation de chaleur sur le dos de la main gauche (au bout de six heures). (*Franz, loc. cit.*)

Pression rhumatismale, tractive, sur le dos de la main droite, le soir. (*Id. ibid.*)

130. Élancement sourd sur le dos de la main droite, avant l'articulation du poignet (au bout d'une demi-heure). (*Wislicenus, loc. cit.*)

Les doigts seuls de la main droite sont froids au toucher, avec sensation de froid (au bout de huit heures). (*Franz, loc. cit.*)

Douleur pressive à l'intérieur dans les parties charnues de l'éminence thénar gauche (au bout d'un quart d'heure). (*Mossdorf, loc. cit.*)

Traction autour de l'articulation du pouce, comme si elle était foulée, surtout en fléchissant le pouce. (*Franz, loc. cit.*)

Tout le côté droit du bas-ventre, de la cuisse et de la

jambe est comme contus, et semble au moment de se briser, par l'effet d'une douleur rhumatismale tractive, en marchant (au bout d'une heure et demie). (*Id. ibid.*)

135. Pesanteur soudaine et lassitude dans les membres inférieurs (au bout d'un quart d'heure). (*Mossdorf, loc. cit.*)

Douleur de crampe au bord supérieur de l'os des îles, qui se prolonge jusqu'à l'épine du dos (au bout de douze heures). (*Wislicenus, loc. cit.*)

A l'os innominé du côté gauche, immédiatement derrière l'articulation de la hanche, élancemens sourds à de courts intervalles, que chaque mouvement augmente. (*Gross, loc. cit.*)

L'articulation de la hanche est comme luxée en haut, douloureuse et presque incapable de se prêter à la marche. (*Franz, loc. cit.*)

Douleur paralytique térébrante au nerf sciatique, à la partie postérieure de la cuisse, de haut en bas. (*Id. ibid.*)

140. Douleur tractive, pressive, dans la profondeur des deux articulations des aines, en se levant d'une chaise (au bout de sept heures). (*Franz, loc. cit.*)

De petits élancemens passent à travers la peau des fesses, avec fourmillement extérieur (au bout de six heures). (*Wislicenus, loc. cit.*)

Vifs élancemens dans les muscles antérieurs de la cuisse droite. (*Gross, loc. cit.*)

Elancemens vulsifs dans la cuisse gauche et au bord supérieur de l'os des îles, extrémement douloureux, seulement quand on est assis (au bout d'un quart d'heure). (*Wislicenus, loc. cit.*)

Douleur tensive dans les muscles antérieurs de la cuisse droite, quand il ploye le genou. (*Gross, loc. cit.*)

145. Les muscles antérieurs de la cuisse droite sont comme paralysés; en se remuant, il éprouve une tension douloureuse. (*Id. ibid.*)

Léger tiraillement dans les cuisses, qui a l'air de siéger davantage dans les os, plus fort pendant le repos que pendant le mouvement (au bout de deux heures). (*Wislicenus, loc. cit.*)

Douleur tractive, pressive, au côté externe de la cuisse, en marchant. (*Franz, loc. cit.*)

Douleur de crampe dans le milieu du côté postérieur de la cuisse, seulement en marchant (au bout de vingt-et-une heures). (*Wislicenus , loc. cit.*)

A la partie supérieure et antérieure du muscle droit de la cuisse, douleur tensive et pressive en étendant la cuisse (au bout de deux heures et demie). (*Franz, loc. cit.*)

150. Léger prurit aux cuisses, qui cesse en se frottant (au bout d'une heure). (*Wislicenus, loc. cit.*)

Il ne peut point marcher vite ; ses jambes sont trop raides. (*Franz, loc. cit.*)

Dans le tendon externe du jarret, élancemens de bas en haut, en allant au grand air (au bout de treize heures). (*Langhammer, loc. cit.*)

Coups d'aiguille par saccades, à la rotule gauche, en allant au grand air (au bout de six heures). (*Id. ibid.*)

Traction spasmodique et raidissante dans le mollet, et depuis le jarret jusque dans la cuisse. (*Franz, loc. cit.*)

155. Sensation de paralysie et comme de contraction des ligamens, depuis le milieu du jarret jusqu'au mollet, pendant le repos et le mouvement (au bout d'une demi-heure). (*Mossdorf, loc. cit.*)

En croisant les jambes l'une sur l'autre, il sent une traction tiraillante en forme de spasme dans le talon du pied gauche qui reste à terre, et dans sa partie charnue, avec une traction pressive sur le genou de l'autre jambe (au bout de dix heures). (*Franz, loc. cit.*)

Sur le tibia, et tout autour de l'articulation du pied, en marchant, douleur tractive, mollement pressive, et même sensation que si le tibia allait se briser : cette douleur empêche de marcher. (*Id. ibid.*)

Elancemens sourds au tibia gauche (au bout d'une heure). (*Wislicenus, loc. cit.*)

Ardeur sur les tibias, en marchant. (*Franz, loc. cit.*)

160. Pression et traction sur le tibia, le soir, en restant assis (au bout de douze heures). (*Id. ibid.*)

Le matin, en se promenant, douleur tractive et pressive dans les articulations des pieds, avec chaleur dedans, et même sensation que si elles étaient luxées ; cette douleur se dirige vers la cheville externe (au bout de trois jours). (*Id. ibid.*)

Douleur pressive, comme de luxation, à la jambe droite, en marchant au grand air(au bout de deux heures et un quart). (*Langhammer*, *loc. cit.*)

Paralysie dans les articulations des pieds. (*Harnisch*, *loc. cit.*)

Traction lancinante sourde dans l'articulation du pied droit, en se tenant assis (au bout de onze heures). (*Id. ibid.*)

165. Sensation de chaleur brûlante autour de la cheville externe du pied droit, en marchant et restant assis (au bout de vingt-six heures). (*Id. ibid.*)

Tiraillement presque lancinant sur le dos du pied gauche, surtout pendant le mouvement. (*Franz*, *loc. cit.*)

Au bord du pied gauche, en dehors, à la saillie du cinquième os du métatarse, traction pressive, en forme de crampe, comme s'il y avait là une luxation (au bout de cinq heures). (*Id. ibid.*)

Le bord externe du pied et le dessous de la cheville externe s'engourdissent, en marchant. (*Id. ibid.*)

Elancemens dans le talon, en restant assis, le soir. (*Id. ibid.*)

170. Tiraillement subit dans la plante du pied, en se tenant assis. (*Id. ibid.*)

Sueur aux pieds. (*Harnisch*, *loc cit.*)

En marchant, il ressent çà et là une tension douloureuse dans les muscles. (*Gross*, *loc. cit.*)

Le soir, après être resté assis une heure, il est tout raide et contracté ; en se levant de sa chaise, il lui est impossible de se redresser (au bout de treize heures). (*Franz*, *loc. cit.*)

Faiblesse paralytique dans les mains et les articulations des coudes; il pouvait à peine les mouvoir, quoiqu'il n'y éprouvât ni raideur, ni aucun autre obstacle, avec disposition à avoir froid, et défaut de chaleur vitale (au bout d'une heure). (*Id. ibid.*)

175. Craquement dans toutes les articulations (au bout de vingt-six heures). (*Id. ibid.*)

Grande irritabilité et vivacité extrême, avec traction dans les membres, comme si les tendons étaient tendus, l'après-midi (au bout de deux jours). (*Id. ibid.*)

Quand il ne travaille point de tête, il est assez dispos et

vif; mais sa tête s'étourdit . dès qu'il lit un peu . et il s'endort de suite. *Id...Id.*

Le matin, malaise . [illegible] et [illegible] pour
[illegible] genre de travail, au bout de quatre jours). (*Id. ibid.*

Il [illegible] mais se réveille en
sursaut au moindre bruit, avec un grand frisson qui lui parcourt tout le corps [illegible]

150. Très-fréquent [illegible] avec pandiculations (au
bout de vingt-quatre heures [illegible] *ibid.*

Le soir, grand accablement et propension irrésistible au
sommeil ; il dort assis pendant une heure, en ronflant; mais
lorsque ensuite il se couche, il ne peut point se rendormir
avant une heure du matin [illegible]

Le soir, [illegible] se [illegible], jusqu'à [illegible] heures
après [illegible]. — [illegible] jusque vers minuit (*Id. ibid.*

Sommeil troublé par des rêves, jusqu'à six heures du matin, après quoi il [illegible] puis se rendort, et ne peut plus
se débarrasser du sommeil qu'à midi (*Id. ibid.*

Sommeil vers le matin, avec rêves (*Id. [illegible]*

[illegible]. [illegible], désagréables ou inquiétans, avec fréquent
réveil, [illegible] qu'il se réveillait, il se dit autre chose
(*Langhammer* [illegible]

Songe [illegible] ([illegible]

La nuit, sommeil agité et rêves ; seulement vers le matin.
(*[illegible]*

Sommeil agité, plein de rêves, sans toutefois se réveiller
et pollutions [illegible] (*Id. ibid.*

Rêves [illegible] et [illegible] (*Gross. loc. cit.*

[illegible]. [illegible] en se promenant dans la
chambre, pendant le [illegible] au bout de vingt-cinq heures) (*Franz. loc. cit.*

Dans la [illegible] le soir et une heure pui-
frisson dans le [illegible]

Vers le matin, pendant trois jours de suite, augmentation
de la chaleur des [illegible] du corps, avec céphalalgie pressive,
qui entreprend [illegible] aux tempes et aux côtes du front.
(*Franz. loc. cit.*

Immédiatement [illegible] le souper, chaleur interne et
externe au visage (*[illegible] loc. cit.*

Après midi, sensation de [illegible] par tout le corps, sur-

aux joues, non sans soif (et au bout de deux jours).
(*Franz, loc. cit.*)

175. Vers le soir, chaleur par tout le corps, avec traction pressive dans le côté du front et soif (au bout de quatre jours). (*Id. ibid.*)

Chaleur par tout le corps, la tête exceptée; les joues étaient brûlées (1). (*Harnisch, loc. cit.*)

Le soir, quand il rentra chez lui, grande chaleur, sans soif cependant (au bout de deux jours). (*Franz, loc. cit.*)

Mauvaise humeur et morosité (au bout de vingt-quatre heures). (*Wislicenus, loc. cit.*)

Morosité, mécontentement de soi-même, peu de disposition à supporter la plaisanterie; les moindres offenses lui sont extrêmement sensibles (au bout de douze heures). (*Id. ibid*).

180. Il s'effraye pour la plus légère cause et éprouve des angoisses (*Franz, loc. cit*).

En allant au grand air, esprit tranquille et serein (sur-le-champ) (2). (*Id. ibid.*)

Sérénité, confiance en soi-même (3) (au bout de quarante-huit heures). (*Wislicenus, loc. cit.*)

Sérénité et activité de l'esprit (4). (*Harnisch, loc. cit.*)

----

9. ARGENT.

(*Argentum foliatum.*)

La théorie ayant imaginé que l'argent, à l'état natif, et réduit sous la forme de feuilles, ne pouvait se dissoudre dans nos humeurs, les auteurs de matières médicales rangent ce métal parmi les substances qu'ils croyent être non moins dépourvues que l'or de vertus médicinales.

Ces assertions hardies me détournèrent moi-même d'abord de l'appliquer aux usages de la médecine. C'est pourquoi je me contentai d'employer la dissolution de nitrate d'argent

----

La dernière partie de ce symptôme était une réaction antagoniste de la force vitale, la personne ayant, pendant plusieurs jours, ressenti de la chaleur dans les joues seulement, avant de prendre l'angusture.

Ce symptôme paraît n'être qu'un simple effet curatif.

(3) Réaction de la force vitale; effet curatif.

(4) Réaction de la force vitale; effet consécutif, effet curatif.

(à la dose d'une goutte de la dilution au quintillionième),
ce qui me permit d'observer le petit nombre de symptômes
que je vais rapporter en tête de cet article.

Mais, malgré tout ce qu'ont pu dire des théoriciens dépourvus d'expérience, qui continuent toujours à considérer l'estomac comme une marmite ou un matras, contenant
du suc gastrique, auquel leurs essais de laboratoire font refuser
la propriété de dissoudre l'or et l'argent, et qui n'accordent
ainsi aux médicamens la possibilité d'agir sur nous qu'autant
qu'ils commencent par se dissoudre chimiquement dans
l'estomac, pour de là passer dans les voies de l'absorption et
la masse du sang; malgré toutes ces déclamations, dis-je, il était
impossible que les motifs dont je donnerai le développement
à l'article de l'or, ne me déterminassent pas à essayer aussi
l'argent métallique sur les sujets bien portans, après l'avoir
préalablement réduit en poudre très-fine, par une tritura-
tion prolongée pendant une heure, avec cent parties de sucre
de lait.

Le peu de symptômes qui ont été observés de cette poudre,
et dont on trouvera le tableau plus loin, suffisent déjà pour
prouver qu'ainsi traité, l'argent métallique fournit au médecin homœopathiste un moyen efficace de secours dans un
grand nombre d'états morbides que nul autre médicament ne
pourrait guérir, et auprès desquels le médecin vulgaire
voit échouer toutes les ressources de sa thérapeutique, de sa
clinique, et de ses plus épais formulaires.

Cependant j'ai reconnu, avec le temps, qu'une seconde dilution au même degré, c'est-à-dire telle qu'un grain de
poudre contînt $\frac{1}{10000}$ d'argent, est encore une dose trop
forte pour les usages de l'homœopathie.

La renommée empirique dont le nitrate d'argent jouit
dans les cas ordinaires d'épilepsie, est probablement
dénuée de fondement réel, et paraît tenir uniquement à ce
qu'un sel d'argent contenant du cuivre aura été employé
dans quelques variétés de convulsions où le cuivre est indiqué;
car les symptômes primitifs de l'argent fin n'annoncent pas le
moins du monde que ce métal soit capable de guérir la plus
fâcheuse et la plus ordinaire des espèces d'épilepsie.

Les pilules dites hydragogues de R. Boyle, qui contiennent
du nitrate d'argent, et que Boerhaave a tant vantées, sont

tout-à-fait inappropriées à leur destination, non seulement à
cause de l'élévation dangereuse des doses auxquelles on les
prescrit, mais encore parce que l'argent, comme on le verra
tout à l'heure, n'augmente la sécrétion urinaire que pendant
l'action primitive, d'où il doit s'ensuivre, par l'effet de la
réaction de la vie, un effet directement contraire, la diminution de cette même sécrétion.

Les médecins ordinaires ont dû jusqu'à présent commettre
beaucoup d'erreurs de ce genre, parce qu'ils ne connaissaient
point les effets primitifs des médicamens, qu'ils ignoraient
les moyens d'apprendre à les connaître, et qu'ils ne s'inquié-
taient même pas de découvrir ces moyens. Depuis vingt-cinq
siècles, ils n'avaient même pas soupçonné qu'il y eût un
effet primitif, et un effet consécutif; ils ne savaient point
que la nature humaine produit, comme effet durable, le
contraire précisément de l'effet primitif des médicamens, et
qu'en conséquence, pour procurer une guérison solide, il
faut employer des médicamens dont l'effet primitif constitue
un état analogue à l'état morbide actuellement existant dans
le corps, afin que la réaction de l'organisme provoque le
contraire de cet effet primitif, et de la maladie qui lui ressemble, c'est-à-dire convertisse en santé la modification vicieuse
ou morbide dans la manière de sentir et d'agir.

Pour en revenir à l'argent, ce serait au contraire contre
quelques espèces de diabètes qu'il serait homœopathique,
c'est-à-dire qu'il aurait le pouvoir de guérir d'une manière
durable, si les autres symptômes de la maladie coïncidaient
aussi avec les autres effets primitifs qu'il détermine.

Symptômes du nitrate d'argent.

(La tête est entreprise, comme s'il allait survenir une attaque d'épilepsie.)

(Pressentiment de l'accès imminent.)

Obscurcissement de la vue, avec anxiété, chaleur au visage
et yeux larmoyans.

Sensation, comme si le voile du palais était gonflé, qui ne
se fait éprouver que dans les mouvemens de la langue et en
avalant.

5. Sensation dans tous les membres, comme s'ils allaient
s'engourdir et se raidir.

Lassitude l'après-midi.

Forte sueur pendant la nuit.

Anxiété qui oblige à marcher vite.

Observations recueillies par d'autres.

Vertige, avec cécité totale, mais passagère. (*T. Hull.*)

Gencives molles, saignant aisément, toutefois sans douleur et sans gonflement. (*Moodie.*)

Malaise, pesanteur et pression dans l'estomac. (*T. Hull.*)

Chaleur brûlante dans l'estomac. (*Kinglake.*)

5. Ardeur dans l'estomac et sur la poitrine. (*Moodie.*)

Les voies urinaires sont fortement irritées au commencement. (*Id.*)

Obstruction désagréable à la partie supérieure du nez, pendant trois jours. (*T. Hull.*)

Evacuation par le nez comme d'un pus blanc, mêlé de caillots de sang. (*Id.*)

Symptômes de l'argent métallique.

Le sujet est subitement pris d'étourdissemens, et il lui passe comme un nuage devant les yeux.

Inébriation somnolente, en forme de vertige ; les yeux se fermaient.

Il commence à éprouver du fourmillement dans la tête, et à chanceler comme dans l'ivresse.

Il est comme hébété, il lui semble avoir la tête vide, tout le cerveau lui fait mal, avec disposition à avoir froid.

5. Douleur pressive, avec stupeur, dans le devant de la tête, et pression tractive sur le derrière.

Douleur lancinante et brûlante dans la tête.

Violente douleur lancinante et tiraillante dans la tête.

(Le matin, violent mal de tête, avec rougeur d'un œil.)

En se tenant debout et lisant, il fut pris subitement d'une sensation brûlante au creux de l'estomac, avec sensation de sourde compression du cerveau, de tous les côtés, et comme un vertige imminent, nausées et envies de vomir à la région du sternum, de même que quand on a tourné rapidement en rond ; en même temps, chaleur soudaine par tout le corps,

plus néanmoins au visage, et sueur pour un instant à la poitrine et à la face.

10. La nuque est comme raide, il semble y avoir quelque
chose d'étranger dans l'occiput; une sorte de traction et de
pression dedans.

Dans le muscle temporal droit, dans les muscles frontaux
du même côté et les muscles latéraux du cou, le long du
cartilage thyroïde, et en arrière, en tirant vers la nuque,
vulsion spasmodique et soubresauts des muscles, qui chassent
le bras, avec douleur vulsive.

Un bouton à la tempe gauche qui, lorsqu'on y touche,
cause la même douleur qu'un ulcère.

(Les bords des deux paupières sont très-rouges et épais;
cependant les yeux ne suppurent pas.)

Fort prurit dans le coin des yeux.

15. Fort prurit à l'oreille externe, obligeant à se gratter
jusqu'au sang.

En se mouchant, fort saignement de nez (aussitôt après le
dîner), qui reparaît au bout de trois heures.

Un fourmillement et un chatouillement dans le nez sont
suivis d'une hémorrhagie nasale.

Gonflement de la lèvre supérieure, immédiatement au dessous du nez.

La gencive est douloureuse par elle-même, mais plus encore quand on y touche.

20. Une petite ampoule à la langue, causant une douleur
brûlante d'écorchure.

Apreté et douleur d'écorchure dans la gorge.

Douleur perforante et fouillante dans la gorge.

(Grand désir de boire du vin.)

Perte totale de l'appétit; les alimens lui inspirent du dégoût, même seulement en y pensant.

25. Le matin, dans le bas-ventre, dans l'estomac, et jusque dans la poitrine, sensation brûlante, comme pendant le
soda.

La nuit, gonflement pressif douloureux dans le bas-ventre,
qui se dissipa sans émission de vents.

La nuit, gargouillemens dans le ventre, et émission de
vents.

Après avoir été à la selle, le matin, mal de ventre constrictif, comme après s'être refroidi; en se tenant assis.

Pendant l'évacuation d'une selle molle, besoin douloureux dans le bas-ventre.

3o. En allant à la selle, l'après-midi, vomissemens à deux reprises.

Presque toutes les nuits, une perte de semence.

Apreté et douleur d'écorchure à la partie supérieure du larynx, en toussant et non en avalant.

Pendant la journée (et non la nuit, ni au grand air), plusieurs accès de tussiculation stertoreuse, avec expectoration blanche, un peu épaisse, qui se détache aisément, qui ressemble à de l'empois, mais qui est opaque et sans goût ni odeur.

(Toux le matin.)

35. Sous la dernière côte gauche, un élancement sécant, en travers, lorsqu'il se penche de côté et qu'il lève le bras.

Dans le côté du dos, d'abord une pression, puis, en se tenant debout, au moindre mouvement et en respirant, violent élancement pressif, qui fait croire qu'on va mourir, et oblige de marcher ployé en deux; il croyait y éprouver une sorte de cuisson, comme dans un ulcère de mauvais caractère; la poitrine elle-même était oppressée au point de ne pouvoir pas tirer sa respiration, comme si elle se trouvait chargée d'un pesant fardeau.

Douleur spasmodiquement pressive et tensive à quelques côtes.

Un élancement chatouilleux, pruriteux, entre les omoplates, comme à la suite d'une forte piqûre de mouche ou de cousin; il ne pouvait se gratter assez fort.

Traction tensive, simulant un élancement en différens points des bras.

4o. Dans le pli du coude droit, douleur spasmodiquement pressive et tractive, comme si l'on avait fatigué le bras par un mouvement violent; elle ne se fait sentir que pendant le mouvement, plus toutefois en étendant le bras qu'en le fléchissant.

Dans les plis des deux bras, et dans les deux genoux, douleur pressive, tractive, tensive (en toutes circonstances), qui ne disparaît que pour un instant quand on appuye avec force sur la partie, et renaît de suite.

A la partie interne de l'avant-bras gauche, douleur spasmodiquement pressive et tractive.

Faiblesse paralytique dans l'aine et la cuisse.

(Plusieurs petits boutons sur le tibia, qui causent une douleur brûlante.)

45. Douleur dans le talon, en marchant, comme s'il était ulcéré (continue).

En marchant au grand air, lassitude et chaleur par tout le corps, sans sueur et avec anxiété, comme si les habits étaient devenus trop étroits.

Les accidens se renouvellent tous les jours à midi.

Prurit insupportable sur la tête et par tout le corps, paraissant comme produit par la marche d'une puce ou de quelque autre insecte.

Prurit ardent sur divers points de la peau, par exemple au visage, aux mains, etc., qui cependant n'oblige point à se gratter.

5o. Rêves ayant pour objet des événemens qui se sont passés dans la journée.

Rêves inquiétans; après le réveil, il éprouvait encore une anxiété telle qu'il croyait que ses rêves avaient eu de la réalité (au bout de soixante-cinq heures).

L'après-midi, froid jusqu'au moment de se mettre au lit; il ne peut pas non plus s'échauffer dans le lit; après minuit, sueur.

La nuit, dans le lit, pour peu qu'il soulève la couverture et qu'il se donne de l'air, froid fébrile à la partie supérieure du corps; mais, étant bien couvert, il n'éprouvait que la chaleur naturelle (au bout de quatre heures).

Dans la matinée, chaleur et sensation de chaleur par tout le corps, moins cependant à la tête qu'ailleurs, sans soif, avec sueur seulement au bas-ventre et un peu à la poitrine.

55. (Pendant qu'elle est satisfaite, elle fait preuve de gaîté et d'enjouement; mais il suffit de la moindre chose pour la déterminer sur-le-champ à pleurer long-temps.)

Mauvaise humeur.

Observations recueillies par d'autres.

Accès de vertige; il a de la peine à reprendre ses sens; le vertige se fait sentir même étant assis et en méditant (au bout d'une demi-heure). (*G. Gross, dans un mémoire.*)

Étourdissement dans la tête. (*Id. ibid.*)

Il est constamment dans une sorte d'état d'ivresse; il ne sait pas où il se trouve. (*Franz, dans un mémoire.*)

Sensation d'étourdissement dans la tête, comme s'il y avait de la fumée dans le cerveau. (*F. Mayer, dans un mémoire.*)

5. Sensation composée de pression et de traction dans la tête, au dessus de l'oreille droite, un peu plus en arrière qu'en devant (au bout de quatre heures). (*Gross, loc. cit.*)

Dans la tempe gauche, douleur énorme, qui se compose de pression et de tiraillement (au bout de cinq heures). (*Gross, loc. cit.*)

Tiraillement dans la tempe gauche. (*Id. ibid.*)

Tiraillement qui a l'air d'être dans l'os, à la tempe gauche et au dessus de l'apophyse mastoïde du même côté. (*F.-A. Haynel, dans un mémoire.*)

Douleur tractive depuis l'os occipital jusqu'au milieu de l'os frontal, qui se dirige en ligne courbe au-dessus de l'os temporal droit, à l'extérieur. (*E.-T. Herrmann, dans un mémoire.*)

10. *Douleur pressive tiraillante à l'os temporal gauche et au droit, que le contact de la main augmente.* (*Id. ibid.*)

Pression resserrante à la tempe gauche, avec vifs élancemens saccadés de dehors en dedans (au bout de cinq jours). (*G.-F. Wislicenus, dans un mémoire.*)

Élancemens sécans qui ont l'air d'être dans l'os, à la surface du cerveau, immédiatement au dessus de l'oreille gauche, et qui se dirigent en devant. (*Haynel, loc. cit.*)

Douleur pressive aux os temporaux, à l'extérieur. (*Hartmann, loc. cit.*)

Douleur pressive sur les deux os pariétaux, à l'extérieur. (*Herrmann, loc. cit.*)

15. Douleur pressive à l'os pariétal gauche, extérieurement. (*Id. ibid.*)

Une légère pression à la tête cause une douleur comme d'écorchure. (*Franz, loc. cit.*)

Léger frisson rasant sur la partie droite du cuir chevelu (*Haynel, loc. cit.*)

Céphalalgie pressive au front, au dessus des sourcils (au bout de deux heures). (*Wislicenus, loc. cit.*)

Céphalalgie pressive et tiraillante à la bosse frontale gauche (au bout de six heures). (*Gross, loc. cit.*)

20. Céphalalgie pressive et tiraillante au dessous de la bosse frontale gauche, dans laquelle le globe de l'œil semble être en même temps comprimé. (*Id. ibid.*)

Douleurs térébrantes, par intervalles, en devant, au côté gauche du front, pendant toute la journée, qui augmente encore le soir, après s'être couché (au bout de sept heures). (*C.-F. Langhammer, dans un mémoire.*)

Pression douloureuse, rongeante, sur les os de la face, du côté droit, qui se fait sentir plus vivement que partout ailleurs sur l'os de la pommette (au bout d'une heure). (*Wislicenus, loc. cit.*)

Tiraillement à l'os jugal gauche. (*Herrmann, loc. cit.*)

Légère douleur tractive dans les muscles de la face, surtout ceux qui s'attachent à l'os de la pommette. (*Wislicenus, loc. cit.*)

25. Petits élancemens douloureux à l'os de la pommette droite (*Id. ibid.*)

Elancemens sécans depuis l'oreille interne gauche jusque dans le cerveau.

Sensation dans l'oreille droite, comme si elle était bouchée.

Tiraillement pressif sur une petite place au dessus de l'oreille gauche (au bout de douze heures). (*Gross, loc. cit.*)

Prurit rongeant au lobule des deux oreilles, le matin, après être sorti du lit (au bout de vingt-quatre heures). (*Id. ibid.*)

30. Depuis l'enfoncement situé au dessous du lobule de l'oreille droite jusqu'à la peau de la joue, douleur tractive, qui s'étend jusque dans la mâchoire inférieure, et qui semble avoir son siége dans le périoste. (*Franz, loc. cit.*)

En mâchant, sensation sécante qui se dirige vers la glande parotide, comme après avoir pris un acide fort, et qui a son siége dans la trompe d'Eustache. (*Id. ibid.*)

(Une dent incisive causait de la douleur quand on appuyait dessus par devant) (au bout de cinq heures). (*Wislicenus, loc. cit.*)

Au côté externe du cou, à gauche, pression en marchant au grand air. (*Franz, loc. cit.*)

Elancemens sécans sous le côté droit de la mâchoire inférieure, qui ont l'air d'être dans la mâchoire, et se dirigent de dehors en dedans. (*Haynel, loc. cit.*)

35. *La région des glandes sous-maxillaires, au cou, est gonflée, ce qui rend le cou comme raide et tendu dans ses mouvemens; en même temps la déglutition est difficile, comme par l'effet d'un gonflement intérieur de la gorge, et chaque bouchée exige un effort pour descendre dans l'œsophage* (au bout de quarante-huit heures). (*Wislicenus, loc. cit.*)

Sentiment de sécheresse à la langue, qui cependant est humide. (*Franz, loc. cit.*)

Apreté et sensation d'écorchure dans la gorge, en expirant et en avalant. (*Id.*)

Apreté et grattement dans l'arrière-gorge, qui durent toute la journée. (*Haynel, loc. cit.*)

Sensation de grattement au voile du palais, comme si un corps raboteux s'y trouvait collé; elle n'est pas douloureuse, mais désagréable, se fait plus vivement sentir en avalant à vide qu'en avalant une bouchée quelconque, et oblige d'avaler sans cesse la salive; au bout de plusieurs heures, cette sensation descend à une plus grande profondeur dans la gorge. (*Franz, loc. cit.*)

410. En bâillant, tension douloureuse dans l'arrière-gorge, semblable à celle qui résulterait de la présence d'une tumeur. (*Gross, loc. cit.*)

L'afflux d'une salive visqueuse à la bouche lui rend le parler difficile. (*Franz, loc. cit.*)

Afflux de salive à la bouche, avec secouement qui tient un peu du frisson (*Id. ibid.*)

Mucus visqueux, gris, gélatiniforme, dans la gorge, qu'il est très-facile d'en arracher par la tussiculation, le matin. (*Gross, loc. cit.*)

Indifférence pour les alimens; dès qu'il se met à table, il est rassasié. (*Franz, loc. cit.*)

45. La faim du matin disparaît. (*Id. ibid.*)

Très-grand appétit (au bout de quarante heures). (*Gross,
loc. cit.*)

Quoiqu'il ait l'estomac rempli, il n'en conserve pas moins
encore un très-grand appétit. (*Id. ibid.*)

Faim excessive, rongeante, qu'on ne peut calmer en mangeant, pendant toute la journée; plus tard il fut plusieurs
jours sans que ses repas lui ôtassent le sentiment de la faim
autrement que pour un temps très-court. (*Haynel, loc. cit.*)

Sensation qui ressemble à celle du soda (au bout d'une
heure et demie. (*Meyer, loc. cit.*)

50. Hoquet en fumant, malgré l'habitude contractée (au
bout de cinq quarts d'heure). (*Langhammer, loc. cit.*)

Mal de cœur presque continuel. (*Franz, loc. cit.*)

Sensation d'envie de vomir dans la gorge, et aussitôt après
chaleur par tout le corps, mais principalement à la tête,
avec rougeur du visage, sans soif (au bout d'une demi-heure).
(*Meyer, loc. cit.*)

Serrement de cœur, qui ramène de l'estomac jusque dans
la bouche un liquide amer, âcre et de mauvais goût, après
quoi reste pendant long-temps une sensation de grattement
et de très-forte cuisson au larynx (soda) (au bout de huit
heures). (*Gross. loc. cit.*)

Pression au creux de l'estomac. (*Franz, loc. cit.*)

55. Pincement au dessus de l'estomac et dans l'hypochondre
gauche. (*Franz, loc. cit.*)

Après avoir commencé à manger, il survient une pression énorme, qui se porte du bas-ventre vers la région pubienne, s'aggrave pendant l'inspiration, et diminue en
se levant de la chaise. (*Gross, loc. cit.*)

*Bruit dans le bas-ventre, à gauche, semblable au croas-
sement de jeunes grenouilles* (au bout de trois quarts d'heure).
(*Langhammer, loc. cit.*)

Mal de ventre, comme dans la diarrhée. (*Franz, loc. cit.*)

Tranchées, à l'intérieur, en travers, dans le bas-ventre.
(*Id. ibid.*)

60. Constriction des muscles du bas-ventre, en marchant,
et tension telle de ces muscles, que le sujet est obligé de
marcher courbé en avant. (*Id. ibid.*)

Dans les muscles du bas-ventre près de la dernière vraie côte, vifs élancemens de dedans en dehors, qui se terminent par un léger pincement, et qui cessent un peu quand on se frotte (au bout de soixante heures). (*Wislicenus, loc. cit.*)

Une douleur térébrante au côté droit du bas-ventre, immédiatement au dessus de l'aine (au bout de trente-quatre heures). (*Langhammer, loc. cit.*)

Elancement sécant des deux côtés, à la région de l'anneau inguinal (au bout de trois heures et demie). (*Haynel, loc. cit.*)

Dans le pli de l'aine gauche, sensation de tension du tendon (du muscle iliaque), qui, lorsqu'on appuye dessus, cause une douleur comme contusive. (*Franz, loc. cit.*)

65. Pression dans le bas-ventre, pendant une selle assez molle, et qui continue encore après (au bout de soixante-douze heures). (*Wislicenus, loc. cit.*)

Fréquentes (et jamais vaines) envies d'aller à la selle, dans la partie inférieure du rectum, avec éjection d'une petite quantité de matières molles (au bout de deux heures et demie), qui persiste pendant plusieurs jours.

Après le dîner, selle qui est sèche et sablonneuse, mais qui sort cependant sans difficulté (au bout de huit heures). (*Franz, loc. cit.*)

Très-fréquentes émissions d'urine (au bout de six heures)· (*Gross, loc. cit.*)

Fréquentes envies d'uriner, et copieuse émission d'urine, pendant plusieurs heures (au bout de deux heures). (*Langhammer, loc. cit.*)

70. La nuit, pollutions, sans rêves érotiques (*Id. ibid.*)

Douleur dans le testicule gauche, comme à la suite d'une contusion (au bout de quarante-neuf heures). (*Id. ibid.*)

Irritation dans le nez, comme aux approches d'un coryza (au bout d'une heure). (*Meyer, loc. cit.*)

Les deux narines sont comme bouchées tout-à-fait en devant, et on éprouve de la cuisson dans la gauche. (*Franz, loc. cit.*)

Coryza, le nez est continuellement plein de mucus. (*Gross, loc. cit.*)

75. *Coryza énorme, avec fréquens éternumens, pendant deux jours.* (*Haynel, loc. cit.*)

Fort coryza, sans éternumens (au bout de dix heures).
(*Langhammer, loc. cit.*)

Le rire engendre du mucus dans la trachée-artère, et
provoque la toux. (*Franz, loc. cit.*)

Mucus sur la poitrine, et toux avec expectoration (au bout
de vingt-six heures). (*Langhammer, loc. cit.*)

En montant un escalier et se penchant en avant, la trachée-
artère se remplit de mucus, qui est expectoré par une seule
secousse de toux. (*Franz, loc. cit.*)

80. *En se penchant en avant, il vient dans la trachée-
artère du mucus, qu'une seule secousse de toux suffit pour
expulser.* (*Id. ibid.*)

Le matin, après s'être levé du lit, tussiculation par l'effet
d'une irritation, sans expectoration (au bout de quarante-
huit heures). (*Langhammer, loc. cit.*)

Une douleur sécante sourde, dégénérant en élancement,
descend le long de la trachée-artère, et oblige à deux ou trois
efforts de toux, après lesquels elle dure encore pendant
quelque temps; la toux amène des crachats aqueux, qui
n'enlèvent pas l'irritation par laquelle elle est déterminée
(au bout de vingt-quatre heures). (*Franz, loc. cit.*)

Dans le côté droit de la poitrine, de dedans en dehors,
élancement qui dure presque une minute, et si violent qu'on
ne peut ni inspirer, ni expirer (étant assis) (au bout de
vingt-huit heures). (*Langhammer, loc. cit.*)

Petits élancemens de dedans en dehors, à l'intérieur dè
la partie supérieure du sternum (au bout de quarante-huit
heures). (*Wislicenus, loc. cit.*)

85. Vifs élancemens sur le côté droit, près du mamelon.
(*Herrmann, loc. cit.*)

Au dessous du mamelon droit, élancement qui n'a aucun
rapport ni avec l'inspiration ni avec l'expiration. (*Gross,
loc. cit.*)

Tiraillement au dessous du mamelon droit. (*Id. ibid.*)

Grattement rongeant au côté gauche de la poitrine, pendant le repas. (*Wislicenus, loc. cit.*)

Douleur de crampe au côté gauche de la poitrine; et après
qu'elle est dissipée, la partie se trouve encore douloureuse
au toucher (au bout de neuf heures). (*Wislicenus, loc. cit.*)

(Ardeur oppressante à la région du cœur). (*Haynel, loc. cit.*)

Sentiment de pression et de resserrement dans le côté gauche de la poitrine, au dessus du cœur (au bout de soixante-dix-huit heures). (*Wislicenus, loc. cit.*)

Douleur lancinante et resserrante sur le côté gauche du sternum, qui devient plus forte en s'asseyant le corps penché en devant, et qui n'a nul rapport avec l'inspiration ni avec l'expiration (au bout de huit heures). (*Wislicenus, loc. cit.*)

Elancement pressif au côté droit de la poitrine et au sternum, qui n'augmente un peu que dans les inspirations très-profondes (au bout de quelques minutes). (*Wislicenus, loc. cit.*)

En faisant une inspiration profonde, tache de la grandeur d'un franc au dessous de la seconde et jusqu'à la troisième côte du côté droit, avec douleur pressive de dedans en dehors. (*Haynel, loc. cit.*)

95. Au côté droit de la poitrine, endroit où se fait sentir une douleur pressive, comme si l'on appuyait avec quelque chose de dur sur la côte. (*Franz, loc. cit.*)

Violente pression au milieu du sternum, à l'intérieur, qui augmente beaucoup à chaque mouvement, surtout lorsqu'on se penche en avant et qu'on se redresse. (*Haynel, loc. cit.*)

Douleur pressive sur le sternum, à l'extérieur. (*Herrmann, loc. cit.*)

Coups d'aiguille sous le cartilage xyphoïde du sternum. (*Id. ibid.*)

Vifs élancemens, à droite, le long du cartilage xyphoïde du sternum. (*Id. ibid.*)

100. Vifs élancemens entre les sixième et septième vraies côtes du côté droit, qui augmentent pendant l'inspiration. (*Id. ibid.*)

Elancemens sourds au côté gauche, au dessous des dernières fausses côtes. (*Id. ibid.*)

Elancemens sourds au dessous de la troisième vraie côte du côté gauche, qui se font sentir également en inspirant et en expirant. (*Id. ibid.*)

Elancemens sourds, lents, saccadés, au dessous des carti-

lages des dernières vraies côtes, à gauche, au dessus du cœur
(le soir dans le lit), (au bout de trente-une heures. (*Gross,*
loc. cit.)

Forte douleur sécante dans les deux côtés, aux côtes les
plus inférieures, de dedans en dehors, en faisant une inspiration profondé ; de toute autre manière, la douleur est faible;
s'il remue le corps sans inspirer, il ne sent pas d'agravation,
mais il en éprouve une dès qu'il reprend haleine (au bout de
dix heures). (*Wislicenus, loc. cit.*)

105. Elancemens sécans à l'extrémité des côtes, à droite,
près de la colonne vertébrale, surtout en courbant le dos.
(*Haynel, loc. cit.*)

Elancement brûlant à droite, dans le sacrum, en restant
assis et en se levant ; en appuyant sur la partie, on n'y éprouve plus qu'une douleur brûlante, sans élancemens. (*Franz,*
loc. cit.)

Traction au côté droit de la partie postérieure du contour
du bassin et dans le sacrum (au bout d'un quart d'heure).
(*Gross, loc. cit.*)

Sensation comme si le sacrum était brisé de coups (au bout
de vingt-quatre heures). (*Id. ibid.*)

Le sacrum lui cause de vives douleurs, comme s'il y avait
reçu des coups (au bout de trente-six heures). (*Id. ibid.*)

110. Elancemens sourds à la seconde vertèbre lombaire.
(*Herrmann, loc. cit.*)

Vive pression en dedans des omoplates (au bout d'une
heure). (*Wislicenus, loc. cit.*)

A la partie supérieure de l'omoplate gauche, tiraillement
énorme, étant assis, qui cessa en se levant du siége. (*Gross,*
loc. cit.)

Fourmillement, comme par l'effet d'un engourdissement,
sur l'omoplate gauche. (*Franz, loc. cit.*)

Tiraillement sur le sommet de l'épaule et à l'apophyse
acromion. (*Herrmann, loc. cit.*)

115. Tiraillement dans la cavité glénoïde de l'omoplate,
qui s'étend jusque dans la clavicule. (*Id. ibid.*)

Elancemens perforans dans le creux de l'aisselle droite,
qui ne se dissipent pas en touchant à la partie (au bout de
trente heures). (*Langhammer, loc. cit.*)

Tiraillement pressif au dessous de l'articulation de l'é-
paule. (*Gross, loc. cit.*)

Pincement soutenu au bras droit (au bout d'une heure).
(*Wislicenus, loc. cit.*)

Tiraillement dans le bras gauche. (*Herrmann, loc. cit.*)

120. Elancement brûlant, qui se dissipe promptement,
au milieu du bras gauche, en devant. (*Haynel, loc. cit.*)

Douleur pressive dans les parties charnues du bras, qui
augmente par le mouvement. (*Herrmann, loc. cit.*)

Crampe dans le milieu du bras, en le levant, et qui, hors
de ce mouvement, n'est que très-peu sensible (au bout de
dix heures). (*Wislicenus, loc. cit.*)

Sensation de paralysie dans les bras, en les remuant, et
surtout à l'articulation du coude (au bout de trente-deux
heures). (*Wislicenus, loc. cit.*)

Une sorte de paralysie du bras droit et de la main; le bras
tombe involontairement, à peine peut-il écrire avec de
grands efforts (au bout de trois heures). (*Herrmann, loc.
cit.*)

125. En pliant le bras, tension à l'extérieur, au bout du
coude (au bout d'une heure). (*Wislicenus, loc. cit.*)

Ardeur dans l'extrémité du coude droit (au bout de six
heures). (*Gross, loc. cit.*)

Très-fort tiraillement pressif dans les muscles situés entre
les deux os de l'avant-bras, sur le dos de ce dernier, non loin
du métacarpe (au bout de trente-une heures). (*Id. ibid.*)

Tiraillement saccadé, qui ne dure pas long-temps, comme
dans le milieu de l'os radius d'abord au bras droit, puis au
bras gauche, enfin, dans la dernière phalange du doigt médius de la main droite, qui revient de temps en temps.
(*Haynel, loc. cit.*)

Elancemens aigus, intermittens, au radius du côté droit,
plus dans les muscles qu'ailleurs. (*Herrmann, loc. cit.*)

130. Vif élancement soutenu derrière l'articulation de la
main, au commencement du radius (au bout de six heures).
(*Wislicenus, loc. cit.*)

Ardeur lancinante pruriteuse sous la peau, au côté interne
de l'articulation de la main gauche (au bout de trente-deux
heures). (*Id. ibid.*)

Un chatouillement dans le creux de la main droite, qui

oblige à se gratter (au bout de trente-trois heures). (*Lang-hammer, loc. cit.*)

Traction en forme de crampe sur le dos de la main et du pied. (*Franz, loc. cit.*)

Tiraillement pressif dans les os du métacarpe des deux mains. (*Gross, loc. cit.*)

135. Douleur tiraillante, pressive, à l'os métacarpien du pouce et dans les deux articulations du gros orteil des deux pieds, qui augmente par l'attouchement. (*Herrmann, loc. cit.*)

Tiraillement dans l'articulation postérieure du quatrième doigt de la main gauche et l'os métacarpien correspondant, avec rétraction spasmodique du doigt en dedans, surtout en saisissant un objet. (*Haynel, loc. cit.*)

Traction dans l'articulation des trois doigts du milieu de la main gauche, pendant le mouvement et le repos. (*Herr-mann, loc. cit.*)

Tension et traction dans l'aine, au dessous de l'anneau inguinal, du côté gauche. (*Franz, loc. cit.*)

Sur un point derrière la hanche gauche, violente douleur, seulement pendant le mouvement, comme si on avait fait une forte chute dessus; la station n'excite pas cette douleur (au bout de trente-deux heures). (*Langhammer, loc. cit.*)

140. En courant, lorsqu'il porte en avant le pied gauche, pression aiguë douloureuse dans l'articulation de la hanche droite. (*Gross, loc. cit.*)

En marchant, faiblesse paralytique dans l'articulation de la hanche droite, surtout en ramenant le pied, et élance-mens au même endroit en se levant, ce qui oblige à boîter, mais se dissipe promptement. (*Haynel, loc. cit.*)

Fourmillement dans la cuisse gauche, et traction dans ses muscles antérieurs. (*Franz, loc. cit.*)

Vulsion et palpitation dans plusieurs points musculaires, surtout à la cuisse droite. (*Gross, loc. cit.*)

Légère vulsion au côté externe du genou gauche, avec une sensation comme de glocitation, en s'asseyant (sur-le-champ). (*Wislicenus, loc. cit.*)

145. Au dessus du genou gauche, douleur sécante en forme de crampe, des deux côtés, quand il ne se remue pas (au bout de huit heures). (*Wislicenus, loc. cit.*)

Elancemens tiraillans sourds au dessus de la rotule gauche, dans toutes les positions. (*Haynel, loc. cit.*)

Tiraillement, étant assis, dans l'articulation du genou
gauche (au bout de soixante-douze heures). (*Gross, loc.
cit.*)

Le genou lui fait mal, comme s'il était contus, plus en
restant assis qu'en marchant (au bout de cinq quarts d'heure).
(*Wislicenus, loc. cit.*)

Les genoux ployent souvent en marchant. (*Haynel, loc.
cit.*)

150. Douleur pressive dans l'articulation du genou, et en
dehors dans les muscles de la jambe gauche, étant assis.
(*Herrmann, loc. cit.*)

Le soir, dans le lit, élancemens brûlans dans le tibia gauche, non loin du genou, ce qui fait tressaillir involontairement le pied (au bout de dix-sept heures). (*Haynel, loc.
cit.*)

Crampe dans le mollet gauche, plus forte pendant le repos (au bout de quatre heures). (*Wislicenus, loc. cit.*)

En descendant l'escalier, les muscles du mollet causent la
même douleur que s'ils étaient trop courts. (*Haynel, loc.
cit.*)

Douleur de brisure dans les articulations des pieds, et
battemens dedans, le tout plus fort dans la position assise
(au bout de trois heures). (*Wislicenus, loc. cit.*)

155. Dans les articulations du pied, et dans les parties
inférieures des jambes, sourd battement, comme à la suite
d'une fatigue extrême, avec fourmillement et élancemens à
la peau de la jambe, plus vifs pendant le repos, moins sensibles pendant le mouvement (au bout de quatorze heures).
(*Id. ibid.*)

Dans l'articulation du pied gauche, sensation comme si le
pied s'y trouvait détaché, ou comme si les cartilages articulaires ne se touchaient plus en marchant. (*Franz, loc. cit.*)

Douleur sécante, lancinante, dans les chevilles des pieds,
de dedans en dehors, en se tenant assis, et presque nulle pendant la marche ; elle n'est jamais plus forte qu'en appuyant
le pied sur un corps étroit (au bout de quelques heures).
(*Wislicenus, loc. cit.*)

Tiraillement dans les pieds, tantôt à la plante, tantôt sur le coude-pied, le talon, les orteils (surtout leurs dernières articulations), les os du pied et les os du métatarse, qui ne remontent pas au-delà des chevilles ; il est rare qu'une douleur tiraillante passagère dépasse ces dernières. (*Herrmann*, *loc. cit.*)

Sensation d'engourdissement dans le talon droit et le tendon d'Achille. (*Franz*, *loc. cit.*)

160. Ardeur violente (anxiété brûlante), par intervalles, dans un cor, même sans pression du dehors, pendant vingt-quatre heures). (*Wislicenus*, *loc. cit.*)

A l'extrémité des os longs, non loin au dessus ou au dessous de leurs articulations, et sur différens points du corps, tiraillement pressif (au bout de quarante-huit heures). (*Gross*, *loc. cit.*)

Grande lassitude du corps, surtout des cuisses, en restant assis et en marchant, avec envie de dormir (au bout de quatre heures). (*Meyer*, *loc. cit.*)

Malaise, paresse dans tous les membres. (*Gross*, *loc. cit.*)

Froid dans le dos, et depuis le bas jusqu'au dessus des chevilles du pied, où il dura pendant près de deux heures, et fut très-sensible ; la marche n'y portait aucun soulagement (au bout de six heures et demie). (*Haynel*, *loc. cit.*)

165. *Frisson par tout le corps* (au bout d'une heure et demie). (*Langhammer*, *loc. cit.*)

Le soir, dans le lit, vitesse du pouls, avec soif (au bout de onze heures). (*Meyer*, *loc. cit.*)

Grande sérénité de l'esprit et disposition à parler toute la journée (1) (au bout de trois heures). (*Langhammer*, *loc. cit.*)

---

10. ARNICA.

(*Arnica montana.*)

(Teinture préparée avec cinquante grains de racine récemment pulvérisée et mille gouttes d'esprit-de-vin.)

L'arnica, plante qui affectionne les plaines et les montagnes couvertes de forêts, a une racine qui perd rapidement

(1) Effet consécutif, curatif.

une grande partie de son odeur et de sa vertu médicinale lorsqu'on la laisse exposée à l'air, et surtout lorsqu'on la fait bouillir. Mais, quand, aussitôt après l'avoir pulvérisée, on s'empresse de la dessécher complétement au bain-marie, elle peut ensuite être conservée pendant plusieurs années, dans des flacons bien bouchés, sans que son énergie s'affaiblisse.

Malgré tous ses dogmes artificieusement construits, malgré toutes les définitions scolastiques, les distinctions et les subtilités auxquelles elle a eu recours, la médecine ordinaire n'est jamais parvenue à découvrir la vertu spécifique de cette plante, ou à trouver un remède assuré contre l'affection universelle, souvent fort dangereuse, qui résulte d'une chute grave, de chocs, de coups, d'une contusion, d'une distorsion ou d'une déchirure des parties solides de notre corps (1). Le peuple dut se charger pour elle de ce soin, et, après d'innombrables et inutiles essais, il rencontra enfin le moyen qu'il cherchait dans l'arnica. Il y a deux siècles qu'un médecin, nommé Fehr, communiqua pour la première fois cette découverte de la médecine domestique à ses confrères ; depuis lors, l'arnica fut appelée *panacea lapsorum*. Il en a été de même de tous les autres spécifiques ; l'art médical en a dû la connaissance à la pratique domestique, et n'a jamais pu en trouver lui-même un seul, parce que ceux qui l'exercent ne se sont jamais inquiétés de rechercher les effets purs des corps naturels sur l'homme en santé.

Les affections qui dépendent de fortes contusions et de déchirures des fibres, ont presque toutes les mêmes symptômes. Or le tableau suivant fera voir que les phénomènes auxquels l'arnica donne ordinairement lieu chez l'homme en santé, ont une ressemblance frappante avec ces symptômes.

Mais ce même tableau des effets purs de l'arnica dévoile aussi plusieurs états morbides de l'homme dans lesquels la plante offre un remède homœopathique certain. C'est un médicament applicable à une foule de cas, et, quoique son

______

(1) C'est pourquoi elle est très-salutaire même dans les grandes blessures produites par des balles et des instrumens contondans, comme aussi dans les douleurs et autres incommodités, après l'arrachement des dents, et après d'autres opérations chirurgicales, dans lesquelles les parties sensibles ont été violemment distendues, comme réductions de fractures et de luxations, etc.

action, même lorsqu'on la donne à hautes doses, ne s'étende pas au-delà de six jours, cependant j'ai reconnu qu'on devait la considérer comme un remède subsidiaire et intercurrent, même dans les maladies les plus chroniques.

Seulement il faut se garder d'employer l'arnica dans les maladies aiguës purement inflammatoires, avec chaleur générale, en grande partie extérieure, non plus que dans les diarrhées, où on la trouvera toujours très-nuisible, ce dont on verra également les motifs dans l'exposé de ses effets particuliers.

Mais elle déploye une efficacité toute spéciale dans quelques espèces de fausses pleurésies, celles dont les symptômes ont de la ressemblance avec les siens propres.

Le camphre est l'antidote de l'arnica administrée à grandes doses et dans des circonstances où elle n'était point homœopathique. Mais le vin aggrave ses effets nuisibles.

J'ai reconnu qu'une petite partie d'une goutte de la billionième dilution (chaque goutte de la teinture précitée étant considérée comme la moitié d'un grain de vertu d'arnica) suffisait toujours dans les cas où elle devait agir à titre de remède homœopathique.

Symptómes de l'arnica.

Pendant le dîner, vertige soudain, comme s'il allait tomber en avant. (*Gross.*)

État vertigineux en marchant.

Vertige dans le front, surtout en marchant; il lui semble que tout tourne autour d'elle, et qu'elle va se laisser tomber.

Vertige; quand elle s'asseoit et qu'elle penche la tête en avant, il est presque insensible; mais dès qu'elle lève la tête, ou qu'elle se remue, elle éprouve aussitôt la même sensation que si tout tournait avec elle.

5. Vertige.

La tête embarrassée.

L'embarras de la tête, le vertige et l'anxiété augmentent par le vomissement excité artificiellement.

Mal de tête stupéfiant le matin.

Pesanteur dans le front (au bout d'une heure).

10. Il est assis comme plongé dans ses pensées, mais ne pense réellement à rien. (*Kummer.*)

Défaut de mémoire; les mots lui manquent au moment de s'en servir. (*F. Hahnemann.*)

Distraction de l'esprit; il ne peut arrêter long-temps ses pensées sur aucun objet. (*Wislicenus.*)

La tête étant embarrassée, et les parties latérales du crâne entreprises, rétrécissement des pupilles. (*Franz.*)

Étourdissement dans la tête, sans céphalalgie notable (au bout de deux heures). (*Kummer.*)

15. Il tombe aisément dans des rêves, quoique éveillé. (*Id.*)

Chaleur intérieure, surtout dans la tête, avec pesanteur de cette dernière, sans soif. (*Wislicenus.*)

Ardeur dans la tête, avec douleur pressive, distensive.

Ardeur dans le cerveau, le reste du corps étant frais, ou du moins n'étant pas chaud.

Chaleur dans la tête, le reste du corps étant frais, ou du moins n'étant point chaud.

20. Mal de tête. (*De Meza.*)

Cephalalgie pressive dans les tempes. (*Kummer.*)

A une céphalalgie pressive, qui s'étend aussi dans les tempes, succède un mal de tête pulsatif et pressif.

Douleur pressive dans le front.

Céphalalgie pressive au front, que la chaleur du poêle augmente; il semble que le cerveau soit roulé en une seule masse. (*Franz.*)

25. Céphalalgie pressive et distensive, comme par l'effet de quelque chose de mou au vertex, avec traction à l'occiput et tiraillemens vers les tempes. (*Id.*)

Céphalalgie pressive au dessus des yeux, en tirant vers les tempes, avec la même sensation que si les tégumens du front étaient spasmodiquement contractés (au bout d'une heure). (*Wislicenus.*)

D'abord céphalalgie pressive au front, puis douleur lancinante, et vulsive lancinante, au même endroit, avec froid (au bout de huit heures).

Douleur pressive au front, forte surtout en marchant, montant un escalier, réfléchissant et lisant. (*Hornburg.*)

Pression dans le côté droit du front, ensuite éternument,

puis élancemens d'abord dans l'oreille gauche , ensuite dans la droite (au bout de deux heures). (*Id.*)

3o. Traction pressive douloureuse dans la moitié gauche du crâne, depuis l'oreille jrsqu'au haut et de dedans en dehors (au bout de trois heures). (*Id.*)

Douleur pressive stupéfiante au front, plus en dehors qu'en dedans (au bout de cinq heures et demie). (*Langhammer.*)

Céphalalgie pressive à l'extérieur , en haut, sur le vertex. (*Wislicenus.*)

Après avoir éternué deux fois, douleur dans la moitié gauche du front, comme quand on a reçu un coup violent. (*Hornburg.*)

En tousssant, violent élancement à la partie antérieure de la tète (au bout de sept heures). (*Langhammer.*)

35. Grands élancemens dans la tète, en toussant (au bout de dix heures).

Mal de tête; élancemens de bas en haut, qui se renouvellent en toussant et même déjà en remuant la tête, et ne se calment qu'en se couchant sur le côté douloureux de la tête.

Petite douleur lancinante dans le front , qui s'aggrave en levant les yeux, avec chaleur au visage et soif.

Elancement dans le front.

Elancement saccadé dans le front.

4o. Elancemens par saccades à la tempe gauche.

Mal de tête, comme si l'on plantait un clou dans la tempe, avec sueur générale, vers minuit, ce qui est suivi de lassitude (au bout de quelques heures).

Céphalalgie tiraillante et légèrement lancinante, qui revient de temps en temps dans la tempe gauche (au bout de quatre heures).

Elancemens qui se succèdent rapidement dans la région temporale, du côté du front (au bout de quatre heures). (*Kummer.*)

Un élancement rapide dans la bosse frontale gauche, avec même sensation que si le front était écorché. (*Gross.*)

45. Douleur lancinante au front. (*Hornburg.*)

Elancemens sourds qui se dirigent vers les tempes (au bout d'une heure. (*Wislicenus.*)

Céphalalgie lancinante, par saccades, en se baissant, comme

si le dedans de la tête allait sortir par le front ; en même temps envies de vomir, nausées autour du cœur.

Céphalalgie tiraillante, vulsive, qui augmente en se baissant et en toussant.

Céphalalgie vulsive sur le devant de la tête (au bout d'une heure). (*Wislicenus.*)

5o. Tiraillement dans la tempe gauche, et, en marchant au grand air, retour de la céphalalgie pressive, distensive (au bout de dix heures). (*Franz.*)

Céphalalgie tiraillante, à plusieurs reprises, dans la tempe gauche. (*Hornburg.*)

Grande chaleur à l'extérieur et à l'intérieur de la tête. (*Baehr.*)

Ardeur passagère au vertex et au cou, extérieurement. (*F. Hahnemann.*)

Fourmillement en avant, dans le front.

55. Fourmillement au dessus des orbites.

Mal de tête qui n'est supportable que dans la situation couchée, mais qui devient insupportable en se redressant et s'asseyant sur le lit.

Fourmillement au vertex, à l'extérieur.

Sensation de froid à un petit endroit du front, comme si quelqu'un appuyait là le pouce froid.

A partir du côté gauche de la tête, en travers, douleur semblable à celle que produirait un couteau qu'on passerait jusque dans l'autre moitié; ensuite, sur-le-champ, froid intérieur dans la tête, qui fait dresser les cheveux.

6o. Douleur en quelques points de l'occiput, comme si on y arrachait les cheveux, ou comme par l'effet de vives secousses électriques.

Prurit lancinant au cuir chevelu, qu'on n'apaise pas en se grattant. (*Wislicenus.*)

La peau de la tête jusqu'au sourcil est comme collée sur le crâne et presque immobile (au bout d'une heure et demie). (*Id.*)

Sur le côté du front, petit bouton en partie plein de pus (au bout de trois jours). (*Kummer.*)

Les traits de la face sont fort affaissés. (*Thomas à Thuessink.*)

65. *Chaleur sèche au visage, vers le soir, jusque derrière*

les oreilles, sans soif, avec grand froid au nez (au bout de vingt-quatre heures).(*Hornburg.*)

Tiraillement en forme de crampe au sourcil gauche. (*Gross.*)

Rétrécissement des pupilles (au bout de deux heures). (*Langhammer.*)

Yeux fixes, annonçant l'anxiété.

Le bord des paupières supérieures, à l'endroit où il touche en dedans le globe de l'œil, est douloureux en le remuant, comme s'il était trop sec et un peu écorché.

70. Rétrécissement des pupilles, avec obnubilation de la tête.

Petits élancemens vifs dans le coin interne de l'œil.

Quand il avait fermé les yeux pendant la méridienne, il se trouvait bien, mais dès qu'il les ouvrait, nausées au creux de l'estomac.

Dilatation des pupilles (au bout de vingt-six heures). (*Langhammer.*)

Elancemens dans les yeux. (*Collin.*)

75. Prurit dans les coins des yeux (au bout de vingt-sept heures). (*Langhammer.*)

Ardeur dans les yeux. (*Collin.*)

Ardeur dans les yeux, sans sécheresse. (*Baehr.*)

Parfois, il coule des larmes brûlantes, qui cuisent comme du feu. (*Id.*)

L'œil droit est un peu sorti de la tête : il paraît plus saillant et plus gros que le gauche. (*Id.*)

80. Douleur tractive dans le globe de l'œil droit (au bout de deux heures). (*Kummer.*)

Pression sourde, saccadée, très-douloureuse, sur le bord de l'orbite gauche. (*Gross.*)

Vulsion spasmodiquement pressive, au dessous de l'œil gauche, sur l'os du nez, qui s'étend aussi au dessus de l'œil. (*Id.*)

Douleur comme de coup ou de contusion au cartilage de l'oreille gauche, en dedans. (*Hornburg.*)

Pression par intervalles dans les deux oreilles, au voisinage de la membrane du tympan (au bout de dix heures). (*Kummer.*)

85. Élancemens sourds qui traversent l'oreille interne (au bout d'une heure). (*Wislicenus.*)

Il éprouve des élancemens dans l'oreille droite, et, immédiatement après, dans la gauche, puis dans les yeux, avec la même sensation que si ces derniers étaient violemment tournés vers le haut.

Chaleur et ardeur dans le lobule de l'oreille.

Sensation comme si une oreille était chaude, quoiqu'elle ne le fût pas (au bout d'une heure).

Longs élancemens sourds derrière l'oreille.

90. D'abord des élancemens, puis une douleur tiraillante dans l'oreille (au bout d'une heure).

Pression dans l'oreille.

Diminution notable de l'ouïe (au bout de trente heures).

Ouïe beaucoup plus délicate qu'à l'ordinaire (au bout de dix heures).

Bourdonnement d'oreilles.

95. Tintement dans l'oreille gauche (au bout de trois heures). (*Kummer.*)

Bruissement dans les oreilles (au bout de sept heures). (*Langhammer.*)

Sensation extérieure de chaleur à l'oreille gauche et à la joue. (*Hornburg.*)

Eruption semblable à la petite-vérole sur la joue, principalement au dessous des yeux. (*F. Hahnemann.*)

Battement vulsif dans la joue gauche (au bout d'un demi-quart d'heure). (*Wislicenus.*)

100. Dans les joues gonflées, battement et pincement, comme si deux marteaux frappaient l'un contre l'autre, en contusant les chairs. (*Baehr.*)

(Douleur comme de brisure dans l'articulation droite de la mâchoire, en remuant à droite et à gauche cette dernière, le matin) (au bout de vingt heures).

Rougeur et ardeur à une joue, le reste du corps étant frais, ou du moins n'étant pas chaud.

Gonflement rouge de la joue droite, avec douleur pulsative, gonflement des lèvres, et grande chaleur dans la tête, le corps étant froid : les pieds seuls étaient quelquefois chauds.

Chaleur passagère à la tête (qui lui fait couler la sueur sur le visage.)

105. Chaleur passagère au visage, le soir (au bout de trente-six heures).

Gonflement chaud, rouge, luisant et rénitent, de la joue gauche. (*Baehr.*)

En bâillant, douleur de crampe dans la joue (au bout d'une heure). (*Wislicenus.*)

Fourmillement semblable à un frisson sans froid, qui parcourt la joue gauche, jusqu'à l'occiput (au bout de six heures).

Douleur de crampe à la racine du nez (au bout de deux heures. (*Wislicenus*)

110. *Le nez fait mal de haut en bas , comme si l'on avait fait une grave chute dessus.* (*Hornburg.*)

Douleur lancinante, tiraillante, dans le nez.

Gonflement du nez.

Sensation, comme si les narines étaient ulcérées ; le nez est malade en dedans.

Dans le nez , et au dessous du nez, petits boutons au bout desquels il se forme du pus , avec douleur mordicante.

115. Sensation de chaleur dans le nez , qui cependant est froid au toucher. (*Hornburg.*)

Fréquens saignemens de nez. (*Baehr.*)

L'os du nez éprouve une pression sourde , accompagnée de stupeur. (*Gross.*)

Sensation comme si un insecte courait le long du nez ; qui ne cesse pas en s'essuyant. (*Id.*)

Fourmillement pruriteux au côté du nez, qui se dissipe par le frottement (au bout d'une heure). (*Wislicenus.*)

120. Prurit à la lèvre supérieure, qui, par le frottement, devient brûlant. (*Id.*)

Le bord externe, tout autour des lèvres, de la supérieure surtout, devient ridé et comme gercé, de même, en quelque sorte, que par l'effet du froid (au bout de huit heures et demie). (*Langhammer.*)

Un petit bouton aux deux côtés de la lèvre supérieure (au bout de deux jours). (*Kummer.*)

Une éruption boutonneuse dans la fossette du milieu de la lèvre supérieure, avec rougeur tout autour et douleur tensive. (*F. Hahnemann.*)

Lèvres sèches, comme desséchées par la soif.

125. *Lèvres gercées.*

Ulcération aux coins de la bouche, avec douleur brûlante, surtout en remuant ces parties.

Fourmillement aux lèvres, comme si elles étaient engourdies (au bout de deux heures et demie). (*Franz.*)

Chaleur brûlante aux deux lèvres, le corps étant modérément chaud. (*Wislicenus.*)

Lèvres épaisses et tuméfiées. (*Baehr.*)

130. Violent tiraillement de la lèvre inférieure. (*Thuessink.*)

Commencement de paralysie de la mâchoire inférieure.

Gonflement des glandes sous-maxillaires.

Vulsion pressive dans les muscles qui s'attachent à la branche de la mâchoire (tiraillement saccadé). (*Gross.*)

Les glandes sous-maxillaires sont gonflées et causent de la douleur, surtout en levant et tournant la tête, mais principalement quand on y touche (au bout de quatre jours). (*Kummer.*)

135. Les glandes du cou sont gonflées, font saillie, et sont extrêmement douloureuses, déjà par elles-mêmes, mais surtout en remuant le cou et en parlant. (*Baehr.*)

Traction vive dans les muscles du côté gauche du cou, avec douleur contusive. (*Hornburg.*)

Douleur tiraillante dans le cou. (*Collin.*)

Pression dans les muscles du cou, comme si la cravate était trop serrée. (*Hornburg.*)

La tête est si lourde, qu'elle la laisse toujours tomber de côté. (*Baehr.*)

140. La tête est pesante, et si mobile, à cause de la faiblesse des muscles du cou, qu'elle tombe aisément de tous les côtés (au bout de quatre heures). (*Kummer.*)

Douleur dans les dents, comme si l'on en ratissait les racines avec un couteau. (*Baehr.*)

Fourmillement dans les gencives, comme si elles étaient engourdies.

Dents enduites de mucus (au bout d'une heure).

Branlement et élongation des dents, sans douleur.

145. (Mal de dents, comme si elles étaient luxées, branlantes ; douleur pressive, pulsative, comme si les dents

étaient repoussées de leurs alvéoles par le sang affluent; elles sont ensuite plus douloureuses au toucher.)

Pression à la gencive inférieure interne, comme par l'effet d'une balle de plomb. (*Franz.*)

En mangeant, odontalgie tiraillante dans les molaires supérieures gauches, qui se dissipe après avoir mangé. (*Id.*)

En mâchant, la gencive cause la même douleur que si elle était ulcérée en dedans, et surtout aussi la partie située sous la langue. (*Id.*)

Sécheresse dans la bouche, sans soif. (*F. Hahnemann.*)

150. Sécheresse dans la bouche, avec grande soif.(*Baehr.*)

Langue chargée et toute blanche, avec bon appétit, les alimens ayant le goût qu'ils doivent avoir (au bout de deux jours). (*Hornburg.*)

Le matin, sécheresse dans la bouche, sans soif, avec goût putride dans la bouche (au bout de quatorze heures).

Sensation de sécheresse, comme dans la soif, au bout de la langue, au palais et aux lèvres, avec frisson sur les bras et les cuisses (au bout de deux heures).

Sensation de mordication sur la langue (au bout de quatre heures).

155. Sensation d'écorchure à la langue (au bout de quatre heures).

Sensation de grippement, d'astriction, au palais, comme après avoir mangé des choses âpres (au bout de cinq heures.)

Douleur pressive aux parties molles du palais.

Ardeur dans le fond de la gorge, avec sensation de chaleur interne, ou plutôt cette sorte de malaise ou d'anxiété qui résulte de trop de chaleur (sans chaleur sensible à l'extérieur).

Elancemens au fond de la gorge, hors des momens où l'on avale.

160. Douleur dans le pharynx, comme s'il s'y trouvait quelque chose de dur, de raboteux (par exemple une croûte de pain), l'après-midi, en se couchant; cette douleur cesse en se levant (au bout de six heures).

Bruit en avalant.

Déglutition empêchée par une sorte de nausée, comme si les alimens ne voulaient pas descendre dans l'estomac.

Goût amer dans la bouche, le matin, après s'être éveillé.

Goût putride et muqueux dans la bouche.

65. (Tout ce qu'il mange lui semble aigre.)

(Répugnance pour le lait.)

La pipe (dont il a l'habitude) lui inspire de la répugnance, ne lui plaît pas.

Appétence pour le vinaigre.

Répugnance pour la viande et le bouillon gras.

170. Défaut d'appétit, le soir.

Défaut d'appétit, avec la langue chargée, blanche et jaune.

Difficulté d'avaler. (*Baehr.*)

Goût putride dans la bouche, en ne mangeant pas. (*F.* (*Hahnemann.*)

Mucus dans la gorge, qui lorsqu'on le détache, a une saveur amère (au bout de douze heures). (*Franz.*)

175. Goût amer dans la bouche (au bout de quatre heures). (*Hornburg.*)

Du sang est mêlé avec la salive qu'il crache (au bout de deux jours). (*Id.*)

Après avoir mangé, une sorte de hoquet incomplet et comme réprimé. (*Franz.*)

Eructation (au bout d'un quart d'heure, *Hornburg*; d'une demi-heure, *Kummer*).

Disposition à avoir des rapports. (*De la Marche.*)

180. Lorsqu'il a des rapports, un mucus amer lui remonte dans la bouche. (*Kummer.*)

Eructation.

Le matin, rapports ayant le goût d'œufs pourris.

Rapports amers et ayant le goût d'œufs pourris (au bout de deux heures).

Une eau salée lui remonte à la bouche.

185. Le matin, nausées et envies de vomir (au bout de quatorze heures).

Soda. (*A. Crichton.*)

Elle veut sans cesse boire et ne sait quoi, parce que tout lui répugne. (*Baehr.*)

Rapport à demi interrompu.

Appétit immodéré le soir, et de suite après avoir mangé sensation de plénitude et pression en forme de colique dans plusieurs points du bas-ventre, surtout dans les côtés.

190. (En mangeant à midi, chaleur sensible au toucher dans une joue.)

Après avoir mangé (le soir), elle pleure, est de mauvaise humeur, n'écoute personne, et ne veut entendre parler de rien.

Défaut complet d'appétit, avec nausées. (*Baehr.*)

Nausées. (*Murray.*)

Nausées dans l'estomac, avec éructation. (*Wislicenus.*)

195. Nausées sans vomissemens, ni selles. (*De la Marche.*)

En lisant long-temps, il est pris de vertige et de nausées. (*Hornburg.*)

Soulèvemens de cœur. (*Stoll.*)

Violens efforts pour vomir. (*Vaskow.*)

Vomissement. (*Murray, Collin.*)

200. Vomissement de sang caillé. (*De la Marche.*)

Soulèvemens de cœur sans résultat, inutiles envies de vomir (au bout d'un quart d'heure).

Elle a des soulèvemens de cœur, pendant la nuit, et néanmoins elle ne peut vomir; il semble qu'elle ait un poids au creux de l'estomac.

Violente pression au dessus du creux de l'estomac, dans le sternum.

Coups violens au dessous de l'estomac.

205. Fouillement au creux de l'estomac, et sensation comme si quelque chose se nouait ou s'entortillait.

Après avoir mangé, plénitude au creux de l'estomac, et pression sensible sur un petit point, dans la profondeur du bas-ventre, immédiatement derrière le pubis (dans le ventre), sensible surtout en se tenant debout, et qui excite presque continuellement à uriner (au bout de quatre heures).

L'estomac est comme plein ; satiété accompagnée de dégoût.

Pression comme avec la main au creux de l'estomac; cette pression remonte peu à peu jusque dans la gorge; alors il est pris d'envie de vomir, et l'eau lui vient à la bouche; après s'être couché, cet état se dissipe, et il n'éprouve plus que de la pression dans le bas-ventre (au bout d'une heure).

Grippement pinçant et spasmodique à l'estomac.

210. Douleur mordicante dans l'estomac (sur-le-champ).

Flatuosités, avec pression à l'estomac.

A la région du cœur, douleur comme si elle était comprimée, ou comme si elle recevait un coup violent.

Pression au cœur. (*Crichton, Stoll.*)

Pression comme s'il y avait une pierre dans l'estomac (sur-le-champ). (*Hornburg.*)

215. Gargouillement dans l'estomac et colique. (*Id.*)

Pression douloureuse au dessus du creux de l'estomac, en travers, avec oppression de la respiration. (*Id.*)

Spasme à la région des fausses côtes (précordiale). (*Collin.*)

Pression en dessous des dernières côtes (au bout de deux heures). (*Wislicenus.*)

Fouillement au creux de l'estomac (au bout d'une demi-heure), et sensation comme si quelque chose s'y tortillait (au bout de vingt-quatre heures). (*Hornburg.*)

220. Pincement dans l'estomac. (*Id.*)

A la région de la rate, soulèvement pressif, avec un élancement soutenu, en marchant (au bout de six heures). (*Franz.*)

Elancemens sous les fausses côtes du côté gauche, qui coupent la respiration, en se tenant debout. (*Hornburg.*)

A gauche, entre le creux de l'estomac et l'ombilic, battement resserrant.

Douleur sécante au dessus de l'ombilic, surtout en faisant une inspiration profonde et à chaque pas, mais non de suite avant ou pendant la selle.

225. Douleur sécante dans le ventre, comme après un refroidissement.

Mal de ventre dysentérique; fouillement dans la profondeur du bas-ventre, en dedans des hanches, des deux côtés, accompagné de nausées et d'assoupissement (entre la seconde et la cinquième heure).

Une couple d'heures après le souper (frugal), tension et gonflement du ventre, surtout de l'hypogastre, avec sourde pression générale dedans, surtout dans le côté du ventre, sans que les vents s'y agitent d'une manière bien sensible; cet état dure toute la nuit, avec chaleur aux membres et rêves qui fatiguent l'attention; le sujet s'éveille toutes les heures, et des vents inodores qu'il rend ne lui procurent aucun soulagement.

Gonflement dur du côté droit du ventre, pendant le repas, causant la même douleur qu'une plaie intérieure, en toussant, se mouchant et marchant; sensation comme d'un ébranlement douloureux, d'un déchirement ou d'une section; douleur même au moindre attouchement extérieur, comme si l'on portait un instrument tranchant dans une plaie. Cette douleur n'est soulagée que par l'émission de vents. Elle sévit dans la journée depuis le matin jusqu'à deux heures après midi.

En expirant et en inspirant, douleur comme causée par la pression d'une pierre à la région hépatique, lorsqu'il était couché sur le côté gauche.

230. Quoiqu'elle ait mangé beaucoup, elle éprouvait cependant le même vide dans le corps que si elle n'eût pas pris d'alimens, mais seulement bu beaucoup, avec fluctuation bruyante dans le ventre.

Tiraillement dans le ventre, au dessus de l'ombilic.

Violente douleur sécante dans le côté gauche du bas-ventre, qui se porte comme un élancement jusqu'au sommet de la tête, de manière à faire tressaillir le sujet, de même que sous l'influence d'une étincelle électrique (au bout de vingt-quatre heures). (*Hornburg.*)

Pincement au dessus de l'ombilic. (*Id.*)

Un fort coup au dessous de l'estomac. (*Id.*)

235. Douleur dans le côté droit du ventre, comme par l'effet d'une contusion soudaine, en marchant (au bout de trente-six heures). (*Franz.*)

A gauche, entre le creux de l'estomac et l'ombilic, battement constrictif. (*Gross.*)

Vifs élancemens dans les deux lombes (au bout de trois heures). (*Wislicenus.*)

Douleur lancinante dans les lombes, en dedans, surtout en se penchant (au bout de soixante heures). (*Id.*)

Élancemens sourds dans le coté droit, sous les côtes. (*Gross.*)

240. *Vives secousses à travers l'hypogastre, d'un côté à l'autre* (au bout de trois heures). (*Id.*)

Pression douloureuse à la région du foie (au bout de deux jours. (*Hornburg.*)

Douleur lancinante, brûlante, dans la région épigastrique. (*Collin.*)

Rétraction du nombril. (*Id.*)

Léger tiraillement dans les muscles abdominaux (au bout d'une heure). (*Wislicenus.*)

245. Petit élancement dans les muscles du bas-ventre, laissant un prurit qui cesse en se grattant (au bout de trois heures). (*Id.*)

Tranchées dans le ventre, une heure après, envie d'aller à la selle, et enfin, selle mêlée de vents, qui expulse des matières divisées par morceaux. (*Gross.*)

Flatuosités, gargouillemens dans le ventre (*Stoll.*)

Mal de ventre, comme si des vents causaient de la pression.

Incommodité, en forme de colique, causée par des vents.

250. Gargouillemens, borborygmes dans le ventre, pro-duits par des vents.

Fermentation dans le bas-ventre, de vents qui incom-modent.

Borborygmes bruyans dans le ventre, comme s'il était vide (au bout de dix heures). (*Langhammer.*)

Gargouillement, fermentation de vents en mouvement au dessous de la région ombilicale (au bout d'une heure et de-mie). (*Kummer.*)

Au milieu d'une envie d'aller à la selle, émission de vents, précédée de borborygmes dans les intestins (au bout d'une heure). (*Franz.*)

255. Vents par le bas, qui ont l'odeur d'œufs pourris (au bout de trois heures). (*Kummer.*)

Envie d'aller à la selle, qui est suivie d'une selle copieuse, liquide ou en bouillie, et d'odeur aigre, après laquelle il éprouve un grand soulagement (quatre à cinq fois par jour). (*Gross.*)

Vaine envie d'aller à la selle.

Très-grande envie d'aller à la selle, toutes les deux heures; mais il ne sort que du mucus.

Selle dure, difficile à pousser, avec pression dans le bas-ventre (au bout de trente-six heures). (*Hornburg.*)

260. Diarrhée en bouillie, avec gonflement du bas-ventre avant d'aller à la selle (au bout de vingt-quatre heures). (*Wislicenus.*)

Selles sanguinolentes, purulentes. (*Pelargus.*)

Selle en bouillie, brune, avec gargouillemens dans le

bas-ventre, comme si la diarrhée allait s'établir(au bout d'une heure et un quart). (*Franz.*)

Une douleur pressive dans le rectum (au bout de six heures). (*Kummer.*)

Petites selles fréquentes, qui ne consistent qu'en mucus (au bout de six et de sept heures).

265. Selles fréquentes, après chacune desquelles il est obligé de se coucher.

Déjections blanches, en forme de diarrhée (1).

(Diarrhée, qui ressemble à de la lie brune.)

Constipation.

Diarrhée prenant la nuit, avec douleurs pressives dans le ventre, semblables à celles que des vents causeraient.

220. Selle involontaire, la nuit en dormant.

Selles indigérées, quoique non liquides.

Une pression dans le rectum.

Ténesme à l'anus.

Serrement et pression à l'anus, en se tenant debout (au bout de sept heures). (*Franz.*)

275. Hémorrhoïdes borgnes. (*Collin.*)

Envies d'uriner plus fréquentes qu'à l'ordinaire.(*Kummer.*)

Fréquentes envies d'uriner, avec émission copieuse d'uri-ne (au bout d'une heure). (*Langhammer.*)

Urine aqueuse. (*Hornburg.*)

Rétention d'urine, avec pression.

280. Ténesme au col de la vessie, vains efforts pour uriner.

Envie d'uriner, avec stillation involontaire d'urine (au bout d'une heure).

En urinant, il est obligé d'attendre long-temps avant que le liquide coule.

Envie pressante d'uriner, avec une ardeur un peu cuisante, plus forte encore après, mais qui ne se fait pas sentir pendant l'écoulement du liquide.

Douleur sécante à l'orifice de l'urètre, en finissant d'uriner.

285. Elancemens dans l'urètre.

Elancemens dans l'urètre, après avoir uriné (au bout d'une heure).

(1) La diarrhée, avec déjections copieuses de matières fécales, parait n'appartenir qu'à la catégorie des effets consécutifs de l'arnica.

Emission fréquente d'urine aqueuse (au bout de douze heures).

Emission d'une grande quantité d'urine, que, la nuit surtout, il peut retenir long-temps (au bout de trente heures).

Urine brune, claire, qui sur-le-champ se trouble et devient blanchâtre (au bout de quarante-huit heures).

290. Urine brune, avec sédiment d'un rouge briqueté.

Urine rouge, en petite quantité.

Fréquente émission d'urine blanche, aqueuse, en moindre quantité que les liquides bus, et dont il ne peut bien exprimer les dernières gouttes (les quatres premières heures). (*Franz.*)

Le matin il rend beaucoup d'urine, mais qui coule lentement, comme si l'urètre était rétréci (au bout de vingt-quatre heures). (*Id.*)

Il rend plus d'urine, d'un rouge foncé, qu'il n'a bu. (*Collin.*)

295. Fréquentes envies d'uriner, avec émision d'une petite quantité d'urine d'un jaune rouge (au bout de quarante-six heures). (*Langhammer.*)

Prurit à la partie antérieure de l'urètre, au voisinage du gland, en n'urinant pas.

Prurit ou élancement pruriteux dans le gland.

Un petit élancement à travers le gland.

Tache rouge, pruriteuse, sur le gland.

300. Un petit bouton pruriteux au prépuce.

Elancemens isolés au scrotum.

(Un petit bouton dur, indolent, au scrotum.)

Après le réveil, fortes érections prolongées, sans désirs vénériens, et sans pensées lascives (au bout de douze heures).

Grands désirs vénériens, et érections prolongées (chez un vieillard faible).

305. Plusieurs pollutions pendant une même nuit, avec rêves voluptueux.

(Dans la journée) émission de semence, au milieu de caresses amoureuses.

Le matin, dans le lit, sentiment de faiblesse, avec relâchement des testicules, comme si l'on avait eu la nuit, en dormant, une pollution, qui ne s'est cependant pas effectuée.

Excitation du flux menstruel. (*De Meza.*)

Chez une jeune fille de vingt ans, d'ailleurs bien portante, mais dont les règles ne coulaient point depuis un an, aussitôt après la prise, sensation de nausées au creux de l'estomac, après quoi une masse de sang épais sortit par le vagin.

310. Eternument.

Fort coryza.

Le soir, en se mettant au lit, coryza (au bout de trois heures), et le matin, en s'éveillant, rhume de poitrine.

Enrouement, le matin.

(Gargouillemens dans la trachée-artère, en marchant, et le soir, en se couchant.)

315. *Fétidité de l'haleine.*

(Ardeur continuelle au bord des narines, avec envies d'éternuer.)

Eternument (au bout de deux heures et demie). (*Kummer.*)

Fréquens éternumens (au bout de quarante-huit heures). (*Langhammer.*)

Haleine ayant une odeur putride, pendant deux jours. (*F. Hahnemann.*)

320. L'haleine, à sa sortie, lui semblait occasioner un refroidissement sensible dans la trachée-artère, comme si la peau de celle-ci eût été trop mince. (*Franz.*)

Sensation intérieure de froid dans la poitrine. (*Thomas à Thuessink.*)

Tussiculation sèche, comme par l'effet d'un chatouillement au bas de la trachée-artère, tous les matins, après avoir quitté le lit. (Langhammer.)

Toux sèche, déterminée par un chatouillement à la partie inférieure de la trachée-artère (au bout de quatre heures).

(Toux, avec expectoration, qui semble venir des narines postérieures.)

325. Pendant le sommeil, à midi, toux provoquée par une irritation pruriteuse au haut du larynx (au bout de quatre heures).

Toux, pendant le sommeil.

Le bâillement lui-même excite à tousser.

Chez des enfans, l'action de crier (avec mauvaise humeur et jecticulation) détermine la toux (entre la septième et la huitième heure).

Après avoir pleuré et gémi, toux chez les enfans.

·33o. (En toussant, douleur comme d'écorchure dans la poitrine, et grattement dans le larynx.)

Toux qui amène du sang.

Toux qui excite le vomissement.

Toux qui produit une sensation de brisure dans toutes les côtes.

Toux avec élancemens dans le côté du ventre (au bout de dix heures).

335. Expectoration sanguinolente. (*Thuessink.*)

Respiration courte, bruyante. (*Id.*)

Gêne de la respiration, rapidité de l'expiration et de l'inspiration. (*Baehr.*)

Anxiété et douleur dans la poitrine. (*De la Marche.*)

Oppression de poitrine, avec anxiété, douleurs dans le bas-ventre, et mal de tête. (*De Meza.*)

34o. Difficulté de respirer. (*Fehr.*)

Fréquentes et lentes inspirations profondes, avec pression au dessous de la poitrine. (*Hornburg.*)

Une douleur pressive vers l'extrémité inférieure du sternum, qui se fait surtout sentir avec force en inspirant profondément (au bout de douze heures). (*Kummer.*)

Au dessus du creux de l'estomac, sous le sternum, pression sourde. (*Gross.*)

Elancemens pressifs dans la poitrine. (*Id.*)

345. Pression sécante de dedans en dehors, des deux côtés de la poitrine, que l'inspiration augmente (au bout d'une heure). (*Wislicenus.*)

Elancemens sourds dans la cavité pectorale, à travers le sternum (au bout de deux heures). (*Wislicenus.*)

Douleur dans le côté gauche de la poitrine, qui ressemble à des coups d'épingle (au bout de vingt-neuf heures). (*Langhammer.*)

Douleur qui consiste en petits élancemens dans les côtés de la poitrine. (*Hornburg.*)

(Inspiration rapide, difficile, et expiration lente.)

35o. Douleur lancinante dans et des deux côtés de la poitrine, avec une toux brève qui augmente la douleur, au milieu d'une oppression continuelle de poitrine.

Forte douleur lancinante dans la dernière côte.

Douleur semblable à des coups d'aiguille dans le côté droit de la poitrine.

Forts élancemens au milieu du côté gauche de la poitrine.

Elancemens sourds dans le côté droit, le long des côtes.

355. En respirant profondément, élancemens dans le côté gauche de la poitrine, le long du sternum.

Elancemens aux deux côtés, sous les côtes, comme produits par des vents (au bout d'une heure).

En devant, sur le sternum, douleur pressive, lancinante, surtout en marchant.

Il a la poitrine comme attaquée, comme à vif; en même temps il crache plusieurs fois du sang avec sa salive, surtout en marchant (au bout de trente-six heures).

Toutes les articulations des os et cartilages appartenant à la poitrine, causent une douleur comme de brisure pendant le mouvement et la respiration.

360. Elancemens dans le cœur, du côté gauche au côté droit. (*Baehr.*)

Oppression au cœur. (*Id.*)

Les battemens du cœur ressemblent plutôt à un tressaille-ment. (*Id.*)

A la région du cœur, douleur comme si cet organe était comprimé, ou comme s'il recevait un coup (au bout de trente-six heures). (*Hornburg.*)

Le mouvement du cœur est d'abord très-rapide, et ensuite tout à coup extrêmement lent. (*Baehr.*)

365. *Douleur comme de luxation dans les articulations des parties de la poitrine et du dos.*

(Une douleur tractive dans la poitrine, avec anxiété.)

Anxiété en travers, sur la poitrine, avec envie de vomir (au bout de deux heures).

Le matin, en s'éveillant, il semble qu'une masse de sang se soit accumulée dans la poitrine; après avoir fait quelque peu de mouvement, il se sent mieux.

Au milieu du côté gauche de la poitrine, sensation con-strictive non douloureuse, qui oppresse la respiration, avec douleur au creux de l'estomac, quand on y touche, qui coupe la respiration.

370. (Sensation de tension sur la poitrine, jusqu'au cou,

qui diminue en se couchant sur le dos, augmente par la marche (et devient douloureuse en se tenant debout)(au bout de deux heures).

Une douleur pressive dans le côté droit de la poitrine, sur un petit point, qui n'augmente ni par le mouvement, ni par le toucher, ni par la respiration.

Sueur rouge sur la poitrine. (*Vicat.*)

Prurit lancinant dans les côtés de la poitrine et au dos, qu'on ne dissipe pas en se grattant (au bout de quelques minutes). (*Wislicenus.*)

Prurit fourmillant sur le côté gauche de la poitrine (au bout d'une heure). (*Id.*)

375. Douleur dans le sacrum, comme après un fort coup ou une chute. (*Hornburg.*)

Le sacrum cause la même douleur que s'il avait été brisé de coups. (*Id.*)

Douleur dans le sacrum ; comme s'il avait quelque chose de dechiré en dedans.

Douleur dans le sacrum, il y éprouvait des élancemens en toussant, respirant avec force, ou marchant.

Douleur arthritique dans le dos et dans les membres.

380. Douleur contusive dans le dos.

Douleur brûlante dans le dos, en sortant au grand air.

Dans le dos, presque au dessous des épaules, sensation comme s'il y avait là quelque chose, une sorte de masse, qui cause des élancemens sourds pendant le mouvement et non pendant le repos.

A chaque inspiration, élancement au côté droit du dos, qui remonte des dernières côtes jusqu'au creux de l'aisselle (au bout de quarante-huit heures). (*Wislicenus.*)

Sensation comme si la moelle épinière était injectée, avec une sensasion d'ébranlement. (*Collin.*)

385. Fourmillement dans l'épine du dos. (*Hornburg.*)

Fourmillement dans l'épine du dos, puis dans les fausses côtes, jusqu'à l'estomac. (*Collin.*)

Pression douloureuse au milieu de l'épine du dos (étant assis). (*Hornburg.*)

L'épine du dos cause la même douleur que si elle ne pouvait pport er le poids du corps. (*Baehr.*)

Douleur pressive entre les omoplates (au bout de de deux jours. (*Hornburg.*)

390. Coups sécans entre les omoplates, dans la poitrine, en marchant (au bout de six heures). (*Wislicenus.*)

Prurit lancinant sur l'omoplate (au bout de deux heures. (*Id.*)

A l'omoplate droite du côté du dos, douleur comme à la suite d'un grand coup ou d'une chute. (*Hornburg.*)

Pression et tension dans la dernière vertèbre du cou, quand il penche la tête en avant. (*Franz.*)

Douleur de crampe dans le milieu de la nuque, avec des élancemens sourds de dehors en dedans (au bout de deux heures. (*Wislicenus.*)

395. Douleur tensive, en forme de crampe, dans les muscles de la nuque, en éternuant et en bâillant.

Sur le côté de la nuque, petit bouton, qui, lorsqu'on y touche, élance et cause la même douleur qu'un ulcère (1) , (au bout de quarante-huit heures).

Douleur tractive, pressive, sur l'épaule gauche, en se tenant debout. (*Franz.*)

Larges élancemens aigus sous l'aisselle, de dehors en dedans. (*Wislicenus.*)

Sensation cuisante d'écorchure sous l'aisselle. (*Id.*)

400. Les bras sont fatigués, comme brisés de coups de poing, de sorte qu'il ne pouvait fermer les doigts. (*Hornburg.*)

Douleur comme de brisure au côté extérieur des bras.

Douleur tractive, en forme de crampe, et remontant en arrière, dans les os des doigts et de l'avant-bras.

Fourmillement dans les bras.(*Collin.*)

Ébranlement douloureux, presque comme électrique, ou coups, dans les bras. (*Id.*)

405. Elancemens sensibles, comme des coups, au haut du bras. (*Gross.*)

Vulsion dans le bras gauche, comme si un nerf était comprimé. (*Id.*)

(1) Cette sorte de boutons si douloureux au toucher, avec une auréole rouge, enflammée, que l'arnica produit d'une manière spécifique, a la plus grande analogie avec les furoncles ou clous. Aussi ces derniers sont-ils guéris homœopathiquement par l'arnica, et prévenus par ce médicament chez les personnes qui y sont très-sujettes, comme l'expérience me l'a appris.

Vulsion dans les muscles du bras (sur-le-champ). (*Wislicenus.*)

Elancemens sourds dans le milieu du bras, qui le fait tressauter. (*Gross.*)

De la partie inférieure du bras gauche au coude, tiraillement pressif, saccadé, qui a l'air d'être dans l'os. (*Id.*)

410. Fourmillement dans les avant-bras. (*Hornburg.*)

En ployant le bras, tension des muscles fléchisseurs de l'avant-bras, de sorte qu'il éprouve une douleur tensive lorsque ensuite il veut étendre le bras (au bout de deux heures). (*Franz.*)

Larges et vifs élancemens au dessous de l'articulation du coude (au bout de deux heures). (*Wislicenus.*)

Elancemens lents et sourds dans l'avant-bras gauche, avec douleur sensible, comme si le bras était cassé en cet endroit (le matin dans le lit). (*Gross.*)

Douleur tiraillante dans les bras et les mains.

415. Elancement brûlant dans l'avant-bras. (*Gross.*)

Douleur de luxation dans l'articulation de la main. (*Id.*)

Douleur comme de foulure dans l'articulation du poignet gauche (au bout de deux heures). (*Kummer.*)

Vifs élancemens dans l'articulation de la main, que le mouvement augmente (au bout de deux heures). (*Wislicenus.*)

Douleur comme de luxation au poignet au dos, à la poitrine, aux aines).

420. Dans l'articulation de la main gauche, surtout en écrivant, douleur tiraillante, qui se manifeste notablement sur le dos de la main ; elle diminue en laissant les bras pendans. (*Kummer.*)

Tiraillement lancinant dans les poignets, dans le gauche surtout (au bout de trois heures). (*Id.*)

Rampement et fourmillement dans les mains. (*Collin.*)

Gonflement des veines de la main, avec pouls fort et plein. (*Hornburg.*)

Défaut de force dans les mains, surtout en saisissant quelque chose (au bout de deux heures). (*Kummer.*)

425. Pression douloureuse sur le dos de la main. (*Hornburg.*)

Crampe dans les doigts de la main gauche. (*Id.*)

Douleur dans les deux éminences thénar, comme si on les avait frappées contre un corps dur. (*Hornburg.*)

Prurit légèrement lancinant aux articulations postérieures des doigts, qui disparîat tout-à-fait en se grattant (au bout de trente-six heures). (*Wislicenus.*)

Un petit bouton entre le pouce et le doigt indicateur, qui cause du prurit, mais occasione lorsqu'on y touche une douleur légèrement lancinante, comme s'il se trouvait une écharde dedans (au bout de quarante heures).

43o. Elancemens dans les deux doigts du milieu (et dans le genou).

Douleur lancinante, vulsive, dans le doigt.

Petit élancement dans l'articulation antérieure du doigt médius (au bout d'un quart d'hèure). (*Wislicenus.*)

Elancemens pruriteux au bout du doigt médius (au bout de deux heures). (*Id.*)

Vifs élancemens dans le pli de l'articulation médiane du doigt indicateur (au bout de deux heures). (*Id.*)

435. Tremblement dans les membres inférieurs. (*Hornburg.*)

Douleur tiraillante dans les membres inférieurs. (*Collin.*)

(Abcès au muscle psoas.)

Coups isolés dans les hanches.

Douleur comme de luxation dans les hanches (le dos, la poitrine, le poignet).

44o. Douleur tiraillante dans les membres inférieurs.

La nuit, les membres inférieurs font mal, lorsqu'on les croisé. (*Baehr.*)

Douleur tractive, pressive, à l'articulation de la hanche gauche, quand on étend la cuisse, étant assis (au bout de cinq heures). (*Franz.*)

Douleur dans la cuisse, en se redressant et en marchant.

Sensation vulsive dans les muscles de la cuisse.

445. Pincement continuel au côté externe de la cuisse (au bout d'une demi-heure). (*Wislicenus.*)

En marchant, douleur aux cuisses, comme à la suite d'un coup ou d'un choc. (*Franz.*)

En se tenant assis, pression tractive, semblable à une crampe, dans les muscles de la cuisse gauche (au bout de quarante-huit heures). (*Langhammer.*)

Vulsion pinçante au sommet de la cuisse gauche, le long du scrotum. (*Gross.*)

Elancemens dans le genou (et les deux doigts du milieu).

450. Petits élancemens à la cuisse, au dessus du genou (au bout d'un quart d'heure). (*Wislicenus.*)

Au côté interne de la cuisse, au dessus du genou, élancemens pruriteux, qui deviennent plus violens lorsqu'on se gratte (au bout de deux heures). (*Id.*)

Au côté interne de la cuisse, prurit légèrement lancinant, sorte de sensation d'écorchure, qui diminue par l'effet des attouchemens. (*Franz.*)

Les articulations des genoux sont sans solidité et ployent en se tenant debout (au bout de trois heures.) (*Kummer.*)

Les genoux fléchissent, en se tenant debout (au bout d'une heure). (*Id.*)

455. Parfois, manque subit de force dans le genou; les genoux fléchissent, tandis que les jambes sont engourdies et sans sentiment.

(Douleur en forme de crampe dans le genou et la jambe.)

Douleur comme arthritique dans le pied, avec une petite fièvre, vers le soir.

Se tenir debout excite de la douleur.

Douleur dans le genou droit, en montant l'escalier, comme après avoir reçu un coup (au bout de trois heures). (*Kummer.*)

460. *Elancement comme un coup d'aiguille, au genou, en y touchant* (au bout d'une heure). (*Wislicenus.*)

Tiraillement pressif au dessous du genou gauche. (*Gross.*)

Au mollet droit, douleur comme à la suite d'un violent coup, avec lassitude de la jambe. (*Hornburg.*)

Douleur vulsive, lancinante, dans le tibia, de bas en haut (au bout de six heures).

(Douleur pressive dans la jambe paralysée.)

465. Sensation de rampement, de fourmillement, dans les pieds.

Enflure subite du pied (malade).

Douleur indescriptible au pied (malade), sorte d'agitation intérieure, et comme s'il était posé partout sur quelque chose de trop dur, qui oblige à poser la partie çà et là et à la remuer, le soir (au bout de huit heures).

Douleur tiraillante au mollet gauche, qui ressemble à une

térébration, à un fourmillement de haut en bas ; après avoir persisté là quelque temps, elle s'étend en haut dans les cuisses, de là tourne derrière le coccyx, et se termine à l'os des îles droit (au bout de six heures). (*Kummer.*)

Tension de bas en haut dans les muscles du mollet et traction dedans, en se tenant debout (au bout de sept heures). (*Wislicenus.*)

470. Pression sur le tibia, comme à la suite d'un coup, seulement en marchant (au bout de trente heures). (*Franz.*)

Glocitation à la partie inférieure de la jambe, de bas en haut, pendant le repos (au bout d'un quart d'heure). (*Wislicenus.*)

Douleur ondulatoire, tiraillante (presque sourdement lancinante), dans l'articulation du pied. (*Gross.*)

Douleur de luxation dans l'articulation du pied. (*Id.*)

Tiraillement dans la cheville.

475. Tiraillement dans le talon.

Elancemens dans les pieds, à travers les gros orteils.

Un élancement dans le pied droit, au dessus du talon, au tendon d'Achille, qui ne se fait sentir qu'en étendant le pied, mais non en marchant (au bout de trois heures). (*Kummer.*)

Elancemens à la plante des pieds, sur un seul et même point, en marchant, comme s'il y avait là un cor (au bout de trente-six heures). (*Franz.*)

Elancemens fourmillans à la plante du pied, sur un seul et même point. (*Id.*)

480. Vive ardeur dans les pieds. (*Baehr.*)

Fourmillement dans les pieds. (*Hornburg.*)

Crampe dans les orteils du pied gauche (au bout de trente-six heures). (*Id.*)

Douleur sourdement pulsative dans un des orteils. (*Gross.*)

Douleur sourde, tremblotante, dans un des orteils. (*Id.*)

485. Violent élancement dans les orteils en marchant. (*Franz.*)

Douleur lancinante, tiraillante, naissant peu à peu, au bout du gros orteil, en se couchant pour dormir après midi.

Vers le soir, douleur podagrique, sourde, comme de luxation, dans l'articulation du gros orteil, avec un peu de rougeur.

Forts élancemens isolés dans le gros orteil (au bout d'une heure).

Long élancement sourd dans le gros orteil droit.

490. Coups isolés dans le gros orteil.

Sueur à la plante des pieds et aux orteils.

Crampe douloureuse dans les muscles des plantes des pieds.

Tiraillement lancinant à la face inférieure du gros orteil, surtout en s'appuyant dessus (au bout de quatre heures). (*Wislicenus.*)

Sensation de fourmillement dans les mains et les pieds, et douleurs lancinantes dans diverses articulations. (*Collin.*)

495. Çà et là dans les membres, élancemens sourds, qui pénètrent profondément. (*Gross.*)

Sensation de petits élancemens à la peau. (*Crichton.*)

Douleurs lancinantes. (*Vicat.*)

Petit élancement à presque toutes les parties du corps, surtout au nez, aux sourcils, aux paupières, et aussi aux mains et aux doigts.

Une douleur brûlante, tantôt sur un point du corps, et tantôt sur un autre, à la peau.

500. Douleur de froid à la peau, tantôt dans un endroit, tantôt dans un autre.

(Çà et là, à la peau, douleur lancinante, brûlante, pruriteuse, en se couchant à midi, qui se dissipe promptement en se grattant et cesse d'elle-même.)

Douleurs brûlantes et sécantes çà et là. (*Collin.*)

Coups et secousses dans le corps, comme par l'effet de l'électricité. (*Crichton.*)

Après avoir humecté la peau avec la teinture, il survient une miliaire pruriteuse.

505. Vulsion soudaine de quelques muscles, presque dans toutes les parties du corps, surtout dans les membres, ce qui ébranle tantôt certaines parties, et tantôt le corps entier. (*Baehr.*)

En parlant, se mouchant, se remuant, et même au moindre bruit, les douleurs augmentent. (*Baehr.*)

Les sensations analogues à des tiraillemens ont lieu de temps en temps dans presque toutes les parties du corps, mais principalement aux membres supérieurs et inférieurs ; dans ces derniers, pendant la situation assise principalement; la douleur semblait en grande partie se propager vers le haut. (*Kummer.*)

Douleur vulsive dans la partie souffrante (au bout de deux heures).

Vulsion dans tous les membres, surtout dans les pieds et les aisselles, avec chaleur aux pieds.

510. Tout, dans le corps, lui paraît être serré par des liens étroits.

Agitation dans tout le corps, sans inquiétude d'esprit; mobilité exagérée, qui dégénère en tremblement de tout le corps.

Les membres du côté sur lequel il se couche lui semblent engourdis.

Sensibilité douloureuse de toutes les articulations et de la peau, au moindre mouvement (au bout de quatre heures).

Sensibilité douloureuse du corps entier.

515. *Embarras dans tous les membres, une douleur en quelque sorte paralytique dans toutes les articulations, et une espèce de brisure, pendant le mouvement* (au bout de huit heures).

Douleur...vibrante dans tous les membres, quand le corps est ébranlé (par exemple, dans une voiture), *ou en perdant la station.*

Sensation désagréable de fourmillement et de pression dans la partie atteinte de contusion.

Douleur tiraillante dans les membres. (*Collin.*)

Douleurs extrêmement violentes, à tel point que beaucoup de personnes, rendues par elles comme insensées, enfonçaient leurs ongles dans le mur ou le sol : cependant elles ne duraient pas au-delà d'une heure (aussitôt après la prise). (*De la Marche.*)

520. Tremblement dans les membres. (*Id., Collin.*)

Douleur comme de contusion dans tous les membres, pendant le repos et le mouvement (au bout de dix heures). (*Langhammer.*)

Lassitude dans les jambes et les bras, en marchant au grand air (au bout de deux heures et demie). (*Id.*)

Lassitude et brisure, qui l'obligent à se coucher.

Agitation tremblotante et lassitude.

525. En marchant, il est pris comme de syncope, mais revient à lui en s'arrètant.

Après une marche au grand air, lassitude dans les jambes, les genoux fléchissaient ; dès que la lassitude dans les jambes paraissait, elle était prise sur-le-champ d'envie de dormir, ne tardait pas à s'endormir, et rêvait-sur-le-champ.

Tout le côté droit, l'épaule surtout, lui semble être trop lourd et pendre comme paralysé, en allant au grand air, ce dont il ne ressent rien dans la chambre (au bout de huit heures). (*Franz.*)

Pesanteur dans tous les membres, comme par l'effet d'une grande lassitude. (*Hornburg.*)

Sensation de pesanteur et de pression dans les muscles au dessous des articulations des membres supérieurs et inférieurs, en allant au grand air (au bout de huit heures). (*Franz.*)

530. Pesanteur extraordinaire des membres. (*Baehr.*)

Pesanteur des membres.

Relâchement dans les membres, comme s'ils avaient été tiraillés outre mesure. (*Franz.*)

Lassitude et paresse par tout le corps ; ses jambes peuvent à peine le porter. (*Hornburg.*)

535. *Chute générale des forces ;* il croit à peine pouvoir remuer un membre. (*Id.*)

Bâillement (au bout d'une demi-heure). (*Kummer.*)

En bâillant, un frisson violent lui parcourt le corps. (*Gross.*)

Bâillement et pandiculations, avec dilatation des pupilles, sans envie de dormir (au bout d'une heure).

Fréquens bâillemens.

540. *Fréquens bâillemens, le soir, sans envie de dormir.*

Envie de dormir (au bout d'une demi-heure).

Envie de dormir de trop bonne heure, le soir.

Il est pris d'une grande envie de dormir quand il est resté long-temps au grand air : il n'a plus alors aucune envie de penser ni de parler, quoique auparavant il fût très-dispos.

Beaucoup de sommeil.

545. Sommeil plein de rêves.

Sommeil plein de rêves, qui ne restaure pas ; il croit n'avoir pas dormi.

Rêves désagréables, fatigans, depuis le soir et pendant toute la nuit, qui fatiguent beaucoup le corps.

Rêves terribles, dès le soir (après s'être endormi), roulant sur de gros chiens et chats noirs.

Il a des rêves effrayans, crie en dormant, et se réveille en criant.

550. Sursauts pendant le sommeil.

Frayeur et renversement de la tête en arrière pendant le sommeil.

Sanglots pendant le sommeil (au bout de deux heures).

Il parle à haute mais inintelligible voix, en dormant, sans conserver la mémoire de ses rêves.

Inspiration et expiration bruyantes pendant le sommeil (au bout de vingt-quatre heures).

555. *Déjection involontaire par le bas, pendant le sommeil.*

Un rêve qui dure toute la nuit, durant lequel on cherche continuellement querelle à la personne, et on lui fait des reproches offensans (de lasciveté); en s'éveillant elle avait de la peine à croire que le rêve n'eût point été un événement réel.

Un rêve qui dure plusieurs heures dans un état de demi-sommeil, et dans lequel le sujet fait preuve de beaucoup d'irrésolution.

Elle dort le soir une couple d'heures, puis reste éveillée jusqu'à cinq heures du matin, mais se rendort ensuite fort bien jusqu'à neuf.

Insomnie jusqu'à deux ou trois heures après minuit, avec prurit lancinant et cuisant en diverses parties du corps.

560. Envie de dormir dans la journée (au bout de deux heures). (*Kummer.*)

Le soir il a de trop bonne heure envie de dormir. (*F. Hahnemann.*)

Sopeur. (*Thuessink.*)

En s'endormant, sursaut soudain, comme par l'effet d'une peur. (*Langhammer.*)

Rêves inquiétans, roulant sur des rêves qu'on a déjà éprouvés autrefois. (*Kummer.*)

565. Les rêves de la nuit précédente reviennent à l'esprit. (*Baehr.*)

Rêve vif, d'abord joyeux, puis inquiétant. (*Langhammer.*)

Rêves vifs, dont il ne reste aucun souvenirs. (*Id.*)

Rêves d'objets effrayans, de foudre, de mort, etc. (*Wislicenus.*)

Rêves d'hommes morts, ce qui l'effrayait beaucoup. (*Franz.*)

570. Rêves vifs vers le matin, dans lesquels il parle à haute voix, ce qui l'éveille (le sixième jour). (*Kummer.*)

Fréquens réveils, avec émission de semence (la seconde nuit). (*Langhammer.*)

Pendant le sommeil de la nuit, il est réveillé par une sensation particulière de chaleur, à laquelle succède de l'anxiété; il redoute de nouveaux accès de la même sensation, et craint une attaque d'apoplexie (au bout de dix heures). (*Hornburg.*)

Grand froid le matin dans le lit, qui commence avant qu'il ne se lève, et dure toute la matinée. (*Baehr.*)

Il ne peut pas s'endormir le soir, mais n'en dort que plus long-temps le matin.

575. Insomnie avec anxiété, comme par l'effet de la chaleur, jusqu'à deux ou trois heures après minuit.

Le matin, dans le lit, sensation de froid au côté droit, sur lequel il était couché (au bout d'un quart d'heure). (*Franz.*)

Sensation erratique de chaleur à la face, et sensation de chaleur agréable au corps (au bout d'une demi-heure). (*Franz.*)

Grande chaleur interne, avec froid aux mains et aux pieds, et froid par tout le corps. (*Baehr.*)

Chaleur sèche dans le lit, avec grande soif d'eau; la chaleur lui devient insupportable; il veut se découvrir, mais dès qu'il le fait, ou seulement qu'il se remue dans le lit, il a froid.

580. Lorsqu'il reste long-temps couché, sans se remuer, il a chaud, surtout à la tête, qu'il est obligé de changer de place à chaque instant.

Froid intérieur, continuel, par tout le corps, en s'éveillant, le jour et la nuit, mais sans frisson.

En bâillant, un violent frisson lui parcourt le corps.

Après le réveil, le matin, chaleur sèche par tout le corps.

Chaleur qui parcourt le dos par momens.

585. Sueur anxieuse , passagère, à plusieurs reprises, par tout le corps , la nuit.

Sueur aigre , pendant la nuit.

La transpiration a une odeur aigre.

Soif pendant la nuit (au bout de quarante-huit heures).

Soif d'eau.

590. *Soif, sans chaleur extérieure, avec pupilles peu dilatables* (au bout d'une heure).

Il aspire à jouir du grand air.

Sensation comme s'il avait froid par tout le corps, quoiqu'il ait réellement chaud comme à l'ordinaire (au bout d'une heure).

Froid dans le dos et la partie antérieure des cuisses, le matin.

Froid, surtout le soir.

595. Fièvre le matin ; d'abord du froid, puis accès de chaleur.

Endolorissement très-désagréable du périoste de tous les os du corps, presque comme une traction dans tous les membres, de même que dans un accès de fièvre intermittente.

Fièvre et frisson par tout le corps ; en même temps chaleur dans la tête, rougeur et chaleur au visage, avec froid aux mains, et sensation de brisure dans les hanches, le dos et le côté antérieur des bras.

Fièvre ; en bâillant de froid, grande soif, qui fait boire beaucoup; ensuite, soif aussi pendant la chaleur, mais qui fait boire peu.

Froid fébrile secouant, sans soif.

600. Petits accès répétés d'anxiété, avec bouffées de chaleur par tout le corps.

Une heure après le mal de tête, froid interne et externe, et anxiété continuelle.

Le soir, la tête étant étourdie, ébullition dans le sang ; il sent le pouls par tout le corps (il tousse pendant des heures entières jusqu'au vomissement, ce qui le réveille).

Chaleur par tout le corps. (*De Meza.*)

Sueur. (*Collin.*)

605. En s'éveillant, sueur légère. (*Langhammer.*)

Sueurs fréquentes.

Anxiétés. (*De la Marche, de Meza, Collin, Hornburg.*)

Fortes anxiétés. (*Vicat.*)

Inquiétude anxieuse pour le présent et l'avenir (le troisième jour). (*Langhammer.*)

610. Caractère irritable, sensible. (*Baehr.*)

Frayeur et sursaut à la moindre cause inopinée (au bout d'une heure et demie). (*Kummer.*)

Abattement et absence d'idées (au bout de trois heures et demie). (*Id.*)

Après être allé au grand air, il n'a aucune disposition ni à penser ni à parler, quoique auparavant il fût très-dispos (au bout de neuf heures). (*Franz.*)

Humeur maussade, comme après une querelle. (*Langhammer.*)

615. Sérénité, loquacité (1). (*Id.*)

Esprit tranquille et serein (2). (*Hornburg.*)

Anxiété hypochondriaque.

Mauvaise humeur hypochondriaque; il est paresseux pour tout.

Mauvaise humeur extrême; tout lui est désagréable, tout le contrarie.

620. Agitation du corps et de l'esprit (cependant sans anxiété proprement dite), comme quand on est forcé de faire une chose nécessaire, avec inaptitude complète à s'occuper de rien.

Tous les travaux lui répugnent : il se sent de la paresse pour tous les genres d'occupation.

Indifférence pour les affaires; tout lui est indifférent.

(Suractivité, tendance et empressement à des travaux littéraires nombreux et de longue haleine, avec impossibilité de s'y livrer sans compromettre sa santé.)

Sursensibilité de l'esprit (3) ; tendance extrême aux mouvemens agréables et désagréables de l'âme, sans faiblesse ou sursensibilité du corps.

625. Surexcitabilité; elle riait lors même qu'il n'y avait pas sujet de le faire, et quand on lui disait quel-

---

(1) Effet curatif et effet consécutif chez une personne d'humeur opposée.

(2) Effet consécutif.

(3) Une fois elle apparut plus tard que la sensibilité du corps ; cependant je l'ai vue aussi alterner avec cette dernière et se montrer en même temps qu'elle.

que chose de désagréable, elle se fâchait au point de crier à tue-tête.

D'une mauvaise humeur extrême et concentrée en soi-même ; elle ne dit pas un mot.

Caprices ; voulant avoir une foule de choses , et les dédaignant ensuite.

Mauvaise humeur extrême ; tout la fâche , sa gaîté et son aménité habituelles ont disparu (au bout d'une heure).

Distraction de l'esprit : les idées, sans qu'on s'en aperçoive, se détachent de l'objet présent, pour errer dans le vague de l'imagination.

63o. Contrariant; il veut tout savoir mieux que personne : on ne peut rien lui apprendre (au bout de trois, de douze heures).

Esprit enclin à chercher querelle.

Mauvaise humeur : il serait tenté de chercher querelle à tout le monde.

Opiniâtreté excessive (au bout de quatre heures).

Suffisance dédaigneuse et disposition à donner des ordres (au bout de quelques heures).

635. *Façilité à s'effrayer.*

Pleurs.

Appréhensions, crainte anxieuse de maux futurs.
Perte de l'espoir.

---

11. ARSENIC.

(*Arsenicum album.*)

En écrivant le nom de l'arsenic, des souvenirs graves s'emparent de mon âme.

Lorsqu'il créa le fer , le Tout-Puissant laissa aux enfans des hommes le choix d'en faire ou le poignard du meurtrier, ou la charrue bienfaisante, et de s'en servir pour tuer leurs frères ou pour les nourrir. Mais combien plus heureux n'eussent-ils point été, s'ils n'avaient employé ses dons qu'à faire le bien ! C'était là sa volonté, c'était là le but de leur existence !

Ce n'est pas de lui non plus, ce Dieu plein d'amour, que provient l'audace dont les hommes se sont rendus coupables en employant des substances médicamenteuses si étonnamment énergiques dans des maladies auxquelles elles n'étaient point appropriées, et les donnant en outre à des doses énormes, d'après les seules inspirations de leur caprice, ou d'après les conseils de misérables guides, sans les étudier avec soin, sans les choisir avec attention et scrupule !

Vient-il enfin un homme qui soumet l'action des médicamens et de leurs doses à un examen rigoureux, on s'élève de toutes parts contre l'ennemi d'une méthode dont l'insouciance s'accommodait si bien, et on se permet les plus odieuses calomnies sur son compte.

Jusqu'à ce jour, c'est à des doses élevées et fréquemment répétées que la médecine ordinaire a employé les plus forts médicamens, l'arsenic, le nitrate d'argent, le muriate de mercure, la digitale, la belladone, l'aconit, l'opium, la jusquiame, etc. L'homœopathie ne peut pas se servir de substances plus énergiques, car il n'y en a point de plus puissantes. Quand les médecins vulgaires les mettent en usage, ils rivalisent entre eux à qui en prescrira les doses les plus fortes, et ils se vantent hautement d'avoir réussi à en faire prendre des quantités considérables. Cette conduite, ils la louent et l'approuvent aussi chez leurs pareils. Mais que l'homœopathie n'employe pas ces substances de la même manière qu'on a coutume de le faire dans la médecine ordinaire, qu'elle ne les administre, après les avoir soigneusement étudiées, que dans les cas auxquels elles conviennent, et à des doses aussi atténuées que possible, on la décrie aussitôt comme une pratique d'empoisonneur. N'y a-t-il pas là partialité, injustice et calomnie, de la part d'hommes qui se disent loyaux et consciencieux ?

L'homœopathie s'explique-t-elle alors d'une manière plus ample, condamne-t-elle, comme elle doit le faire d'après sa conviction, les doses énormes qui sont usitées dans la pratique vulgaire, et, se fondant sur des expériences faites avec soin, insiste-t-elle pour qu'on les rende infiniment moins fortes ; soutient-elle, par exemple, que dans les cas où les médecins ordinaires donnent un dixième de grain, un demigrain, un ou plusieurs grains, il suffit souvent d'un quadrillionième, d'un sextillionième, d'un décillionième de grain, l'école qui la proclame une pratique de poison et de mort se prend à rire aux éclats, assurant qu'une si petite quantité de médicament ne peut exercer aucune action, parce qu'elle équivaut à peu près à rien. Elle ne rougit pas de souffler ainsi le chaud et le froid en même temps, et de déclarer inerte, à cause de sa ridicule exiguité, ce qu'elle avait taxé de poison, tandis qu'elle approuve et loue ses propres doses énormes et meurtrières des mêmes substances. N'est-ce point là la plus pitoyable et la plus grossière des inconséquences dont on puisse se rendre coupable pour s'élever sans pudeur contre une doctrine à laquelle on ne saurait contester d'être vraie, conséquente et basée sur l'expérience, de procéder avec la plus rare circonspection, et de se montrer infatigable dans les élucubrations qui dirigent ses choix et ses actes?

Lorsque, il n'y a pas long-temps encore, un médecin très-renommé, Marcus de Bamberg, parla de livres d'opium que l'on consommait chaque mois dans son hôpital, où il était permis aux infirmiers eux-mêmes de donner à leur gré aux malades une substance qui a déjà causé tant de milliers de morts dans la pratique vulgaire, il n'en continua pas moins à être honoré, parce qu'il faisait partie de la secte dominante, à laquelle tout est permis, même ce qui présente le plus de danger et ce qui répugne le plus au bon sens. Et lorsqu'il y a quelques années, dans une des villes les plus éclairées de l'Europe, à Berlin, tous les médecins, depuis les docteurs titrés jusqu'aux derniers officiers de santé, prescrivaient dans presque toutes les maladies l'arsenic, médicament alors à la mode, dont ils forçaient et multipliaient tellement les doses, que les inconvéniens qui en résultaient pour la santé publique durent devenir bientôt palpables pour tout le monde, on n'en décora pas moins cette pratique de l'épithète d'honorable, quoiqu'aucun de ceux qui la suivaient ne connût les effets particuliers de l'arsenic, ni par conséquent les cas morbides dans lesquels il convient de l'employer, quoique chacun le prescrivît à des doses réitérées, dont une seule, convenablement atténuée et portée au degré approprié de puissance, aurait suffi pour guérir, sur la surface entière de la terre habitée toutes les maladies auxquelles convient ce

médicament. Laquelle maintenant des deux méthodes oppo-
sées mérite réellement qu'on l'appelle pratique meurtrière,
où de celle qui prodigue des dixièmes de grain d'arsenic à
de pauvres malades dont l'état exigerait souvent de tout autres moyens, ou de celle qui ne donne pas une seule petite
goutte de teinture de rhubarbe sans s'être préalablement
assurée que la rhubarbe est le médicament le plus approprié
et le seul convenable au cas dans lequel elle l'employe, de
celle enfin qui, infatigable dans ses expériences, a constaté
que les cas sont fort rares où il soit nécessaire d'administrer
plus d'un décillionième de grain d'arsenic, et qu'il ne faut
même recourir à cette faible dose que dans les circonstances
où une étude approfondie des symptômes a mis hors de doute
que l'oxide convient réellement, que seul il convient? Laquelle de ces deux méthodes doit être appelée une pratique
inconsidérée et audacieuse?

Il en est d'autres, parmi les médecins, qu'on pourrait appeler
puristes tartufes. Ceux-là se permettent bien, quand ils
sont praticiens, de prescrire toutes les substances dont l'abus
est dangereux; mais ils prennent, aux yeux du monde, les
airs de l'innocence et de la circonspection, en nous donnant,
du haut de leurs chaires ou dans leurs écrits, la définition la
plus effrayante du poison, de sorte que si l'on écoutait leurs
déclamations, il ne resterait plus guère que le chiendent, le
pissenlit, l'oxymel et le suc de framboises qu'on pût con-
seiller à titre de médicamens. Suivant eux, les poisons sont
des substances qui portent atteinte à la vie de l'homme d'une
manière absolue, c'est-à-dire sans conditions, à quelque dose
que ce soit et dans tous les cas. Puis ils rangent arbitrairement
dans cette catégorie une foule de substances que les médecins ont cependant employées de tout temps en grande quantité pour la guérison des maladies. Mais un pareil emploi
serait une action criminelle, si chacune de ces substances ne
s'était pas montrée salutaire quelquefois au moins. Chacune
d'elles ne l'eût-elle été qu'une seule fois, et l'on ne peut dis-
convenir qu'elle ne l'ait été réellement, cette définition
blasphématoire devient une absurdité patente. Il implique
contradiction, il est absurde qu'une substance soit à la fois
curative et nuisible sans restriction. Pour échapper à la contradiction, les puristes disent que ces substances ont été plus

fréquemment nuisibles qu'utiles. Mais si elles ont nui souvent, est-ce à elles-mêmes qu'il faut s'en prendre, ou au mauvais usage qu'on en a fait, c'est-à-dire à ceux qui maladroitement les ont employées dans des maladies auxquelles elles ne convenaient point ? Ce ne sont pas ces substances qui s'appliquent elles-mêmes au traitement des maladies ; il faut qu'elles soient administrées par des hommes, de sorte que quand elles ont guéri, c'est parce qu'une fois au moins elles avaient été bien placées par les hommes, c'est parce qu'elles peuvent être toujours salutaires quand les hommes ne les employent jamais ailleurs que là où elles sont véritablement indiquées. D'où il suit que si jamais elles ont nui, c'est aussi parce que les hommes en avaient fait une fausse application. Tous leurs inconvéniens retombent donc sur l'inhabileté de ceux qui les employent.

Les cerveaux étroits dont je parle disent maintenant que, même quand on a l'attention d'adoucir l'arsenic par des correctifs, par l'addition d'un alcali, il ne lui arrive pas moins très-souvent d'exercer une action nuisible.

Mais ce n'est pas lui qui nuit alors, répondrai-je ; car, ainsi que je viens de le dire, il ne s'administre pas luimême, ce sont les hommes qui l'employent et qui nuisent en le prescrivant. D'ailleurs à quoi sert l'alcali qu'on y ajoute comme correctif ? Se borne-t-il à affaiblir l'arsenic, ou bien le change-t-il de nature, et en fait-il une tout autre chose ? Si ce dernier effet est celui qu'il produit, le sel arsénical n'est plus de l'arsenic proprement dit, c'est autre chose. Si l'alcali ne fait qu'affaiblir l'arsenic, ne vaut-il pas mieux se borner, pour diminuer la dose, à étendre la dissolution de l'arsenic pur ? N'est-ce pas là un moyen beaucoup plus rationnel de le rendre plus faible et plus doux, que de le donner à des doses assez fortes pour nuire, et de chercher à lui imprimer on ne sait quelle modification par l'addition d'autres substances médicamenteuses, telles que les prétendus correctifs ? Si un dixième de grain d'arsenic vous semble une dose trop forte, qui vous empêche d'en allonger la dissolution, et d'en donner moins, beaucoup moins ?

J'entends dire qu'un dixième de grain est le plus petit poids que l'usage admette dans la pratique, et qu'on ne pourrait guère prescrire une dose plus faible sans se rendre ridicule.

Ainsi un dixième de grain compromet quelquefois la vie d'un malade, et les usages ne nous permettent pas de prescrire moins, beaucoup moins! N'est-ce pas là se moquer de l'intelligence de ses semblables? Les usages sont-ils donc admis par des esclaves dépourvus de raison, ou bien le sont-ils par des hommes jouissant de cette noble prérogative et du libre exercice de la volonté? Si ce dernier cas a lieu, qui vous empêche d'employer moins, lorsque beaucoup pourrait porter préjudice? Est-ce le dogmatisme de l'école ou quelque autre des entraves qui enchaînent l'esprit?

On ajoute que l'arsenic serait encore nuisible quand bien même on le donnerait aux doses ridicules d'un centième, d'un millième de grain, et que de pareilles doses n'en exerceraient pas moins un fâcheux effet, parce que l'arsenic est un poison que rien ne peut enchaîner.

Mais, quoique ces assertions gratuites se rapprochent par hasard ici de la vérité, il n'en est pas moins constant que la violence de l'arsenic n'augmente pas à chaque fois qu'on diminue la dose, qu'elle va au contraire toujours en diminuant d'une manière évidente, de sorte qu'on peut finir par arriver à un degré d'atténuation tel, qu'il n'y ait plus rien à craindre des dangers qu'entraîne la dose d'un dixième de grain consacrée par l'usage.

Ce serait, dites-vous, quelque chose de nouveau qu'une semblable dose, et comment l'appellerait-on?

Avoir le caractère de la nouveauté, c'est à la vérité un crime capital dans l'école orthodoxe, qui s'en tient à ses vieilles doctrines, et qui ploye sa raison sous le joug des usages consacrés par le temps.

Mais quelle détestable loi pourrait empêcher un médecin, qui doit être un savant, un homme libre et pensant, d'adoucir une dose dangereuse en la diminuant?

Qui pourrait, si l'expérience lui avait appris qu'un millième de grain est trop encore, l'empêcher de donner un cent-millième ou un millionième? Et s'il trouvait cette dose trop forte encore dans beaucoup de cas, car tout repose sur l'expérience dans la médecine, qui n'est elle-même qu'une science expérimentale, qui l'empêche d'abaisser le millionième jusqu'au billionième, ou même davantage?

Ici j'entends ceux dont l'esprit vulgaire ne peut sortir de la fange des préjugés s'écrier : [Ah! ah! ah! un quadrillionième de grain! Mais ce n'est rien du tout qu'une pareille quantité!

Pourquoi donc ne serait-ce rien? Est-ce que la division d'une substance, quelque loin qu'on la porte, peut produire autre chose que des parties du tout? La fît-on aller même jusqu'aux limites de l'infini, est-ce qu'il ne resterait point encore quelque chose, quelque chose d'essentiel, une portion du tout, si minime qu'on la pût imaginer? Quel est l'homme doué de son bon sens qui contesterait une semblable vérité?

Et si un quadrillionième, un octillionième, un décillionième de grain est réellement encore quelque chose de la substance qu'on a divisée, quel homme raisonnable soutiendra qu'une portioncule même si faible, qui cependant est encore une chose réelle, ne saurait exercer aucune action, tandis que le tout en a une si puissante? Mais ce que l'esprit de spéculation ne peut nous apprendre, c'est ce qu'une si petite fraction est capable d'opérer. L'expérience seule peut résoudre ce problème, l'expérience, contre laquelle il n'y a point d'appel, parce qu'elle repose sur des faits. C'est à elle seule qu'il appartient de décider si cette portioncule est devenue trop faible pour produire quelque effet contre une maladie, pour détruire celle à laquelle le médicament est approprié, et la convertir en santé. Toutes les sentences prononcées dans le cabinet n'aboutissent à rien ici ; l'expérience seule juge avec compétence et en dernier ressort.

Or l'expérience a déjà prononcé, et elle parle encore journellement à tous les hommes sans préjugés.

Mais si j'en ai fini avec ceux qui, n'interrogeant jamais l'expérience, tournent en ridicule les faibles doses de l'homœopathie, qu'ils regardent comme des riens, comme incapables d'exercer aucune action, d'un autre côté j'entends des tartufes de circonspection qui, sans consulter non plus l'observation, déclament aussi contre le danger de ces mêmes doses exiguës.

Quelques mots donc encore de réponse à ceux-là.

Si un dixième de grain d'arsenic est une dose dange-

reuse dans beaucoup de cas, le danger ne doit-il pas être
moindre quand on ne donne qu'un millième de grain? Et
si en effet il diminue par là, ne doit-il pas devenir moins
grand encore en affaiblissant davantage la dose?

Si l'arsenic, comme toutes les autres substances médicinales très-actives, ne peut être adouci, au point de ne plus
compromettre la vie des hommes, que par l'atténuation des
doses, les expériences sont la seule manière d'apprendre à
connaître jusqu'à quel point une dose doit être diminuée
pour devenir si faible qu'elle ne puisse produire aucun inconvénient, et cependant conserver encore toute l'énergie qui
lui appartient comme remède des maladies auxquelles elle
est appropriée.

A l'expérience, à la seule expérience, et non au dogmatisme ignorant et étroit des écoles, il appartient de décider
quelle dose, même d'un médicament aussi énergique que
l'arsenic, est assez faible pour qu'on la puisse prendre sans
danger, et conserver néanmoins assez de force pour être capable d'accomplir tout ce que le Créateur, dans son infinie
bonté, a permis que ce médicament, convenablement atté-
nué et bien adapté au cas, fît dans les maladies auxquelles
il est approprié. L'arsenic doit être assez adouci par la dilution de sa dissolution et la diminution de sa dose, pour
que celle-ci guérisse l'homme le plus robuste de la maladie
dont ce métal est le véritable remède, et que cependant elle
ne soit point en état d'altérer sensiblement la santé d'un enfant qui se porte bien. Voilà le problème qui ne pouvait
être résolu que par des expériences mille fois répétées, et dont
on ne devait pas attendre la solution du dogmatisme scolasti
que, qui ne fait qu'entasser des spéculations, des assertions
gratuites, des conjectures.

Nul médecin raisonnable ne reconnaîtra les bornes que
prétendent lui assigner les usages d'une école qui n'a jamais
pris pour guide des observations pures, faites et répétées
avec soin. Son but est de rendre la santé à l'homme malade, et les innombrables puissances disséminées sur la terre
ont été mises à sa discrétion, comme instrumens de guérison,
sans la moindre restriction, sans qu'aucune d'elles se trouvât exclue. Chargé comme il l'est de vaincre les maladies qui
mettent l'homme à deux doigts de sa dissolution matérielle,

destiné à accomplir une sorte de seconde création de la vie, acte bien supérieur à la plupart des autres faits les plus vantés de l'homme, il doit disposer de la nature entière, avec toutes ses forces et toutes ses substances. Mais la nature même des choses veut aussi qu'il soit parfaitement libre d'employer ces substances aux quantités, grandes ou faibles, que l'expérience lui apprend être le plus conformes au but qu'il se propose d'atteindre, sous les formes que le raisonnement et l'expérience lui enseignent être le plus convenables, et le tout sans que rien lui impose la moindre gêne ou contrainte; en un mot, comme il convient à un homme libre, à un homme armé de toutes les connaissances nécessaires, à un homme animé d'un souffle divin et doué de la conscience la plus pure, à celui qui va sauver son semblable et le faire renaître à la vie.

Qu'ils renoncent à ces fonctions vraiment sacerdotales, à ces œuvres les plus sublimes de toutes celles qu'un homme puisse accomplir, ceux qui manquent de l'esprit, de la réflexion et des connaissances qu'elles exigent, ou ceux qui n'ont pas un vif et profond sentiment des devoirs qu'impose l'amour du genre humain, ceux enfin qui ne connaissent point la pure vertu! Eloignez-vous, vous tous qui n'avez que les dehors trompeurs du vrai médecin, dont la tête est farcie de vaines erreurs, dont le cœur est plein de malice et de légèreté, dont la langue porte sans cesse atteinte à la vérité, et dont les mains ne s'agitent que pour faire le mal!

Les symptômes dont on va lire l'énumération ont été produits par des doses de force différente, sur des personnes de réceptivité diverse.

D'innombrables expériences ont fait trouver des doses d'une atténuation extrême, qui conviennent parfaitement au but de la médecine homœopathique. Celle de la plus petite partie possible d'une goutte contenant un décillionième de grain d'arsenic, a suffi communément pour obtenir la guérison. Quand il s'agit de se procurer cette dose, on prend un grain d'arsenic blanc en poudre, on le mêle avec trente-trois grains de sucre de lait pulvérisé, dans une capsule de porcelaine dont le fond soit rendu mat par le frottement, on broye le tout, avec un pilon de même substance et sans vernis à sa partie inférieure, pendant six minutes; puis on gratte le mélange avec une spatule de porcelaine pendant quatre minutes, pour le rendre bien homogène, et, sans y rien ajouter, on le broye de nouveau pendant six minutes, après quoi on le gratte encore pendant quatre minutes. Cela fait, on le mêle uniformément avec trente-trois grains de sucre de lait, on broye pendant six minutes, et après quatre minutes de grattage, on rebroye pendant six autres minutes, suivies de quatre minutes d'un nouveau grattage; on ajoute alors les trente-trois derniers grains, et l'on procède de la même manière, en sorte qu'après le dernier grattage, on a une poudre dont chaque grain contient un centième de grain d'arsenic, uniformément au même degré de puissance. Un grain de cette poudre est mêlé de même avec trente-trois de sucre de lait, et dans l'espace d'une heure (trente-six minutes de broyement et vingt-quatre de grattage) (1), on amène la poudre à un état cent fois plus élevé de dilution, c'est-à-dire qu'alors chaque grain contient un dix-millième de grain d'arsenic. Un grain de cette seconde poudre de lait traité de même donne une dilution d'arsenic au millionième, sous forme de poudre. On prend un grain de cette dernière préparation, on le dissout dans cent gouttes d'alcool aqueux (cinquante gouttes d'eau et cinquante d'alcool), on donne deux secousses du bras au verre, qu'on tient dans la main, et en étendant cette dissolution, successivement, dans vingt-six autres verres (on prend toujours une goutte du verre précédent, qu'on verse dans quatre-vingt-dix-neuf gouttes d'alcool, et on secoue le tout deux fois avant d'en faire tomber une goutte dans un autre verre), on obtient l'arsenic porté au décillionième degré de développement de sa puissance.

Pour rendre ce médicament propre à être administré, on prend environ dix grains des plus petits globules que les confiseurs font avec du sucre et de l'amidon, et dont il faut trois cents pour peser un grain, on les met dans un petit vase de porcelaine à fond arrondi, et l'on verse dessus six à huit gouttes de la teinture spiritueuse; on remue alors avec un petit morceau de bois, afin d'humecter uniformément les

---

(1) Après avoir terminé, on essuye à sec le mortier, le pilon et la spatule; on les lave trois fois dans de l'eau bouillante, en les essuyant chaque fois jusqu'à sec avec du papier joseph, puis on les met sur des charbons ardens, et on les y chauffe jusqu'au rouge. Ainsi traités ils peuvent, tout aussi bien que s'ils étaient neufs, servir ensuite à de nouvelles opérations.

globules, puis on jette le tout sur une feuille de papier, à la surface de laquelle on l'étale, et quand les globules sont parfaitement secs, on les enferme dans un petit flacon de verre bien bouché, sur lequel se trouve inscrit le nom du médicament.

Cette opération, qui procure de suite une provision de globules, est de beaucoup préférable à la méthode d'humecter ceux-ci chaque fois qu'on en a besoin, parce qu'alors on est obligé de pencher souvent le verre, ce qui porte le remède à un degré plus élevé de puissance, presque comme le feraient des secousses plusieurs fois répétées.

Un des globules dont je viens de parler suffit pour une dose dans chaque cas morbide qui convient à l'arsenic ; au besoin, on peut répéter cette dose, à des intervalles convenables, car son action dure au-delà de plusieurs jours.

On prépare de même les globules gros comme des grains de moutarde, dont vingt pèsent un grain, et dont on enferme chacun dans un petit verre bouché, pour le faire flairer : mode d'administration des médicamens que des expériences faites depuis peu, et en grand nombre, ont appris mériter de beaucoup la préférence sur l'ingestion des petits globules par la bouche, dans la plupart des cas où il s'agit de traiter homœopathiquement des maladies, soit chroniques, soit aiguës.

Un médecin homœopathiste intelligent n'administrera ce médicament, même à une dose tellement atténuée, qu'après s'être bien convaincu que ses symptômes propres ont la plus grande analogie possible avec ceux de la maladie qu'il veut guérir. Si cette analogie existe, le remède guérit à coup sûr.

Mais si, par suite de la faiblesse humaine, le choix n'avait pas été bien fait, il suffirait de faire flairer une ou plusieurs fois de l'ipécacuanha, du foie de soufre calcaire, ou de la noix vomique, suivant les circonstances, pour que les accidens disparussent.

L'emploi de l'arsenic, sous cette forme, s'est montré salutaire dans une multitude d'états morbides, entre autres dans plusieurs fièvres quotidiennes et fièvres intermittentes d'espèce particulière, les varices, les élancemens dans le sternum, le vomissement après avoir mangé quelque aliment que ce soit presque, la trop grande perte de sang pendant les règles et autres accidens du flux menstruel , la constipation , l'âcreté du flux leucorrhoïque, et les excoriations qui en sont la suite , les indurations du foie, l'oppression de poitrine en montant , la mauvaise odeur de l'haleine, le saignement des gencives , l'hémoptysie, la pression au sternum, la pression à l'estomac , les élancemens tractifs çà et là au visage, la somnolence le soir , les frissons dans la soirée , avec pandiculations et agitation anxieuse , la difficulté de se rendormir après s'être éveillé la nuit, la lassitude dans les jambes, les douleurs contusives dans les genoux, les gonflemens avec douleur comme d'écorchure au gras des orteils, les anciens ulcères aux jambes, qui causent une douleur brûlante et lancinante , les douleurs tiraillantes dans les hanches, les aines et les cuisses, les tiraillemens tractifs nocturnes, depuis le coude jusque dans l'aisselle , les gonflemens douloureux des glandes inguinales , etc.

Les empoisonnemens par de grandes doses d'arsenic ne doivent point m'ocuper ici. On les combat du mieux qu'on peut par un carbonate alcalin battu avec de l'huile, une dissolution de sulfure de chaux, et du lait non écrémé bu en abondance; mais les accidens nerveux qui restent ensuite sont complétement éteints par d'autres moyens appropriés à chacun d'eux.

Symptômes de l'arsenic.

Vertigé obligeant à s'appuyer, quand elle ferme les yeux, tous les soirs (1).

Vertige en se tenant assis.

Vertige (au bout de douze heures). (*Thomson* (2), *Tennert*) (3).

Vertige qui brouille la vue (4). (*A. Myrrhen.*)

5. Tournoyement dans la tête. (*Alberti.*)

Il est pris d'un grand vertige et d'envies de vomir en se

(1) Ce vertige revient par conséquent à la manière d'une fièvre intermittente: parmi les symptômes de l'arsenic, il s'en trouve plusieurs (265, 376, 868, 918 qui se reproduisent ainsi à l'instar d'une fièvre.

(2) Par la poussière du sulfure d'arsenic.

(3) Vertige. — Vertige avec mal de tête. (*Kaiser.*)

(4) Par l'effet d'une dissolution d'arsenic introduite dans le nez.

couchant ; il est obligé de se lever pour éprouver du soulagement. (*Stapf.*)

Vertige ; quand il se redresse, ses idées se perdent. (*Id.*)

Vertige, seulement en marchant, comme s'il allait tomber sur le côté droit (au bout de neuf heures et demie).
(*Langhammer.*)

Vertige et stupeur qui prive des sens. (*Ebers.*)

10. Perte de sentiment et de la conscience; il ne savait plus
ce qu'il devenait. (*Pyl.*)

Elle était étendue sur le lit, tout-à-fait privée de ses sens,
murmurant des sons inintelligibles, les yeux fixes, une sueur
froide sur le front, avec tremblement par tout le corps,
pouls petit, dur et très-vite. (*Ebers.*) (1)

Absence de l'esprit et des sens externes et internes ; il ne
voyait rien, resta plusieurs jours sans parler, n'entendait
point, et ne comprenait rien; quand on lui criait dans les
oreilles, il regardait les assistans comme un homme ivre,
qui sort du plus profond sommeil. (*Myrrhen.*)

Sorte de délire qui revient de temps en temps. (*Guilbert.*) (2)

Affaiblissement de la mémoire.

15. Très-mauvaise mémoire pendant fort long-temps.
(*Myrrhen.*)

La mémoire lui manque ; il est sujet à oublier.

Stupidité et faiblesse dans la tête, vers midi (au bout de
trente heures).

En allant au grand air, étourdissement, qui augmente
lorsqu'il rentre dans la chambre (au bout d'une demi-heure).

La tête est entreprise. (*Pearson.*)

20. Vide dans la tête. (*Hornburg.*)

Étourdissement dans la tête ; il ne pouvait penser. (*Myrrhen.*)

Faiblesse chronique des sens. (*Ebers.*)

Faiblesse de l'intelligence. (*Id.*)

Les douleurs causent une telle faiblesse dans la tête, avec
tant d'affadissement au cœur et de langueur au creux de l'estomac, qu'elle est très-malade.

---

(1) Les organes des sens paraissent dans une action anomale. (*Kaiser.*)
(2) Délire. (*Kaiser*)

25. Alourdissement dans la tête, sans douleur.

Le soir , la tête est fortement entreprise (le troisième jour).

Après le sommeil, sentiment de stupeur dans la tête.

(Depuis onze heures du matin jusqu'à six heures du soir), pesanteur et mal de tête, comme si l'on n'avait point assez dormi.

Inquiétude interne, et stupeur dans la tête, semblable à celle qu'on éprouve après avoir terminé des affaires graves avec trop de précipitation (au bout de deux jours).

30. Tête frappée de stupeur et vide comme une lanterne, ainsi qu'il arrive dans un coryza très-intense, et quand on est de très-mauvaise humeur.

En allant au grand air, stupeur et vertige dans la tête, au front surtout, sorte d'ivresse, qui fait chanceler tantôt d'un côté, tantôt de l'autre, et craindre à chaque instant de tomber (au bout de neuf heures et demie). (*Langhammer.*)

Pesanteur de tête. (*Buchholz.*)

Pesanteur extrême de la tête, avec bourdonnemens d'oreilles, qui se dissipe au grand air, mais revient de suite en rentrant dans la chambre (au bout de seize heures). (1)

Tête pesante et troublée, au point qu'il a de la peine à rester debout : il est obligé de se coucher.

35. Pesanteur extrême dans la tête, surtout en restant debout et assis. (*Buchholz.*)

Mal de tête. (*Grimm.*)

Maux de tête pendant plusieurs jours et vertige (2). (*Wedel.*)

Mal de tête (pendant quelques jours), que l'application de l'eau froide calme sur-le-champ, mais qui revient ensuite, plus fort qu'auparavant. (*Vicat.*)

Dès le matin, au sortir du lit, hémicranie, comme si un côté de la tête était brisé (au bout de douze heures).

40. Hémicranie. (*Knape.*)

Tous les après-midi, mal de tête, traction au dessous de la suture coronale, pendant quelques heures.

Pesanteur extrême de la tête, comme si le cerveau était affaissé par un poids, avec bruissement dans les oreilles, le matin, au sortir du lit (au bout de vingt-quatre heures).

(1) Comparez 969.
(2) Par l'effet des vapeurs de l'arsenic.

(Tiraillement dans la tête et en même temps dans l'œil droit.)

Pesanteur de tête, avec douleur pressive, le matin (au bout de soixante-douze heures).

45. Céphalalgie pressive, stupéfiante, surtout au front, dans toutes les positions (au bout de deux heures). (*Langhammer.*)

Céphalalgie pressive, stupéfiante, surtout au côté droit du front, immédiatement au dessus du sourcil, qui, en fronçant le front, cause une douleur comme d'ulcération (au bout de huit heures et demie). (*Id.*)

Douleur pressive, tractive, au côté droit du front (au bout de deux heures trois quarts). (*Id.*)

Douleur pressive à la région temporale droite, dans toutes les positions (au bout de trois heures). (*Id.*)

Douleur pressive en forme d'élancemens, à la tempe gauche, qui ne se dissipe pas en touchant à la partie (au bout de deux heures et demie). (*Id.*)

5o. Céphalalgie pressive, stupéfiante (surtout au front), avec de petits élancemens à la tempe gauche, près de l'angle externe de l'œil, en marchant et se tenant debout, qui se dissipe en s'asseyant (au bout de deux heures et demie). (*Id.*)

Douleur en forme d'élancemens à la tempe gauche, qui cessa en touchant à la partie (au bout de deux heures et demie). (*Id.*)

Il semble qu'on ait reçu des coups sur le front.

La nuit (vers deux heures), au milieu d'une sueur qui se déclare, sensation d'un coup de hache dans la tête (battement dur et incisif), comme si le crâne allait éclater.

En se remuant, violente céphalalgie pulsative au front. (*Stapf.*)

55. Céphalalgie pulsative violente dans toute la tête, le front surtout, en se redressant dans le lit, avec envie de vomir. (*Id.*)

Céphalalgie pulsative au front, immédiatement au dessus de la racine du nez (au bout d'une demi-heure).

A midi et à minuit, pendant une demi-heure, tiraillement très-douloureux dans les tempes, après quoi elle est comme paralysée du corps durant deux heures.

I.   27

Douleur pulsative sourde dans une moitié de la tête, jusqu'au dessus de l'œil.

Douleur au dessus du nez et au front, comme d'écorchure ou de brisure, qui cesse pour quelques instans en frottant la partie.

60. Mal de tête périodique. (*T. Rau.*)

Enorme mal de tête. (*J. Jacobi*, — *Rau*, — au bout de six, de sept jours, *Knape*).

Céphalalgie à l'occiput.

Elancement tiraillant dans la tempe gauche.

Douleurs tiraillantes à l'occiput. (*Baehr.*)

65. Petits tubercules au côté gauche du front, qui causent une douleur cuisante, pendant huit jours (au bout de vingt-quatre heures). (*F. Hahnemann.*)

En s'agitant, il semble que le cerveau remue dans le crâne, et qu'il en heurte la partie interne.

Céphalalgie qui semble l'effet d'une tension.

Mal de tête composé d'appesantissement et de tiraillement, avec abattement et envie de dormir, le matin (au bout de quatre jours).

70. Sensation d'une sorte de cric-crac dans la tête, au dessus de l'oreille, en marchant.

Douleur comme de brisure à l'extérieur de la tête, qui augmente par l'action du toucher (au bout de trois heures).

Les cheveux sont douloureux au toucher.

Fourmillement aux tégumens de l'occiput, comme si les racines des cheveux se remuaient (au bout d'une heure).

La peau de la tête douloureuse au toucher, comme si elle était malade en dedans.

75. Douleur constrictive à la tête.

(Battement semblable à des pulsations artérielles, et à chaque coup un élancement, après minuit.)

Yeux affaissés, teint jaune.

Douleur tractive dans les yeux, et cillement des paupières.

Au dessus de la paupière gauche et dans la moitié supérieure de l'œil, pression douloureuse qui augmente quand on regarde en haut (au bout d'une heure trois quarts).

80. (L'œil droit était douloureux en dedans ; elle pouvait à peine le tourner, tant elle y éprouvait de vifs élancemens.)

Prurit autour des yeux et à la tempe, semblable aux piqûres d'une infinité d'aiguilles rouges.

Ardeur dans les yeux.

Sorte de chatouillement agaçant dans les yeux, qui empêche de bien voir.

Vulsion dans l'œil gauche.

85. En lisant à la lumière artificielle, sécheresse des paupières, qui semblent frotter contre l'œil.

Les yeux sont éblouis par la neige; ils pleurent.

Des taches ou points bleus voltigent devant les yeux.

Les paupières sont collées le matin.

Tremblement continuel des paupières supérieures, avec larmoyement des yeux.

90. La nuit, pendant une heure, pression douloureuse au dessous de l'œil gauche, avec anxiété qui ne permet pas de rester au lit.

Les bords des paupières douloureux, quand on les remue, comme si les paupières étaient sèches et frottaient rudement l'œil (en allant au grand air et dans la chambre).

Yeux rouges, enflammés (1).

Pression dans l'œil gauche, comme s'il était entré du sable dedans (au bout de deux heures). (*Langhammer.*)

Prurit aux yeux et *larmoyement;* le matin, il s'y trouve un peu de pus. (*F. Hahnemann.*)

95. Prurit rongeant et cuisant dans les deux yeux, qui oblige à les frotter (au bout de trois heures trois quarts) (2). (*Langhammer.*)

Inflammation des yeux. (*Henn.*)

Violente ophthalmie. (*Guilbert.*)

Gonflement des yeux et des lèvres. (*Knape.*)

Gonflement des yeux. (*Quelmalz.*)

100. Gonflement des paupières.

Ardeur dans les yeux, le nez, la bouche.

Yeux proéminens et *pleins de larmes,* dont l'âcreté excorie la joue (3). (*Guilbert.*)

L'œil droit est toujours plein d'eau (du second au dixième jour). (*F. Hahnemann.*)

(1) Inflammation de la conjonctive. (*Kaiser.*)
(2) Schlegel a observé aussi quelquefois des tiraillemens dans l'œil.
(3) Yeux saillans hors des orbites. (*Kaiser.*)

Gonflement indolent au dessous de l'œil gauche, qui comprime un peu celui-ci de bas en haut, et qui est très-mou (au bout de cinq jours). (*Id.*)

105. *Rétrécissement des pupilles* (au bout d'une heure un quart, de cinq heures). (*Langhammer.*)

Sensibilité à la lumière, photophobie. (*Ebers.*)

Étincelles devant les yeux. (*Id.*)

(Elle voit tous les objets confusément, comme à travers une gaze blanche.)

(Teinte jaune des yeux, comme dans la jaunisse.)

110. Yeux hagards. (*Majault.*)

Yeux hagards (1). (*Guilbert.*)

Yeux terriblement hagards. (*Myrrhen.*)

Distorsion des yeux (2). (*J.-M. Mueller.*)

Ses paupières se ferment; il est las (3). (*Hornburg.*)

115. Distorsion des yeux et des muscles du cou.

Il ne reconnaît pas ceux qui l'entourent. (*A. Richard.*)

Obscurcissement de la vue (4). (*Baylies.*)

Un sujet à vue faible devint presque aveugle, perdit pendant quelque temps l'ouïe, et tomba dans un long émoussement des sens. (*Ebers.*)

Obscurcissement de la vue; il a du noir devant les yeux (pendant la première heure). (*Richard.*)

120. Au milieu des nausées, un voile jaune lui passe devant les yeux. (*Alberti.*)

Faiblesse de la vue qui dure long-temps. (*Myrrhen.*)

Petits tubercules sur le front.

Éruption au front. (*Knape.*)

Visage rouge, bouffi, et gonflement des lèvres. (*Stapf.*)

125. Bouffissure du visage. (*F. Hahnemann.*)

Teint pâle (5). (*Majault.*)

Pâleur de la face, avec affaissement des yeux. (*J.-G. Greiselius.*)

Pâleur de la mort. (*Henning.*)

Teinte cadavéreuse du visage. (*Alberti.*)

130. Aspect semblable à celui d'un cadavre (1). (*Mueller.*)

(1) Yeux hagards, sans dilatation des pupilles. (*Kaiser.*)

(2) Yeux fixes, dirigés vers le haut. (*Kaiser.*)

(3) OEil morne et terne. (*Kaiser.*)

(4) Obscurité et papillotage devant les yeux. (*Kaiser.*)

(5) Pâleur du visage, dont les traits sont manifestement renversés. (*Kaiser.*)

Face bleuâtre, livide. (*Mueller.*)

Teint terreux et plombé, avec taches et stries vertes et bleues. (*Knape.*)

Vulsions dans les muscles du visage. (*Guilbert.*)

Renversement des traits de la face, comme quand on est mécontent (2).

135. Face pleine d'ulcères.

Gonflement renitent au visage (3), surtout aux paupières, le matin principalement. (*T. Fouler.*)

Gonflement de la face et de la tête (4). (*Siebold.*)

Gonflement de la face, syncopes, vertiges. (*Tennert.*)

Enflure de toute la tête. (*Quelmalz.*)

140. Enflure de la tête. (*Heinreich.*)

Gonflement du visage (5). (*J.-C. Jenner.*)

Gonflement énorme de la tête et du visage. (*Knape.*)

Gonflement de la peau de la tête, du visage, des yeux, du cou et de la poitrine, conservant la couleur naturelle. (*Id.*)

Eruption pustuleuse au cuir chevelu et à la face, avec douleur brûlante. (*Heinreich.*)

145. Le cuir chevelu, jusqu'au milieu du front, est couvert d'un ulcère croûteux. (*Knape.*)

Croûte ulcéreuse, de l'épaisseur du doigt, au cuir chevelu, qui tomba en quelques semaines. (*Heinreich.*)

Une infinité de boutons très-rouges sur le cuir chevelu. (*Vicat.*)

Eruption boutonneuse sur tout le cuir chevelu, qui, par le frottement et l'attouchement, cause la même douleur que si la partie était malade en dedans; tout le cuir chevelu douloureux aussi, comme s'il était ecchymosé (au bout de onze heures et demie). (*Langhammer.*)

Ulcères rongeans au cuir chevelu. (*Knape.*)

150. Prurit rongeant sur tout le cuir chevelu, qui porte à se gratter (au bout de huit heures). (*Langhammer.*)

(1) Teint pâle et jaune, aspect cachectique. — Visage affaissé. (*Hartlaub* et *Trinks.*)

(2) Changement des traits du visage. (*Kaiser.*)

(3) Chez trois personnes, sur quarante-huit.

(4) Visage rouge et bouffi. (*Kaiser.*)— Gonflement de toute la face (par l'emploi, à l'extérieur, du remède du frère Côme contre le cancer des lèvres (au bout d'une heure). (*Hartlaub* et *Trinks.*)

(5) Par l'usage interne.

Douleur brûlante au cuir chevelu. (*Knape.*)

Prurit brûlant au cuir chevelu. (*Id.*)

Prurit douloureux à la manière d'un ulcère, qui excite à se gratter, sur toute l'étendue du cuir chevelu, qui cause la même douleur que s'il était ecchymosé, partout, mais principalement à l'occiput (au bout de huit heures et demie). (*Langhammer.*)

155. Sur le pariétal gauche, au cuir chevelu, bouton couvert d'une croûte, qui oblige à se gratter, et qui alors cause la même douleur que si la partie était malade en dedans (au bout de sept heures). (*Id.*)

Deux gros boutons entre les sourcils, qui obligent à se gratter, rendent une eau sanguinolente, et sont remplis de pus le lendemain (au bout de deux heures). (*Id.*)

Boutons à la tempe gauche, obligeant à se gratter, rendant de l'eau sanguinolente, et causant une douleur d'ulcère après qu'on s'est gratté (au bout de trois heures). (*Id.*)

Chûte des cheveux. (*Baylies.*)

Elancemens dans les os du nez.

160. Douleur à la racine du nez, dans l'os.

(Sensation dans le nez d'une odeur de poix et d'une odeur de soufre, qui alternent ensemble.)

Pression dans le côté gauche de la mâchoire supérieure.

Ardeur dans l'oreille externe, le soir (au bout de cinq heures).

Douleur externe aux oreilles, semblable à une crampe.

165. Elancement dans l'oreille (le matin).

Tiraillement dans l'intérieur de l'oreille.

Derrière l'oreille, en descendant vers le cou, jusque dans l'épaule, tiraillement tractif dans la situation assise.

Douleur tractive, tiraillante, dans le lobe de l'oreille gauche.

Elancement tiraillant de dedans en dehors au conduit auditif gauche, le soir surtout (le premier jour).

170. Elancement dans l'oreille (le matin).

Le conduit auditif gauche lui semble comme bouché.

Fort bruissement dans les oreilles, comme celui d'un moulin à eau peu éloigné.

Dureté de l'ouïe, comme si les oreilles étaient bouchées (au bout de soixante heures).

175. Il n'entend pas ce qu'on lui dit. (*Richard.*)

En avalant, sensation d'un corps qui se placerait de dedans en dehors dans l'oreille, et la boucherait.

Bruissement dans les oreilles, à chaque accès des douleurs (1).

Sorte de bruit de cloches dans toute la tête.

Chatouillement voluptueux dans le conduit auditif droit, qui oblige à se frotter (au bout de trois heures un quart). (*Langhammer.*)

Fourmillement agréable dans les deux oreilles, profondément, pendant dix jours (au bout de quinze heures). (*F. Hahnemann.*)

180. Tintement dans l'oreille droite (étant assis) (au bout d'une heure et un quart). (*Langhammer.*)

Bourdonnemens d'oreilles. (*Thomson, Baylies.*)

Douleur dans les oreilles. (*Baehr.*)

Ulcère rongeant à la lèvre, causant, le soir, après s'être mis au lit, et le jour, pendant l'exercice, une douleur tiraillante et cuisante, semblable à celle que produirait du sel, surtout lorsqu'on y touche ou qu'on l'expose à l'air ; cette douleur empêche de dormir et réveille la nuit (au bout de quinze jours).

Prurit dans la lèvre supérieure, jusqu'au dessous du nez, semblable à celui qui résulterait des piqûres d'une infinité d'aiguilles brûlantes ; le lendemain, la lèvre supérieure se tuméfia au dessus de sa partie rouge.

185. (Tubercules douloureux dans la lèvre supérieure.)

Rougeur comme dartreuse de la peau autour de la bouche.

Eruption sans douleur aux lèvres, sur le bord de leur partie rouge (au bout de quinze jours) (2).

(Eruption à la bouche, qui cause une douleur brûlante.)

Une sorte de serrement vibratile à l'un des côtés de la lèvre supérieure, surtout lorsqu'on s'endort (3).

(1) C'est le propre de l'arsenic surtout de faire naître d'autres symptômes pendant les accès des douleurs. V. 970.

(2) Quoique l'éruption à la bouche ait paru si tard dans cette observation, elle n'en est pas moins un effet primitif, en en peu de temps elle fait homœopathiquement disparaître une éruption morbide semblable , lorsqu'il y a concordance entre les symptômes du mal et ceux de l'arsenic.

(3) Les vulsions en s'endormant s'observent fréquemment par l'action de l'arsenic. Comparez 708, 889, 890, 891, 899.

190. Une bande brune d'épiderme recoquillé et presque comme brûlé se forme au milieu de la partie rouge de la lèvre inférieure.

Eruption ulcéreuse autour des lèvres. (*Isenflamm-Steimmig.*)

Lèvres tachetées de noir. (*Guilbert.*)

Lèvres et langue bleuâtres (1). (*Baylies.*)

Saignement de la lèvre inférieure après avoir mangé (au bout d'une heure un quart). (*Langhammer.*)

195. Teinte noirâtre tout autour de la bouche. (*Alberti.*)

Odontalgie vulsive de longue durée, qui s'étend jusque dans la tempe, et diminue ou cesse en s'asseyant dans le lit (au bout de huit jours).

Elancement dans la gencive (le matin).

Douleur à plusieurs dents (dans la gencive), comme si elles branlaient et étaient sur le point de tomber ; cependant la douleur n'augmente pas par la mastication (au bout d'une heure).

Mal de dents semblable à celui qu'elles produisent quand elles branlent ; les dents vacillent, elles font éprouver une douleur semblable à celle d'une plaie, spontanément et surtout par l'effet de la mastication ; la gencive est également douloureuse au toucher, et la joue du même côté enfle.

200. Mal de dents, plutôt pression que tiraillement.

Tiraillement dans les dents et en même temps dans la tête, ce qui cause une telle rage qu'elle se frappe la tête à poings fermés (aussitôt avant l'apparition des règles) (le quinzième jour).

Une dent devient brûlante et saillante (le matin) ; la gencive qui l'entoure est douloureuse au toucher, mais plus encore la partie interne de la joue derrière laquelle se trouve la dent branlante ; cette dernière ne cause pas de douleur quand on appuye les dents les unes contre les autres.

Douleur nocturne (tiraillante) dans la gencive de la dent canine, qui est intolérable tant que le sujet reste couché sur le côté souffrant, mais cesse à la chaleur du poêle ; le lendemain le nez est gonflé et douloureux au toucher (2) (au bout de trois jours).

(1) Lèvres bleuâtres. (*Kaiser.*)

(2) C'est le propre des vraies douleurs de l'arsenic, de se calmer sous l'influence de la chaleur extérieure. Comparez 686, 687, 37.

Grincement convulsif des dents (1). (*Van Eggern.*)

205. Les dents tombent toutes. (*Id.*)

Prurit au cou, sous la mâchoire.

Gonflement des glandes, sous la mâchoire, avec douleur pressive et contusive.

Grande sécheresse de la bouche et soif vive.

Il lui semble avoir la gorge sèche; elle était obligée de boire à chaque instant, et, quand elle ne buvait pas, il lui paraissait qu'elle allait mourir de soif.

210. Goût de bois et sécheresse dans la bouche.

Adipsie, absence de la soif (2).

Soif extrême, de sorte que toutes les dix minutes il fut forcé de boire beaucoup d'eau froide, depuis le matin jusqu'au soir, mais non la nuit (3). (*F. Hahnemann.*)

Bouche et gorge pleines de mucosités (au bout de deux heures).

Erosion sur le côté du bout de la langue, avec douleur cuisante (au bout de quinze jours).

215. Douleur lancinante, comme produite par une arête, à la base de la langue, en avalant et en tournant la tête.

Douleur térébrante dans le bord droit de la langue, pendant l'assoupissement.

Il lui semble n'avoir pas de goût, que sa langue soit brûlée et privée de sentiment.

Sensation à la langue comme si elle était couverte de vésicules causant une douleur brûlante.

Langue blanche. (*Alberti.*)

220. Il est obligé de cracher souvent. (*Hornburg.*)

Sensation de sécheresse à la langue. (*Buchholz.*)

Sensation de grande sécheresse dans la bouche, avec soif violente et fréquente; cependant il boit peu à la fois. (*Stapf.*)

Grande sécheresse dans la bouche. (*Thilenius.*)

Sécheresse de la langue. (*Guilbert, Majault.*)

225. Voix tremblante (4). (*Guilbert.*)

---

(1) Grincement de dents. (*Kaiser.*)

(2) Effet rare alternant avec celui bien plus fréquent d'où résulte un désir continuel des boissons, qui néanmoins fait boire peu, mais très-souvent (rarement beaucoup à la fois). Voyez 362 , 927.

(3) Soif vive. — Violente soif; le malade boit sans se sentir rafraîchi. (*Kaiser.*)

(4) Voix fort inégale, tantôt forte et tantôt faible. (*Hartlaub et Trinks.*)

Aphonie et perte de connaissance.

Salive sanguinolente.

(Sensation dans la gorge comme s'il s'y trouvait un cheveu.)

Sensation comme d'un peloton de mucus dans la gorge, avec goût de sang.

230. Dans le fond de la gorge, au voile du palais, sensation semblable à celle qu'on éprouverait si cette partie était grattée, et qui se manifeste sans aucun effort de déglutition (au bout de deux heures).

Douleur tiraillante dans le pharynx et toute la gorge, même en n'avalant pas.

Une sorte de paralysie du pharynx et de l'œsophage ; le pain mâché ne pouvait pas descendre ; il ne passait qu'avec une pression resserrante et difficulté, comme si l'œsophage manquait de force : on l'entendait descendre.

Ardeur dans la gorge. (Richard, Buchholz.)

Sensation prolongée d'âpreté au palais (au bout de dix heures). (*Langhammer*.)

235. Inflammation interne de la gorge. (*Rau*.)

Angine gangreneuse (1). (*Feldmann*.)

Difficulté d'avaler. (*Rau*.)

Déglutition douloureuse.

Ardeur dans le pharynx. (*Richard, Knape, Kopp*.)

240. Sensation dans le pharynx et l'estomac comme si un fil s'y roulait en peloton. (*Richard*.)

L'œsophage est comme resserré par un lien.

Sensation de resserrement dans la gorge. (*Preussius*.)

Il se plaint de ce que sa gorge a l'air de se fermer ; rien n'y voulait plus passer. (*Alberti*.)

Goût aigre dans la bouche ; les alimens semblent aigres aussi.

245. Goût putride et fétide dans la bouche.

Le matin, goût de viande pourrie dans la bouche.

Le matin, les crachats (2) sont verts et amers.

La salive qu'il rejette a un goût amer.

Il détache de sa gorge de la salive grise.

250. (Lorsque le matin elle avala quelque chose pour la

______

(1) Par l'application à l'extérieur de l'emplâtre arsenical dit magnétique.

(2) Ce caractère n'appartient cependant qu'aux crachats détachés et ramenés du fond de la gorge.

première fois, elle éprouva, dans le fond de la gorge une sensation de grattement semblable à celle que produirait de la graisse rance.)

Crachats salés. (*Richard.*)

Crachats amers. (*Id.*)

Amertume dans la bouche, avec diarrhée jaune. (*Morgagni.*)

Tous les alimens lui répugnent : elle ne peut rien prendre.

255. Défaut de faim et d'appetit, pendant dix jours (*F. Hahnemann.*)

Défaut d'appétit (1). (*Stærck.*)

Défaut total d'appétit. (*Buchholz.*)

Défaut d'appétit, avec soif vive. (*Stærck.*)

Dégoût des alimens. (*Gœritz, Grimm.*)

260. Dégoût insurmontable pour tous les alimens; il ne peut penser à manger sans éprouver des soulèvemens de cœur. (*Ebers.*)

Dégoût pour tous les alimens. (*Alberti.*)

Il lui est impossible d'avaler les alimens. (*Richard.*)

L'odeur de la viande cuite lui est insupportable (au bout de cinq heures). (*Id.*)

Il n'a pas d'appétit; mais ce qu'il mange lui semble bon.

265. Les alimens ayant le goût qu'ils doivent avoir, amer-tume dans la bouche après avoir mangé, tous les deux jours (à l'instar d'une fièvre tierce), (au bout de deux heures).

Après avoir mangé, goût amer dans la bouche (au bout de trois, de quarante-huit heures) (2).

Après avoir mangé, rapports amers et régurgitation d'un mucus verdâtre et amer.

Après avoir bu et mangé, goût amer et répugnant dans la bouche.

Amertume dans la bouche, à jeun.

270. Les alimens ont un goût salé.

Les alimens semblent trop peu salés.

La bierre à un goût fade.

Goût amer de la bierre.

(Répugnance pour le beurre).

275. Appétence pour les acides. (*Stapf.*)

Appetence pour l'eau vinaigrée.

(1) Extinction de l'appétit. (*Kaiser.*)
(2) Effet alternant avec 269, 270.

Grand désir des acides et des fruits aigrelets.

Grand désir de café.

Grande appétence pour le lait , qui auparavant répugnait.

280. Maux de cœur, vers onze heures du matin, et le soir vers trois heures.

Nausées. (*Pfann*) (1).

Anxiété avec nausées. (*Alberti.*)

Nausées fréquentes, avec goût douceâtre dans la bouche, pas précisément après avoir mangé.

Nausées dans la gorge et l'estomac.

285. Nausées dans la gorge surtout, avec afflux de salive à la bouche.

Des envies de vomir lui prennent dehors , au grand air.

Nausées prolongées, comme aux approches d'une défaillance, avec tremblement général et chaleur par tout le corps, suivies d'horripilations (au bout de quelques heures).

Nausées et soulèvemens de cœur obligeant à se coucher, avant midi, avec tiraillemens autour des malléoles et sur le coude-pied (2).

L'enfant (3) vomit après avoir mangé et bu ; il ne veut plus ensuite ni manger ni boire davantage , et cependant il dort bien.

290. Afflux de salive à la bouche (vers quatre heures du soir).

Excitation incomplète à l'afflux de salive venant de l'œsophage et de la bouche, peu de temps avant et après le diner, avec envie de vomir (au bout de cinq jours).

Fréquentes éructations.

Rapports continuels. (*Goeritz.*)

Eructations fréquentes (au bout d'une demi-heure). (*Langhammer.*)

295. Fréquens hoquets et rapports. (*Morgagni.*)

Après avoir mangé, hoquets fréquens , chaque fois suivis de rapports (au bout de trois heures). (*Langhammer.*)

(1) Nausées. — Tendance au vomissement. (*Kaiser.*)

(2) C'est une propriété très-remarquable et caractéristique de l'arsenic, que des symptômes assez peu graves (comp. 302, 605, 991, 823, 861,) et de peu d'importance en d'autres circonstances, entraînent un accablement subit et total des forces.

(3) C'était un enfant à a mamelle, dont la mère avait pris de l'arsenic, qui l'avait guérie de sa maladie.

Hoquets fréquens (au bout de trois heures). (*Langhammer.*)

Hoquets convulsifs. (*Alberti.*)

Maux de cœur. (*Majault.*)

300. Nausées en se tenant assis; beaucoup d'eau lui venait à la bouche; en marchant au grand air, les nausées cessèrent, et il survint une selle copieuse en bouillie (au bout de sept heures et demie). (*Id.*)

Rapports acides après le dîner (au bout de six jours).

Un quart d'heure après le déjeuner et après le dîner, pression pendant trois heures dans l'estomac, avec éructation, d'où résulta un état général de langueur qui produisit des nausées.

Beaucoup de rapports, surtout après avoir bu.

Les vents sortent davantage par le haut, et produisent l'éructation.

305. Régurgitation d'alimens.

Rapports incomplets.

Dans la matinée, rapport prolongé et fort, avec la tête entreprise (au bout de trente-six heures).

En mangeant, sensation de compression dans la poitrine.

La nuit, en se levant, hoquet, avec goût répugnant et gonflement dans la bouche.

310. Hoquet prolongé, à l'heure où la fièvre devait venir.

Vomissement. (*Majault, Grimm,* et beaucoup d'autres).

Il vomit de suite après chaque repas, sans nausées. (*F. Hahnemann.*)

Vomissement de tout ce qu'on prend, pendant plusieurs semaines.

Vomissement (sur-le-champ) (1). (*Fernel.*)

315. Vomissement jour et nuit, avec cris pitoyables. (*Heinreich.*)

En se redressant dans le lit, mal de cœur affreux, nausées, et souvent prompt vomissement (2). (*Stapf.*)

Vomissement d'un mucus épais, vitré. (*Richard.*)

Il vomit du mucus et de la bile verte. (*Alberti.*)

---

(1) Produit par de l'arsenic dont en avait saupoudré un ulcère à la poitrine; mort au bout de six jours.

(2) Nausées et violent vomissement à plusieurs reprises (le troisième jour). (*Hartlaub* et *Trinks.*)

En vomissant, il se plaint d'une forte chaleur (interne) et de soif. (*Alberti.*)

320. Grande ardeur interne, soif et chaleur, avec vomissement violent. (*Id.*)

Vomissement énorme, exigeant les plus grands efforts, qui amène les boissons et du mucus jaune verdâtre, avec goût très-amer dans la bouche, qui persiste long-temps encore après le vomissement. (*Stapf.*)

Fréquens vomissemens, avec crainte de la mort. (*Alberti.*)

Vomissement de mucus sanguinolent (1).

Vomissement de sang. (*Kellner.*)

325. Déjection de sang par haut et par bas. (*Gerbitz*)

Vomissemens et selles énormes. (*Preussius.*)

Vomissemens violens et prolongés, avec diarrhée. (*Morgagni.*)

Quand la syncope cesse, diarrhée et vomissemens. (*P. Foreest.*)

Spasme d'estomac, syncopes, très-grand mal de ventre, diarrhée (3). (*Lœw.*)

33o. Soulèvemens de cœur sans résultat. (*Rau.*)

Douleurs d'estomac (*Quelmalz*, *Richard* et plusieurs autres.)

L'estomac très-douloureux.

Douleur d'estomac excitant le mal de cœur. (*Richard.*)

Pression au cœur, douleur pressive au creux de l'estomac, (*Kellner*, *Gœritz*, *Buchholz*.)

335. Douleur dans l'estomac, comme si ce viscère éprouvait de toutes parts une violente distension, et qu'il fût sur le point de se déchirer. (*Kopp.*)

Pression énorme au cœur. (*Stapf.*)

Sensation de pesanteur pressive dans l'estomac, sans soif, ni fièvre. (*Morgagni.*)

Grand mal d'estomac, comme s'il était tourmenté par

(1) Nausées et violens vomissemens d'une masse brunâtre ; souvent mêlée de sang, avec grands efforts du corps. — Vomissement d'une masse molle ou épaisse, brunâtre, foncée, avec violens efforts, et augmentation des douleurs dans lestomac, sans soulagement qui s'ensuive. — Violent vomissement d'une masse molle, bleuâtre, d'un jaune sale, suivi d'un grand affaissement des forces. (*Kaiser.*)

(2) Le vomissement cesse et fait place à une copieuse diarrhée très-aqueuse (*Kaiser.*)

(3) Par l'orpiment.

des vents, que les vomissemens et la diarrhée semblent soulager, mais qui revient plus fâcheux après. (*Morgagni.*)

Cardialgie très-violente, avec soif. (*Buchholz.*)

340. Douleur brûlante dans l'estomac. (1) (*Ebers.*)

Ardeur continuelle et forte oppression dans l'estomac et la poitrine. (*Borges.*)

Douleur pressive et brûlante au creux de l'estomac. (*Gœritz.*)

Douleur pressive et ardeur dans l'estomac. (*Morgagni.*)

Ardeur dans l'estomac, comme s'il y avait du feu. (*Richard.*)

345. Ardeur au creux de l'estomac. (*Buchholz.*)

Douleur rongeante dans l'estomac. (*Richard.*)

Douleurs énormes à la région du creux de l'estomac. (*J.-P. Wolff.*)

Les hypochondres et l'estomac sont tendus et gonflés, avant qu'on n'aille à la selle. (2) (*Richard.*)

Il se plaint de douleurs et d'une anxiété inexprimable au creux de l'estomac, sans ballonnement ni douleurs au ventre. (*Morgagni.*)

350. Grande anxiété au creux de l'estomac. (*Morgagni, B. Verzasch, Jacobi.*)

Après avoir mangé, pression au cardia et dans l'œsophage, comme si les alimens étaient arrêtés au dessus; ensuite éructation.

En parlant, pression à la paroi antérieure de l'estomac (au bout d'un quart d'heure.)

Une forte pression au dessus du creux de l'estomac (3). (sur-le-champ).

Cardialgie cruelle.

355. Le soir, étant assis, douleur tractive qui part du creux de l'estomac et tourne au dessous des côtes gauches, comme si quelque chose était déchiré là violemment.

Tiraillement sourd en travers au dessus de la région de l'estomac, en marchant, l'après-midi.

Douleur sécante dans l'estomac. (*Thilenius.*)

___

(1) Sensation d'ardeur au creux de l'estomac. (*Kaiser.*)

(2) Gonflement peu considérable à la région de l'estomac. — L'estomac commence à s'élever, et il est plus chaud que le reste du corps. (*Kaiser.*)

(3) Sensation de chaleur, douleur et pression au creux de l'estomac. — Sensation de chaleur et de pression à la région précordiale. (*Kaiser.*)

Mal d'estomac spasmodique, deux heures après minuit (1).

Quand il mange quelque chose, pression insupportable autour de l'estomac; la pression ne vient jamais que quelque temps après avoir mangé, et non de suite.

360. Douleur rongeante (2), et comme produite par des coups de bec, (pulsations petites et aiguës) au creux de l'estomac, avec un sentiment de tension.

Pendant les nuits, anxiété au creux de l'estomac, qui remonte jusque vers le haut du corps.

Douleur brûlante tout autour du creux de l'estomac.

Le soir, dégoût pour les alimens, avec sentiment de plénitude et mal d'estomac après avoir mangé.

Plénitude à l'épigastre, avec pincement dans le ventre.

365. Pression dans le foie, en allant au grand air.

Avant de manger, nausées, et après avoir mangé ou bu, gonflement du bas-ventre, avec pression et tranchées.

Après avoir mangé, pesanteur dans l'estomac, comme s'il contenait une pierre. (*Hornburg.*)

Le mal de ventre se fixe dans le côté gauche de l'abdomen.

Après avoir mangé, grande distension de ventre, sans douleur; il est obligé de s'appuyer le dos contre la chaise, pour se soulager.

370. Après avoir mangé, bâillemens et accablement qui force de se coucher et de dormir.

Il n'a jamais assez chaud, il éprouve toujours un grand froid à l'épigastre en dedans, quoique cette région soit chaude au toucher (3).

Borborygmes dans le ventre, comme si cette cavité renfermait beaucoup de vents, mais cependant sans douleurs (au bout d'une heure).

Mal de ventre tiraillant à la région ombilicale (au bout de deux heures).

Fréquemment un coup spasmodique, qui va du creux de l'estomac jusque dans le rectum, et qui fait tressaillir.

---

(1) Sensation désagréable dans l'estomac, qui ne tarde pas à dégénérer en une douleur pressive, tiraillante et spasmodique prolongée. — Douleurs spasmodiques périodiques dans l'estomac et les viscères. — Violente douleur tiraillante, térébrante et spasme dans l'estomac et les autres intestins. (*Kaiser.*)

(2) Comparez 995.

(3) Comparez 525.

575. Tous les matins, gonflement de ventre par des vents, qui ne sortent que quelques heures après (au bout de quinze jours.)

Emission de beaucoup de vents, précédée de borborygmes bruyans dans le ventre (au bout de neuf heures). (*Langhammer.*)

Emission de vents ayant une odeur putride (au bout de onze heures). (*Id.*)

Le soir, après s'être mis au lit, sensation comme de spasmes et de pincement dans le ventre, avec sueur; ensuite émission de vents, puis une selle entièrement diarrhéique (1).

Le soir, après s'être mis au lit, et le matin, après s'être levé, colique violente, douleurs d'étreintes et sécantes dans les intestins, qui parfois se portent à travers l'anneau inguinal (comme si elles allaient provoquer la sortie d'une hernie), et même jusque dans le cordon spermatique et le périnée; quand cette colique cesse, des borborygmes bruyans se font entendre dans le ventre.

380. Elancemens tiraillans dans le côté gauche, au dessous des fausses côtes, le soir, peu de temps après s'être mis au lit (au bout de trois heures).

Douleur dans l'hypogastre, chaleur au visage.

Douleur sécante dans le côté du ventre, au dessous des dernières côtes, qui se manifeste spontanément, mais qui augmente beaucoup par l'action du toucher.

Tous les matins seulement, tranchées ayant un caractère de pincement, mais s'élevant jusqu'au degré d'une douleur sécante, dans le fond de l'hypogastre, avant et pendant des selles diarrhéiques ; ces douleurs ne cessent point après chaque selle, quoiqu'elles ne l'excitent pas.

Le matin, d'abord forts borborygmes dans le ventre, puis un tournoyement sécant des intestins, ensuite trois selles diarrhéiques.

385. Agitation dans le bas ventre, toutefois seulement pendant le repos.

Faiblesse des muscles abdominaux.

(1) Parmi les symptômes de l'arsenic, il en est beaucoup qui ne se manifes. tent que le soir, après qu'on s'est mis au lit pour dormir ; quelques uns surviennent peu d'heures après minuit, beaucoup le matin, après qu'on a quitté le lit, et un assez grand nombre après le dîner.

I.   28

En se baissant, douleur lancinante de luxation dans l'aine droite et la région inguinale.

Douleur ardente dans le bas-ventre, à midi et après, qu'une selle dissipe.

Violente douleur dans le côté droit de l'épigastre. (*Morgagni.*)

390. Douleur dans le côté droit de l'épigastre et dans la partie voisine de la région lombaire, d'où elle s'étend parfois dans le bas-ventre, parfois aussi dans le côté droit du scrotum et l'aine, semblable à une colique (l'urine conserve toutefois ses caractères ordinaires). (*Morgagni.*)

Jaunisse. (*Majault.*)

Choléra. (*Wolff.*)

Anxiété et plaintes au sujet de douleurs, comme si le haut du ventre était séparé de l'hypogastre par une section. (*Alberti.*)

Douleurs énormes à l'estomac et dans le ventre. (*Wolff, Majault.*)

395. Douleurs lancinantes et rongeantes dans l'estomac et les intestins. (*Quelmalz.*)

Gonflement du bas-ventre. (*Guilbert.*)

Gonflement et douleurs au bas-ventre. (*Mueller.*)

Sensation extrêmement désagréable dans tout le bas-ventre. (*Morgagni.*)

Gonflement énorme du bas-ventre.

400. Violens maux de ventre, avec une si grande anxiété, qu'il n'a de repos nulle part, qu'il se roule par terre, et qu'il désespère de ses jours. (*Pyl.*)

Après avoir mangé, grand gonflement du bas-ventre, sans douleurs; il est obligé de s'appuyer le dos contre une chaise pour se soulager. (*F. Meyer.*)

Anxiété dans le bas-ventre, avec fièvre et soif. (*Morgagni.*)

Les plus violentes douleurs dans le ventre. (*D. Krueger.*)

Mal de ventre tortillant (1). (*Richard.*)

405. Pression fouillante dans le côté droit du ventre. (*Hornburg.*)

Tiraillement dans le ventre. (*Pfann, Alberti.*)

Douleur tiraillante et sécante dans le ventre, avec froid glacial aux pieds et aux mains, et sueur froide au visage. (*Alberti.*)

(1) Tortillement dans le lit. (*Kaiser.*)

Douleur sécante dans le bas-ventre. (*Buchholz*, *Kellner*.)

Ardeur, élancemens et douleur sécante dans le bas-ventre. (*Buchholz*.)

410. Ardeur dans le ventre, avec chaleur et soif.(*Alberti*.)

Ardeur dans les régions iliaques. (*Hornburg*.)

Coliques qui reviennent de temps en temps. (*Majault*.)

Gargouillemens dans le ventre, le matin, au réveil.

Borborygmes dans le bas-ventre. (*Thilenius*.)

Douleurs erratiques dans le bas-ventre, diarrhée jaune, et ténesme, avec douleur brûlante à l'anus et soif. (*Morgagni*.)

415. Le mal de ventre se calme après avoir été à la selle. (*Richard*.)

Après des battemens de cœur, borborygmes, avec pincemens et tortillemens dans le ventre, avant et pendant une selle liquide. (*F. Meyer*.)

Mal de ventre, comme dans la dysenterie, à la région ombilicale. (*Grimm*.)

Resserrement du ventre (1). (*Gœritz*, *Rau*.)

Il fait de vains efforts pour aller à la selle.

420. Ardeur à l'anus, pendant une heure, qui se dissipa après une selle dure et marronée.

Ardeur et douleur dans le rectum et à l'anus, avec pression continuelle, sorte de ténesme, comme dans la dysenterie.

Après avoir été à la selle, grande faiblesse, avec ardeur dans le rectum, et tremblement dans tous les membres.

Après avoir été à la selle, battemens de cœur, tremblement et faiblesse ; il est obligé de se coucher.

Efforts et pression spasmodiques, accompagnés de grandes douleurs, qui déterminent un prolapsus du rectum(au bout de soixante-douze heures).

425. Il rend des excrémens sans s'en apercevoir, croyant n'émettre que des vents.

Les excrémens sont entourés de sang séreux.

Dysenterie. (*Krueger*.)

Presque à chaque instant, sortie de sang par les selles, avec vomissemens et douleurs de ventre énormes. (*Grimm*.)

____

(1) Douleurs dans le ventre, avec constipation (par les émanations de bougies empoisonnées avec l'arsenic). (*Hartlaub et Trinks.*)

Avant la diarrhée, même sensation que si le ventre allait crever. (*Alberti.*)

430. Diarrhée alternant avec la constipation; il sort souvent une petite quantité de matières aqueuses jaunes, puis survient le ténesme, avec douleurs pénibles autour de l'ombilic. (*Stapf.*)

Sortie d'excrémens en bouillie, tantôt plus, tantôt moins abondans (au bout de six, de treize heures). (*Langhammer.*)

Diarrhée (1). (*Majault, Kellner.*)

Les matières alvines sortent à son insu. (*C.-G. Buettner.*)

Selles muqueuses et vertes. (*Thilenius.*)

435. Il rend souvent par le bas des matières visqueuses et jaunes, pendant deux jours. (*Pfann.*)

Après beaucoup d'agitation et de coliques, selle liquide et noire, qui brûle l'anus comme du feu. (*Richard.*)

Selles noires, âcres, putrides. (*Baylies.*)

Déjection par le bas d'une masse globuleuse, semblable à du suif indigéré (au bout de huit jours). (*Morgagni.*)

Diarrhée, avec violente ardeur à l'anus. (*Thilenius.*)

440. (Selles liquides, muqueuses, semblables à du hachis.)

Avec ténesme, déjection de masses de mucus, au milieu de douleurs sécantes à l'anus, comme dans les hémorrhoïdes borgnes.

Après des maux de ventre, petites selles avec ténesme; d'abord des matières d'un verd foncé, puis du mucus de même teinte.

Resserrement du ventre.

(Gargouillemens dans le ventre, sans selles.)

445. (Prurit à l'anus.)

Douleur pruriteuse, grattante et cuisante, à l'anus.

L'anus, quand on y touche, cause la même douleur que s'il était à vif.

Boutons hémorrhoïdaux à l'anus, avec douleur lancinante, en se tenant assis et en marchant, sans aller à la selle.

Boutons hémorrhoïdaux à l'anus, qui, la nuit surtout, causent une douleur brûlante (2) comme du feu, et ne lais-

___

(1) Fortes selles. — Diarrhée, qui est souvent portée à un haut degré. — Sortie involontaire des matières fécales et de l'urine. (*Kaiser.*)

(2) L'ardeur est une des principales douleurs causées par l'arsenic; comparez 163, 362, 450, 475, 769, 777, 793, 794, 816, 819, 814, 789, 790.

sent point dormir ; mais, durant le jour, la douleur augmente et dégénère en élancemens violens ; elle est plus vive pendant la marche que dans la situation assise ou couchée.

450.¡ Hémorrhoïdes borgnes, avec douleurs qui ressemblent à de lentes piqûres avec une aiguille chaude.

En allant à la selle, constriction douloureuse immédiatement au dessus de l'anus, qui se porte vers le sacrum.

Ardeur à l'anus. (*Morgagni.*)

Ténesme, avec ardeur. (*Id.*)

Prurit rongeant au périnée, qui oblige à se gratter (au bout d'une demi-heure). (*Langhammer.*)

455. Prurit rongeant au périnée, surtout en marchant, qui force à se gratter (au bout de cinq heures et demie). (*Id.*)

Gonflement douloureux des veines hémorrhoïdales, avec ténesme. (*Morgagni.*)

Rétention des selles et de l'urine, malgré le besoin interne de les expulser. (*Alberti.*)

Ardeur en urinant. (*Morgagni.*)

Pissement de sang. (*O. Tachenius.*)

460. Suppression d'urine. (*Guilbert.*)

Diminution de la sécrétion de l'urine. (*T. Fowler.*)

Augmentation de la sécrétion urinaire. (*Id.*)

Fréquentes envies d'uriner, avec émission de beaucoup d'urine (au bout de deux, trois, quatre, cinq et demie, seize et dix-sept heures). (*Langhammer.*)

Après avoir uriné, grand sentiment de faiblesse à l'épigastre, qui la fait trembler.

465. En urinant, douleur constrictive dans l'aine gauche.

Emission involontaire d'urine ; elle s'échappe avant qu'on ait pu prendre le pot de nuit, et cependant ne sort qu'en petite quantité.

Il est obligé de se lever trois ou quatre fois dans la nuit pour uriner, et chaque fois il rend beaucoup d'urine, pendant plusieurs jours de suite.

Ardeur dans la vessie, et envie d'uriner à chaque instant.

Le matin, ardeur dans la partie antérieure de l'urètre, en commençant à uriner (au bout de vingt-quatre heures).

470. Rétention d'urine, comme par l'effet d'une paralysie de la vessie.

Il sort peu d'urine, qui cause de l'ardeur en passant.

(Urine presque incolore.)

Urine extrêmement trouble (au bout de cinq jours).

(Douleur cuisante dans l'urètre.)

Douleur fréquente, comme de gerçure, au fond de l'urètre (l'après-midi).

475. Forts et lents élancemens isolés des deux côtés du pubis, dans les aines (au bout de trois heures).

(Ardeur et fouillement dans l'aine; un léger attouchement même, par exemple celui de la couverture, excite la douleur.)

(Prurit au pudendum.)

Violent prurit au gland, sans érection.

Pollution nocturne, avec rêves voluptueux. (*Langham-mer.*)

480. Pollution nocturne, sans rêves lascifs, suivie d'une longue érection (au bout de vingt heures). (*Id.*)

Erection, le matin, sans pollution. (*Id.*)

Le gland est d'un rouge bleu, gonflé et gercé. (*Pfann.*)

Prurit rongeant à la verge, près du scrotum, qui oblige à se gratter (au bout de cinq heures et un quart). (*Langhammer.*)

Gonflement inflammatoire des parties génitales, porté *jusqu'à la gangrène,* avec douleurs énormes. (*J.-H. Degner.*)

485. Gonflement extrêmement douloureux des parties génitales.

Etablissement subit de la gangrène aux parties génitales masculines. (*G.-E. Stahl.*)

Gonflement du testicule (1). (*Alberti.*)

Lasciveté chez la femme ; elle demande le coït deux fois dans la journée, et quand on ne la satisfait pas, la nature se soulage d'elle même.

Douleur lancinante dans le bas-ventre, qui descend jusque dans le vagin.

490. Flux abondant par le vagin, avec rongement cuisant des parties qu'il touche et qu'il excorie; matière jaunâtre et un peu épaisse; pendant dix jours.

En se tenant debout, les flueurs blanches coulent, avec émission de vents (au bout de vingt-quatre heures).

Apparition prématurée des règles.

Excitation d'un flux menstruel trop abondant.

____

(1) Par l'emploi de l'arsenic à l'intérieur.

Pendant les règles, vif élancement dans le rectum jusque dans l'anus et la vulve.

495. Quand les règles cessent, il coule du mucus sanguinolent.

Pendant les règles, douleur pinçante, lancinante, sécante, depuis le creux de l'estomac jusque dans le bas-ventre, aussi dans le dos et les côtés du ventre, obligeant à se ployer en deux, debout ou couché ; avec gémissemens, plaintes, pleurs et éructations bruyantes.

Violent saignement de nez, après un fort vomissement. (*Heinreich.*)

(Pendant la mauvaise humeur) grand saignement de nez (au bout de trois jours).

Sécheresse de la cavité nasale.

500. Grands éternumens continuels.

Fréquens éternumens, sans coryza (au bout de trois, de six jours). (*Langhammer.*)

Fréquens éternumens, avec coryza (au bout de onze heures). (*Id.*)

Ecoulement par le nez d'un liquide âcre. (*Myrrhen.*)

Enchifrènement, avec coryza.

505. Tous les matins, en s'éveillant, éternumens et coryza, qui chaque fois se dissipent promptement.

Le mucus aqueux qui coule du nez brûle et cuit aux narines, comme si elles étaient à vif.

Fort coryza.

Enorme (1) coryza, avec enrouement et insomnie.

Le matin, il a la gorge âpre et la voix rauque (au bout de vingt-quatre heures).

510. Sécheresse du larynx.

---

(1) Il n'y a presque pas un seul médicament héroïque qui ne produise quelquefois cette espèce de crise (un violent coryza, comme aussi, en d'autres temps, vomissemens, diarrhée, sueur, salivation, flux d'urine, etc.), chez les sujets bien portans ou dans les cas de maladies auxquels il ne convient point. La nature cherche ainsi à se débarrasser de ce qui nuit à la vie du corps, et elle anéantit par là, d'une manière subite, une grande partie, souvent la plus grande, de la force médicinale du remède. Cependant ces réactions, qui anéantissent le reste de la maladie médicinale, sont en même temps des symptômes médicinaux caractéristiques, et le coryza de l'arsenic, dans beaucoup de circonstances essentielles, qui seulement sont loin encore d'être bien connues, diffère beaucoup de celui qu'excitent l'aimant, la belladone, la noix vomique, etc.

Voix enrouée.

Battemens de cœur (1). (*Majault.*)

La nuit, vers trois heures, battement de cœur irrégulier, mais si fort, qu'il croit l'entendre, et accompagné d'anxiété. *F. Meyer.*)

Enorme battement de cœur, très-fatigant. (*Stapf.*)

515. Quand il se couche sur le dos, le cœur bat beaucoup plus vite et plus fort. (*Id.*)

Anxiété au creux de l'estomac. (*Hornburg.*)

Beaucoup de mucus visqueux sur la poitrine, d'où il est difficile de le détacher par la toux (au bout de quarante-huit heures).

Il y a des stries de sang dans le mucus expectoré.

Il crache du mucus strié de sang ; après quoi il a envie de vomir.

520. Sensation d'âpreté et d'écorchure dans la poitrine.

Douleurs de poitrine. (*Pearson.*)

Beaucoup de douleurs dans la poitrine.

Douleur interne à la partie supérieure de la poitrine (au bout de cinq heures).

Douleur lancinante, tiraillante, à la côte supérieure du côté droit.

(Fourmillement dans le côté gauche de la poitrine.)

525. Vers le soir, froid dans l'intérieur de la poitrine, qui persiste après le souper (2).

Douleur tensive dans la poitrine, surtout étant assis (3).

Elancemens au haut du côté droit de la poitrine, sensibles surtout en respirant ; sorte de pression qui se termine par un élancement (au bout d'une heure et demie).

Violent élancement au côté gauche de la poitrine, seulement en expirant, qui rend l'expiration difficile (au bout de sept heures et demie). (*Langhammer.*)

Pression sur la poitrine. (*Buchholz.*)

530. Ardeur dans la poitrine. (*Stœrck.*)

Ardeur dans le côté droit de la poitrine, jusque dans l'aine, où il éprouve de la pression. (*Hornburg.*)

---

(1) Les battemens du cœur sont ordinairement excités. (*Kaiser.*)
(2) Comparez 371.
(3) Comparez la note à 677.

Après avoir mangé, goût sucré de sang, avec un grattement lancinant douloureux dans la gorge, comme s'il avait
avalé une arête, pendant un quart d'heure, après quoi crachement de sang , d'abord comme caillé , puis nausées , et au
bout de deux heures anxiété. (*Meyer.*)

Grande chaleur dans la poitrine, jusqu'au dessous du
diaphragme. (*Hornburg.*)

Ardeur qui dure long-temps à la région du sternum.
(*Stœrck.*)

535. Violente toux le matin.

Chatouillement continuel dans toute la trachée-artère,
qui excite à la toux , même en ne respirant pas.

Le matin , après avoir pris du thé (comme de coutume),
tussiculation.

Violente toux sèche (au bout de deux heures.)

Quand il boit sans soif , il a envie de tousser.

540. *Toux, surtout après avoir bu.*

Il est obligé de se lever la nuit, quand la toux vient.

Le soir, aussitôt après s'être mis au lit, toux ; elle est
obligée de se relever, puis éprouve au creux de l'estomac et
à la région épigastrique une douleur constrictive qui entretient la toux , et la fatigue.

Le soir, dans le lit, toux qui dure quelques minutes, avec
nausées et soulèvemens de cœur.

Toux aussitôt après s'être couché.

545. La toux le réveille la nuit ; fortes quintes, dans lesquelles il craint d'étouffer ; son cou enfle.

Toux profonde, sèche, brève, continuelle, après minuit.

(Il lui semble que la toux va lui ouvrir la poitrine.)

En allant au grand air, elle étouffe au point d'être obligée
de tousser.

Toux sifflante et pénible, qui cause une douleur cuisante
dans la poitrine.

550. Toux quand elle sort par un temps froid.

Toux sèche pendant les mouvemens du corps (1).

Vulsion dans l'aîne, et toux sèche ensuite, qui semble
être excitée par elle.

Chaleur dans la tête pendant la toux.

____

(1) Qui souvent lui coupe très-promptement la respiration.

En toussant fort, il coule beaucoup d'eau de la bouche.

555. En toussant, douleur de brisure dans le bas-ventre (au bout de deux heures).

Elancemens dans le creux de l'estomac en toussant.

En tussiculant, douleur tractive, lancinante, sous les fausses côtes gauches, qui remonte jusque dans la poitrine.

En toussant, élancement, d'abord dans le côté de la poitrine, puis (au bout de deux jours), dans celui du bas-ventre.

En toussant, douleur lancinante de bas en haut dans le sternum.

560. En faisant une inspiration profonde, élancemens dans le côté gauche de la poitrine, qui l'obligent à tousser.

Elancemens sourds dans la poitrine en se baissant.

Elancement dans le côté, sous les fausses côtes ; il ne peut se coucher de ce côté (1).

Elancemens sous les côtes, et mal de tête, augmentés par la toux ; comme une sorte de chaleur dans la tête.

Sensation d'étreinte au sommet de la trachée-artère (près de la fossette du cou), comme par l'effet de la vapeur du soufre, qui excite à tousser.

565. Le soir, quoiqu'il se couche très-doucement et qu'il entre avec précaution dans le lit, il a la respiration en quelque sorte coupée, et un sifflement se fait entendre dans la trachée-artère, semblable au son d'une petite corde qui résonnerait.

Excitation à tousser, dans la trachée-artère, sans expectoration (au bout de trois heures un quart). (*Langhammer.*)

Tussiculation sèche. (*Stœrck.*)

Toux sèche, fatigante. (*Id.*)

Le soir, asthme et toux sèche.

570. Asthme considérable. (*Pyl.*)

Sensation de resserrement dans la poitrine (2). (*Preussius.*)

Respiration douloureuse.

Oppression de poitrine. (*Rau.*)

---

(1) Comparez 621.

(2) Sa poitrine se resserre au point qu'il ne peut presque pas prononcer un mot, et qu'il est presqu'au moment de se trouver mal (le 3ᵉ jour). Tussiculation continuelle et constriction dans la poitrine (*Hartlaub et Trinks*).

Oppression de poitrine et difficulté de respirer. (*Thi-lenius.*)

575. Difficulté de respirer. (*Tachenius.*)

Respiration gênée, bruyante. (*Guilbert.*)

Plaintes et gémissemens arrachés par une anxiété insupportable et par une sensation très-pénible dans le bas-ventre, qui coupe la respiration (1). (*Morgagni.*)

Asthme qui revient souvent. (*Id.*)

Asthme qui dure pendant une heure et menace de suffocation (2). (*Greiselius.*)

580. Asthme qui dure long-temps (3). (*Guldenklee.*)

Il est sur le point d'étouffer, et tire la langue. (*Wedel.*)

Coqueluche.

En marchant, asthme subit et défaut de respiration, faiblesse et accablement interne (4). (*Majault.*)

La nuit, catarrhe qui menace d'une suffocation subite (5). (*Myrrhen.*)

585. D'abord oppression de poitrine, puis douleur de poitrine, avec tussiculation et crachats salés. (*Ebers.*)

Grande anxiété, comme s'il avait la poitrine serrée, avec anxiété au creux de l'estomac.

Au milieu des douleurs dans le bas-ventre, difficulté de respirer, comme si la poitrine était serrée de toutes parts.

Fréquens accès de respiration courte et difficile, avec toux sèche, et douleur d'excoriation au creux de l'estomac, jusque dans le milieu de la poitrine.

Fréquens accès d'oppression anxieuse de poitrine et de respiration courte, dans toutes les positions.

590. Oppression en toussant, marchant vite et montant l'escalier.

____

(1) Difficulté de respirer, augmentation de l'anxiété (*Kaiser*).

(2) Respiration courte (*Hartlaub et Trinks*).

(3) Par les vapeurs de l'arsenic.

(4) Comme ces symptômes ne sont produits au même degré par nul autre médicament connu, il est clair que l'arsenic est homœopathique à l'angine de poitrine, et pour ainsi dire spécifique contre cette affection.

(5) Je me suis moi-même guéri promptement, avec l'arsenic, d'un catarrhe suffoquant analogue, paraissant tous les soirs, après m'être couché, toujours de plus en plus fort, et qui m'avait mis à deux doigts de la mort; j'en pris une dose dont l'exiguité surpasse toute croyance : à la vérité les autres symptômes de mon mal se trouvaient aussi compris parmi ceux de l'arsenic.

Le soir, grande anxiété et agitation, la poitrine est comme serrée de toutes parts.

Difficulté de respirer pendant huit jours, oppression à la région du sternum, en faisant de profondes inspirations.

Toujours, après avoir toussé, la respiration est aussi courte que s'il avait la poitrine serrée de toutes parts.

Toux fréquente, sèche, très-brève, excitée par une sensation étouffante dans le larynx, semblable à celle que produit la vapeur du soufre.

595. Douleur au dessous du creux de l'estomac, qui coupe la respiration.

Quand il se met de mauvaise humeur, il est pris d'asthme.

Lorsqu'il s'est fatigué, il est pris d'un asthme semblable à celui que cause ordinairement l'anxiété.

Apparition de taches jaunes sur la poitrine. (*Wedel.*)

Distorsion des muscles du cou. (*Müller.*)

600. Raideur tensive du col. (*Baehr.*)

(La nuit et le matin) raideur à la nuque, comme après y avoir reçu des coups ou s'y être donné un effort, et douleur semblable au dessus des hanches (au bout de douze heures.)

Gonflement extérieur du cou, sans douleur. (*Stapf.*)

En se baissant beaucoup, l'artère carotide gauche se gonfle extrêmement. (*Baehr.*)

Une sorte d'éruption cuisante, incolore, tout autour du cou, sur les épaules, et aux côtés.

605. Douleur tractive entre les omoplates, qui oblige à se coucher (au bout de cinq heures) (1).

Traction depuis le sacrum jusque dans les épaules, avec élancemens dans les côtés, tandis que les vents, se remuant dans le ventre, et ne pouvant pas sortir, pressent de bas en haut; ensuite éructation, qui procure du soulagement.

(Raideur dans l'épine du dos, à partir du coccyx.)

Le sacrum est douloureusement raide toute la journée.

Défaut de force dans le sacrum.

610. Douleur tractive dans le dos, pendant la matinée (au bout de six jours).

Traction dans le dos, de bas en haut et haut en bas.

· Agitation et anxiété, avec douleurs dans le dos. (*Buettner.*)

(1) Comparez la note à 288.

Seulement en se couchant sur le côté droit, forts mouvemens glocitans dans les muscles du côté gauche du dos (au bout de trois heures trois-quarts). (*Langhammer.*)

Douleur contusive dans le dos et sur les omoplates, comme après avoir reçu des coups de poing (au bout de quatre jours.)

615. Douleur comme de brisure dans le sacrum (au bout de quatre heures.)

Elancemens dans les lombes (la région des reins), en respirant et en éternuant.

Intertrigo sous les bras, dans l'aisselle. (*Klinge.*)

Douleur *tiraillante*, lancinante, dans l'aisselle droite.

Un bouton douloureux sur le bras.

620. La nuit, dans le lit, *tiraillement* dans le coude et le poignet (au bout de quatre heures.)

La nuit, douleur dans le bras *du côté sur lequel on s'est couché* (1).

(Quand il se couche sur le côté droit, le bras de ce côté s'engourdit.)

Prurit rongeant à l'avant-bras gauche, près de l'articulation du poignet, qui oblige à se gratter (au bout d'une heure et demie). (*Langhammer.*)

Fort fourmillement dans les mains, la nuit.

625. Gonflement douloureux des mains.

Raideur et insensibilité des mains. (*Pyl.*)

Petit chatouillement dans le creux de la main gauche, qui oblige à se frotter (au bout de sept heures). (*Langhammer.*)

Froid aux mains. (*Stapf.*)

Petits boutons sur les mains.

630. Tous les soirs douleur tractive dans les condyles du poignet.

Prurit chatouilleux au doigt du milieu de la main droite, qui oblige à se gratter (au bout de quatre heures). (*Langhammer.*)

Douleur tiraillante, lancinante, dans les os de la main et du petit doigt (au bout de deux heures.)

Douleur ractive dans les doigts du milieu.

____

(1) Comparez 562.

Tiraillement tractif dans les quatrième et cinquième os métacarpiens, le matin.

635. Traction et vulsion (*tiraillement*) depuis le bout des doigts jusque dans l'aisselle.

Crampe dans les doigts de la main droite, quand il les allonge.

Crampe douloureuse dans les dernières articulations des doigts des deux mains.

Depuis le matin jusqu'à midi, crampe douloureuse dans le bout des doigts, les mollets et les orteils (au bout de cinq jours.)

Raideur des doigts.

640. Les articulations des doigts sont douloureuses quand il les fait agir.

Ongles livides. (*Baylies.*)

Paralysie des membres inférieurs. (*Ebers.*)

Goutte de la hanche (*Ischias*), (1). (*Borellus*)(2).

Intertrigo entre les cuisses, avec prurit. (*Klinge.*)

645. *Prurit rongeant à la cuisse droite, près de l'aine, qui porte à se gratter* (au bout de quatre heures et demie). (*Langhammer.*)

Prurit rongeant aux deux cuisses, portant à se gratter, le soir, en se déshabillant (au bout de treize heures). (*Id.*)

Convulsions dans les genoux et les cuisses. (3) (*Alberti.*)

Spasme, (crampe) dans les jambes (cuisses). (*Pyl.*)

Douleur et élancement dans les genoux (au bout de deux heures). (*Richard.*)

650. Paralysie dans les deux genoux. (*J.-B. Montanus.*)

Tension dans le creux du jarret, comme si les tendons étaient trop courts, en se tenant assis et debout, mais non en marchant.

Paralysie des jambes; à peine peut-il marcher. (*P. Foreest.*)

Emaciation des jambes. (*Majault.*)

Douleur tiraillante dans les os. (*Baehr.*)

---

(1) Porté comme amulette dans la poche.

(2) Le matin, après une nuit presque sans sommeil, violente douleur tractive, tiraillante, dans les hanches et dans le pied gauche (le 3ᵉ jour) (*Hartlaub et Trinks*).

(3) Peu de temps avant le mort.

655. Crampe dans le mollet, en marchant, et dans la main, en la remuant (au bout de deux heures.)

Douleur tiraillante dans le mollet droit (étant assis) (au bout de onze heures). (*Langhammer.*)

Tiraillement dans les articulations des pieds et les genoux, seulement en se remuant.

Faiblesse telle dans les genoux qu'à peine peuvent-ils le porter.

La nuit, forte sueur aux jambes, surtout aux genoux.

660. Douleur de luxation et de brisure dans le genou gauche, surtout en quittant sa chaise.

Grande faiblesse, défaut de solidité, dans le genou droit.)

Tiraillement tractif dans le jarret droit, jusqu'au talon, comme après une luxation.

Tiraillement tractif sur le devant de la cuisse, jusque dans le genou et l'articulation du pied, en marchant.

Vive traction dans les tibias.

665. Violens tiraillemens isolés dans la jambe, qui arrachent des cris.

Douleur térébrante dans la jambe droite.

Elancement tiraillant à la partie interne et inférieure de la jambe, sur un petit point.

Sensation, au dessous des genoux, comme d'une forte constriction des jambes par un lien.

Fourmillement dans les jambes, comme après l'engourdissement.

670. Le matin, douleur spasmodique dans le pied, qui dégénère en douleur vibrante et bourdonnante (au bout de quatre-vingt-seize heures).

Elancemens de haut en bas dans la jambe, jusqu'au bas. Il ne pouvait rester debout, ni assis, ni couché, et il était obligé, jour et nuit, ou de faire aller le pied çà et là, ou de boîter avec, sans pouvoir prendre le moindre repos ; état plus grave la nuit que le jour (1).

Un *élancement tiraillant*, ayant l'air d'être dans le périoste, qui descend le long de la cuisse et de la jambe, jusqu'au bout du gros orteil (au bout de vingt-quatre heures).

(1) Par l'effet des gouttes fébrifuges que les charlatans vendaient naguère encore aux paysans saxons dans de petits flacons carrés, et qui contenaient une très-forte dissolution d'arsenic, comme je m'en suis assuré.

. Il lui arrive souvent de ne pas pouvoir se coucher la nuit, et d'être obligé de remuer sans cesse le pied ou de marcher, pour se soulager.

Traction dans le pied, qui ne peut rester en repos ; il peut marcher, mais doucement et avec précaution.

675. L'après-midi , étant assis , vulsion dans les pieds.

En posant le pied malade à faux, ou faisant un faux pas, coup dedans, qui ébranle tout le membre.

Sur le côté du genou , place qui cause une douleur contusive, seulement quand on y touche, seulement aussi dans la situation assise, et non en marchant (1).

(Quand les pieds pendent, étant assis, on y ressent une douleur tractive.)

Pesanteur , lassitude et douleur tractive dans les jambes, avec fléchissement des genoux , surtout le matin.

680. Lassitude dans les jambes (2).

Le matin , sueur aux jambes (la première nuit).

Pesanteur telle des pieds , qu'il peut à peine les soulever.

Froid continuel aux pieds, quand il reste assis tranquille : à peine peut-il s'échauffer dans le lit.

Douleur pressive dans les mollets.

685. Le mollet était dur et élargi, avec douleur intolérable, presque comme de crampe (mais beaucoup plus vive), qui arracha des cris pendant une heure et demie ; tout le pied était raide, on ne pouvait point le remuer , il était froid et insensible ; il resta de la tension dans le mollet et une sorte de paralysie dans la cuisse (au bout de cinquante heures).

Jambes enflées jusqu'au dessus des mollets ; auparavant, tiraillemens dans les mollets , que des linges chauds firent cesser (3) (au bout de trois jours).

(1) L'effet alternant de l'arsenic dans lequel des symptômes naissent ou se renouvellent par le mouvement, est beaucoup plus rare que celui où les accidens apparaissent et s'exaspèrent pendant le repos (étant couché ou assis), ou diminuent soit en se tenant debout, soit en marchant. Ce dernier effet est donc plus particulièrement homœopathique dans l'action médicatrice de l'arsenic. Comp. 526, 671, 674, 675, 707, 776, 777, 779, 780, 821.

(2) Grande lassitude (au bout d'une heure). — En montant l'escalier, sensation comme si les jambes allaient se briser (le septième jour). (*Hartlaub et Trinks*).

(3) Comparez la note à 203.

Les chevilles enflent, sans être rouges, et causent une douleur tiraillante, que la chaleur du dehors diminue.

Gonflement luisant et chaud des pieds (coude-pied et plante), jusqu'au dessus des chevilles, avec taches rondes, rouges, qui causent une douleur brûlante (au bout de trois jours).

L'enflure du pied cause des démangeaisons.

690. En marchant, douleur comme de luxation à la partie supérieure du pied, dans l'articulation(au bout de soixante-douze heures).

Elancemens et tiraillemens dans l'articulation des deux pieds; en marchant et en se tenant debout, on y ressent des douleurs comme de luxation, qui mettent presque sur le point de tomber; les chevilles causent une douleur ulcérative, quand on y touche (au bout de douze heures).

Tiraillement, traction et vulsion depuis les chevilles jusque dans les genoux.

Tiraillement dans les chevilles (1).

Froid aux genoux et aux pieds, avec sueur froide : on ne peut échauffer ces parties.

695. (Sensation de froid aux plantes des pieds.)

Tiraillement dans les talons. (*Baehr.*)

Tiraillement dans les jambes. (*Pyl.*)

Violentes douleurs dans les cuisses, surtout dans les articulations. (*Majault.*)

Quand il pose le pied à faux, il y éprouve une douleur comme de luxation. (*Baehr.*)

700. Les douleurs du pied s'aggravent par le mouvement. (*Id.*)

Après le vomissement, paralysie des pieds. (*Cardan.*)

Froid aux pieds, avec pouls contracté. (*Morgagni.*)

Gonflement, raideur, insensibilité et engourdissement des pieds; de temps en temps, on y ressent de grandes douleurs. (*Pyl.*) (2)

_____

(1) Les chevilles sont douloureuses au toucher. (*Hartlaub* et *Trinks.*)

(2) Douleurs insupportables dans les jambes, avec enflure de l'une (au bout de huit semaines). — D'abord au pied droit, puis au gauche, enflure dure, d'un bleu rouge et d'un jaune verd, très-douloureuse (au bout de vingt-huit jours). — Grandes douleurs, tiraillemens et raideur dans les membres, comme si on ne pouvait les remuer (le quatorzième jour). — Raideur des membres, surtout

Les talons font mal, le matin, en s'éveillant, comme s'ils avaient été appuyés sur un corps dur.

705. Sous le talon gauche, en se redressant, élancemens isolés qui remontent jusqu'au bas de la cuisse.

(Plusieurs) élancemens à la plante du pied (au bout d'une demi-heure).

Etant couché (1), il a des nausées, et il éprouve des ti-raillemens autour des chevilles et sur le coude-pied.

(Le soir, dans le lit, traction d'avant en arrière dans les orteils, et traction dans quelques faisceaux musculaires des mollets et des cuisses, avec douleur spasmodique, pendant trois heures; après quoi grande lassitude.

Crampe dans les mollets et les doigts, souvent, surtout la nuit, dans le lit.

710. Tout le côté gauche du corps est pris d'une douleur sourde. (*Baehr.*)

Le pied droit éprouve des douleurs sourdes; étant assis, on ne peut le soulever qu'avec le secours des mains. (*Id.*)

Prurit chatouilleux et courant au gros orteil droit, à peu près comme pendant la cicatrisation d'une plaie, qui oblige à se frotter (au bout d'une heure et demie). (*Langhammer.*)

Enflure de tout le côté droit jusqu'à la hanche et à la cuisse gauche. (*Thilenius.*)

OEdème général. (*Ebers.*)

715. Hydropisie complète de la peau (au bout de quatre jours). (*Id.*)

Enflure du visage et des pieds, sécheresse de la bouche et des lèvres, gonflement du bas-ventre, diarrhée, colique, vomissement. (*Id.*)

Grande enflure du visage et du reste du corps. (*Fernel.*)

Enflure des pieds. (*Jacobi.*)

Gonflemens de nature élastique, en diverses parties du corps. (*T. Fowler.*)

720. Douleurs dans les pieds (*Guldenklee.*)

Violentes douleurs dans les plantes des pieds, qui excitent de temps en temps des convulsions. (*Pfann.*)

des genoux et des pied, alternant avec des douleurs tiraillantes (le vingt-huitième jour).

(1) Comp. la note à 677.

Accès de convulsions : d'abord elle étendit | les bras,
puis elle perdit connaissance, resta étendue comme une
morte, pâle, quoique chaude, serra ses pouces, tordit ses
poings fermés, leva lentement ses bras, et les abaissa avec
lenteur ; au bout de dix minutes, elle ouvrit et ferma la
bouche, comme si la mâchoire branlait ; on n'apercevait aucune trace de respiration ; au bout d'un quart d'heure, l'accès se termina par une projection à travers tout le corps,
comme une seule secousse en avant des pieds et des mains ;
aussitôt, reprise de connaissance ; il resta seulement beaucoup
de faiblesse.

Vulsion, comme si quelque chose de vivant (perceptible
au toucher) courait dans quelques parties musculaires des
cuisses et des jambes, avec douleur spasmodique dedans, par
saccades.

Accès de tétanos (1).

725. Spasmes. (*Henning*, *Kellner*.)

Convulsions. (*Foreest*, *Krueger*, *Wedel*.)

Les plus violentes convulsions. (*Van Eggern*.)

(Avant la mort) convulsions. (*Alberti*, au bout de quatre
jours; — *Bonet*.) (2)

Convulsions et pitoyables torsions des membres (3). (*Morgagni*.)

730. Epilepsie (4). (*Krueger*, *Buettner*.)

Tremblement des membres. (*Buchholz*, *Bonet*, *Heimreich*, *Greiselius*.) (5).

Tremblement, avec sueur au visage. (*Alberti*.)

Tremblement dans tous les membres. (*Justamond*.)

Il tremble de toutes les parties de son corps. (*Hornburg*.)

735. Tremblement par tout le corps. (*Guilbert*.)

Après le vomissement, tremblement des membres. (*Cardan*.)

---

(1) Spasmes toniques. (*Kaiser*.)

(2) Mort avec et sans spasmes. (*Kaiser*.)

(3) Peu avant la mort. De même, la plupart des convulsions considérables de l'arsenic ne sont autre chose qu'un effet consécutif et un passage à la
mort.

(4) Simple effet consécutif et passage à la mort. — Probablement ce n'était
pas une épilepsie proprement dite, mais un état semblable aux convulsions
indiquées par les observateurs précédens.

(5) Tremblement. (*Kaiser*.) — Tremblement dans les membres, même en
marchant modérément. (*Hartlaub et Trinks*.)

Tremblement dans les bras et les jambes.

Paralysie des jambes. (*Heimreich.*)

Paralysie, contracture. (*Pierre d'Abano.*)

740. Contraction de tous les membres. (*J.-D. Hammer.*)

Raideur de toutes les articulations. (*Pierre d'Abano.*)

Immobilité de toutes les articulations. (*Id.*) (1)

Paralysie des membres inférieurs. (*Bernhardi.*)

Paralysie : il ne pouvait plus marcher. (*Krueger.*)

745. Paralysie des membres inférieurs, avec perte du sentiment. (*Huber.*)

Elle maigrit beaucoup, avec visage terreux, yeux bordés de bleu, grande faiblesse dans tous les membres, dégoût de toute occupation et tendance continuelle à se reposer (au bout de huit jours).

Amaigrissement. (*Forcest, Jacobi.*)

Amaigrissement total. (*Greiselius.*)

Il maigrit peu à peu (il mourut dans l'espace d'une année). (*Amatus Lusitanus.*)

750. Emaciation (mortelle).

Phthisie. (*Majault.*)

Fièvre phthisique. (*Stœrck.*)

Douleurs énormes dans les membres. (*Pfann.*)

Le matin, dans le lit, subite vulsion tiraillante, ou élancement, qui dégénère en ardeur, dans le pouce ou dans le gros orteil.

755. Le soir, dans le lit, douleur tractive dans le doigt médius et dans le pied (au bout de sept jours).

(La nuit, dans le dos, le sacrum et les cuisses, douleur tractive, lancinante et pulsative) (au bout de trois heures).

Traction qui remonte du bas-ventre vers la tête, où se fait sentir une douleur picotante et plus encore lancinante; de là dans le côté gauche, où il éprouva un à deux coups lancinans (au bout de huit jours).

Douleur dans le sacrum et le dos, surtout après avoir été à cheval (en ayant l'habitude).

Douleurs arthritiques dans les membres, sans inflammation.

_____

(1) Par l'effet du réalgar.

760. En travaillant assis, agitation décourageante telle qu'elle fut obligée de se lever et de marcher.

Douleur tractive dans les articulations des genoux, des pieds et des mains.

Sensation indéfinissable, douloureuse et extrêmement désagréable de maladie dans les membres.

Violent tiraillement dans les bras et les jambes, avec impossibilité de se coucher sur le côté où on l'éprouve, et rendu encore plus insupportable par le mouvement de la partie où il a lieu.

Tous les membres lui font mal.

765. Battement dans tous les membres et aussi dans la tête.

Tous les membres lui font mal, qu'il marche ou qu'il se tienne couché.

Endolorissement extérieur de toute la peau du corps.

Petits élancemens par tout le corps.

Çà et là élancemens lents, comme des piqûres d'aiguilles rouges.

770. (En comprimant la partie, les douleurs diminuent et cessent.)

Douleurs tiraillantes dans les os longs.

(A l'apparition des douleurs, chaleur au visage et au corps.)

Il ne peut rendre ses douleurs nocturnes supportables qu'en se promenant ; elles sont insupportables quand il reste assis, et surtout quand il se tient couché tranquillement.

Les douleurs sont senties la nuit, pendant le sommeil.

775. Caractère insupportable des douleurs, qui rendent le malade furieux.

La douleur de la partie souffrante se fait sentir même pendant le sommeil (léger) , et elle le réveille la nuit de temps en temps, surtout avant minuit.

Douleur dans la partie souffrante, comme si un abcès y était passé à suppuration et allait s'ouvrir; cette douleur est perceptible en restant assis (au bout de quatre heures).

Douleur à la partie souffrante, comme si l'os y était gonflé; elle s'aperçoit en restant assis.

Un ulcère douloureux, surtout le matin, qui, sous une croûte mince, contient un pus sanguinolent, d'un brun foncé, avec des élancemens isolés en restant assis , qui diminuent en se tenant debout, mais se calment principalement en marchant.

780. Après le repas (dîner), étant assis, les douleurs augmentent, mais elles diminuent en se levant et se remuant.

La conversation des autres lui est insupportable et augmente énormément ses douleurs (au bout d'une demi-heure).

Douleur tiraillante dans les ulcères.

A la partie malade, dans l'ulcère, ardeur semblable à celle que produirait un charbon incandescent.

(Par suite de l'immersion des mains dans une dissolution froide d'arsenic, douleur brûlante terrible au quatrième doigt, comme si l'endroit avait été brûlé par de la graisse bouillante (pendant quatre heures) (au bout d'une demi-heure).

785. Les bords de l'ulcère s'élèvent beaucoup.

Les anciens ulcères, jusqu'alors indolens, deviennent sensibles et douloureux.

L'ulcère fournit beaucoup de sang noir et caillé.

Ulcères aux talons, avec pus sanguinolent. (*Guilbert.*)

Dans l'ulcère, prurit qui dégénère en ardeur. (*Heun.*)

790. Douleur brûlante dans l'ulcère. (*Hargens.*)

Ulcère cancéreux, qui rendit nécessaire l'ablation du membre. (*Heinze.*)

L'ulcère s'enflamme à son pourtour, saigne quand on le panse et se couvre d'une croûte sèche superficielle. (*Hargens.*)

Un ulcère survient à la jambe, qui, couvert d'une croûte grise, cause une douleur brûlante et est entouré d'un rebord enflammé.

Douleur brûlante dans les ulcères.

795. Tout autour de l'ulcère (et non dans l'ulcère même), douleur brûlante comme le feu ; il répand une grande fétidité, et fournit peu de pus ; en même temps lassitude et envie de dormir dans la journée.

Après de l'ardeur autour des bords de l'ucère, prurit dans ce dernier lui-même.

Prurit brûlant au corps.

Beaucoup de démangeaisons à la cuisse droite et aux bras.

Sensation pruriteuse courante aux cuisses, jusqu'au bas-ventre, de même qu'aux lombes et aux fesses, qui oblige à se gratter.

800. Prurit ardent ; après s'être gratté, la partie fait mal.

Ardeur insupportable dans la peau. (*Heinreich.*)

Douleurs brûlantes, rongeantes. (*Preussius, Gabezius.*)

Douleurs brûlantes. (*Quelmalz, Henkel.*)

Coups d'aiguilles dans la peau.

805. Taches enflammées, rubéoliques, sur le corps, principalement à la tête, au visage et au cou. (*Thomson.*)

Taches sur divers points à la peau. (*Baylies.*)

Eruption serrée de petits boutons ayant la couleur du reste de la peau, de la grosseur d'une lentille, et plus petits, avec douleur cuisante, qui est ordinairement plus forte la nuit que le jour. (*F. Hahnemann.*)

Eruption cutanée. (*Majault.*)

Eruption miliaire par tout le corps, qui tombe en écailles (au bout de quinze jours) (1). (*Guilbert.*)

810. Tout le corps, même aux mains et aux pieds, est plein de petites taches, avec des points blancs qui ressemblent à des grains de millet. (*Degrange.*)

Eruption d'une miliaire abondante, rouge, scorbutique. (*Hartmann.*)

Eruption semblable à l'urtication. (*Fowler.*)

Pustules noires, très-douloureuses (2). (*B. Verzasch.*)

Apparition de pustules noires, qui causent une douleur brûlante (au bout de huit jours). (*Pfann.*)

815. Petit bouton qui guérit très-difficilement. (*Amatus Lusitanus.*)

Eruption de petits boutons à plusieurs parties, même au front et sous la mâchoire, qui causent une douleur brûlante et peu de prurit.

(En même temps qu'apparaissent de petits boutons pointus, prurit qui cesse en se grattant, sans laisser de douleur ensuite et sans ardeur.)

Au milieu d'un prurit brûlant, semblable à celui des piqûres de cousins, survient une éruption aux mains, entre les doigts, et au bas-ventre, de petits boutons pointus et

---

(1) Taches bleues au bas-ventre, aux parties génitales, au blanc de l'œil. (*Kaiser.*)

(2) A l'endroit touché par une amulette arsénicale.

blancs, dont le sommet contient un liquide ; en se grattant, le liquide sort et le prurit cesse.

L'éruption boutonneuse brûle à tel point, que l'anxiété devient presque insupportable.

820. Le soir (de six à huit heures), grande anxiété, avec violente pression dans la tête, sueur passagère et défaut extrême d'appétit (au bout de cent six heures).

Lassitude et douleur dans les articulations, une heure avant. le dîner, plus sensible en restant assis qu'en marchant.

Elle devient toute raide, et ne peut ni se toucher, ni se mouvoir, il ne lui est possible que de rester debout (au bout de soixante-douze heures).

Grande lassitude après le dîner.

Étonnante fatigue anxieuse ; elle est comme hors d'elle-même, et elle a de la peine à fixer son attention sur rien ; en même temps, sa démarche est chancelante.

825. Avec morosité, lassitude ; au retour de la bonne humeur, il est plus fort.

Syncopes. (*Buchholz, Foreest, Henkel, Morgagni, Verzasch, Guldenklee.*)

Fréquentes syncopes, avec pouls faible (au bout de trois heures). (*Fernel.*)

Violentes syncopes. (*Guilbert, Morgagni.*)

Syncope profonde (par l'odeur de l'orpiment). (*Sennert.*)

830. Accès de faiblesse. (*Friedrich.*)

Accablement (au bout de six heures). (*Buchholz.*)

Pendant plusieurs jours, faiblesse par tout le corps, et pouls faible ; obligation de rester plusieurs jours couché (1). (*Wedel.*)

Grande faiblesse, surtout dans les jambes. (*Pyl.*)

Faiblesse qui lui permet à peine de quitter la chambre. (*Ebers.*)

835. Il tremble de faiblesse, et ne peut quitter le lit. (*Id.*)

Faiblesse énorme. (*Gœritz.*)

Chute des forces. (*Stœrck, Guilbert, Rau, Grimm, Hammer.*)

Faiblesse telle qu'il ne peut marcher seul (avant les vomissemens) (au bout de trois heures). (*Alberti.*)

____

(1) Faiblesse générale dans le corps, surtout dans les jambes, qui peuvent à peine être remuées. — Les forces baissent toujours de plus en plus. (*Kaiser.*)

Il tombe, en voulant marcher, sans perdre connaissance. (*Pyl.*)

840. Il a de la peine à marcher ; tous ses membres sont comme paralysés. (*Hornburg.*)

La marche lui est extrêmement pénible, il se croit prêt à tomber. (*Id.*)

Grande faiblesse ; il ne peut marcher dans la chambre sans se laisser tomber. (*Stapf.*)

Pendant plusieurs jours, grande faiblesse, qui permettait à peine de rester debout. (*Id.*)

Mort, sans vomissement, seulement au milieu de la plus vive anxiété et d'un accablement extrême des forces (au bout de seize heures). (*Seiler.*)

845. Mort, sans vomissemens ni convulsions, par le seul fait de la chute des forces. (*Bonet.*)

Mort, plutôt par la chute rapide des forces que par la violence des douleurs ou des convulsions (au bout de douze heures). (*Morgagni.*)

Violent vertige, accablement total, vomissement continuel, pissement de sang, et prompte extinction de la vie (sans spasme, fièvre ni douleur) (1).

Abattement extrême et lassitude dans les membres, qui oblige à se coucher. (*Gœritz*).

Il est obligé de se coucher et de garder le lit. (*F. Hahnemann*).

850. Obligation de se coucher. (*Alberti.*)

Insomnie. (*Buchholz*, au bout de quatorze jours ; — *Knape*, — *Degner*, — *Grimm.*)

Bâillemens et pandiculations, comme s'il n'avait pas assez dormi (au bout de deux heures trois quarts, de onze heures). (*Langhammer*).

(Bâillement incomplet, qui ne peut s'achever.)
Bâillemens extrêmement fréquens.

855. Dans la journée, fréquentes envies de dormir, étant assis.

Après le dîner, bâillemens énormes et grande lassitude (au bout de cent heures).

(1) Ainsi mourut Gehler, pour avoir respiré du gaz hydrogène arsénié.

Lassitude, comme quand on éprouve du besoin par faute de nourriture.

Les pieds et les mains ont comme perdu leur force, et tremblent le matin (au bout de douze heures).

Il reste continuellement couché dans la journée.

860. *A peine peut-il marcher dans la chambre sans tomber.*

Pour peu qu'il marche, il éprouve de suite une fatigue extrême dans les genoux.

Il veut se lever, mais ne peut rester debout.

Il ne peut pas quitter le lit le matin, tant il est endormi et a les yeux fatigués.

En sortant du lit, elle tombe de suite, à cause de sa faiblesse et d'un vertige, après quoi le mal de tête est plus fort.

865. Le matin, disposition à se trouver mal et faiblesse anxieuse.

Elle maigrit beaucoup, avec visage terreux, yeux bordés de bleu, grande faiblesse dans tous les membres, dégoût pour toutes les occupations, et désir continuel du repos (au bout de huit jours).

Émaciation de tout le corps, avec sueurs énormes.

Faiblesse paralytique des membres, tous les jours, à une certaine heure, en manière de fièvre.

Insomnie, avec inquiétude et pleurs,

870. Il parle et se querelle en dormant.

A partir de trois heures du matin, elle ne dort que par momens et se retourne sans cesse.

Deux nuits de suite, sensation, en dormant, comme s'il était malade.

Toute la nuit, beaucoup de chaleur et d'agitation, qui l'empêche de dormir, avec battemens dans la tête.

La nuit (vers trois heures), douleur lancinante, de dedans en dehors, dans le conduit auditif gauche.

875. La nuit seulement, beaucoup de soif, à cause d'une grande sécheresse dans la gorge, qui cesse le matin.

Le soir (la nuit), étant au lit, violent tiraillement lancinant dans un cor.

La nuit, il ne dort pas et ne fait que se retourner dans le lit, avec un sentiment de reptation dans le bas-ventre.

Il dort sur le dos, la main gauche sous la tête.

Le soir, en dormant, sanglots bruyans.

880. Pendant le sommeil, il se retourne dans le lit, en sanglottant, surtout vers trois heures du matin.

Grincement de dents, en dormant.

Elle ne peut pas, la nuit, s'échauffer dans le lit.

Après minuit, sensation de chaleur anxieuse, avec tendance à se découvrir.

Le matin, dans le lit, au lever du soleil, chaleur générale, sueur au visage, et sécheresse de la partie antérieure de la bouche, sans soif.

885. Le matin, dans le lit, céphalalgie sourde, qui cesse en se levant.

Le matin, dans le lit, mal de cœur, envies de vomir qui remontent jusque dans la poitrine, puis vomissement de mucus blanc, cependant avec goût un peu amer dans la bouche. .

Après le réveil, grande mauvaise humeur ; elle ne sait où se mettre, rejette les oreillers et les couvertures, et ne veut ni voir ni entendre personne.

Le soir, dans le lit, un peu avant de s'endormir, sensation dans le larynx qui porte à tousser, comme le ferait la vapeur du soufre.

Le soir, après s'être couché, au commencement du sommeil, violente vulsion dans les membres.

890. Mouvement des mains et des doigts pendant le sommeil.

Vulsion en s'endormant.

Sommeil agité ; elle se réveille de très-bonne heure. (*Baehr.*)

Il ne pouvait dormir, et tombait de temps en temps en syncope. (*Guldenklee.*)

Violente envie de dormir ; il se rendort de suite après une conversation (du sixième au dixième jour). (*F. Hahnemann*) (1).

895. Sommeil plein de frayeurs violentes et de sursauts (2). (*Thomson.*)

(1) Grande tendance, presque insurmontable, au sommeil, alternant avec beaucoup d'agitation, sans crainte de la mort. (*Kaiser.*)

(2) Envie de dormir, qui est interrompue par des rêves inquiétans et une forte agitation. (*Kaiser.*)

Rêves vifs et désagréables (au bout de dix-neuf heures) (1).
(*Langhammer.*)

Délire nocturne. (*Siebold.*)

Sursaut spasmodique de tout le corps (au bout de trente-six heures). (*Thomson.*)

Le soir, en s'endormant, vulsion effrayante, sorte de coups ébranlans dans la partie malade , qui sont excités par un léger symptôme dans une partie éloignée, comme une irritation , un prurit, etc. (au bout de quatre jours).

900. Aussitôt après s'être couché, il rêve qu'il heurte une pierre du pied, ce qui lui cause sur-le-champ une vulsion dans le genou, après quoi il est réveillé comme par une secousse électrique.

Dès qu'il commence à s'endormir, rêve inquiétant; il veut crier, mais ne le peut pas, et se réveille tout à coup par l'effet d'une voix qui l'appelle et qu'il entend encore.

La nuit il rêve continuellement d'orages, d'incendies, d'eaux noires et de ténèbres.

Sommeil troublé par des rêves pleins de soucis, de chagrins et de craintes.

La nuit, rêves inquiétans, terribles.

905. Rêves pleins d'inquiétudes et de dangers, de chacun desquels il sort en se réveillant, même avec des cris, mais pour retomber de suite dans un autre.

Pendant l'assoupissement du matin, il entend le moindre son , le moindre bruit, quoiqu'il rêve continuellement.

Rêves pleins de soucis; il se réveille et retombe dans les mêmes rêves en se rendormant.

Rêves pleins de menaces et de craintes, ou de repentirs.

Rêves accompagnés d'une attention fatigante.

910. La nuit, il se réveille souvent, avec *ardeur dans tous les vaisseaux.*

Vers le soir, envie de dormir, avec horripilations, et en même temps avec un sentiment désagréable de maladie par tout le corps, comme dans une fièvre froide; quand l'accès est totalement ou en grande partie passé, après minuit (il revient au bout de deux jours à la même époque), forte sueur aux cuisses.

____

(1) La nuit pleine de rêves désagréables. (*Hartlaub* et *Trinks.*)

Vers le soir il éprouve une sensation très-désagréable dans le corps, comme pendant la fièvre, et quand il se couche, sa tête devient chaude, surtout aux oreilles, mais ses genoux sont froids (au bout de trente-six heures.)

Bâillemens presque continuels.

Fièvre. (*Heun.*)

915. (Pendant un accès de fièvre) augmentation de la tension dans les hypochondres; se coucher sur le côté lui devient presque impossible. (*Ebers.*)

Violente fièvre. (*Knape, Degner.*)

Fièvre (mortelle). (*Amatus Lusitanus.*)

Renouvellement de la même maladie arsénicale avec le type quarte, à la même heure du matin. (*Morgagni.*)

Soif, fièvre. (*Id.*)

920. Soif. (*Pierre d'Abano, Rau, Preussius.*)

Grande soif. (*Alberti.*)

Il boit beaucoup et souvent. (*Stapf.*)

Forte soif continuelle. (*Buettner.*)

Sueur et soif énorme; il voudrait toujours boire. (*Hornburg.*)

925. Soif vive. (*Majault.*)

Cris provoqués par une soif étouffante. (*Foreest.*)

Soif brûlante. (*Majault.*)

Il a soif, mais boit peu à la fois. (*Richard.*)

Soif inextinguible. (*Buchholz, Kellner, Guilbert, Krueger.*)

930. Soif inextinguible, avec sécheresse de la langue, du pharynx et du larynx. (*Guldenklee.*)

Après la diarrhée survenue, soif et chaleur interne. (*Morgagni.*)

Violente soif, non sans appétence pour les alimens. (*Knape.*)

Grand frisson secouant (1). (*Fernel.*)

Frissonnement. (*Buchholz.*)

935. Frisson fébrile.

Frisson fébrile par tout le corps, avec chaleur au front et

______

(1) Frissonnement, jusqu'au plus haut degré de froid.—Froid général, avec sueur copieuse. — Le corps est froid au toucher, et la sécheresse de la peau alterne avec la sueur froide. (*Kaiser.*)

au visage, et froid aux mains, sans soif et sans chaleur après (au bout de trois heures). (*Langhammer.*)

Frisson par tout le corps, avec chaleur au front, rougeur des joues et froid aux mains, sans chaleur ensuite (au bout de trois heures trois quarts). (*Id.*)

L'après-midi, pandiculations et traction dans les membres, avec frisson au cuir chevelu, comme quand on est saisi d'une peur soudaine; ensuite froid, avec chair de poule; puis, le soir, de huit à neuf heures, chaleur au corps, surtout au visage, sans sueur, avec froid aux mains et aux pieds.

Après avoir bu, frisson de dégoût. (*Alberti.*)

940. Les membres sont froids. (*Richard, Fernel.*)

Froid externe aux membres et chaleur interne, avec agitation inquiète et pouls faible, variable. (*Alberti.*)

Froid, frisson fébrile.

Frisson après le dîner.

Un petit frisson à la peau du visage et des jambes.

945. *Après avoir bu*, froid et frisson (sur-le-champ).

Un accès de fièvre, qui revient plusieurs jours de suite, à la même heure.

Frisson fébrile, sans soif (sur-le-champ).

Dans la journée, beaucoup de froid; soif, seulement après le froid; le soir, beaucoup de chaleur au visage.

Froid sans pouvoir se réchauffer, sans soif, avec morosité; quand elle parlait ou se remuait, elle était prise de bouffées de chaleur, et son visage devenait rouge, quoiqu'elle y eût froid.

950. Point de soif pendant le froid.

(Dans la matinée, violent frisson secouant, sans soif; il a en même temps des spasmes dans la poitrine, avec des douleurs par tout le corps, et n'est pas bien maître de ses sens; après le froid, chaleur, avec soif, et, après la chaleur, sueur, avec bourdonnemens d'oreilles) (au bout de vingt heures).

Le frisson cesse après le dîner (1).

Tous les soirs, vers trois heures, froid, avec faim; après avoir mangé, le froid était encore plus fort.

—

(1) Effet (rare) qui alterne avec ceux, bien plus communs, où les accidens surviennent après le dîner.

(Pendant le froid de l'après-midi , tranchées dans le ventre et selle diarrhéique, après laquelle les tranchées continuent.)

955. Le frisson revient toujours vers cinq heures du soir.

Frisson, le soir, aussitôt après s'être couché.

Froid vers le soir.

Tous les soirs, un frisson fébrile.

Froid à l'intérieur, chaleur à l'extérieur, avec rougeur des joues, l'après-midi.

960. Il a froid, ses pieds sont froids, et il commence à suer.

Le soir, froid aux pieds ; le bas-ventre même est froid au toucher.

Le soir, froid aux jambes, depuis les mollets jusqu'aux pieds.

Ou bien il a froid par tout le corps, sans être froid au toucher, ou bien il a trop chaud, quoique nulle partie ne soit chaude au toucher, si ce n'est peut-être le creux des mains.

Le soir, après s'être couché, grand froid dans le lit.

965. Il ne peut pas s'échauffer dans le lit ; il croit même s'y être refroidi.

Pendant le frisson fébrile , tiraillemens dans les jambes.

Horripilations hors du lit.

Il est pris de frissonnemens en se promenant au grand air.

Lorsqu'il rentre du dehors dans sa chambre (1) , il est pris de froid , suivi d'un hoquet qui dure long-temps, puis d'une sueur générale, à laquelle succède encore le hoquet.

970. Pendant la douleur, froid secouant ; après la douleur, soif (2).

Tantôt du froid, et tantôt de la chaleur. (*Alberti.*)

Chaleur interne (3). (*Gœritz.*)

Chaleur par tout le corps, à l'intérieur et à l'extérieur,

(1) Comparez 33.

(2) De même que, d'après le mode caractéristique d'action de l'arsenic , on observe encore quelque autre symptôme pendant l'accès de douleur (voyez la note à 176), et ici (960) en particulier du froid et du frisson, de même aussi des douleurs se joignent au frisson fébrile arsenical, comme on le voit aux nᵒˢ 9, 60 et 995.

(3) Forte chaleur. — Chaleur sèche à la peau, à la suite de froid. — Peau sèche et chaude. (*Kaiser.*)

comme après avoir bu du vin, avec soif de bière. (*Meyer*.)

Chaleur anxieuse. (*Pierre d'Abano.*)

975. Chaleur générale anxieuse. (*Hornburg.*)

Sensation comme si le sang était trop chaud et circulait trop rapidement, avec pouls petit et vite. (*Stapf.*)

Le soir, à dix heures, chaleur par tout le corps, avec rougeur générale : après la chaleur, sueur. (*Id.*)

Violens battemens de cœur. (*Baehr.*)

Enorme ébullition de sang. (*Grimm.*)

980. Après la chaleur fébrile, envie de vomir (au bout de quinze heures).

Chaleur, la nuit, sans soif, ni sueur (1).

A sept heures du soir (chaleur au visage, pendant une heure).

Le soir, après avoir dormi un peu, réveil par le mal de dents.

Au commencement du sommeil, le soir, après s'être couché, sueur qui cesse pendant le sommeil subséquent.

985. Au commencement du sommeil (2), sueur, seulement aux mains et aux cuisses, qui cesse pendant le sommeil subséquent, et dont il ne reste aucune trace au réveil (au bout de six heures).

Vers deux heures du matin, augmentation de la chaleur, sueur au visage et entre les jambes, avec tension douloureuse en forme de colique dans le haut du ventre et la région sous-costale, qui occasione de l'anxiété.

Chaque fois que la fièvre se termine, la sueur survient, mais seulement après (3).

Sueur, le matin, depuis le réveil jusqu'au lever, par tout le corps.

Trois nuits de suite, sueur.

990. Sueur au visage seulement, le matin en s'éveillant.

(La sueur l'accable jusqu'à la syncope, étant couché dans son lit.)

Pendant la sueur, sa peau, et surtout ses yeux, prirent une teinte jaunâtre. (*Ebers.*)

<hr>

(1) Caractéristique pour l'arsenic.

(2) Caractéristique.

(3) Caractéristique. Ce symptôme n'appartient presque qu'à l'arsenic.

Sueur. (*Majault.*)

Sueur froide, visqueuse (1). (*Henning.*)

995. Au milieu du froid fébrile, avec frisson et chaleur à l'oreille externe, anxiété et douleur rongeante (2) au creux de l'estomac, comme quand on a jeûné long-temps, et mêlée d'envies de vomir.

Fièvre, tous les deux jours ; le premier jour, vers six heures du soir, froid, lassitude et brisure dans les cuisses ; le surlendemain, vers cinq heures de l'après-midi, d'abord disposition à se coucher, puis froid et frisson par tout le corps, sans soif, ensuite chaleur sans soif, avec céphalalgie pressive au front.

Le matin, frisson alternant avec de la chaleur.

Dans la matinée, sueur, pesanteur de tête, bourdonnemens d'oreilles, tremblement.

Pouls extrêmement lent, jusqu'à trente-huit pulsations par minute. (*Pearson.*)

1000. Pouls petit et vite. (*Majault.*)

Pouls vite et faible. (*Id.*)

Pouls très-fréquent, petit, faible. (*Morgagni.*)

Pouls tendu. (*Knape.*)

Pouls extrêmement vite, interrompu, faible. (*Guilbert.*)

1005. Pouls extrêmement fébrile (3). (*Knape.*)

Après le dîner, disposition à la tristesse et à la mélancolie, avec mal de tête (au bout de quatre-vingts heures).

L'enfant est agité et morose : il pleure.

Il ne peut trouver de repos nulle part, change sans cesse de posture dans le lit, veut aller d'un lit dans un autre, et demande à se coucher tantôt d'un côté, tantôt d'un autre (4).

Vers une heure du matin, anxiété extrême ; elle éprouve tantôt de la chaleur, tantôt comme une envie de vomir.

1010. La chaleur anxieuse l'empêche de s'endormir avant minuit, pendant plusieurs jours.

____

(1) Sueur froide et alternant avec sécheresse, froid de la peau. (*Kaiser.*)

(2) Comparez 360.

(3) Pouls petit, vite, diurnscule — Pouls faible et petit. — Pouls petit et intermittent. — Le pouls devient inégal, intermittent, petit, et finit par disparaître entièrement. — Pouls fréquent, non plein, et irrité ; battemens de cœur très-violens, tumultueux. — Absence du pouls, avec battemens de cœur fréquens, très-irrités. (*Kaiser.*)

(4) Presque nul autre médicament n'offre ce symptôme à un degré si marqué.

Le soir, après s'être couché, et vers trois heures du matin (après le réveil), anxiété (1).

Anxiété, angoisses. (*Myrrhen, Quelmalz.*)

Anxiété telle qu'il tombe plusieurs fois en syncope, avec une violente douleur dans la poitrine, où se développent des pustules noires (2). (*B. Verzasch.*)

L'anxiété la plus insupportable. (*Foreest.*)

1015. Il parle peu, et se plaint seulement d'anxiété. (*Alberti.*)

Anxiété, comme aux approches de la mort. (*Foreest.*)

Langueur extrême, interrompue par des syncopes. (*Friedrich.*)

Anxiété prolongée. (*Guldenklee.*)

Anxiété et tremblement, avec sueur froide au visage. (*Alberti.*)

1020. Anxiété et agitation par tout le corps (au bout d'une heure). (*Richard.*)

L'accroissement des douleurs le fait paraître moribond, avec une anxiété inexprimable. (*Morgagni.*)

Inquiétudes, avec douleurs dans la tête, le ventre et les genoux. (*Richard.*)

Tristesse et agitation dans le lit, avec soif inextinguible(3) (au bout de vingt-quatre heures). (*Buettner.*)

Plaintes vives, excitées par les douleurs, et interrompue par des syncopes. (*Friedrich.*)

1025. Il pleurait et hurlait, mais parlait peu et d'une manière brève. (*Stapf.*)

Plaintes pitoyables, au sujet d'une insupportable anxiété, avec sensation extrêmement désagréable dans le bas-ventre, qui coupe la respiration, et l'oblige de se rouler en boule, tantôt d'un côté, tantôt de l'autre, ou de se relever et de se promener. (*Morgagni.*)

Tremblant, inquiet, il a peur de ne pas pouvoir s'empêcher de tuer quelqu'un d'un coup de couteau. (*Marcus.*)

---

(1) Caractéristique.

(2) A l'endroit où l'arsenic avai été porté pendant quatre jours, dans un sachet.

(3) Par l'emploi à l'extérieur, sur la tête, chez deux enfans. Après la mort survenue au bout de deux jours, inflammation du poumon, et forte inflammation de l'estomac et des intestins.

Grande agitation, qui le force à se retourner sans cesse dans le lit. (*Buettner, Guldenklee.*)

Il veut aller d'un lit dans un autre. (*Myrrhen.*)

1030. Grande anxiété, et tremblement, avec forts tiraillemens dans le ventre. (*Alberti.*)

Il devient furieux, on est obligé de l'attacher, et il cherche à s'échapper. (*Amatus Lusitanus.*)

Aliénation mentale : d'abord mal de tête, anxiété énorme, bruit dans les oreilles, semblable à celui d'une multitude de grosses cloches ; quand il ouvrait les yeux, il voyait toujours un homme qui jadis s'était pendu dans sa maison, et qui le regardait en le priant sans cesse de couper sa corde ; il courait à l'endroit avec un couteau, et, ne pouvant rien couper, il tombait dans le désespoir, et voulait se pendre ; mais, les assistans l'en empêchant, il tombait dans une telle agitation, qu'on pouvait à peine le retenir au lit, perdait la parole, en conservant toute sa raison, et quand il voulait s'exprimer par écrit, ne traçait que des caractères inintelligibles, ce qui le faisait trembler et pleurer, avec sueur anxieuse au front, tomber à genoux, et lever les mains au ciel, en le conjurant. (*Ebers.*)

Il désespère de ses jours. (*Richard.*)

Anxiété hypochondriaque, semblable à celle qui a lieu ordinairement quand on est resté long-temps assis dans la chambre, et qui a l'air de naître du sommet de la poitrine, sans battemens de cœur (au bout de quelques minutes).

1035. Il a froid, pleure, et, dans son désespoir, croit que rien ne peut l'arracher à la mort ; ensuite, lassitude générale.

Le soir, dans le lit, pensées tristes et inquiétantes, par exemple qu'il pourrait arriver quelque malheur à ses parens.

Propension à la frayeur.

Lorsqu'il est seul, il pense à la maladie et à d'autres choses indifférentes, dont il ne peut détacher son esprit.

Anxiété continuelle, avec conscience bourrelée, comme s'il avait commis quelque mauvaise action, sans savoir cependant laquelle (1).

1040. Hypéresthésie et susceptibilité excessive, abattement, tristesse, envie de pleurer ; la moindre bagatelle l'inquiète et le tourmente.

______

(1) Anxiété intérieure. — Grand sentiment d'anxiété. — Haut degré d'anxiété. Oppression de poitrine et difficulté de respirer. (*Kaiser.*)

Très-sensible au bruit.

Esprit irritable ; il se fâche pour des riens, et ne cesse de relever les fautes des autres.

Malaise, il n'a de goût pour rien.

Accès d'irrésolution ; il souhaite une chose, et quand on cherche à remplir son désir, la moindre circonstance suffit pour le faire changer d'avis.

1045. Elle désire plus que ses besoins n'exigent, elle mange et boit plus qu'il ne convient, elle marche plus qu'il ne faut et que ses forces ne le lui permettent.

N'ayant aucun appétit, elle se laisse persuader de prendre quelque chose; mais elle en devient presque furieuse (au bout de sept jours).

Mauvaise humeur extrême, irascibilité; il prend tout en mal, et se fâche au lieu de répondre.

Emportement pour des riens.

Mécontentement de tout; elle blâme tout, tout lui est à charge, le parler des autres, le bruit, la lumière.

1050. *Impatience anxieuse.*

Mauvaise humeur, le matin, dans le lit.

Mauvaise humeur alternant avec la bonne humeur ; pendant la première, elle ne regarde personne, ne veut rien entendre, et pleure parfois.

Faiblesse de corps et d'esprit ; il ne parle pas, sans cependant être morose.

(Délire les yeux ouverts, sans souvenir des objets qui ont occupé l'imagination.)

1055. Grande indifférence, rien ne l'intéresse.

La vie lui paraît sans importance, il n'y attache aucun prix (1).

Tranquillité d'esprit extrême, sans inquiétude des approches de la mort; ils n'espèrent ni ne désirent leur rétablissement (2).

Mélancolie religieuse et amour de la solitude. (*Ebers.*)

____

(1) Indifférence pour la vie. (*Kaiser.*)

(2) Effet consécutif ou curatif, observé dans deux cas de suicide, chez deux sujets qui, dans d'insupportables angoisses morales, avaient avalé l'un un gros et l'autre environ deux scrupules d'arsenic en poudre, et qui moururent en quelques heures, dans la plus grande tranquillité d'âme.

Repos de l'âme (chez un mélancolique désespéré.) (*La-motte.*)

1060. Esprit calme , sérieux; son humeur reste égale , dans tous les événemens qui le concernent. (*Langhammer.*)

Bonne humeur , il recherche la conversation des autres. (*Id.*)

Disposition à la bonne humeur et à s'occuper sans cesse. (*Id.*)

Esprit chagrin , la moindre chose l'offense et le met pres-que en colère. (*Id.*)

Toute la journée , mécontentement de soi-même; il croyait n'avoir point assez travaillé , et se le reprochait amèrement. (*Id.*)

1065. Pendant les premières minutes , grande sérénité et tranquillité de l'âme (1) ; mais, au bout d'une demi - heure, anxiété énorme , agitation ; il se fait une idée terrible des effets du poison, et désire d'échapper à son action. (*Stapf.*)

Grand sérieux.

Après la mort, teinte bleue des lèvres et des ongles, du gland et du scrotum , raideur et contraction du corps entier et surtout des membres ; les gros intestins sont très-rétrécis. (*Pyl.*)

Le cadavre était encore frais et sans corruption , au bout de seize jours. (2) (*Id.*)

Symptômes de l'orpiment.

En allant au grand air , fort étourdissement dans toute la

(1) Chez un sujet désespéré, qui s'était suicidé; par conséquent, le commencement de tranquillité d'âme était un effet curatif.

(2) J'ajoute ici l'histoire de l'empoisonnement d'un cheval par l'arsenic. Au milieu d'accidens effrayans , le nez jetant des flots de liquide verd, les yeux sortaient des orbites et étaient violemment enflammés; les pupilles étaient rondes et dilatées ; les narines largement ouvertes, et en mouvement continuel, à cause de la respiration rapide, courte, pénible et anxieuse; les gencives, le palais, la langue secs et d'un bleu rouge; le pouls extrêmement petit et tremblant; l'agitation indescriptible : le ventre tendu partout; tout le corps couvert de sueur froide. — Si nous possédions beaucoup d'observations semblables, et mieux faites encore, sur les effets de plusieurs médicamens simples chez cet utile animal domestique, nous aurions aussi une matière médicale pure pour lui, et nous pourrions le traiter homœopathiquement, au lieu de lui prodiguer, comme a fait jusqu'à ce jour le charlatanisme, une foule de mélanges inconvenans.

tête, comme par l'effet de l'ivresse (au bout de cinq heures et demie). (*Langhammer.*)

Stupéfaction de toute la tête; il lui vient à l'esprit une foule de pensées oiseuses (au bout de huit heures un quart). (*Id.*)

Elancemens pulsatifs dans le côté droit du front (au bout de deux heures et demie). (*Id.*)

Coups d'aiguille à l'extérieur, au côté droit du front (au bout de cinq heures). (*Id.*)

5. En frottant les cheveux à l'occiput, sentiment de tension derrière l'oreille droite, comme s'il y avait là quelque chose qui repoussât l'oreille en devant (au bout d'une heure et demie). (*Id.*)

Chassie dans les coins des yeux (au bout de trente-trois heures). (*Id.*)

En mâchant les alimens, les dents font mal, comme si elles ne tenaient pas bien (au bout de cinq heures). (*Id.*)

A midi, après avoir mangé, violent mal de cœur (au bout de cinq heures trois quarts). (*Id.*)

Le matin, en s'éveillant, vives tranchées dans le ventre, comme après un refroidissement (au bout de vingt-cinq heures). (*Id.*)

10. Coups d'épingle de dedans en dehors, dans le côté droit de la poitrine (au bout de six heures). (*Id.*)

Le soir, en s'endormant, frayeur, comme s'il tombait du lit (au bout de dix-huit heures). (*Id.*)

---

12. ASARET.

Asarum europæum.

(La teinture spiritueuse de la racine sèche, ou le suc de la plante entière mêlé avec de l'alcool.)

Si l'on voulait une preuve de la négligence avec laquelle les médecins ordinaires ont procédé lorsque, ce qui leur est arrivé si rarement, ils ont cherché à étudier les effets des substances médicinales simples, elle serait fournie par les travaux de Coste et Willemet, qui, dans leur ouvrage couronné, ayant pour titre : *Essais sur quelques plantes indi-*

gènes (Nancy, 1778), se sont proposé, entre autres, d'examiner ceux de l'asaret. Qu'ont-ils vu cette substance produire dans les expériences auxquelles ils l'ont soumise ? Pas un seul des symptômes si remarquables dont on va lire l'énumération, si ce n'est qu'à la dose de vingt-huit à quarante grains elle a produit cinq à six fois le vomissement. Mais de quelle nature était ce vomissement, et quels accidens dangereux l'accompagnaient ? De tout cela, ils ne disent pas un seul mot. Ils ajoutent qu'un portefaix, après avoir pris quarante-huit grains d'asaret, éprouva de grandes coliques, des vomissemens violens et une forte purgation, qu'on fut obligé de calmer au moyen d'un lavement de lait. C'est d'après cela que, suivant eux, la racine de cette plante doit être considérée comme agissant de la même manière que l'ipécacuanha. Et elle n'aurait rien produit de plus ? et ce serait là tout le secours qu'on devrait attendre d'elle ? Quelle négligence ne doit-on pas avoir apportée dans une chose aussi importante, lorsqu'on dit n'avoir rien vu de plus, n'avoir pas observé d'autres effets, n'avoir pas découvert d'autres cas où l'asaret serait plus salutaire !

Non ! l'asaret n'est pas plus propre à remplacer, comme vomitif, l'ipécacuanha (dont l'action d'ailleurs détermine de bien autres changemens encore dans l'état de l'homme), que ne le sont beaucoup d'autres substances qui, lorsqu'on les administre à trop forte dose, sont également expulsées par la nature, au moyen d'un vomissement violent, comme l'arsenic, le sulfate de zinc, le sulfate de cuivre, l'ellébore blanc, etc. Toutes ces substances qui, prises en excès, excitent un vomissement dangereux, n'existent-elles donc dans la nature qu'uniquement pour être employées à titre d'émétiques ? Qu'il faut avoir la vue courte, et se complaire dans les idées superficielles, et par cela même dangereuses, pour admettre de semblables opinions ! Ce que je dis là ne s'applique pas seulement à Coste et Willemet ; car on peut adresser les mêmes reproches à tous nos observateurs vulgaires. *Mutato nomine, de te fabula narratur*. A les entendre, ils auraient vu toutes les substances médicinales ne produire presque autre chose que des évacuations par la sueur, l'urine, les selles, etc., parce qu'ils sont incessamment préoccupés de l'idée de balayer des principes morbides matériels, qui n'existent presque jamais, et qu'ils croient ne pouvoir jamais guérir autrement.

En réunissant ce que Coste et Willemet rapportent au sujet de leur portefaix, comme un fait sans importance, parce que le malheureux ne mourut pas sur place, à ce qu'on lit dans les observations inscrites à la suite de celle-là, il est très-vraisemblable qu'à des doses assez élevées pour être capables de produire les évacuations par le haut, que les partisans des saburres affectionnent tant, la racine d'asaret met en même temps les hommes en danger manifeste de perdre la vie, et que parfois même elle les tue réellement, comme l'a vu Wedel. Ce serait, en vérité, un moyen bien recommandable que celui qui ne pourrait expulser les prétendues saburres de l'estomac qu'en compromettant évidemment les jours du malade! Nous serait-il donc permis d'en agir d'une manière si barbare avec nos frères malades?

Non! c'est dans un but bien plus noble que le souverainement bon conservateur de la vie a créé l'asaret. Faire cesser par la plus petite dose de sa teinture extrêmement étendue le vomissement naturel et morbide, accompagné d'accidens graves analogues à ceux qu'elle-même détermine, tel est le véritable usage que nous devions faire de cette racine, usage directement contraire à l'abus meurtrier que se sont permis ceux qui la recommandent à haute dose comme émétique.

Mais ses symptômes, dont je vais donner le tableau, disent en outre quels autres ressources homœopathiques on peut encore trouver en elle; il suffit de les désigner au médecin capable de penser, sans qu'il soit nécessaire de lui signaler les cas morbides qui peuvent être guéris avec leur secours.

Le médecin homœopathiste, qui fait précisément le contraire de ce qu'a fait jusqu'à présent l'école ordinaire, sait tirer un parti bien plus avantageux de ce don puissant de la Divinité; il n'en abuse jamais pour exciter ces secousses, ces révolutions pernicieuses à la nature humaine. On devrait épargner aux animaux domestiques eux-mêmes ces médications cruelles qu'on appelle des médecines de cheval.

Non, le Créateur a voulu que nous puissions apprendre à guérir les maladies graves par des doses minimes, et par conséquent toujours sans danger, des médicamens héroïques

qui font naître des syptômes analogues aux leurs. Il n'a pas
créé les médicamens en abondance pour que nous les prodi-
guions au détriment de notre espèce, comme on le fait dans
les traitemens allopathiques ordinaires. Ces substances ont
reçu de la nature d'autres destinations encore, que nous ne
connaissons point toutes, et pour lesquelles elles ont été
créées en quantité. La nature ne fait rien dans un but unique,
et chacun de ses produits a plus d'un genre d'utilité. Quoique nous les employions à titre de médicamens, ce n'est pas
une raison, parce que la terre les engendre avec profusion,
pour que nous les donnions à grandes doses dans les maladies.
Ainsi, par exemple, l'arsenic répond certainement à d'autres
grandes destinations encore dans l'économie de la nature,
puisque, des plusieurs centaines de quintaux que fournissent
les seules mines de la Saxe, il n'y en a qu'une portion presque
insignifiante qui puisse être employée à titre de médicament,
si nous voulons qu'elle exerce une action salutaire.

Suivant Coste et Willemet, le vinaigre serait l'antidote de l'a-
saret. Le camphre semble au moins avoir la puissance de calmer
les effets nuisibles qui résultent de son emploi, soit dans des
circonstaces où il ne convenait pas, soit à des doses élevées.

Une goutte ou plutôt une très-petite portion d'une goutte
d'un quadrillionième de grain de la teinture spiritueuse,
ou de la quintillionième dilution d'un mélange de suc frais
avec parties égales d'alcool, para îtêtre la meilleure dose pour
les usages de l'homœopathie.

Symptômes de l'Asaret.

Selle d'un gris blanchâtre et de couleur cendrée, termi-
née par du mucus teint de sang.

(Traction dans l'urètre.)

(Violens éternumens).

Respiration très courte (la nuit).

5. (Colère et méchanceté, avant la toux).

On détache de la gorge, en toussant, beaucoup de mucus.

(Au commencement de la toux, la respiration est très-
sifflante.)

Traction dans les doigts, le soir, en se mettant au lit.

Traction dans le genou.

10. Traction dans les tendons du jarret, le soir, en se mettant au lit.

(Glocitation dans le jarret.)

Traction dans les orteils, le soir, en se mettant au lit.

(Toutes les deux nuits, sommeil agité; il a de la peine à s'endormir.)

Le soir, dans le lit, révolution dans le sang, qui l'empêche de dormir, pendant deux heures.

15. Le soir, dans le lit, aussitôt après s'être couché, sueur.

Mauvaise humeur, mélancolie.

Observations recueillies par d'autres.

Vertige, comme dans une légère ivresse, en se levant de sa chaise et marchant dans la chambre (au bout de dix minutes). (*E. Stapf, dans une lettre.*)

Il ne remarque pas les objets qui l'entourent. (*C. Franz, dans un Mémoire.*)

État de la pensée semblable à celui qui a lieu quand on va s'endormir; la pensée s'éteint peu à peu. (*Id. ibid.*)

Pensée tellement tendue outre mesure, qu'elle s'efface tout à fait. (*Id. ibid.*)

5. Il a la tête étourdie, et n'a de goût pour rien. (*L. Rueckert, dans un Mémoire.*)

Inaptitude à tout travail quelconque, manque de facultés intellectuelles (avant chaque vomissement; après, le travail est un peu plus facile); en général l'esprit lui manque pendant toute la maladie médicinale. (*Id. ibid.*)

Sensation de vertige, comme s'il n'était pas bien ferme sur ses jambes (le soir) (au bout de quatre jours). (*Id. ibid.*)

La tête est entreprise, et comme alourdie, avec tension à la région des oreilles. (*Id. ibid.*)

Le matin, en se levant, étourdissement dans la tête, avec céphalalgie au côté gauche du front (au bout de vingt-deux heures). (*Stapf, loc. cit.*)

10. Quand il veut travailler de tête et méditer, sur-le-champ les idées lui manquent et la douleur tractive au front le reprend, de sorte qu'il est obligé de cesser. (*Rueckert, loc. cit.*)

Pour peu qu'il veuille méditer, les maux de tète augmentent sensiblement, ainsi que les envies de vomir ; il est obligé de chasser de suite toutes ses pensées, qui n'aboutissent à rien, car il est tout hébété. (*Id. ib.*)

Céphalalgie pressive, sourde, stupéfiante, au front, comme lorsqu'on s'est éveillé trop matin. (*Stapf, loc. cit.*)

Céphalalgie sourde (au bout d'une demi-heure). (*C.-G. Hornburg, dans un Mémoire.*)

Céphalalgie : la tête comme entreprise à la tempe gauche, puis au dessous des pariétaux et enfin à l'occiput. (*Id. ibid.*)

15. *La tête est entreprise*, moins en marchant qu'eh restant assis, avec pression de dedans au dehors, comme par une pointe mousse, dans les yeux, surtout au dessous de la paupière droite (au bout d'un quart d'heure). (*Franz, loc. cit.*)

La tête est entreprise douloureusement, avec sentiment de tension. (*Stapf, loc. cit.*)

La tête est lourde et entreprise ; en même temps, pression sur la suture sagittale, comme s'il était ivre (au bout de trois heures). (*Stapf, loc. cit.*)

La tête devient pesante, comme s'il y avait dedans quelque chose qui branle, et dont le poids se fait sentir toutes les fois qu'on se baisse en avant ou en arrière. (*Franz, loc. cit.*)

Pression dans le cerveau, surtout en devant (au bout d'un quart d'heure). (*Rueckert, loc. cit.*)

20. Pression dans le côté gauche de l'occiput, qui se porte vers le côté de la tête (au bout de trois minutes. (*Stapf. loc. cit.*)

Pression de dedans en dehors aux deux côtés de la tête.

Céphalalgie très-sensible dans la tempe gauche et derrière les oreilles ; sorte de compression, qui augmente en marchant et en remuant la tête, mais diminue en restant assis (au bout de douze heures. (*Stapf. loc. cit.*)

Pression dans la plus grande partie du cerveau, de dehors en dedans (au bout de trois heures moins un quart). (*Rueckert, loc. cit.*)

25. Violente pression dans le front, descendant sur les yeux, qui ensuite larmoyent (au bout de deux heures un quart). (*Id. ibid.*)

Pression çà et là dans le cerveau, mêlée de sensations diverses. (*Id. ibid.*)

Sensation d'une forte pression dehaut en bas, dans le front.
(*Id. ibid.*)

Douleur pressive dans les tempes, la gauche surtout. (*Franz,
loc. cit.*)

Vive céphalalgie pressive au dessus de la racine du nez.
(*Id. ibid.*)

3o. Douleur tiraillante, pressive, dans la tempe gauche.
(*Stapf, loc. cit.*)

Violente pression tractive dans le cerveau , au dessous du
front (que les envies de vomir augmentent chaque fois).
(*Rueckert, loc. cit.*)

Céphalalgie tractive, comme si les tempes allaient rentrer
en dedans (à midi), qui paraît diminuer au grand air et en
se couchant. (*Stapf, loc. cit.*)

Traction stupéfiante tantôt d'un côté , tantôt d'un autre,
dans le cerveau, l'oreille et la nuque. (*Id. ibid.*)

Quand il s'est baissé et qu'il se redresse, céphalalgie dé-
chirante dans le front, pendant quelques secondes. (*Rueckert , loc. cit.*)

55. Douleur tiraillante , pulsative, dans le front. (*Id.
ibid.*)

Le matin, en sortant du lit, douleur pulsative dans le
front (au bout de vingt-quatre heures). (*Id. ibid.*)

Se pencher en avant occasione une douleur pulsative dans
le front. (*Id. ibid.*)

Il sent le battement des artères à l'occiput, et plus tard
dans tout le corps. (*Id. ibid.*)

Tension de toute la peau de la tête , telle qu'il sent (douloureusement) ses cheveux. (*Id. ibid.*)

4o. Prurit au dessous de la tempe gauche , qui débute par
de petits élancemens. (*Franz, loc. cit.*)

Sensation de froid sur un petit point du côté gauche de
la tête, à deux pouces au dessus de l'oreille. (*Stapf, loc. cit.*)

Fourmillement au dessous de la paupière supérieure, la
gauche surtout. (*Franz , loc. cit.*)

La paupière supérieure gauche est un peu gonflée, et l'œil
ne peut pas supporter long-temps la lecture. (*Rueckert,
loc. cit.*)

Vulsion de la paupière inférieure droite. (*Franz , loc. cit.*)

45. Sentiment de vulsion dans la paupière supérieure

gauche, de dedans en dehors, par accès, mais toutefois seulement lorsqu'il tient la paupière en repos ; dès qu'il l'ouvre, pour voir un peu, cette sensation disparaît (au bout de neuf heures). (*Rueckert, loc. cit.*)

Sensation de froid dans le coin externe de l'œil droit, comme un soufle d'air froid. (*Stapf, loc. cit.*)

Dès qu'il se met à lire, sensation dans chaque œil comme s'il y éprouvait une pression diductive. (*Rueckert, loc. cit.*)

Pression dans l'œil gauche. (*Stapf, loc. cit.*)

Douleur tiraillante, comme pulsative, dans l'intérieur de l'œil droit (au bout d'une heure et demie). (*Rueckert, loc. cit.*)

5o. Sensation de sécheresse et traction dans les yeux. (*Id. ibid.*)

Ardeur sèche dans les paupières et dans les angles internes des yeux, du gauche surtout. (*Stapf, loc. cit.*)

Sensation douloureuse de sécheresse dans l'intérieur de l'œil. (*Id. ibid.*)

Sensation de chaleur et légère pression dans les yeux; ils ont perdu beaucoup de leur brillant et paraissent ternes. (*Rueckert, loc. cit.*)

Obscurcissement de la vue (au bout d'un quart d'heure). (*Franz, loc. cit.*)

55. Toute l'oreille externe droite est chaude au toucher, ce qui revient souvent dans le cours de la maladie médicamenteuse. (*Rueckert, loc. cit.*)

Sensation de chaleur à l'orifice du conduit auditif droit, et même sensation que s'il y avait une peau mince devant (au bout d'une demi-heure). (*Id. ibid.*)

Bourdonnement sourd dans l'oreille gauche, semblable au bruit d'un ouragan éloigné ; chant clair dans la droite. (*Franz, loc. cit.*)

Sensation constrictive dans l'oreille, tant à l'extérieur qu'à l'intérieur. (*Hornburg, loc. cit.*)

Pression derrière l'oreille gauche et au dessous. (*Id. ibid.*)

6o. En baissant la tête à gauche, douleur comme si, par un trop grand effort, un faisceau de fibres musculaires s'était dérangé de sa position ; cette douleur s'étend au dessus de la tempe gauche et derrière l'oreille, vers l'épaule gauche, et,

comparée à l'état du pouls, augmente quand il s'élève, diminue lorsqu'il baisse. (*Stapf, loc. cit.*)

*Douleur continuelle de pression et de tension à l'orifice du
conduit auditif. (Rueckert, loc. cit.)*

Sensation perceptible au dehors et en dedans, à l'oreille
gauche, comme si les cartilages de l'oreille se contractaient.
(*Hornburg, loc. cit.*)

Diminution de l'ouïe du côté gauche, comme si on bouchait
l'oreille avec la main; il semble que les cartilages se soient
rapprochés, ou qu'il y ait du coton dans l'oreille. (*Franz,
loc. cit.*)

Il lui semble avoir comme une peau tendue sur le conduit
auditif droit (sur-le-champ). (*Rueckert, loc. cit.*)

65. Sensation, dans le conduit auditif externe, comme si
l'orifice était rétréci au devant du tympan. (*Hornburg, loc. cit.*)

Il lui semble avoir les deux oreilles bouchées. (*Franz,
loc. cit.*)

Il entend moins bien de l'oreille droite que de l'oreille
gauche (au bout d'une heure). (*Rueckert, loc. cit.*)

Il a comme une peau tendue à l'orifice du conduit auditif,
avec la même sensation que si ce conduit était rétréci par
une pression (au bout d'un quart d'heure). (*Id. ibid.*)

Comme une peau tendue sur le conduit auditif droit, et
pression tensive dedans, pendant sept jours presque sans
interruption; mais l'état est toujours plus sensible pendant
le froid. (*Id. ibid.*)

70. Le sentiment de tension et de pression au conduit
auditif droit ne cesse presque jamais, et s'étend ensuite au
côté droit de la mâchoire inférieure, où, lorsqu'il est violent,
coule une plus grande quantité de salive, qui semble froide
(au bout d'une demi-heure). (*Id. ibid.*)

Douleur brûlante, lancinante, à la joue gauche. (*Franz,
loc. cit.*)

Sensation de chaleur à la joue gauche (au bout de quatre
heures). (*Stapf, loc. cit.*)

Sensation de chaleur dans les joues (au bout de dix heures).
(*Rueckert, loc. cit.*)

En se lavant le visage avec de l'eau froide, disparurent le
vertige, le mal de tête, l'ardeur à la langue et dans la bouche,
la contraction des muscles gauches du cou, et la lassitude dans

les genoux, qui revinrent quand la peau fut sèche. (*Stapf*, *loc. cit.*)

75. Petit élancement à la joue droite. (*Franz*, *loc. cit.*)

À la joue gauche, douleur constrictive, accompagnée de coups doux, mais aigus, avec douleur tractive dans la troisième dent molaire. (*Id. ibid.*)

Flux par le nez de mucus sanguinolent (1). (*Murray.*)

Sécheresse à la lèvre inférieure, en dedans. (*Franz*, *loc. cit.*)

Sensation de froid, comme un souffle d'air frais, dans les dents supérieures droites de devant. (*Stapf*, *loc. cit.*)

80. Sensation dans les dents du côté gauche, comme si elles étaient creuses. (*Hornburg*, *loc. cit.*)

Douleur sécante avec crampe à l'articulation de la mâchoire. (*Franz*, *loc. cit.*)

Beaucoup de salive fraîche s'accumule dans la bouche. (*Stapf*, *loc. cit.*)

Fréquent sentiment de constriction dans la bouche, d'où résulte un afflux de salive aqueuse. (*Rueckert*, *loc. cit.*)

La salive dans la bouche paraît être très-visqueuse (au bout de vingt-quatre heures). (*Id. ibid.*)

85. La salive, en la crachant, était chaude et brûlante dans la bouche (au bout d'une demi-heure). (*Stapf*, *loc. cit.*)

Langue chargée, blanche (au bout de vingt-six heures). (*Rueckert*, *loc. cit.*)

Sensation mordicante à la langue et à la gencive. (*Stapf*, *loc. cit.*)

Sensation d'ardeur en travers du milieu de la langue, ensuite ardeur et sécheresse dans toute la bouche (au bout de vingt minutes). (*Id. ibid.*)

Mucus dans la bouche, avec goût fade et douceâtre. (*Franz*, *loc. cit.*)

90. Goût dans la bouche, comme si l'estomac était malade. (*Rueckert*, *loc. cit.*)

La pipe ne lui plait point. (*Id. ibid.*)

Il trouve la fumée de tabac amère. (*Franz*, *loc. cit.*)

Le pain a un goût amer. (*Rueckert*, *loc. cit.*)

Le pain sec lui semble amer (le soir). (*Franz*, *loc. cit.*)

____

(1) L'asaret avait été prisé par le nez.

95. Sécheresse dans la gorge, avec élancemens. (*Id. ibid.*)

Grattement dans la gorge. (*Stapf, loc. cit.*)

Mucus si visqueux dans la gorge qu'on ne peut ni l'arracher, ni l'avaler, pendant huit jours. (*Rueckert, loc. cit.*)

La déglutition est difficile, comme quand les glandes du cou sont gonflées. (*Id. ibid.*)

Hoquet (au bout d'une heure et demie). (*Rueckert, Hornburg, loc. cit.*)

100. Faim le matin. (*Franz, loc. cit.*)

Fréquens rapports. (*Rueckert, Hornburg, loc. cit.*)

Fréquentes éructations. (*Stapf, loc. cit.*)

En allant au grand air, il remonte comme de l'air de l'estomac, et, quand il est arrivé à la bouche, le sujet est obligé de bâiller deux fois, après quoi éructation pendant une heure, avec émission de beaucoup de vents par le bas. (*Id. ib.*)

Rapport incomplet, jusqu'à la partie supérieure de la poitrine. (*Franz, loc. cit.*)

105. Horripilation causée par le mal de cœur. (*Rueckert, loc. cit.*)

Mal de cœur (au bout d'une heure). (*Hornburg, loc. cit.*)

Malaise général et mal de cœur. (*Rueckert, loc. cit.*)

Mal de cœur et nausées, avec frisson (sur-le-champ). (*Franz, loc. cit.*)

Nausées continuelles, et envie de vomir dans la gorge. (*Rueckert, loc. cit.*)

110. Envie de vomir, avec pression au front, et afflux de beaucoup d'eau à la bouche. (*Id. ibid.*)

Soulèvemens de cœur, sans résultat, avec afflux d'eau à la bouche (au bout d'une demi-heure, d'une heure et demie). (*Id. ibid.*)

Les soulèvemens de cœur sont d'autant plus violens, qu'ils se répètent davantage; les yeux s'emplissent d'eau. (*Id. ibid.*)

Pendant les soulèvemens de cœur, tous les accidens augmentent, l'appesantissement seul de la tête diminue. (*Id. ib.*)

Vomissement (une heure après le premier soulèvement de cœur), avec grands efforts de l'estomac, à cinq ou six intervalles : chaque fois, il semble que la tête va s'ouvrir à la région des oreilles; il ne sort qu'un peu de suc gastrique verdâtre et légèrement acidule (au bout d'une heure et demie). (*Id. ibid.*)

115. Vomissement, avec grande anxiété. (*Van Helmont.*)

Vomissement, diarrhée, mort. (*G.-W. Wedel.*)

Vomissement avec beaucoup d'efforts, et violente pression sur l'estomac ; les efforts pour vomir coupent la respiration, et mettent sur le point d'étouffer ; cependant il ne sort que de l'eau aigrelette (au bout de deux heures et un quart). (*Rueckert, loc. cit.*)

Vomissement, avec sensation d'efforts faits par l'estomac, violente compression dans le haut du ventre, et pareille sensation dans la tête (au bout de deux heures et un quart). (*Id. ibid.*)

Il reste toujours un peu de mal de cœur, avec malaise, tête entreprise et paresse. (*Id. ibid.*)

120. (Après le vomissement, diminution des maux de tête.) (*Id. ibid.*)

Plénitude dans l'estomac, avec faim. (*Franz, loc. cit.*)

Pincement dans l'estomac (au bout d'une heure et demie). (*Hornburg, loc. cit.*)

Léger pincement dans l'estomac, ou immédiatement au dessus. (*Franz, loc. cit.*)

Pression, comme par une pointe mousse, dans l'estomac. (*Hornburg, loc. cit.*)

125. Pression désagréable au creux de l'estomac, qui l'empêche de sentir s'il a faim ou non, toute la journée. (*Rueckert, loc. cit.*)

Forte pression à la région stomacale et au creux de l'estomac, deux jours de suite. (*Id. ibid.*)

Pression sur la région épigastrique, en inspirant. (*Id. ibid.*)

Sentiment de constriction, comme par un lien, à la région du diaphragme. (*Id. ibid.*)

De temps en temps, vive douleur sécante dans le haut du ventre, tout autour, qui cesse chaque fois qu'un vent s'échappe. (*Id. ibid.*)

130. Douleur sécante dans le haut du ventre (au bout de deux heures). *Id. ibid.*)

Colique énorme et vomissement. (*Coste et Willemet.*)

Plénitude dans le bas-ventre : cependant, appétit et faim. (*Franz, loc. cit.*)

Sorte d'affadissement dans le bas ventre, avec céphalalgie

<table>
<tr><td>I.</td><td>31</td></tr>
</table>

pressive répétée le long de la suture coronale (au bout de huit heures). (*Stapf*, *loc. cit.*)

Remuement sans douleur et tranquille dans le ventre. (*Id. ibid.*)

135. Bruit, dans le bas-ventre, des vents, qui ne sortent pas. (*Franz*, *loc. cit.*)

Pression dans le bas-ventre. (*Rueckert*, *loc. cit.*)

Sentiment de pression douloureuse au côté gauche du bas-ventre, perceptible pendant le mouvement. (*Id. ibid.*)

Sensations douloureuses isolées dans le côté gauche du bas-ventre, obliquement, sous l'ombilic. (*Stapf*, *loc. cit.*)

Avant d'aller à la selle, tranchées dans le ventre, et vifs élancemens de haut en bas, dans le rectum (le matin). (*Rueckert, loc. cit.*)

140. (Une heure et demie après avoir été à la selle, envie pressante d'y aller encore, avec tranchées dans le bas-ventre et le rectum, avant et pendant cette selle, qui est molle. (*Id. ibid.*)

Selle en petits morceaux durs. (*Id. ibid.*)

La selle habituée le matin retarde de quelques heures, et ne consiste qu'en une petite quantité de matière jaune (muqueuse). (*Stapf*, *loc. cit.*)

Diarrhée. (*Coste* et *Willemet.*)

Selle diarrhéique, visqueuse, muqueuse, en quelque sorte résineuse; il sort des ascarides dans des masses de mucus, pendant au moins six jours. (*Stapf*, *loc. cit.*)

145. Pression sur la vessie, pendant que l'urine sort et après. (*Franz*, *loc. cit.*)

Continuelle envie d'uriner. (*Id. ibid.*)

Douleur cruelle dans l'aine gauche, qui passe rapidement par l'urètre dans le gland, et y entretient pendant long-temps une violente douleur interne, cuisante et constrictive. (*Stapf*, *loc. cit.*)

Avortement. (*Ray.*)

(Enchifrenement ; la narine gauche est bouchée.) (*Stapf, loc. cit.*)

150. Sorte de chatouillement (comme par le pôle négatif de la pile), qui court dans le nez, et qui, après de vaines envies, détermine enfin un éternument et un écoulement de liquide clair. (*Id. ibid.*)

Sensation comme si la respiration et la salive étaient
chaudes, sans cependant qu'il y ait sensation de sécheresse
dans la bouche. (*Rueckert, loc. cit.*)

Toux à plusieurs reprises, à cause de mucus dans la poitrine, qui d'abord remonte dans la gorge, et rend la respiration difficile, puis excite la toux, avec expectoration.
(*Franz, loc. cit.*)

L'inspiration cause dans la gorge une irritation qui excite
à tousser. (*Rueckert, loc. cit.*)

Respiration courte; serrement de la gorge, qui fait tussiculer. (*Id. ibid.*)

155. Elancement sourd, coupant la respiration, très-profond, et comme dans le poumon gauche, à chaque inspiration (au bout de quinze heures). (*Id. ibid.*)

Il a la respiration courte et saccadée, à cause d'élancemens
et de constriction au larynx; la tussiculation soulagea la
constriction pour quelque temps. (*Id. ibid.*)

Elancement sourd à gauche, près du creux de l'estomac
(au bout de neuf heures). (*Id. ibid.*)

Elancemens, en respirant, dans le lobe droit du poumon
(au bout de douze heures). *Id. ibid.*

Elancemens fréquens, sourds, *dans les deux poumons*,
en inspirant, pendant huit jours. (*Id. ibid.*)

160. Elancemens sur la poitrine, pendant la respiration
(au bout de vingt-quatre heures). (*Id. ibid.*)

Pour peu qu'il inspire profondément, de suite élancemens sourds dans les deux poumons. (*Id. ibid.*)

Sentiment de pression dans toute la poitrine. (*Id. ibid.*)

Vive pression, comme avec le dos d'un couteau, à la région des dernières côtes. (*Hornburg, loc. cit.*)

Forte pression saccadée dans le côté droit de la poitrine
(au bout d'une heure et demie). (*Id. ibid.*)

165. Vulsion visible et palpitation dans les muscles de la
région claviculaire. (*Id. ibid.*)

Douleur distensive dans le côté gauche (au bout de trois
quarts d'heure). (*Franz, loc. cit.*)

Sensation comme de constriction par un lien de la moitié
gauche du poumon. (*Rueckert, loc. cit.*)

Douleur dans les deux poumons, tout autour, comme s'ils
étaient serrés par un fil de fer tranchant. (*Id. ibid.*)

Sensation brûlante dans le côté droit de la poitrine, plus en dehors qu'en dedans. (*Hornburg, loc. cit.*)

170. Douleur brûlante, avec élancemens, dans le sacrum, pendant qu'il est assis. (*Franz, loc. cit.*)

D'une crête iliaque à l'autre, sur l'épine du dos, douleur comme si on arrachait les chairs de dedans en dehors, par saccades tiraillantes, en marchant. (*Hornburg, loc. cit.*)

Douleur de paralysie, comme contusive, dans le dos, tant qu'il reste debout ou assis, et qu'il ne se couche pas. (*Rueckert, loc. cit.*)

Douleur contusive dans le dos. (*Id. ibid.*)

Elancemens sourds au dessous des omoplates. (*Id. ibid.*)

175. Au bord interne de l'omoplate droite, douleur comme de choc ou de coup sensible, surtout en touchant la partie, ou tournant l'omoplate en dedans (au bout de vingt-cinq heures). (*Stapf, loc. cit.*)

Douleur à gauche, dans la nuque, comme si un faisceau musculaire s'était luxé par l'effet d'un effort; elle se répand dans la tête et les épaules (au bout de six heures). (*Id. ibid.*)

Douleur paralytique, comme de brisure, dans un des muscles de la nuque, pendant les mouvemens du cou. (*Rueckert, loc. cit.*)

Sensation, dans les muscles de la nuque, comme si l'on avait porté une cravate trop serrée, ou comme si l'on appuyait dessus un tranchant émoussé. (*Franz, loc. cit.*)

Sentiment de pesanteur au cou, et même sensation que si les muscles étaient serrés par des liens. (*Hornburg, loc. cit.*)

180. Contraction spasmodique des muscles gauches du cou, avec flexion visible de la tête vers ce côté. (*Stapf. loc. cit.*)

Violens élancemens tiraillans dans les deux épaules, pendant le repos et le mouvement. (*Rueckert, loc. cit.*)

Douleur sourde qui se manifeste rapidement au creux de l'aisselle, comme dans les glandes axillaires. (*Stapf, loc. cit.*)

Pression dans l'aisselle gauche, comme avec un morceau de bois raboteux. (*Hornburg, loc. cit.*)

Sous l'aisselle droite, en avant, prurit semblable à celui que causerait une piqûre de puce. (*Franz, loc. cit.*)

185. Douleur comme de luxation dans l'aisselle, en remuant le bras. (*Id. ibid.*)

Douleur contractive et tensive au muscle deltoïde, quand

on pose la main sur la table, et aussi quand on l'y laisse. (*Franz, loc. cit.*)

Faiblesse paralytique dans le bras. (*Rueckert, loc. cit.*)

Il ne peut pas tenir long-temps le bras sur la table sans éprouver une sensation désagréable et un sentiment de lassitude; mais laisse-t-il pendre le bras, il ne sent rien. (*Id. ibid.*)

Tiraillement pressif dans le bras gauche ; dans toutes les situations. (*Id. ibid.*)

190. Douleur tractive, paralytique, dans les articulations des deux poignets. (*Stapf, loc cit.*)

Douleur rapide, tractive, brûlante, depuis le poignet jusque dans le pouce et le doigt indicateur (au bout de trois heures). (*Hornburg, loc. cit.*)

De temps en temps, douleurs tiraillantes, vulsives, dans les quatre membres. (*Rueckert, loc. cit.*)

Sensation de brisure, et parfois tiraillemens douloureux passagers dans les quatre membres. (*Id. ibid.*)

Sensation douloureuse à la hanche. (*Franz, loc. cit.*)

195. *Pression sourde à la hanche droite. (Hornburg, loc. cit.)*

Douleur (tensive, tractive) dans la tête de l'humérus gauche, surtout en marchant. (*Stapf, loc. cit.*)

Douleur tractive, pressive, dans les hanches (en marchant). (*Hornburg, loc. cit.*)

En marchant, ou se remuant, après avoir été assis, de même qu'en mettant la main dessus, douleur sourde dans l'articulation de la hanche et dans le milieu de la cuisse. (*Stapf, loc. cit.*)

Sensation, depuis la hanche droite jusqu'au genou, comme si le membre allait s'engourdir. (*Id. ibid.*)

200. Lorsqu'il marche, violente douleur dans la hanche et au milieu du fémur; le pied en est comme paralysé ; il a de la peine à marcher. (*Id. ibid.*)

Douleur subite, fouillante, dans les muscles supérieurs de la cuisse gauche. (*Franz, loc. cit.*)

Douleur tiraillante, lancinante dans la cuisse gauche. (*Rueckert, loc. cit.*)

Contraction spasmodique des muscles de la cuisse droite, près du genou, qui cesse en allongeant la jambe. (*Franz,*) *loc. cit.*)

Violens élancemens tiraillans dans les genoux, pendant le mouvement et le repos. (*Rueckert, loc. cit.*)

205. Lassitude des cuisses, en montant l'escalier, pendant plusieurs jours. (*Id. ibid.*)

Sentiment de lassitude dans les cuisses, comme si le sommeil n'avait point rafraîchi. (*Id. ibid.*)

Sentiment de lassitude dans les genoux, avec démarche visiblement chancelante, quand il n'y fait pas une grande attention (au bout d'un quart d'heure). (*Stapf, loc. cit.*)

Lassitude et brisure dans les cuisses et les genoux, comme pendant l'accès d'une fièvre intermittente. (*Rueckert, loc. cit.*)

Agitation dans l'articulation du genou gauche, qui porte au mouvement (au bout d'une demi-heure).(*Franz, loc. cit.*)

210. Au dessus du jarret droit, pression comme par un corps dur et mousse. (*Hornburg, loc. cit.*)

La jambe gauche est comme engourdie, et le pied, de même que dans les grands froids, devient insensible et comme mort. (*Franz, loc. cit.*)

Vulsion et palpitation visible dans les muscles des mollets. (*Hornburg, loc. cit.*)

Sensation comme de brisure dans le tibia gauche. (*Id. ibid.*)

Douleurs à la plante du pied, qui ressemblent à de rapides élancemens (au bout de trois heures et demie). (*Id. ibid.*)

215. (Les petits orteils des deux pieds causent la même douleur que s'ils étaient gelés). (*Stapf, loc. cit.*)

Sursensibilité de tous les nerfs; pour peu qu'il pense (et il le fait sans cesse) que quelqu'un gratte de la toile ou autre chose avec le bout du doigt ou l'ongle, il est saisi d'une sensation extrêmement désagréable, par tout le corps, qui suspend pour un moment toutes ses idées et fonctions (au bout de onze heures). (*Rueckert, loc. cit.*)

Grande lassitude après le dîner. (*Stapf, loc. cit.*)

Tous les après-midi, grande lassitude et bâillemens continuels. (*Rueckert, loc. cit.*)

Paresse, lenteur, et éloignement pour tout travail. (*Id. ibid.*)

220. Sentiment général de faiblesse et quelquefois de brisure. (*Id. ibid.*)

Légèreté dans tous les membres; il ne s'aperçoit pas du tout qu'il ait un corps. (*Franz, loc. cit.*)

En se promenant au grand air, le mal de tête cesse, ainsi que le sentiment de chaleur dans les joues et la mauvaise humeur avec envie de dormir. (*Stapf, loc. cit.*)

En marchant au grand air, il croit voltiger comme un pur esprit. (*Franz, loc. cit.*)

Fréquens bâillemens. (*Rueckert, loc. cit.*)

225. Vers le soir, il devient si faible, avec envie de vomir, qu'en se levant de sa chaise, il lui semble être sur le point de mourir, et qu'il est obligé de se mettre au lit. (*Id. ibid.*)

Très-grandes envies de dormir dans la journée (au bout de douze, treize, quatorze jours). (*Id. ibid.*)

Envie de dormir, mauvaise humeur. (*Stapf, loc. cit.*)

Pendant le sommeil, élancemens si violens dans le coude-pied gauche, qu'il rêvait qu'on le piquait en lui appliquant un vésicatoire; en s'éveillant, il ne sentit plus rien. (*Hornburg, loc. cit.*)

Pendant la nuit, rêves désagréables et tourmentans, d'offenses, etc. (*Franz, loc. cit.*)

230. Frissonnement par tout le corps (sur-le-champ). (*Id. ibid.*)

Léger frisson sur le corps (au bout d'une demi-heure, d'une heure et demie). (*Rueckert, loc. cit.*)

Frisson (avec nausées et envies de vomir) (sur-le-champ). (*Franz, loc. cit.*)

Frissonnement dans le dos (qui survint subitement en mordant une croûte de pain dur). (*Stapf, loc. cit.*)

Frissonnemens et horripilations, sans soif. (*Rueckert, loc. cit.*)

235. Froid continuel, chair de poule; froid aux mains et aux pieds; teinte bleue du visage. (*Id. ibid.*)

Les mains sont à la glace, mais les bras et le reste du corps sont chauds, quoiqu'ayant la chair de poule, et il a très-froid. (*Id. ibid.*)

Le soir, frisson secouant, avec lassitude énorme, surtout aux genoux et au sacrum : les mains sont froides, et le reste

du corps chaud comme à l'ordinaire, mais le front est brûlant. (*Id. ibid.*)

Frissonnement, avec chaleur au visage. (*Id. ibid.*)

Toute la journée, horripilation ; quand il reste assis tranquille, ou couché, et couvert, il ne sent rien (sinon endolorissement des yeux, pression au front et au creux de l'estomac, et quelquefois chaleur extérieure) ; mais, pour peu
qu'il se remue dans la chambre, ou que, sans se remuer, il
s'expose à l'air, il éprouve un froid excessif, presque
entièrement sans soif ; s'il marche vite dehors, ou s'il rentre
de dehors dans une chambre chaude, ou s'il s'échauffe dans
la chambre en parlant beaucoup, ou enfin après dîner, de
même qu'en se tenant couché dans un lit chaud, il se sent
comme bien portant, et il éprouve un peu de chaleur, avec
soif de bière. (*Id. ibid.*)

240. Froid en buvant. (*Id. ibid.*)

Sensation de froid au corps, comme si un vent froid
soufflait dessus ; en même temps il était froid au toucher,
presque toujours avec chair de poule ; au bout de quelques heures (après-midi), retour de la chaleur, qui est un peu plus forte,
avec bouche pâteuse, sécheresse dans la gorge et soif ; ensuite
un froid pareil, et le soir (une heure avant de s'aller coucher),
nouvelle augmentation de chaleur, qui persiste dans le lit,
oblige à se découvrir les mains, et s'accompagne également
d'une grande sécheresse au palais. (*Franz, loc. cit.*)

Toute la journée, fièvre : avant midi, froid qui ne cesse
ni en se promenant au grand air, ni par la chaleur extérieure ;
après avoir dormi à midi, sensation de chaleur à l'extérieur,
avec frissonnement interne et soif. (*Rueckert, loc. cit.*)

Lorsqu'il n'est pas très-couvert, ou qu'il se remue, froid
sur-le-champ ; mais dès qu'il se recouvre, chaleur, quelquefois cependant avec frissonnemens. (*Id. ibid.*)

Après la cessation de la sensation de chaleur, de la chaleur
restant encore à la tête et au visage, il éprouve des horripilations, et au moindre mouvement il est gelé. (*Id. ibid.*)

245. Chaleur au front et au cuir chevelu, le reste du corps
ayant sa chaleur ordinaire, avec frissonnemens et horripilations, sans soif, le pouls étant fort et vite. (*Id. ibid.*)

Après le frissonnement, sensation de chaleur ou chaleur
réelle, surtout au visage et au creux des mains, pendant la-

quelle les accidens dans l'oreille se renouvellent. (*Id. ibid.*)

Sentiment de chaleur, comme si la sueur allait venir (au bout de quatre heures). (*Id. ibid.*)

Chaleur extraordinaire du corps, toute la journée (au bout de vingt-quatre heures). (*Franz, loc. cit.*)

Sueur douce, seulement au haut du corps et aux membres supérieurs. (*Hornburg, loc. cit.*)

250. Forte sueur la nuit. (*Rueckert, loc. cit.*)

Sueur chaude, même en restant assis tranquille. (*Id. ibid.*)

Il sue très-facilement à la moindre cause. (*Id. ibid.*)

Tristesse, envies de pleurer, et inquiétudes. (*Stapf, loc. cit.*)

Grande gaîté (au bout de six à douze heures), alternant parfois, pour quelques instans, avec tranquillité et même mélancolie. (*Rueckert, loc. cit.*)

---

13. BELLADONNE.

(*Atropa Belladonna.*)

(Le suc exprimé de la plante fraîche, lorsqu'elle entre en fleurs, et mêlé avec parties égales d'alcool.)

La belladonne, élevée au milieu d'un jardin, surtout dans un terrain un peu sec et sur le penchant d'un côteau, le cède peu à la plante sauvage, ou même l'égale en puissance médicinale, quoique plusieurs médecins, raisonnant d'après de simples conjectures, aient soutenu le contraire.

Il sera facile de voir, d'après le tableau complet de ses symptômes, qu'elle correspond à une foule d'états morbides qu'on rencontre souvent chez l'homme, et que, par conséquent, on trouve souvent occasion de l'appliquer homœopathiquement, qu'elle est en quelque sorte polychreste.

Les âmes timorées, qui redoutent sa vénénosité, aiment mieux laisser périr une multitude de malades que de la leur administrer, et quand ils disent qu'on peut la remplacer par des moyens éprouvés qui sont plus doux, c'est là seulement une preuve de leur ignorance, attendu que nul médicament ne peut tenir lieu d'un autre.

Combien ne leur arrive-t-il pas souvent de voir périr, malgré les saignées, les sangsues, les vésicatoires, les gargarismes, les cataplasmes émolliens, les poudres tempérantes, les diaphorétiques et les laxatifs, des malades atteints, par exemple, de graves espèces d'angine, surtout parmi celles qui sont accompagnées d'enflure du cou à l'extérieur, tandis que, sans recourir à toutes ces drogues, ils auraient pu les guérir en quelques heures par une seule des plus petites doses de belladonne.

Et quel véritable remède ne serait pas nuisible, dangereux, mortifère, entre les mains de l'ignorance? Assurément tout médicament énergique peut le devenir, lorsqu'on l'emploie mal à propos et à des doses exagérées; mais alors il n'est préjudiciable que par la faute de celui qui prend le titre de médecin. D'un autre côté, les médicamens les plus forts et les plus violens deviennent, par une atténuation suffisante de la dose, aussi doux que salutaires, même chez les sujets les plus faibles et les plus sensibles, lorsqu'en diminuant la dose autant qu'il est possible de le faire, on les donne dans des cas où la maladie se compose de symptômes analogues à ceux qu'eux-mêmes sont capables de provoquer chez l'homme en santé. A la vérité, quand il s'agit de substances aussi énergiques que la belladonne, il ne faut jamais négliger d'apporter un soin extrême au choix homœopathique, ce qu'on sait ne point entrer dans la tête des médecins vulgaires, qui traitent toutes les maladies au moyen de quelques recettes qu'ils ont apprises par cœur.

Guidé par des essais multipliés sur les malades, je me suis enfin résolu à n'employer que la dilution au décillionième, dont je trouve la plus petite partie d'une goutte (1) une dose suffisante pour remplir toutes les indications curatives qui peuvent avoir rapport à ce médicament.

A cette dose, quand elle est homœopathique, la belladonne guérit même les maladies les plus aiguës (dans lesquelles son action s'exerce également avec une rapidité en harmonie avec la nature du mal). D'un autre côté, elle ne sert

---

(1) En faisant prendre un globule gros comme une graine de pavot (dont 300 ne pèsent qu'un grain), imbibé de la dilution, on donne moins de la millième partie d'une goutte de cette liqueur, parce qu'une seule goutte suffit pour imbiber plus de mille globules semblables.

pas moins dans les affections les plus chroniques, où, même aux plus faibles doses, son action dure trois semaines et au-delà (1).

Presque tous les auteurs citent le vinaigre comme anti-dote de la belladonne, mais seulement par voie de conjec-ture, et en se copiant les uns les autres. Cependant, il n'y a rien de moins vrai que cette assertion. L'expérience ensei-gne, au contraire, que le vinaigre exaspère encore les fâ-cheux effets des hautes doses de belladonne (2).

L'opium apaise les accidens paralytiques et les douleurs de ventre que cause la belladonne ; mais il ne le fait que d'une manière antipathique et palliative. Très-probablement aussi il enlève la somnolence produite par elle, quand on le donne à très-petites doses.

Cependant le moyen le plus sûr et le plus prompt de faire cesser homœopathiquement l'état de stupeur, l'aliénation mentale et la rage provoquées par la belladonne consiste à faire prendre une ou deux faibles doses de jusquiame ; quant à l'ivresse, elle cède au vin, comme je l'ai éprouvé, ainsi que Tragus et Moibanus.

Lorsqu'une petite dose de belladonne, donnée dans des cas où elle n'est point homœopathique, a produit des envies de pleurer, avec froid et mal de tête, on prescrit avec succès une dose tout aussi faible de pulsatille.

Mais ce qu'il y a de plus nécessaire c'est d'employer des moyens convenables lorsqu'un homme a pris beaucoup de belladonne, par exemple des baies de cette plante. Alors on soulage en faisant boire beaucoup de café fort, qui enlève, quoique d'une manière antipathique seulement, la surexci-tabilité et les spasmes tétaniques. Ce qu'il y a de plus certain toutefois, c'est de faire vomir, en titillant la gorge avec une longue plume.

Le foie de soufre calcaire fait promptement disparaître les gonflemens érysipélateux provoqués par la belladonne. Le

______

(1) Le préservatif le plus certain de la rage est une petite dose de belladonne, répétée d'abord le troisième et le quatrième jour, et ensuite à des intervalles de plus en plus longs.

(2) Stapf a observé aussi que le vinaigre appliqué sur le front, dans les violens maux de tête causés par la belladonne, les exaspérait au point de les rendre in-supportables.

camphre aussi est un puissant antidote dans plusieurs des accidens morbides qu'elle détermine.

La propriété que j'ai reconnue dans la belladonne, donnée à la plus petite dose, tous les 6 à 7 jours, d'être un préservatif de la véritable scarlatine, telle que l'ont décrite Sydenham, Plenciz et autres, a été tournée en ridicule pendant dix-neuf ans par une foule de médecins qui, ne connaissant pas cette maladie particulière aux enfans, et la confondant avec la miliaire pourprée, importée de Belgique depuis 1801, voulaient appliquer aussi à cette dernière (1) mon moyen qui naturellement échouait contre elle. Je me félicite de ce que d'autres médecins aient observé dans ces dernières années l'ancienne et véritable scarlatine, constaté la vertu préservative de la belladonne dans cette maladie, et rendu ainsi justice à mes travaux si long-temps méconnus.

Symptômes de la Belladonne.

Vertige. (*Sicelius* , *Ziegler* , *Buchave* , *Henning* , *E. Gmelin.*)

Vertige ; il lui semble que tout tourne autour de lui. (*Wislicenus.*)

Tournoyement dans la tête, vertige avec nausées, comme après avoir tourné rapidement en rond , ou comme après avoir dormi le matin au sortir d'une nuit passée en débauche. (*Hornburg.*)

Tournoyement dans la tête, et en même temps tournoyement semblable au creux de l'estomac; après s'être levée, elle

(1) Etant une maladie fort différente, la miliaire pourprée demande aussi un tout autre traitement. Ici la belladonne ne produit aucun bon effet, et les traitemens vulgairement en usage laissent périr aussi la plupart des malades, tandis qu'on pourrait les guérir tous par l'emploi alternatif de l'aconit et de la teinture de café cru, le premier contre la chaleur, l'agitation sans cesse croissante et l'anxiété voisine de l'agonie, l'autre contre les douleurs excessives, avec disposition à pleurer : la décillionième dilution du suc de l'aconit, et la millionième dilution de la teinture de café cru, tous deux à la dose de la plus petite partie d'une goutte, en donnant, toutes les douze, seize et vingt-quatre heures, l'un ou l'autre de ces moyens suivant qu'il est indiqué. Il paraît que ces deux maladies si différentes (la scarlatine et la miliaire pourprée) se sont dernièrement trouvées réunies ensemble dans quelques épidémies, ce qui fait que la belladonne a été plus utile chez certains malades et l'aconit chez d'autres.

se trouva tellement mal en marchant, qu'elle ne pouvait plus rien distinguer autour d'elle. (*Kummer.*)

5. Vertige, comme si tout tournait en rond (au bout d'une heure). (*Hartmann.*)

Tout tourne autour de lui. (*De Saint-Martin.*)

Hébétude et tournoyement dans la tête; il est mieux au grand air, et plus mal dans la chambre (au bout d'un quart d'heure). (*Stapf.*)

Accès de vertige pendant le repos et le mouvement. (*Gross.*)

Sensation de tournoyement, semblable au vertige, dans toute la tête, étant assis. (*Hartmann.*)

10. Vertige et tremblement des mains, dont il ne peut se servir. (*Baldinger.*)

Il chancelle en marchant, se retient au mur, se plaint d'anxiété et de vertige, et tient souvent des discours sans raison, comme un homme ivre. (*Id. ib.*)

En se levant le matin, elle chancelle, comme si elle était ivre. (*Greding.*)

Chancellement vertigineux. (*Mardof, Lottinger, Lambergen.*)

Accès de vertige, avec stupeur, pendant quelques minutes (au bout de douze heures).

15. Tous les jours, confusion telle des sens, qu'il ne sait ce qu'il fait. (*Langhammer.*)

Stupeur.

Obnubilation de la tête, avec gonflement des glandes de la nuque (au bout de six heures).

Ivresse.

État comme d'ivresse aussitôt après le repas.

20. Ivresse aussitôt après avoir bu de la bière, quelque peu que ce soit.

Obnubilation de la tête et ivresse, comme après avoir bu du vin, avec visage gonflé et rouge.

Toute la tête est troublée pendant plusieurs jours. (*Stapf.*)

Obnubilation comme dans l'ivresse (*Hœchstetter, May, Sicelius, Delaunay, Albrecht.*)

Obnubilation de la partie antérieure de la tête; une sorte de nuage comprimant qui s'agiterait de droite et de gauche, principalement sous l'os frontal, (*Gross.*)

25. Obnubilation de la tête, comme après avoir beaucoup bu d'eau-de-vie et fumé. (*Hornburg.*)

Obnubilation de la tête, qui est toute entreprise, comme par le sentiment désagréable d'une ivresse commençante. (*Gross.*)

Tête entreprise, davantage pendant le mouvement. (*Hart-nann.*)

Inaptitude à aucun travail d'esprit. (*Hornburg.*)

Détente de l'esprit et du corps. (*Hartmann.*)

30. Faiblesse d'esprit. (*Wierus.*)

Stupéfaction. (*Wagner, Buchave, Wierus.*)

Confusion de l'esprit. (*Sicelius.*)

Confusion de l'esprit, telle qu'il ne sait s'il rêve ou s'il veille. (*Moibanus.*)

Confusion des sens ; ayant envie de dormir , et toutefois éveillé, il croit rêver. (*Id.*)

35. Les sens le trompent. (*Ackermann.*)

Exaltation , hallucinations de l'imagination ; il est assiégé d'une foule de belles images. (*Kummer.*)

Il croit voir des spectres et différens insectes. (*Moibanus.*)

Son nez lui paraît être transparent. (*Kummer.*)

Il croit voir des choses absentes. (*Wiedemann.*)

40. Il lui semble qu'un point, au côté gauche de la tête, soit transparent et tacheté de jaune. (*Kummer.*)

Il croit être monté sur un bœuf.

Il ne reconnaît pas ses propres parens. (*Wierus.*)

Perte des sens ; il était assis comme plongé dans un rêve. (*Hornburg.*)

Absence des sens. (*Stapf.*)

45. Il est souvent couché sans sentiment, sans connaissance. (*Id.*).

Perte de la connaissance et spasmes dans le bras, la nuit. (*Greding.*)

Stupéfaction extrême des sens. (*Ollenroth.*)

Perte des sens. (*Hasenest, Grimm, Rau, E. Gmelin, Hœchstetter.*)

Absence des sens, avec convulsions dans les membres. (*Buchave.*)

50. Absence complète des sens ; elle ne se connaît pas elle-même. (*Henning.*)

Extinction totale de l'esprit. (*Sauter, Buchave.*)

Défaut d'esprit pendant quelques semaines. (*Rau.*)

Insensibilité. (*Vicat.*)

Stupidité. (*Wagner.*)

55. Pendant le mal de tête, ses idées se perdent, elle oublie ce qu'elle pensait peu de temps auparavant, et ne peut s'en ressouvenir. (*Baehr.*)

Distraction de l'esprit; il se trompe souvent dans ses occupations, et oublie des choses qu'il vient de faire. (*Wislicenus.*)

Il lui vient à la tête, tantôt une idée, tantôt une autre; il ne peut régler sa pensée, et il oublie de suite tout ce qu'il vient de penser ou de lire. (*Langhammer.*)

Diminution de la mémoire.

Mémoire très-faible; il oublie de suite ce qu'il projetait, et ne se souvient de rien.

60. Retour de la mémoire perdue. (*Greding.*)

Il se souvient de choses oubliées depuis long-temps. (*Wiedemann.*)

Il se souvient d'événemens passés depuis trois ans.

Activité de la mémoire (effet curatif) (au bout de vingt-quatre heures.)

Violent mal de tête. (*Lambergen, Greding.*)

65. Mal de tête, sorte de stupéfaction du cerveau.

Il a toute la tête lourde, comme dans l'ivresse.

Pesanteur à la partie supérieure du front, qui cause le vertige, comme dans l'ivresse (au bout de vingt-quatre heures).

Il a la tête aussi pesante que s'il allait s'endormir; il n'est propre à rien.

Mal de tête, seulement au dessus des yeux, comme une pesanteur dans la tête, le matin en s'éveillant, et lorsqu'il touche à l'œil, celui-ci lui fait mal.

70. Sensation de pesanteur, avec violente pression à l'occiput (au bout de deux heures et demie). (*Hartmann.*)

Pesanteur de la tête, comme si elle allait tomber. (*Lehmann.*)

Le matin, mal de tête, comme si quelque chose tombait au dessus des sourcils, dans le front, ce qui empêche d'ouvrir les yeux (au bout de vingt-quatre heures). (*Langhammer.*)

Sensation pressive de pesanteur depuis le milieu du crâne jusque vers les tempes, avec diminution de l'ouïe des deux côtes. (*Mœchel.*)

Pression au côté droit du vertex, plus tard au côté gauche, puis de nouveau au côté droit. (*Id.*)

75. *Céphalalgie pressive, surtout au front* (au bout de deux jours). (*Hartmann.*)

⸸ Continuellement *mal de tête pressif et sourd dans l'un des côtés de la tête* (au bout de cinq, de vingt-quatre heures).

Sensation douloureusement pressive dans la tête, surtout à la partie inférieure du front, au dessus du nez, qui ne se fait pas sentir en marchant. (*Rueckert.*)

Mal de tête au dessus des orbites, comme si le cerveau était comprimé de dehors en dedans, de sorte qu'il est obligé de fermer les yeux. (*Hornburg.*)

Céphalalgie pressive au dessous de la bosse frontale, qui envahit bientôt après tout le front (au bout de dix minutes). (*Gross.*)

80. Violente pression au dessous de la bosse frontale droite. (*Id.*)

La douleur pressive au dessus de l'os frontal ne diminue de temps en temps que pour revenir plus forte. (*Id.*)

Douleur pressive au dessous des bosses frontales, le matin, peu après le réveil, en se levant. (*Id.*)

Violente douleur pressive dans la bosse frontale gauche, de dedans en dehors. (*Hartmann.*)

Violente pression de dehors en dedans, à la tempe gauche, qui, en appuyant la tête sur ce côté, se communique à toute la moitié antérieure du cerveau (au bout de trois quarts d'heure). (*Id.*)

85. Grande pression de dedans en dehors dans toute la moitié gauche du cerveau, violente surtout au front (au bout de deux heures et un quart). (*Id.*)

Douleur pressive dans la région temporale droite, qui, en appuyant la tête sur la main, devient conquassante, et s'étend jusque dans la bosse frontale droite (au bout de huit heures). (*Id.*)

Pression dans la tête, tantôt sur un point, tantôt sur un autre, qui chaque fois occupe de grandes surfaces. (*Id.*)

Céphalalgie pressive au front, si forte, pendant le mouvement, qu'elle lui fait fermer les yeux, moins forte étant assis; il fut obligé de se coucher, après quoi elle cessa; en se levant, elle revenait de suite; pendant deux jours, ni le boire ni le manger ne l'aggravaient ; dès qu'il allait au grand air, il semblait que son front s'enfonçât, comme s'il avait une lourde pierre dessus ; le troisième jour , la douleur disparut complétement en se tenant assis dans la chambre. (*Hornburg.*)

Pression, profondément dans le cerveau, par toute la tête, en allant au grand air et après.

90. Céphalalgie pressive au front , pression comme par une pierre ; la douleur est moindre quand il appuye sa tête , ou qu'il se penche en avant ; avec dilatation des pupilles et disposition à prendre de la mauvaise humeur pour des riens (au bout de trois heures).

Pression tensive dans le côté droit du front. (*Hartmann.*)

Pression tensive au côté gauche du vertex et dans le front (au bout de vingt-quatre heures). (*Id.*)

Céphalalgie , comme si la tête était comprimée des deux côtés dans un étau, et rendue par là plus mince. (*Baehr.*)

Gonflement continuel de tout le cerveau. (*Lehmann.*)

95. Violente pression de dedans en dehors dans toute la tête , comme si elle allait éclater (au bout de trois heures). (*Hartmann.*)

Céphalalgie, comme si le cerveau était refoulé de dedans en dehors, immédiatement au dessous des orbites, dans le front, qui empêche d'ouvrir les yeux, et oblige à se coucher, avec rétrécissement extrême des pupilles, et voix très-basse (au bout de cinq , de vingt-quatre heures).

En se penchant en avant, douleur comme si tout allait sortir par le front. (*Stapf.*)

Sensation , comme si le cerveau était refoulé vers le front, qui cessait de suite lorsqu'il penchait un peu la tête en arrière (au bout d'un heure un quart). (*Hartmann.*)

En toussant, la sensation de pression diductive dans la tête est beaucoup plus violente (au bout de trois heures et demie). (*Id.*)

100. Au grand air, la sensation comme d'éclatement de tête est très-forte , et il craint de tousser, à cause de l'exaspération de la douleur (au bout de quatre heures). (*Id.*)

Pression pulsative dans le côté gauche de l'occiput (au bout de cinq heures). (*Id.*)

Le mal de tête au front l'oblige à s'arrêter souvent en marchant ; à chaque pas, il semble que le cerveau se soulève et s'abaisse dans le front ; une forte pression sur le front di-minuait la douleur (au bout de six jours). (*Hornburg.*)

Forte pulsation des vaisseaux sanguins dans le front, et douleur comme si l'os était soulevé. (*Id.*)

En s'éveillant, battement des artères dans la tête et dans la plupart des parties du corps. (*Kummer.*)

105. *Violent battement de devant en arrière et vers les deux côtés dans le cerveau, qui se termine à l'extérieur par des élancemens douloureux.* (*Wislicenus.*)

Douleur pressive, rongeante, à droite, dans le haut de la tête, qui descend jusqu'à l'oreille, et qui occasione une douleur rongeante de peu de durée dans une dent creuse (au bout de neuf heures). (*Id.*)

Élancement pressif, de dedans en dehors, dans les tempes. (au bout d'une demi-heure). (*Id.*)

Pression sécante de dedans en dehors dans les tempes, qui devient toujours de plus en plus violente, se répand dans le cerveau, et y dégénère en un fort battement, continuel dans toutes les positions. (*Id.*)

Pression tiraillante dans la tête, tantôt sur un point, tantôt sur un autre, principalement au front et à la région temporale. (*Hartmann.*)

110. Pression tiraillante dans la tempe gauche et le vertex, qui se répand de là dans diverses régions. (*Hartmann.*)

Pression tiraillante dans la téte, çà et là (au bout de cinq heures). (*Id.*)

Céphalalgie tractive et pressive. (*Hornburg.*)

Traction dans la tête, qui se dirige vers le front, comme si le cerveau s'agrandissait. (*Lehmann.*)

Douleur tractive depuis la tempe gauche jusqu'au dessus de l'orbite droit.

115. Traction de haut en bas aux tempes et dans l'orbite droit.

Térébration et battement dans le côté droit de la tête, et pareille sensation dans la joue, qui augmentent à chaque mouvement. (*Kummer.*)

Céphalalgie térébrante et pressive, pendant le jour, en différens points de la tête ; le soir, élancement. (*Id.*)

Douleur térébrante au dessous de la bosse frontale droite, le matin, peu après le réveil. (*Gross.*)

Céphalalgie tractive et distensive continuelle, comme si quelque chose se balançait par momens dans la tête.

120. *Mal de tête saccadé, qui devient extrêmement violent en marchant vite et montant rapidement l'escalier, et qui, à chaque pas, tire l'occiput de haut en bas, comme le ferait un poids* (au bout de quarante-huit heures). (*Wislicenus.*)

Toute la tête est rendue douloureuse par des élancemens, plus sur le front qu'ailleurs. (*Stapf.*)

Élancemens sourds, de dedans en dehors, dans la tempe gauche. (*Wislicenus.*)

Mal de tête légèrement lancinant dans tout le front (au bout d'une heure et demie). (*Stapf.*)

Vifs élancemens de dedans en dehors, aux deux bosses frontales (au bout de deux heures). (*Wislicenus.*)

125. Enorme mal de tête; élancemens sourds ou pressifs, qui parcourent le cerveau de tous les côtés.

Violente douleur lancinante dans la tempe gauche, pendant un quart d'heure (au bout de vingt-cinq heures). (*Stapf.*)

Quelques élancemens sourds dans le côté gauche de l'occiput. (*Lehmann.*)

Fort élancement dans la bosse frontale droite, plus vif en se penchant, moindre en y portant la main (au bout de cinq minutes). (*Stapf.*)

Le soir, élancemens à travers la tête, comme avec un couteau à deux tranchans. (*Kummer.*)

130. Elancemens, comme avec un couteau, d'une tempe à l'autre. (*Baehr.*)

Le soir, quelques grands élancemens dans l'occiput, immédiatement derrière l'oreille, rapides comme l'éclair, et qui auraient presque fait crier (au bout de six jours).

Dans le côté droit de la tête, élancemens sécans, comme avec un couteau à double tranchant, qui passent ensuite dans le devant de la tête, puis au vertex, et de là dans l'occiput, de sorte qu'il ne peut se coucher d'aucun côté. (*Kummer.*)

Trois violens élancemens à travers la tête, du front à l'occiput, qui enlèvent subitement le mal de tête auparavant existant (au bout de trois heures et un quart). (*Stapf.*)

Tiraillement lancinant dans la tête, au dessus de l'orbite droit. (*Hartmann.*)

135. Douleur sécante, tiraillante, dans la tête, qui va d'un endroit à un autre. (*Id.*)

Douleur brûlante, tiraillante, dans la bosse frontale gauche (au bout de quatre heures). (*Id.*)

Douleur tiraillante au côté droit du sommet de la tête, plus forte pendant le mouvement. (*Id.*)

Tiraillement au front, à l'extérieur.

Tiraillement dans le front. (*Hornburg.*)

140. Tiraillement au dessus des sourcils. (*Id.*)

Violens maux de tête, de caractère tiraillant, dans le devant de la tête (au bout de huit heures). (*Gross.*)

Mal de tête au vertex ; pression, tantôt fouillante, et tantôt tiraillante ; une pression du dehors rend la douleur beaucoup plus violente ; le crâne lui semblait être assez mince pour céder à cette pression. (*Kummer.*)

Sensation de froid dans le cerveau, au milieu du front.

Traction dans le front. (*Kummer.*)

145. Douleur tractive dans le front et la nuque, pendant le repos et le mouvement. (*Gross.*)

Céphalalgie qui semble déchirer les sutures de la tête, et comme si on appliquait un levier pour ouvrir celle-ci. (*Lehmann.*)

Sensation, comme d'eau fluctuante dans le cerveau. (*Buchholz.*)

En se penchant en avant, le sang se porte vers le front. (*Baehr.*)

En se penchant, le sang monte à la tête, qui devient lourde et est prise de vertige.

150. Afflux du sang vers la tête, sans chaleur interne dans celle-ci ; quand il penchait la tête en arrière, il lui semblait que le sang s'y amassât. (*Hornburg.*)

Chaleur dans la tête (au bout d'un quart d'heure). (*Stapf.*)

Douleur externe par toute la tête, comme celle qui reste au cuir chevelu après avoir tiré les cheveux avec force. (*Rueckert.*)

Céphalalgie rongeante aux bosses frontales, à l'extérieur. (*Wislicenus.*)

Ardeur légèrement lancinante sur la bosse frontale gauche (au bout d'un quart d'heure). (*Hartmann.*)

155. Céphalalgie sécante à gauche, près de la saillie de l'occiput. (*Gross.*)

Pendant le repos (au sortir de table), douleur tractive au côté droit de la tête et en même temps dans le bras droit. (*Hornburg.*)

Douleur de crampe, qui se dissipe promptement, au côté droit du sommet de la tête (au bout de onze heures). (*Wislicenus.*)

Douleur de crampe à la racine du nez. (*Id.*)

Forte douleur de crampe à la bosse frontale, qui descend le long de la pommette jusqu'à la mâchoire inférieure. (*Id.*)

160. Sensation extérieure de contraction dans les muscles du front et des yeux. (*Lehmann.*)

Prurit grattant au front (au bout d'une heure). (*Wislicenus.*)

Un furoncle douloureux à la tempe.

Des boutons rouges, indolens, paraissent à la tempe, au coin droit de la bouche et au menton, et fournissent un sérum sanguinolent quand on les écorche en les grattant (au bout de treize heures). (*Langhammer.*)

Enflure de la tête. (*Kummer*, *Muench*, *Horst.*)

165. Grand gonflement de la tête, et rougeur par tout le corps (chez deux enfans) (1). (*Muench.*)

Chute des cheveux, pendant une heure (au bout de vingt-quatre heures).

Les cheveux, auparavant idio-électriques, ne le sont plus (au bout de vingt-quatre heures).

L'extérieur de la tête est si sensible, qu'au moindre attouchement, le poids seul des cheveux lui cause des douleurs. (*Kummer.*)

Visage inquiet, troublé. (*Boucher.*)

170. Renversement des traits. (*Id.*)

Pâleur du visage. (*Sicelius.*)

Pâleur du visage, avec soif. (*Greding.*)

Pâleur du visage, avec augmentation de l'appétit. (*Id.*)

(1) Chez deux garçons.

Pâleur subite du visage, pendant quelque temps. (*Id.*)

175. Souvent, pâleur extrême du visage, faisant instantanément place à la rougeur, avec froid aux joues et chaleur au front. (*Id.*)

Sensation de chaleur au visage, sans rougeur extérieure (au bout de huit heures). (*Wislicenus.*)

Sensation de chaleur brûlante par tout le visage, sans rougeur des joues et sans soif, avec chaleur modérée au corps, et froid aux pieds (au bout de quatre heures). (*Hartmann.*)

Sensation fourmillante de chaleur au visage, sous la peau (au bout d'un quart d'heure). (*Wislicenus.*)

Chaleur brûlante au visage, sans soif (au bout de dix heures). (*Langhammer.*)

180. Rougeur extraordinaire du visage. (*Lehmann.*)

Forte rougeur et chaleur au visage, sans sueur (au bout de vingt-quatre, de trente heures). (*Moeckel.*)

Visage très-rouge et chaud, avec froid glacial aux membres. (*Stapf.*)

Rougeur brûlante du visage, avec violens maux de tête. (*Id.*)

Chaleur et rougeur au visage seulement.

185. Sueur au visage seulement.

Afflux du sang vers la tête, rougeur des joues. (*Buchave.*)

Grande chaleur et rougeur des joues. (*Id.*)

Le visage est très-gonflé et chaud. (*Id.*)

Rougeur et chaleur par tout le visage, comme s'il avait bu beaucoup de vin. (*Hornburg.*)

190. Chaleur au visage toute la journée, comme si le sang se portait à la tête, après avoir bu du vin (au bout de douze heures).

Visage d'un rouge foncé. (*Sauter.*)

Epaississement de la peau du visage, comme s'il allait survenir une éruption. (*Id.*)

Visage d'un rouge bleuâtre, avec grande chaleur du corps, le soir. (*Wiedemann.*)

Rougeur scarlatine du visage et de la poitrine pendant le sommeil. (*Schaeffer.*)

195. Rougeur scarlatine de la peau du corps, du visage surtout, avec activité extrême du cerveau. (*Wetzler.*)

Taches très-rouges, écarlates, au visage, avec pouls fort. (*Wiedemann.*)

Au milieu d'un frisson subit, grande obnubilation de la tête et du cerveau; yeux rouges, et face couverte, surtout au front, de petites taches de forme inégale et d'un rouge foncé. (*Greding.*)

Le matin, en s'éveillant, une petite tache d'un rouge-bleu sur la joue gauche, qui s'agrandit peu à peu, jusqu'à ce que l'enflure rouge-bleue gagne toute la joue, avec ardeur et élancemens dans la partie à proprement parler rouge, térébration et battemens dans toute la joue, qui augmentent à un point extrême par le mouvement. Au bout de quelques jours, l'autre joue enfla aussi, et le gonflement dura huit jours. (*Kummer.*)

Visage rouge et tuméfié. (*May.*)

200. Visage rouge et gonflé, avec les yeux hagards. (*Justi.*) Gonflement du visage.

Visage rouge et gonflé, le reste du corps pâle. (*Grimm.*)

Gonflement des joues, avec douleur brûlante. (*F. Hahnemann.*)

Grand gonflement dur au visage, au nez et à l'œil, avec enflure de la parotide, pendant cinq jours. (*Greding.*)

205. Enflure de la joue gauche, près du nez et de l'œil, qui apparaît après midi, augmente le lendemain, avec chaleur, et dure cinq jours. (*Id.*)

Gonflement du visage. (*Muench.*)

Gonflement du visage et surtout des lèvres. (*Lambergen.*)

Tressaillement continuel des paupières. (*Lehmann.*)

Tremblement continuel, pendant toute la journée, de la paupière supérieure droite, qui finit par être douloureux. (*J.-C. Hartung.*)

210. Dilatation des paupières, yeux largement ouverts.

Douleur pulsative dans la paupière inférieure, vers l'angle interne, avec fort gonflement inflammatoire sur ce point, et larmes abondantes pendant une demi-heure (au bout de trente-deux heures). (*Moeckel.*)

Les yeux se ferment et se remplissent d'eau. (*Rueckert.*)

Pesanteur dans les yeux, dans la paupière supérieure surtout. (*Id.*)

Après le réveil, le matin, les yeux se referment d'eux-mêmes ; elle ne peut les tenir ouverts qu'en sortant du lit. (*Kummer.*)

215. *Elancemens pruriteux aux angles internes des yeux, qui ne cessent que pour peu de temps lorsqu'on se frotte* (au bout d'une heure). (*Wislicenus.*)

L'angle interne de l'œil gauche est très-douloureux, même à de légers attouchemens. (*Gross.*)

Cuisson dans les deux yeux. (*Hornburg.*)

Larmoyement involontaire des yeux.

Une eau salée coule continuellement des yeux. (*Hornburg.*)

220. Larmoyement des yeux. (*Moeckel.*)

Sécheresse dans les yeux (le nez, la bouche, le pharynx). (*Wasserberg.*)

Sensation brûlante de sécheresse dans les deux yeux, alternativement plus forte dans l'un ou dans l'autre (au bout de sept heures). (*Moeckel.*)

Douleur et ardeur dans les yeux. (*Greding.*)

Augmentation de la chaleur, et sensation de chaleur dans les yeux. (*Moeckel.*)

225. Sensation de chaleur dans les yeux ; il semblait qu'ils fussent entourés d'une vapeur chaude.

Photophobie ; il évite de voir la lumière. (*Justi.*)

Ardeur des yeux, accompagnée d'un prurit pénible, qui tous deux cessent quand on presse les yeux de bas en haut (au bout de vingt-huit heures). (*Moeckel.*)

Le matin, le blanc de l'œil est strié de rouge, avec douleur pressive.

Inflammation des yeux, gonflement des veines du blanc de l'œil, avec une sensation chatouilleuse.

23o. Inflammation de l'œil ; la conjonctive est parsemée de vaisseaux rouges, avec douleur lancinante ; les yeux pleurent. (*Hornburg.*)

Elancement dans les yeux de dehors en dedans. (*Kummer.*)

Teinte jaune du blanc de l'œil.

Le matin, les yeux sont entièrement fermés par du pus. (*Moeckel, Kummer.*)

Gonflement et inflammation suppurative du point lacrymal gauche, d'abord avec douleur brûlante, ensuite avec douleur pressive, trois jours de suite (au bout de quatre jours). (*Moeckel.*)

235. Pression générale dans les deux yeux, comme s'il y était entré de l'eau de puits. (*Lehmann.*)

Lorsqu'elle ferme les yeux, douleur pressive profondément dans le globe de l'œil. (*Stapf.*)

Une pression obnubilante se fait sentir dans l'orbite droit, d'où elle passe au front et revient dans l'orbite. (*Gross.*)

Douleur pressive, fourmillante, dans les yeux, comme s'ils étaient pleins de sable ; elle fut obligée de se les frotter (au bout d'une heure).

240. Pression dans les yeux, comme s'il y était entré du sable (au bout de deux heures et demie). (*Langhammer.*)

Pression dans les yeux, comme par l'effet d'un grain de sable. (*Greding.*)

Douleur dans les orbites ; parfois il semble que les yeux soient arrachés ; parfois, et pendant plus long-temps, qu'on les refoule dans la tête, à quoi se joint encore une douleur qui presse du front sur les yeux. (*Gross.*)

Tiraillement dans l'œil, qui part du coin interne de celui-ci. (*Rueckert.*)

Douleur tractive au dessous de l'œil gauche, de bas en haut.

245. Pupilles rétrécies, s'élargissant difficilement.

Pupilles très-rétrécies toute la journée ; le soir, elles se dilatent. (*Stapf.*)

Rétrécissement des pupilles (au bout de dix minutes). .(*Gross.*)

Rétrécissement des pupilles (au bout d'une heure un quart). (*Wislicenus.*)

Rétrécissement des pupilles (au bout de deux heures et demie). (*Langhammer.*)

250. La dilatation des pupilles commença au bout d'une demi-heure, et alla ensuite peu à peu en augmentant. (*Gross.*)

Dilatation des pupilles (au bout de trois heures et demie). (*Sauter, Langhammer.*)

Les pupilles sont très-dilatées, le soir même, quand on approche beaucoup une lumière de l'œil (au bout de douze heures). (*Gross.*)

Dilatation des pupilles (au bout de quatorze, de quinze heures). (*Langhammer.*)

Les pupilles sont plus dilatées à partir du troisième jour.
(*Stapf.*)

255. Dilatation , immobilité des pupilles. (*May.*)

Pupilles extrêmement dilatées. (*Boucher.*)

Une petite pustule blanche dans la pupille gauche, qui
est extrêmement dilatée. (*Hornburg.*)

Pupilles extrêmement dilatées (par l'application d'une
feuille fraîche de belladonne sur un ulcère au dessous de
l'œil). (*Ray.*)

Faculté de voir tantôt entièrement éteinte, tantôt seulement diminuée, avec dilatation énorme des pupilles, qui
sont immobiles. (*Elfes.*)

26o. Dilatation totale de la pupille droite et cécité pendant
trois semaines (par l'instillation du suc de la plante dans
l'œil). (*Daries.*)

Obscurcissement de la vue par la dilatation des pupilles.
(*Buchave.*)

Obscurcissement de la vue, avec dilatation extrême des
pupilles. (*Greding.*)

Cécité : la pupille de l'œil droit excessivement dilatée et
incapable de se resserrer. (*Id.*)

Grand obscurcissement de la vue. (*Justi.*)

265. Tout est trouble, obscur et noir devant les yeux (au
bout d'une heure et un quart). (*Stapf.*)

Cécité. (*Hasenest.*)

Amaurose pendant trois jours ; il ne peut rien lire d'im-
primé. (*Id.*)

Il se réveille aveugle. (*E. Camerarius.*)

Aveuglement, les yeux ouverts. (*Id.*)

270. Difficulté extrême de voir. (*Ollenroth.*)

Cécité passagère, avec mal de tête. (*Greding.*)

Vue trouble, alternant avec des spasmes aux mains et aux
pieds, l'obnubilation de la tête et la lassitude dans les
membres. (*Id.*)

Trouble de la vue, sécheresse de la bouche et mal de ventre.
(*Id.*)

Émoussement de la vue, pendant trois heures. (*Id.*)

275. Pendant que la vue est obscurcie, tremblement de
tous les membres. (*Id.*)

Presbytie, comme pendant la vieillesse. (*Lottinger.*)

Il ne distingue que les objets fort éloignés et les rayons parfaitement parallèles (entre autres une étoile au ciel) (par le suc de belladonne instillé dans l'œil). (*Wells*, *Ware.*)

Presbyopie, comme chez les vieillards; il ne peut lire que les gros caractères. (*Lambergen.*)

Nuage devant les yeux, cécité. (*Sauter, Buchholz.*)

280. Obscurcissement de la vue, comme s'il avait un nuage devant les yeux. (*Lehmann.*)

En lisant, il ne peut rien distinguer dans le livre qu'un bord blanc entouré de lettres noires, informes et tournées en rond. (*Moibanus.*)

Sensation comme s'il ne pouvait voir, et cependant il voyait quand il fixait attentivement quelque chose. (*Rueckert.*)

Les lettres tremblent et vacillent, avec une teinte dorée et bleue, en lisant. (*Buchholz.*)

Devant les yeux un grand cercle bariolé autour de la lumière, principalement de couleur rouge; parfois la lumière semble se résoudre tout entière en rayons (au bout de quinze heures). (*Moeckel.*)

285. Il voit devant ses yeux des flammes quand il pose les mains sur les joues enflées, et l'air lui paraît comme un nuage. (*Kummer.*)

Elle voit au plafond une étoile de la grandeur d'une assiette, et de légers nuages argentés qui passent devant, de gauche à droite, plusieurs fois et en des lieux divers. (*Id.*)

Grandes étincelles claires devant les yeux.

Il voit des étincelles devant les yeux. (*Ziegler.*)

En remuant les paupières, il aperçoit des étincelles, comme d'électricité. (*Id.*)

290. Il voit les objets doubles. (*Henning, Sicelius, Stapf.*)

Il ne voit pas du tout de près, mais de loin il voit double. (*Stapf.*)

Les objets lui paraissent multipliés et obscurs. (*Sauter.*)

Il voit les objets renversés. (*Henning.*)

Sensation dans les yeux, comme s'ils saillaient hors de l'orbite. (*Stapf.*)

295. Yeux proéminens, avec dilatation des pupilles (au bout de six heures). (*Moeckel.*)

Yeux hagards. (*Miller.*)

Regard hagard. (*Dumoulin.*)

Les yeux sont hagards et scintillans. (*Grimm.*)

Yeux brillans (vitreux). (*Ziegler.*)

3oo. Yeux brillans (vitreux), avec les pupilles extrêmement dilatées (au bout de vingt heures). (*Boucher.*)

Les yeux sont rouges , brillans (vitreux), et tournent dans la tête. (*Sauter.*)

Les yeux tournent spasmodiquement en rond. (*Boucher.*)

Les yeux se distordent. (*Greding.*)

Spasmes des yeux. (*Schreck.*)

3o5. Les yeux et les mains sont dans un continuel mouvement spasmodique. (*Boucher.*)

Mobilité continuelle de la tête et des mains (au bout de six heures).

Les yeux sont distors , avec rougeur et gonflement du visage. (*Buchave.*)

Pression resserrante sur l'os jugal gauche. (*Wislicenus.*)

Tiraillement et traction au dessous de l'os jugal droit (au bout d'un quart d'heure). (*Gross.*)

3ıo. Pression au dessous de l'os jugal droit. (*Id.*)

En marchant, violent élancement dans l'articulation droite de la mâchoire, jusque dans l'oreille, qui continue même après la mastication, mais alors ayant davantage le caractère de vulsion. (*Stapf.*)

Petits élancemens dans la cavité articulaire de la mâchoire (au bout d'une heure). (*Wislicenus.*)

Elancemens de la mâchoire supérieure dans l'oreille interne.

Elancemens dans la glande parotide.

315. Violent élancement dans la parotide droite, jusque dans l'oreille externe, où il disparaît en forme de crampe (au bout de deux heures); le lendemain également vers la même heure (au bout de vingt-six heures).

Douleur tiraillante au côté postérieur du cartilage de l'oreille gauche. (*Wislicenus.*)

Pression tiraillante à la moitié inférieure du cartilage de l'oreille droite. (*Hornburg.*)

Tiraillement à l'oreille externe droite , qui se dirigeait en arrière. (*Id.*)

Tiraillement de haut en bas dans l'oreille interne et externe.

32o. Douleur tiraillante dans l'oreille externe droite, et dans tout le côté de la face, de haut en bas (au bout de vingt-quatre heures).

Élancemens dans le conduit auditif externe. (*Rueckert.*)

Tintement dans les oreilles, d'abord dans la droite, puis dans la gauche, aussitôt après le hoquet. (*Kummer.*)

Pression désagréable dans le conduit auditif, comme si on y enfonçait le doigt. (*Lehmann.*)

Sensation dans le conduit auditif interne, comme si quelqu'un appuyait dessus. (*Rueckert.*)

325. Sensation extrêmement désagréable dans l'oreille droite, comme si on l'arrachait violemment de la tête. (*Gross.*)

Alternativement douleur tiraillante de dedans en dehors et pression de dehors en dedans dans les oreilles et les tempes, alternant avec une douleur semblable dans les orbites. (*Id.*)

Otalgie du côté gauche (au bout de cinq jours). (*Hornburg.*)

Coups aigus dans l'oreille interne, avec serrement. (*Wislicenus.*)

Douleur térébrante près de l'oreille droite. (*Kummer.*)

33o. Tiraillement pressif derrière l'oreille droite (au bout d'une demi-heure). (*Hartmann.*)

Derrière l'oreille gauche, les muscles sont douloureux, jusqu'au cou, comme si on les comprimait avec force; il en est de même des muscles du front. (*Hornburg.*)

Un élancement passager va de l'oreille jusqu'au menton (au bout d'une heure). (*Wislicenus.*)

Élancemens dans l'oreille interne, de laquelle il n'entend point.

Élancemens dans l'oreille interne, avec rapports ayant le goût de ce qu'on a mangé (au bout de douze heures).

335. Douleur tractive depuis les oreilles jusque dans la nuque. (*Hornburg.*)

Violente pression aux apophyses mastoïdes, sous l'oreille. (*Gross.*)

Coups sécans de dehors en dedans, à travers l'apophyse mastoïde (au bout de douze heures). (*Wislicenus.*)

Un liquide purulent coule des oreilles, pendant vingt jours. (*F. Hahnemann.*)

Exaltation de la sensibilité du conduit auditif. (*Sauter.*)

340. D'abord bruit comme de trompettes et de tambours dans les oreilles, et comme de bourdonnement en même temps ; ensuite bruissement, surtout en restant assis, moins en se tenant debout et couché, moins encore en marchant.

Bourdonnement d'oreilles. (*Vicat.*)

Bruissement dans les oreilles, vertige et mal de ventre sourd. (*Greding.*)

Il sort du vent des oreilles. (*Id.*)

Le matin, aussitôt après le réveil, bruit comme d'une aile qui battrait devant l'oreille.

345. Surdité, comme s'il y avait une peau tendue devant les oreilles.

Audition difficile. (*Greding.*)

A la racine du nez, une couple de petits boutons rouges, causant la même douleur que s'ils étaient ulcérés en dedans, mais seulement lorsqu'on y touche (au bout de seize jours). (*Wislicenus.*)

Des boutons paraissent sur les joues et au nez, se remplissent promptement de pus et se couvrent d'une croûte.

Grand froid au nez. (*Greding.*)

350. Odeur comme d'œufs pourris dans le nez, pendant un quart d'heure (au bout de quatre heures). (*Langhammer.*)

Douleur pressive aux os du nez. (*Gross.*)

Dans le nez, au dessus de l'œil, douleur comme de brisure, quand on y touche.

Odorat par trop fin, l'odeur de la fumée de tabac lui est insupportable (au bout d'une heure).

Saignement de nez (sur-le-champ).

355. Saignement de nez la nuit.

Saignement de nez le matin.

Traction douloureuse au dessus de la moitié gauche du nez. (*Hornburg.*)

Fourmillement au bout du nez, qui disparaît en se frottant. (*Wislicenus.*)

Petits élancemens dans le bout du nez, à partir du soir, pendant les nuits.

360. Rougeur subite du bout du nez, avec sensation brûlante.

La narine gauche très-douloureuse et bouchée le matin
par la suppuration (au bout de six semaines). (*Stapf.*)

Grand gonflement de la lèvre supérieure; elle éprouve de
la tension quand on ouvre la bouche.

Ulcération douloureuse des narines, dans l'endroit où
elles se réunissent à la lèvre supérieure.

365. *Les narines et les coins de la bouche sont ulcérés,
mais sans prurit ni douleur.*

Traction dans la lèvre supérieure, suivie d'enflure, avec
rougeur.

Ulcération à la lèvre. (*Lambergen.*)

Un bouton à tête blanche sous l'aile gauche du nez, sans
douleur.

Coins de la bouche ulcérés dans l'endroit précisément où
les deux lèvres se joignent, avec douleurs tiraillantes énormes,
même pendant le repos (au bout de cinq heures).

370. Sensation d'écorchure dans les coins de la bouche,
comme s'ils allaient s'ulcérer (au bout de cinq, six et sept
jours). (*Stapf.*)

Petits boutons, l'un à la lèvre supérieure, près de l'aile
droite du nez, couvert d'une croûte, l'autre sous le bord de
la lèvre inférieure et à sa peau interne, tous deux causant
de la cuisson comme s'ils avaient été mouillés d'eau salée.
(*Hornburg.*)

Petits boutons d'un rouge pâle aux coins de la bouche,
sans nulle sensation, et qui disparaissent promptement sans
suppurer. (*Hartmann.*)

Petit bouton à la lèvre supérieure, faisant éprouver par
lui-même une sensation pruriteuse, mais dans lequel on ressent un élancement pruriteux lorsqu'on y touche.

Ulcère à bord rouge, avec prurit rongeant, au coin de la
bouche.

375. Douleur brûlante et petits boutons au bord inférieur
interne des lèvres (au bout de vingt-quatre heures). (*Stapf.*)

Les lèvres, la supérieure surtout, se gercent dans le milieu, en éternuant et en toussant.

Un bouton au bord de la lèvre, à égale distance du coin
et du milieu, qui se convertit en un ulcère couvert d'une

croûte, et cause la même douleur qu'une partie enflammée.

Mouvemens spasmodiques des lèvres. (*Mueller.*)

Le coin droit de la bouche est tiré en dehors. (*Greding.*)

380. Un spasme tire la bouche de travers (rire sardonique). (*Weinmann.*)

Bouche tirée de travers par des spasmes. (*De Saint-Martin.*)

Ecume sanguinolente à la bouche (peu de temps avant la mort).

Ecume sanguinolente à la bouche, branlement de tête, et grincemens de dents, depuis le matin jusqu'à midi. (*Greding.*)

Bouton entre la lèvre et le menton, rempli de pus, et causant une douleur brûlante, cuisante, surtout la nuit (au bout de six jours). (*Stapf.*)

385. Un bouton qui cause une douleur cuisante, rongeante, en dehors, sous la lèvre, de côté.

Un bouton sur le côté du menton, avec douleur pruriteuse, mais cependant plus lancinante que pruriteuse; cette sensation disparaît en se grattant.

Plusieurs petits boutons au menton.

Au menton, une multitude de petits boutons, semblables à la miliaire, causant une sensation brûlante lorsqu'on y touche (au bout de trois jours). (*Hornburg.*)

Vifs élancemens au menton (sur-le-champ). (*Wislicenus.*)

390. Sensation spasmodique dans le menton.

Trisme des mâchoires, impossibilité de les ouvrir, à cause de la raideur douloureuse des muscles masseters (pendant le jour).

Fermeture des mâchoires, trisme. (*Hasenest, May.*)

Elle serre tellement les dents, qu'il faut employer une grande force pour les écarter, avec vulsions dans tous les membres, et froid. (*Ruench.*)

Elle serre les dents si fort, qu'on est obligé d'en casser une pour lui faire avaler ses boissons. (*Baldinger.*)

395. Elancemens et tension dans la mâchoire inférieure, qui se portent vers l'oreille. (*Rueckert.*)

Il lui semble que la mâchoire inférieure soit retirée en arrière; grandes douleurs quand elle la porte en avant, douleurs énormes lorsqu'elle mord. (*Kummer.*)

A l'angle de la mâchoire, tubercule rouge, qui est dur

et indolent par lui-même, mais cause une douleur lancinante lorsqu'on appuye dessus.

Vifs élancemens au bord inférieur du côté droit de la
mâchoire.

Glocitation au bord inférieur de la mâchoire (au bout
d'une demi-heure). (*Wislicenus.*)

400. Dans la mâchoire inférieure (dans les glandes),
douleur (vulsive, tractive?), qui se dissipe promptement.
(*Stapf.*)

Gonflement des glandes du cou, qui sont douloureuses la
nuit : elles ne le sont point en avalant. (*Baehr.*)

Élancemens dans une glande sur le côté du cou.

Au côté gauche du cou, dans les muscles, sensation tensive, comme de crampe, même en ne se remuant pas (au
bout d'un quart d'heure). (*Hartmann.*)

Sa tête se renverse en arrière, il s'enfonce beaucoup dans
le lit la nuit. (*Baehr.*)

405. Raideur du cou, telle qu'il ne peut se coucher sur
le côté de la tête. (*Kummer.*)

Raideur dans la nuque. (*Baehr.*)

Traction dans les muscles du cou. (*Hornburg.*)

Douleur tractive, pressive, dans les muscles du côté
droit du cou. (*Id.*)

Petits élancemens dans la fossette du cou. (*Wislicenus.*)

410. Sensation de pression sur le côté gauche du larynx,
qu'une pression exercée du dehors augmente encore (au bout
d'une demi-heure). (*Hartmann.*)

Battement sensible au toucher des artères du cou. (*Kummer.*)

Douleur pressive à la nuque, tout près de l'occiput, qui
ne change point par le mouvement (au bout d'une, de trois
heures). (*Hartmann.*)

Élancemens violens et souvent renouvelés à la nuque, à
la hauteur des deuxième et troisième vertèbres du cou, quand
on redresse la tête (au bout de trois quarts d'heure). (*Id.*)

Violens grincemens de dents. (*Muench.*)

415. Grincement de dents, avec beaucoup d'écume à la
bouche ayant l'odeur d'œuf pourri. (*Greding.*)

Grincement de dents et spasme du bras droit. (*Id.*)

I.   33

Grincement de dents, avec salive abondante qui coule de la bouche. (*Greding.*)

Gonflement extrèmement douloureux de la gencive du côté droit, avec fièvre et sentiment du froid. (*Id.*)

Pustules à la gencive, au dessous des dents du devant, causant la même douleur qu'une brûlure.

415. Gencive douloureuse au toucher, comme si elle était ulcérée.

Chaleur dans la gencive; on y éprouve du prurit et des battemens.

Prurit et battement incommode à la gencive, avec douleur dans la gorge. (*Baldinger.*)

La gencive saigne à l'endroit d'une dent creuse (au bout de six jours). (*Wislicenus.*)

En exerçant une traction avec la langue sur les dents creuses, il en sort du sang, sans douleur. (*Id.*)

420. Traction dans les dents molaires extérieures, au côté droit de la mâchoire supérieure, qui reste le même dans toutes les circonstances. (*Gross.*)

Douleur tiraillante dans une dent creuse du bas et dans la molaire voisine; la douleur devient énorme par le contact de l'air et des alimens (au bout de quatre jours). (*Hartmann.*)

Odontalgie plus tiraillante que lancinante.

Mal de dents, avec traction dans l'oreille.

Il s'éveille à minuit avec un violent tiraillement (?) dans les dents.

430. En humant l'air du dehors, odontalgie simple, uniforme, qui ressemble à une douleur d'écorchure (au bout d'un quart d'heure).

Non en mangeant, mais seulement quelques minutes après, survient le mal de dents, qui augmente peu à peu jusqu'à un haut degré, et qui diminue de même; il ne se déclare pas après avoir bu.

Mal de dents, le soir après s'être couché et pendant les travaux de tête; douleur tranquille dans les nerfs des racines dentaires, presque comme celle d'un ulcère, et dans les cas plus graves, comme une section continuelle.

Mal de dents; une vive traction depuis l'oreille jusque dans les dents creuses de la mâchoire supérieure, où la douleur devenait térébrante; moindre pendant le manger, plus forte ensuite, mais plus forte la nuit qu'en tout autre temps, et privant de tout sommeil (après avoir pris du café, elle devint coup sourd et une térébration). (*Hempel.*)

Traction sourde dans les dents d'en haut du côté droit, pendant toute la nuit : la douleur ne laissa pas dormir, l'endroit douloureux était un peu gonflé (avec douleur brûlante) et chaud au toucher; parfois des coups douloureux dans les dents. (*Hornburg.*)

435. Une petite douleur lancinante dans une molaire creuse du haut, pendant toute la journée, qui laissa peu dormir la nuit, et fut suivie de fluxion à la joue.

(Odontalgie fouillante, qui dure peu.)

(Les dents de devant sont comme trop longues.)

Dents douloureuses en mordant, comme si les racines étaient ulcérées, et si elles allaient se casser.

Vulsion isolée très-douloureuse, ou glocitation dans les nerfs d'une ou plusieurs dents.

440. Sentiment d'ampleur dans la bouche, comme si la langue était plus bas qu'à l'ordinaire. (*Kummer.*)

Sensation comme d'engourdissement et de mort à la langue, qui semble couverte d'une peau, le matin. (*Id.*)

Sensation de froid et de sécheresse à la moitié antérieure de la langue. (*Id.*)

Toute la langue est douloureuse, surtout au toucher. (*Stapf.*)

Langue fendillée, chargée, blanche, avec abondance de salive. (*Hornburg.*)

445. Au milieu de la langue, qui est chargée et blanche, forte douleur cuisante, comme celle que causerait une pustule (au bout de trois jours). (*Stapf.*)

Sensation au bout de la langue, comme s'il s'y trouvait une pustule, qui cause une douleur brûlante au toucher, pendant deux jours. (Hornburg.)

Les papilles de la langue sont d'un rouge intense, enflammées et très tuméfiées (au bout de trois jours). (*Stapf.*)

Tremblement de la langue. (*Weinmann.*)

Faiblesse de langue, qui fait balbutier. (*Rau.*)

450. *Faiblesse des organes de la parole qui fait balbutier en pleine connaissance et les pupilles étant dilatées* (au bout de deux, de trois heures).

Il balbutie comme un homme ivre. (*Buchave.*)

Aphonie passagère. (*Sauvages.*)

Faiblesse paralytique des organes de la parole.

Aphonie; il ne rend aucun son. (*Wagner.*)

455. Mutisme. (*Hasenest.*)

Difficulté de parler et de respirer, avec grande faiblesse, après l'anxiété.

Il lui est très-difficile de parler et de respirer; sa parole est grêle.

Parole très-grêle, avec mal de tête, comme si le cerveau était repoussé hors du crâne, immédiatement au dessus des sourcils, dans le front, qui empêche d'ouvrir les yeux, et force à se coucher, avec rétrécissement extrême des pupilles.

Langue chargée d'une grande quantité de mucus visqueux, blanc-jaunâtre. (*Justi.*)

460. Mucus visqueux dans la bouche. (*Moeckel, Greding.*)

Une salive gluante pendant en longs fils hors de la bouche. (*Greding.*)

Forte salivation. (*Ollenroth.*)

Salivation.

Écorchure en dedans de la joue : l'orifice des conduits salivaires est comme rongé.

465. Il crache souvent de la salive visqueuse. (*Greding.*)

Il a beaucoup de mucus dans la bouche, surtout le matin, après son lever, et ce mucus a parfois un goût putride. (*Hartmann.*)

La salive était épaisse, visqueuse et blanche dans la gorge, et attachée à la langue comme de la colle, de sorte qu'elle était obligée de tenir toujours quelque chose d'humide dans sa bouche. (*Sicelius.*)

Bouche muqueuse, avec sensation de fétidité de l'haleine, comme quand l'estomac est malade.

Le matin, bouche pleine de mucus : il est obligé de se la rincer de temps en temps; le mucus disparaît après avoir mangé.

470. *Bouche muqueuse le matin, en s'éveillant, avec céphalalgie pressive* (tous deux de très-courte durée).

Le matin, quand il s'éveille, il sent très-mauvais de la bouche.

Sensation de grande sécheresse dans la bouche, avec irritation extrême de l'esprit; cependant la bouche et la langue sont humides à la vue.

Sensation de grande sécheresse dans la bouche : il y avait très-peu de mucus visqueux sur la langue; les lèvres étaient chaudes et l'épiderme s'en détacha.

Mucus visqueux dans la bouche, avec sensation de sécheresse. (*Hartmann.*)

475. Sécheresse dans la bouche. (*Ziegler.*)

Grand sentiment de sécheresse dans la bouche humectée, avec viscosité et grande soif. (*Stapf.*)

Forte sécheresse dans la gorge. (*Cullen.*)

Sécheresse dans la bouche, avec soif. (*Lehmann.*)

Sécheresse de la bouche, comme si sa membrane interne avait été enlevée par une substance mordante ou âcre. (*Lottinger.*)

480. Sécheresse dans la bouche, qu'on peut à peine faire cesser. (*De Meza.*)

Sécheresse dans la gorge. (*Wienholt.*)

Enorme sensation de sécheresse dans la bouche, quoique la langue fût toujours humide. (*Stapf.*)

Sécheresse énorme dans la bouche, qui lui serre la gorge comme avec une corde. (*Id.*)

Il a la gorge et le gosier serrés, à cause de la trop grande sécheresse dans la bouche ; pas le moindre mucus, et seulement une soif modérée. Cependant il pouvait avaler le lait. (*Id.*)

485. Sécheresse dans la bouche, la gorge et le nez. (*Buchave, Lambergen.*)

Il ne peut point avaler, à cause de la sécheresse dans la bouche, la gorge et le nez. (*Buchave.*)

Saignement de la bouche (1). (*Cullen.*)

Saignement de la bouche et du nez. (*Wagner.*)

Grattement au palais. (*Wislicenus.*)

_____

(1) Il se termina par la mort. Même après la mort, les cadavres des personnes tuées par la belladonna donnent du sang par le nez, la bouche et les oreilles: ils deviennent d'un violet noirâtre, ou couverts de taches gangreneuses, soit au visage seulement, soit sur un côté du corps, soit par tout le corps ; l'épiderme se détache bientôt, le bas-ventre se ballonne, et quelquefois la putréfaction s'empare d'eux dans l'espace de douze heures, comme le disent E. Gmelin et Faber.

490. Le palais est comme écorché, douloureux surtout quand la langue y touche et en mâchant (au bout de six jours, et pendant plusieurs jours). (*Stapf.*)

Douleurs dans la gorge. (*Baldinger.*)

Petits tiraillemens à la face interne de l'angle de la mâchoire inférieure, dans l'amygdale gauche et derrière elle, auxquels les attouchemens ne changent rien ; tiraillement plus violent en avalant (au bout de deux jours). (*Hartmann.*)

Sécheresse dans la gorge et ardeur sur la langue. (*Ollenroth.*)

495. La bouche étant humectée comme elle doit l'être, violente ardeur dans la gorge, qui ne diminue pas en buvant, mais se calme, pour quelques instans seulement, en prenant un peu de sucre. (*Baehr.*)

Douleur brûlante, qui dure long-temps, dans la gorge ; les alimens et les boissons brûlent dans la bouche comme de l'esprit-de-vin. (*Remer.*)

Inflammation dans la gorge. (*Rau, Goeckel.*)

Continuel besoin d'avaler ; il se croyait sur le point d'étouffer quand il n'avalait pas.

Mal de gorge ; élancemens dans le pharynx et douleur comme d'un gonflement interne, sensible seulement en avalant et en tournant le cou, de même qu'en y touchant sur le côté, mais non sensible dans le repos ou en parlant.

500. La gorge est enflée en dedans. (*Rau.*)

La gorge fait mal en avalant et en crachant ; sensation comme d'enflure, plus à gauche qu'à droite. (*Kummer.*)

Douleur dans la gorge et mal de ventre. (*Greding.*)

Mal de gorge qui augmente d'heure en heure, chaleur, grattement, rétrécissement et sensation d'écorchure. (*Kummer.*)

Déglutition difficile et douloureuse. (*Vicat.*)

505. Une violente douleur lancinante dans la gorge en avalant et en respirant. (*Stapf.*)

Élancemens dans la gorge, au côté gauche, tout aussi forts en n'avalant pas qu'en avalant. (*Hartmann.*)

Inflammation des amygdales, qui au bout de quatre jours suppurèrent ; pendant tout ce temps le malade ne put rien avaler. (*Greding.*)

Déglutition difficile. (*May*, *Greding*.)

Impossibilité d'avaler.

510. Impossibilité d'avaler, qui est sans douleur.

Déglutition impossible. (*Remer*, *Greding*.)

Forte constriction du gosier. (*Cullen*.)

Constriction de l'œsophage qui dure peu, mais revient souvent, plus en avalant qu'en n'avalant pas, et chaque fois suivie d'une douleur grattante aux environs de l'épiglotte, comme s'il y avait là une écorchure. (*Lehmann*.)

Mal de gorge : en avalant, grattement au voile du palais, comme s'il était écorché.

515. Mal de gorge : rétrécissement (constriction) du pharynx, qui s'oppose à la déglutition (au bout de trois heures).

Rétrécissement et constriction douloureuse du gosier ; il se distend en exécutant, même à vide, le mouvement d'avaler ; la douleur n'est pas plus forte non plus en avalant ; de soi-même déjà le sentiment de constriction est douloureux (au bout de soixante heures). (*Wislicenus*.)

En avalant, sensation dans la gorge comme si elle était trop étroite, resserrée, et qu'elle ne pût rien laisser passer (au bout de deux heures). (*Stapf*.)

Il ne pouvait point avaler d'alimens solides. (*Sicelius*.)

Il mâche les alimens, sans pouvoir les avaler, parce que sa gorge lui paraît être rétrécie. (*Baldinger*.)

520. Pendant la perte de connaissance, elle s'enfonce souvent le doigt dans la gorge, se gratte la gencive, et se serre le cou à pleines mains. (*Id*.)

Il avale l'eau avec la plus grande peine, et n'en peut avaler qu'extrêmement peu. (*E. Camerarius*.)

Horreur de tous les liquides, qu'elle repousse avec des gestes terribles. (*Baldinger*.)

Elle entre en fureur parce qu'on l'asperge d'eau. (*Id*.)

Impossibilité d'avaler. (*Delaunay*, *Manetti*.)

525. Faiblesse comme paralytique des parties internes de la bouche. (*Lottinger*.)

Quelque chose lui remonte du bas-ventre et lui serre la gorge, sans nausées, ni vomissement. (*Stapf*.)

Perte du goût. (*Lottinger*.)

Goût fade dans la bouche. (*Hornburg*.)

Goût de pourri dans la bouche. (*Greding*.)

530. Saveur dégoûtante dans la bouche, la langue étant nette.

Goût corrompu de la salive. (*Vica.*)

Goût putride dans la bouche, quand elle a mangé.

Goût putride, comme de viande gâtée, dans la bouche, deux heures après avoir mangé (au bout de huit heures). (*Moeckel.*)

Un goût putride lui vient de la gorge, même en mangeant et buvant, quoique les alimens et les boissons aient la saveur qu'ils doivent avoir. (Wislicenus.)

535. Goût douceâtre, nauséeux dans la bouche. (*Hornburg.*)

Goût visqueux dans la bouche.

Goût salé et aigrelet dans la bouche. (*Stapf.*)

Goût salé des alimens, comme si l'on y avait mis trop de sel (au bout de vingt-cinq heures). (*Id.*)

Au commencement du repas, les alimens ont le goût qui leur appartient ; mais subitement tout lui semble tantôt trop salé, tantôt fade, avec sensation dans la gorge (à la fossette du cou), comme si elle allait rendre ce qu'elle a pris. (*Id.*)

540. Le pain lui semble aigre au goût et à l'odorat.

Il trouve le pain aigre.

Aversion pour le lait, qu'elle aimait beaucoup et dont elle avait l'habitude ; il a pour elle une odeur dégoûtante, très-désagréable, et une saveur amarescente acidule, qui se dissipe néanmoins en continuant à boire. (*Stapf.*)

Le soir, le pain beurré, ou au moins le pain, lui semble très-aigre, après quoi ordinairement un peu de soda, qui durait deux heures (huit soirées de suite) (au bout de quatre jours.)

545. (Goût amer du pain et des pommes, le soir.)

Le café lui répugne. (*Baehr.*)

Dégoût du camphre. (*Id.*)

Faim, mais nulle envie d'aucun aliment quelconque. (*Hornburg.*)

Répugnance pour les alimens. (*Grimm, Lottinger.*)

550. Eloignement absolu pour tous les alimens et boissons, avec pouls fréquent, faible. (*Greding.*)

Défaut total d'appétit. (*Lambergen.*)

Défaut d'appétit, avec mal de tête. (*Greding.*)

Diminution de l'appétit ; les viandes surtout lui répugnent.
(*Wislicenus.*)

Répugnance pour la bière.

555. Répugnance pour les choses acides.

Pendant long-temps *éloignement pour les alimens.*

Point d'appétit, tout le dégoûte.

(Il désire tantôt une chose, tantôt une autre ; mais dès
qu'il la mange, elle ne lui plaît pas.)

L'appétit se perd tout-à-fait après avoir fumé.

560. Défaut d'appétit, avec sentiment de besoin et faim ;
se met-il à manger, il trouve tout bon, et mange comme de
coutume. (*Hartmann.*)

Accroissement de l'appétit (effet curatif).

Appétit pour la panade et le pain beurré, mais pour nulle
autre chose. (*Kummer.*)

Après avoir peu mangé, sentiment particulier de constriction dans l'estomac. (*Moeckel.*)

Après avoir mangé, toux et grande soif. (*Greding.*)

565. Aussitôt après le repas, état comme d'ivresse (au
bout de six heures et demie).

Après avoir mangé, violent pincement au dessous de l'ombilic, immédiatement sous les tégumens du bas-ventre (au
bout de deux heures et demie). (*Hartmann.*)

Chaleur intérieure, après avoir bu de la bière. (*Wislicenus.*)

Il ne désire pas boire, adipsie.

Adipsie. (*Hartmann.*)

570. Désir des boissons, sans appétit pour boire ; à peine
a-t-il approché le verre de ses lèvres qu'il le remet sur la
table (au bout de huit heures). (*Langhammer.*)

Soif étonnante, le matin, avec goût aqueux ; mais tout ce
qu'elle boit la dégoûte. (*Kummer.*)

Forte soif de boissons froides, sans chaleur (au bout de
sept heures). (*Langhammer.*)

A midi, soif violente (revenant pendant plusieurs jours à
la même heure). (*Kummer.*)

Rapports ayant le goût de ce qu'on a pris.

575. Rapports amers, après avoir mangé.

Fréquens rapports venant de l'estomac. (*Lehmann.*)

Rapports avec défaut d'appétit. (*Greding.*)

Rapports et vertige. (*Id.*)

Vains efforts d'éructation.

58o. *Éructation incomplète, interrompue à moitié.*

Rapports putrides. (*Greding.*)

Rapports brûlans, aigres ; un liquide acide et brûlant lui vient aussi à la bouche, avec une sorte de serrement de gorge. (*Stapf.*)

Soda (en fumant) ; il reste long-temps une sensation grattante de brûlure et de cuisson à l'entrée de l'œsophage et surtout au bord supérieur du larynx (au bout de deux heures).

Afflux d'eau à la bouche, le soir, pendant une demi-heure. (*Kummer.*)

585. Nausées et envies de vomir *dans la gorge* (non au creux de l'estomac), avec des rapports amers de temps en temps, le soir. (*Stapf.*)

Après le déjeuner, sensation d'affadissement et de mal de cœur.

Avant midi, fréquens accès de nausées (au bout de soixante-douze heures.)

Envies de vomir en allant au grand air.

Nausées dans l'estomac. (Hartmann.)

59o. Dégoût, avec tendance à vomir, surtout quand il veut manger. (*Sicelius.*)

Fréquens dégoûts et serremens de gorge. (*Greding.*)

Nausées, envies de vomir et soif si violente, qu'ils furent forcés de boire des quantités d'eau énormes. (*Baldinger.*)

Vomissement le soir. (*Greding.*)

Vomissement, vertige et chaleur passagère. (*Id.*)

595. Vomissement et forte sueur. (*Id.*)

Vomissement énorme. (*Goeckel.*)

Vomissement de mucus vers midi. (*Greding.*)

Vomissement bilieux, muqueux. (*De Meza.*)

Vomissement d'alimens indigérés, pris douze heures auparavant. (*Grimm.*)

6oo. Vomissement (au bout de six heures), et ensuite sur-le-champ sommeil pendant plusieurs heures. (*E. Camerarius.*)

Disposition à vomir, vains serremens de gorge. (*May.*)

Jusqu'à ce que la face devienne bleue, il bâille et a des

soulèvemens de cœur, l'une des mains posée sur la tête, l'autre frappant avec force sur le bas-ventre. (*Greding*.)

Inutiles envies de vomir. (*Hornburg*.)

Il se réveille trois fois vers minuit; trois fois il a des soulèvemens de cœur, avec sueur d'anxiété, mais il ne vomit
pas.

605. Envies de vomir qui n'aboutissent à rien, qu'à des
soulèvemens de cœur.

Il ne peut pas vomir, à défaut d'irritabilité de l'estomac.
(*May*.)

Quatorze grains d'émétique ne le font pas vomir, et ne lui
donnent même pas de nausées. (*Baldinger*.)

Violent hoquet à plusieurs reprises. (*Lehmann*.)

Violent hoquet, qui lui soulevait le corps, après quoi elle
était sourde jusqu'au prochain accès. (*Kummer*.)

610. Violent hoquet vers minuit. (*Greding*.)

Effet intermédiaire entre un rapport et le hoquet.

*Rapports en forme de hoquet; spasme composé de rapports
et de hoquet.*

La nuit, hoquet avec sueur violente. (*Greding*.)

Après le hoquet, convulsion de la tête et des membres,
puis nausées et lassitude. (*Id.*)

615. Hoquet alternant avec une convulsion du bras droit
et de la jambe gauche, puis forte soif, avec rougeur et chaleur
à la tête. (*Id.*)

Pulsation non douloureuse au creux de l'estomac.

Violentes douleurs à la région du creux de l'estomac.
(*Wagner*.)

Forte pression dans l'estomac, surtout après avoir mangé
(au bout de vingt-quatre heures). (*Hartmann*.)

(La nuit, douleur périodique au creux de l'estomac, avec
tremblement.)

620. Quand il a mangé, pression dans l'estomac.

Pression au creux de l'estomac, en partie rongeante.

(Douleur pressive, lancinante, dans le côté gauche, sous
es côtes.)

Plénitude sous les fausses côtes; en se penchant, le creux
e l'estomac est comme plein, et tout devient noir devant les
eux (au bout de quatre jours).

Violente pression à l'estomac, en sortant de table, et plus tard aussi (au bout de cinq heures). (*Hartmann.*)

625. *Pression douloureuse au creux de l'estomac, seulement en marchant ; elle l'oblige à ralentir ses pas* (au bout de quarante-huit heures). (*Wislicenus.*)

Il paraît s'être accumulé sous le sternum de l'air qui se dissipe par des gargouillemens dans le ventre, après quoi les nausées deviennent de plus en plus fortes. (*Kummer.*)

Spasme d'estomac. (*Manetti.*)

Spasme d'estomac, comme une crampe. (*E. Camerarius.*)

Spasme d'estomac prolongé pendant le dîner.

530. Après avoir mangé un peu, sensation particulière de constriction dans l'estomac. (*Moeckel.*)

Après s'être mis au lit, le soir, gonflement de la partie supérieure du ventre, avec douleur tensive dans l'estomac.

Douleur constrictive au creux de l'estomac. (*Moeckel.*)

Ardeur dans l'estomac. (*Henning.*)

Élancemens au creux de l'estomac. (*Hornburg.*)

635. Élancemens dans le creux de l'estomac.

Douleur énorme, lancinante, sécante, dans le creux de l'estomac, qui oblige à renverser le corps en arrière et à retenir la respiration.

Inflammation de l'estomac. (*Goeckel.*)

Inflammation de la partie supérieure du duodénum. (*Id.*)

Ardeur dans le bas-ventre. (*Albrecht.*)

640. Mal de ventre continuel. (*Greding.*)

Mal de ventre, constipation, flux d'urine, avec rapports et envies de vomir. (*Id.*)

(Après avoir bu du lait, mal de ventre : quelques élancemens.)

(Tranchées dans le ventre, le soir, quelque temps avant de s'aller coucher.)

Mal de ventre, tension spasmodique depuis la poitrine jusque dans la profondeur du bas-ventre, qui ne permet pas de faire faire le moindre mouvement au corps (au bout d'une demi-heure).

645. Mal de ventre et flueurs blanches. (*Greding.*)

Le soir, pression dans le bas-ventre, comme par une pierre, avec maux de reins. (*Id.*)

Mal de ventre, comme par l'effet d'un corps dur et pesant,

seulement en marchant et se tenant debout, qui cesse chaque fois qu'on s'assied.

Tout au bas de l'hypogastre, pression comme par un grand poids. (*Greding.*)

Dans l'aine droite, à l'anneau inguinal, étant assis, le corps penché en avant, sensation comme si un corps dur sortait avec effort, sans que l'endroit soit dur au toucher (au bout de six jours. (*Wislicenus.*)

650. Etant assis, le corps penché en avant, sensation dans l'aine droite, comme si un corps dur y pressait pour sortir. (*Stapf.*)

Dans l'hypogastre, immédiatement sous l'ombilic, sensation comme si les viscères faisaient effort pour sortir ; surtout en se tenant debout (au bout de six jours). (*Wislicenus.*)

Pendant une pression sur le creux de l'estomac, douleur pressive de dedans en dehors dans le côté du ventre.

Gonflement du bas-ventre. (*Goeckel.*)

Bas-ventre gonflé, sans toutefois qu'il soit dur ni douloureux. (*Boucher.*)

655. Bas-ventre gonflé et dur. (*Justi.*)

Avec sensation de gonflement du bas-ventre, douleur constrictive au dessous de l'ombilic, qui revient par saccades, et oblige à se ployer en deux en avant (au bout de quatre heures).

Bas-ventre tendu tout autour des côtes. (*E. Camerarius.*)

Gonflement du bas-ventre, avec borborygmes et gargouillemens dans les intestins, au côté gauche. (*Lehmann.*)

Rétraction du bas-ventre, avec douleur pressive (étant couché). (*Hornburg.*)

660. Douleur serrante et constrictive dans tous les intestins situés au fond de l'hypogastre, alternant avec des élancemens sourds et des coups vers le périnée (au bout de trente-six heures).

Constriction du ventre, comme par un lien, autour de la région ombilicale, comme s'il allait se former là un globe ou une masse. (*Lehmann.*)

Le matin, aussitôt après avoir quitté le lit, violente douleur tensive, pression dans tout l'hypogastre, mais surtout à la région pubienne ; il semble que l'hypogastre (rarement l'épigastre) soit serré spasmodiquement comme par un lien, quelquefois même qu'il soit gonflé (quoiqu'il ne soit pas réellement tendu); douleur qui, accrue peu à peu, diminue de même (au bout de vingt-quatre heures). (*Gross.*)

Constriction de l'abdomen à la région ombilicale. (*Lehmann.*)

Douleur serrante et corripiante autour de l'ombilic, qui oblige à se pencher en avant. (*Hornburg.*)

665. Douleur constrictive dans le ventre, qui l'oblige à ployer le corps en deux.

Mal de ventre, comme si un point était criblé d'aiguilles, une douleur corripiante, arrachante.

Constriction à la région ombilicale, plus forte à midi et après midi.

En marchant, douleur fortement corripiante dans le côté droit du ventre, avec vifs élancemens de dedans en dehors, qui remontent de là dans tout le côté droit de la poitrine et jusqu'à l'aisselle. (*Wislicenus.*)

Douleur corripiante excessive à la région ombilicale, qui vient des deux côtés, et se réunit au nombril. (*Stapf.*)

670. Mal de ventre pinçant, qui oblige à s'asseoir le corps ployé en deux, avec vaines envies d'aller à la selle, et ensuite vomissemens.

Pincement dans les intestins. (*Hornburg.*)

Pincement dans le côté du ventre, la région hépatique, si douloureux qu'il ne peut se lever de sa chaise. (*Hornburg.*)

Pincement en travers de la partie supérieure du ventre, ayant l'air d'être dans le colon. (*Moeckel.*)

Violent pincement profond dans le ventre, qui devient beaucoup plus fort quand on retire le ventre en dedans, et qu'on ploye le corps du côté gauche (au bout de six heures). (*Hartmann.*)

675. Grands élancemens dans les glandes inguinales.

Petits élancemens dans l'aine gauche. (*Moeckel.*)

Élancemens sourds dans le côté droit du ventre, aux dernières côtes. (*Wislicenus.*)

Violent élancement, comme avec un couteau émoussé, entre la hanche droite et l'ombilic (au bout de douze heures). (*Gross.*)

De la région ombilicale aux vertèbres lombaires, en tournant au dessus de la hanche gauche, douleur sécante, lancinante, comme un seul trait, qui se termine de la manière la plus douloureuse dans les lombes (au bout de trois quarts d'heure). (*Gross.*)

680. Coups de couteau sourds à gauche, au dessous de l'ombilic. (*Id.*)

Douleur pressive, lancinante, à la région ombilicale (au bout de vingt-quatre heures). (*Lehmann.*)

Le matin, au lit, douleur sécante, pressive, dans le côté gauche, sur lequel il est couché tranquillement, qui disparaît dès qu'il se couche sur l'autre côté (au bout de onze jours). (*Wislicenus.*)

Violente pression sécante dans l'hypogastre, tantôt sur un point et tantôt sur un autre (au bout d'une heure). (*Hartmann.*)

Douleur sécante dans tout l'hypogastre, plus violente toutefois dans le côté gauche. (*Gross.*)

685. Elancemens pruriteux à l'ombilic, qui cessent en se frottant (au bout d'une heure). (*Wislicenus.*)

Chaleur anxieuse dans le ventre, dans la poitrine et au visage, avec le nez bouché. (*Id.*)

Chaleur qui remonte, avec sueur d'anxiété, puis nausées, avec anxiété inexprimable ; les nausées descendent enfin toujours de plus en plus bas. (*Kummer.*)

Endolorissement de tout le ventre, comme s'il était à vif partout, pendant long-temps(au bout d'une heure). (*Stapf.*)

Borborygmes violens et réitérés dans l'abdomen. (*Gross.*)

690. Borborygmes bruyans dans le bas-ventre, avec même sensation que si tout s'écartait dans le ventre (au bout d'un quart d'heure). (*Stapf.*)

Borborygmes et pincement dans le ventre. (*Lehmann.*)

Il rend très-souvent des vents presque inodores. (*Id.*)

Emission fréquente de vents inodores.

Frissonnement en allant à la selle.

695. En allant à la selle, l'enfant est pris d'un frisson.

Au milieu du besoin d'aller par le bas, sensation dans le ventre, comme si la diarrhée allait survenir, avec chaleur intérieure dans l'abdomen (au bout d'une heure). (*Wislicenus.*)

Selle pultacée, mêlée de mucus. (*Hornburg.*)

Chaleur à la tête, alternant avec la diarrhée. (*Greding.*)

Diarrhée, envie de vomir, et pression à l'estomac. (*Id.*)

700. Selle grenue, jaune, un peu muqueuse.

(Selles ayant une odeur très-aigre.)

Selles aussi blanches que de la chaux. (*Weinmann.*)

Selles vertes. (*Greding.*)

Selles vertes, avec flux d'urine, et cependant aussi avec sueur. (*Id.*)

705. Plusieurs selles aqueuses aussitôt après une forte sueur. (*Justi.*)

D'abord une selle molle, diarrhéique, puis, *plus tard, fréquens besoins d'aller à la selle, quoiqu'on ne rende rien, ou seulement peu de chose.* (*Wislicenus.*)

Diminution extraordinaire des selles : pendant plusieurs jours, il n'a que de petites évacuations. (*Hornburg.*)

Envie d'aller par le bas; selle plus liquide qu'à l'ordi-naire, mais en quantité convenable. (*Id.*)

Fréquentes selles liquides, avec ténesme ; il a souvent be-soin d'aller par le bas, il est obligé d'aller à la selle tous les quarts d'heure.

710. Il a continuellement envie d'aller à la selle.

Envie d'aller à la selle : il sort bien des matières diarrhéi-ques, mais seulement en petite quantité, et aussitôt après survient un besoin plus fort (au bout de trois heures). (*Stapf.*)

Fréquens besoins d'aller par le bas, sans selle, ou avec une selle très-petite et dure. (*Hornburg.*)

Ténesme et mal de ventre. (*Fabri.*)

Vaines envies d'aller à la selle.

715. Après une vaine envie d'aller à la selle, vomissement.

Une sorte de ténesme, pression continuelle, avec effort vers l'anus et les parties génitales, alternant avec une cons-triction douloureuse de l'anus (au bout de douze heures).

Pression dans le rectum, qui aboutit à l'anus. (*Moeckel.*)

Resserrement du ventre. (*F. Hoffmann.*)

Ventre resserré, gonflement du bas-ventre et chaleur à la tête. (*Greding.*)

720. Il ne peut venir à bout de pousser sa selle. (*F. Hah-nemann.*)

Douleur constrictive dans le rectum, ensuite douleur ul-cérative dans la partie supérieure du ventre, puis sortie rapide d'une diarrhée muqueuse, et enfin, efforts qui n'aboutissent à rien.

Sensation fortement pruriteuse, et en même temps sentiment de resserrement comme par un lien à l'anus. (*Gross.*)

Prurit à la partie inférieure du rectum.

Violent prurit subit et douloureux dans le rectum et à
l'anus.

725. Prurit, extérieurement, à l'anus (en allant au grand
air).

Chatouillement agréable à la partie inférieure du rectum.

Grands et rapides élancemens isolés dans le rectum (pendant le mouvement) (au bout de trois heures).

Flux hémorrhoïdal pendant plusieurs jours.

Sortie involontaire des excrémens, paralysie du sphincter
de l'anus. (*Dumoulin.*)

730. Sortie involontaire des excrémens. (*Greding.*)

Selles petites, rapides, involontaires.

Suppression des selles et de l'urine, pendant dix heures.   .

Suppression des selles et de l'urine, avec sueur extraordinaire. (*Baldinger.*)

Emission difficile de l'urine.

735. Suppression d'urine. (*Delaunay*, *Sicelius.*)

Rétention de l'urine, qui ne sort que goutte à goutte.
(*Lottinger.*)

Fréquentes envies d'uriner. (*Greding.*)

Envies fréquentes d'uriner; mais l'urine ne coulait qu'en
très-petite quantité, quoique de couleur naturelle. (*Gross.*)

Fréquentes envies d'uriner, avec émission de peu d'urine
(au bout d'une heure). (*Lehmann.*)

740. Envie d'uriner sans interruption. (*Buchave.*)

Urine jaune et trouble. (*Ackermann.*)

Urine claire, de couleur citrine. (*Justi.*)

Urine d'un jaune d'or. (*Hornburg.*)

Urine limpide, d'un jaune clair (au bout de quatre
heures).

745. (Urine blanchâtre).

Urine déposant un épais sédiment blanc (au bout de douze
heures).

L'urine devient trouble comme de la lie, avec un sédiment rougeâtre.

I.   34

Emission fréquente d'urine. (*Hornburg.*)

Fréquentes et abondantes émissions d'urine. (*Sauter.*)

750. Flux copieux d'urine. (*Sauter, Greding.*)

Fréquentes émissions d'une urine abondante, pâle, ténue, aqueuse. (*Grimm.*)

Sortie d'une grande quantité d'urine, avec sueur. (*Baylie.*)

Rendant beaucoup d'urine, et ayant plus d'appétit que de coutume, il a le corps très-froid au toucher. (*Greding.*)

La nuit, flux abondant d'urine, avec sueur froide. (*Id.*)

755. En rendant continuellement de l'urine, forte sueur nocturne. (*Id.*)

Le matin surtout, flux d'urine, soif et obscurcissement de la vue. (*Id.*)

Flux d'urine, avec sueur, bon appétit et un peu de diarrhée. (*Id.*)

Flux copieux d'urine, avec forte sueur. (*Id.*)

Flux d'urine, diarrhée et appétit. (*Id.*)

760. Flux d'urine par trop abondant. (*Horst.*)

Flux d'urine, au milieu de l'apparition des règles. (*Evers.*)

Emission d'urine involontaire. (*Boucher.*)

Sortie involontaire de l'urine, paralysie du col de la vessie. (*Dumoulin.*)

Il laisse échapper l'urine pendant un profond sommeil (dans la journée).

765. Il ne peut pas retenir son urine.

Sensation de chatouillement et de tournoyement dans la vessie, comme serait celle causée par un grand ver, sans envie d'uriner.

Pendant la nuit, pression sourde à la région vésicale.

Aussitôt après avoir uriné, douleur cuisante au bord externe du prépuce.

Chatouillement pruriteux au gland, semblable à celui que causerait une piqûre de puce. (*Hornburg.*)

770. Avant de s'endormir, le soir, dans le lit, tiraillement plusieurs fois répété, de bas en haut, dans le cordon spermatique gauche. (*Moeckel.*)

Le prépuce se retire derrière le gland, d'où résulte une sensation désagréable au gland découvert (au bout de quatre heures). (*Id.*)

Long élancement le long de l'urètre, qui commence au

bulbe et s'étend jusqu'à l'orifice externe, pendant la marche (au bout de trois heures). (*Hartmann.*)

Violent effort qui pousse vers les parties génitales, comme si tout allait passer par là, plus fort en s'asseyant le corps ployé en deux et en marchant, moins sensible en se tenant debout et s'asseyant le corps droit (au bout de dix heures). (*Stapf.*)

Hors des momens où l'on urine, élancemens sourds dans l'urètre, derrière le gland, surtout pendant le mouvement.

775. Pendant la sortie de l'urine, traction dans le cordon spermatique.

Ecoulement du suc prostatique, la verge étant flasque.

Un tubercule noir et indolent au gland.

Sueur aux parties génitales, la nuit.

Grands élancemens dans les testicules, qui sont rétractés (au bout de dix, dix-huit, trente heures).

780. *Emission de semence pendant la nuit, sans érection.*

Deux pollutions dans une nuit.

A chaque pas, violens élancemens à la région pubienne, comme dans les parties génitales internes (au bout de dix heures). (*Stapf.*)

Emission de semence pendant la nuit, sans rêves lascifs (la première nuit). (*Lehmann.*)

Indifférence aux rapports entre sexes : il ne peut avoir aucune idée voluptueuse ; les désirs sont comme éteints dans son imagination.

785. Les images et les récits voluptueux n'excitent en lui ni le moral, ni le physique : il reste indifférent (au bout de vingt heures).

Avant les règles, lassitude, mal de ventre, défaut d'appétit et trouble de la vue. (*Greding.*)

Pendant les règles, sueur nocturne à la poitrine, bâillemens la nuit et froid qui parcourt le dos. (*Id.*)

Anxiété précordiale pendant les règles. (*Id.*)

Grande soif pendant les règles. (*Id.*)

790. Pendant les règles, tiraillement en forme de crampe, tantôt dans un point ou l'autre du dos, tantôt dans les bras.

Apparition des règles.

Les règles avancent de quatre jours.

Augmentation du flux menstruel. (*Lambergen.*)

Les règles sont plus abondantes et retardées jusqu'au trente-deuxième, trente-sixième et quarante-huitième jour. (*Greding.*)

795. (Le matin, pression comme si tout allait sortir par les parties génitales, avec gonflement du ventre ; après la pression, le ventre se resserra, et un mucus blanc sortit du vagin.)

Sang menstruel de mauvaise odeur. (*Evers.*)

Leucorrhée et mal de ventre. (*Greding.*)

Eternument à plusieurs reprises. (*Lehmann.*)

Tantôt le nez est bouché, et tantôt il en coule de l'eau. (*Baehr.*)

800. *Catarrhe, ou toux avec coryza.*

Coryza d'un seul côté du nez et par une seule narine.

Coryza avec une odeur fétide, comme de hareng, dans le nez, surtout en se mouchant. (*Kummer.*)

Enrouement. (*Vicat.*)

Voix âpre, rauque.

805. Bruit et stertoration dans les bronches. (*Rau.*)

Plusieurs jours de suite, vers midi, toux violente, avec écoulement d'une grande quantité de salive visqueuse. (*Greding.*)

Accès de toux, suivi de chaleur. (*Kummer.*)

Toux la nuit, qui réveille souvent, mais après laquelle elle se rendort de suite. (*Id.*)

810. Accès de toux, comme quand on a respiré de la poussière, qui réveille la nuit, avec expectoration de mucus. (*Hornburg.*)

(Avant midi) violente toux sèche, comme si un corps étranger était entré dans la trachée-artère, avec coryza (au bout de trois heures). (*Lehmann.*)

Le soir, après s'être mis au lit, chatouillement pruriteux à la partie postérieure du larynx, qui excite une toux sèche et courte.

Il lui semble avoir quelque chose au creux de l'estomac, qui l'excite sans cesse à tousser.

Il a comme un catarrhe sec, qui excite une toux sèche.

815. Réplétion de la poitrine (à la partie supérieure de la trachée-artère) ; il expectore par la toux une matière semblable au mucus d'un ancien catarrhe, et d'apparence purulente (le

matin, dans le lit, et après le lever) (au bout de seize heures).

La toux commence le soir (vers dix heures), et revient tous les quarts d'heure, ou même plus souvent, par trois ou quatre secousses.

Toux, avec goût de sang dans la bouche.

Le matin, en toussant, expectoration de mucus sanguinolent.

(Toux creuse et grattante.)

820. Violente toux pendant le sommeil, avec grincemens de dents (au bout de dix heures).

Toux avec coups d'aiguilles dans le côté, sous les côtes gauches (au bout de six heures). (*Lehmann.*)

En toussant, violente pression à la nuque, comme si elle allait se briser (au bout de trois heures un quart). (*Herrmann.*)

Tussiculation sèche, avec grattement dans la gorge. (*Stapf.*)

Resserrement de poitrine. (*Schmucker.*)

825. Difficulté de respirer. (*Rau.*)

(En toussant, l'enfant pousse beaucoup par le bas, et il est de mauvaise humeur.)

(Avant chaque accès de toux, l'enfant était tranquille, mais il pleurait aussitôt avant l'apparition de la toux.)

(Les accès de toux se terminent par l'éternument.)

(En toussant, l'estomac se soulève comme pour vomir, même à jeun.)

830. Respiration très-difficile. (*Delaunay.*)

Respiration violente, petite, fréquente, anxieuse (au bout de dix-huit heures). (*Grimm.*)

Pression à la région précordiale, qui coupe la respiration et cause de l'anxiété.

Pression sur la poitrine.

Oppression au creux de l'estomac; elle avait de la peine à respirer; en même temps, nausées qui remontent à la gorge, comme si elle allait vomir; les alternatives d'oppression et de nausées revenaient à des intervalles d'environ sept minutes (au bout d'un quart d'heure). (*Stapf.*)

835. Respiration courte après avoir bu (du café) (l'après-midi) (au bout de trois jours). (*Hornburg.*)

Pendant la marche, oppression au creux de l'estomac, sorte

de sensation spasmodique qui l'oblige à faire de profondes inspirations (au bout d'une heure). (*Hartmann.*)

Violente oppression de poitrine, comme si elle était comprimée de deux côtés (au bout de cinq heures). (*Id.*)

Asthme. (*Vicat.*)

Le soir, dans le lit, oppression extrême de poitrine, qui ne cesse point en toussant volontairement : il avait peine à tirer sa respiration, comme s'il en était empêché par du mucus dans la trachée-artère; en même temps, ardeur dans la poitrine (au bout de soixante heures).

840. Tantôt il respirait, tantôt il paraissait prêt à rendre le dernier soupir, par accès qui revinrent quatre fois dans un quart d'heure. (*E. Camerarius.*)

Ardeur dans le côté droit de la poitrine. (*Hartung.*)

De la chaleur remonte tout à coup du bas-ventre dans la poitrine et se dissipe très-promptement (au bout d'une demi-heure). (*Wislicenus.*)

Elancemens dans le sternum, en toussant et pendant le bâillement.

Pendant la marche, petits élancemens sous la clavicule, d'avant en arrière (au bout de quatre jours). (*Wislicenus.*)

845. Petits élancemens dans le côté gauche de la poitrine, depuis le sternum jusqu'à l'aisselle, plus forts pendant le mouvement, et sans rapport avec la respiration. (*Wislicenus.*)

Petite douleur lancinante dans la poitrine. (*Greding.*)

Elancement soutenu et qui pénètre profondément au côté droit de la poitrine, sans rapport avec la respiration (au bout de soixante-douze heures). (*Wislicenus.*)

Elancemens dans le côté de la poitrine, sous le bras droit, qui empêchent de respirer, vers le soir.

Elancemens çà et là dans le côté droit, sous la peau, en quelque sorte à l'extérieur.

850. Elancemens dans un des seins (au bout de trois heures).

Elancemens douloureux au côté gauche de la poitrine, sans rapport avec la respiration. (*Wislicenus.*)

Elancement très-passager, comme avec un couteau mousse, sous les deux dernières côtes, près du cartilage xyphoïde,

et au dessus des fausses côtes (au bout de huit minutes).
(*Gross.*)

Douleur lancinante, pinçante, dans la poitrine, des deux
côtés de la partie supérieure du sternum. (*Wislicenus.*)

Pression sécante, saccadée, au côté droit de la poitrine,
sans rapport avec l'inspiration ni l'expiration (au bout d'une
demi-heure). (*Id.*)

855. Elancement pressif, soutenu, dans les cartilages costaux gauches, plus violente encore, et dégénérant presque
en une sensation brûlante, pendant l'expiration (au bout de
trois heures). (*Hartmann.*)

Vive pression de dedans en dehors, à la région de la
sixième vraie côte (au bout d'un quart d'heure). (*Wislicenus.*)

Vive douleur, pression dans le sternum, immédiatement
au dessus du cartilage xyphoïde. (*Gross.*)

Douleur pressive sous le mamelon droit. (*Id.*)

Douleur pressive dans la poitrine et entre les épaules.

860. *Douleur pressive dans la poitrine, avec respiration
courte ; elle se fait sentir en même temps entre les épaules ;
en marchant et en restant assis.* (*Hornburg.*)

Douleur pressive, resserrante, dans le côté droit et le
côté gauche de la poitrine. (*Id.*)

Douleur pulsative sous le sternum, au dessus du creux de
l'estomac. (*Gross.*)

Pression dans le côté droit de la poitrine, qui occasione
de l'anxiété.

Forte agitation et battement dans la poitrine.

865. (Pendant le repos, battemens de cœur, comme si
l'ébranlement remontait jusqu'à la gorge, plus forts pendant le mouvement, avec respiration lente et difficile.)

Quand elle monte l'escalier, une sorte de battement de
cœur. (*Stapf.*)

Douleur rongeante sous les derniers cartilages costaux
droits (au bout de deux heures). (*Gross.*)

Ampoules douloureuses et pleines de sérosité au sternum.
(*Lambergen.*)

La poitrine et les cuisses parsemées de très-petites taches
irrégulières et d'un rouge foncé. (*Greding.*)

870. Du lait vient dans les seins et en coule (chez une

femme non enceinte); sur le sein gauche parurent de petits boutons épars, occasionant un prurit chatouilleux, que le frottement soulageait.

L'ischion fait mal; il lui semble être dégarni de chairs; cependant elle se trouve mieux sur un siége dur que sur un autre tendre. (*Kummer.*)

Traction obnubilante sensible dans tout le contour du bassin; cependant cette douleur part ensuite alternativement du sacrum pour aller gagner le pubis. (*Gross.*)

Sensation spasmodique dans la région lombaire gauche. (*Hornburg.*)

Douleur de crampe extrêmement forte dans le sacrum et le coccyx; il ne peut rester assis long-temps, cette situation le rend raide, et la douleur l'empêche ensuite de se relever. Il ne se trouve même pas bien étant couché, se réveille souvent la nuit, et est obligé, par de violentes douleurs, de se retourner sur l'autre côté; il ne peut pas rester sur le dos; ce qui le soulage le plus, c'est de se tenir debout et de marcher lentement; mais il ne lui est pas possible non plus d'aller vite (pendant huit jours). (*Wislicenus.*)

875. Quand il se lève, après avoir été assis, il est pris, au bord de l'ilion, au dessus des hanches, d'une douleur semblable à celle que produirait un corps tranchant qui couperait de dedans en dehors. (*Id.*)

Douleur rhumatismale dans le dos. (*Greding.*)

A gauche, le long de l'épine du dos, sous les fausses côtes, une douleur pressive. (*Hornburg.*)

Douleur rongeante à l'épine du dos et toux.

Douleur lancinante et rongeante dans l'épine du dos.

880. Elancement de dehors en dedans, comme un coup de couteau, dans les os de l'épine du dos. (*Kummer.*)

Douleur comme de luxation dans le côté droit du dos et la colonne vertébrale.

Sensation de pression en forme de crampe dans le milieu de l'épine du dos, qui devient tensive, quand il veut redresser le tronc (au bout d'une demi-heure). (*Hartmann.*)

Le dos, les omoplates surtout, sont couverts de grandes taches rouges; toute la peau est rouge, et douloureuse au toucher, comme si elle était ulcérée; mais le sommet des boutons cause de petits élancemens (au bout de dix jours). (*Wislicenus.*)

Douleur passagère dans les omoplates. (*Greding.*)

885. Furoncle sur l'épaule.

Douleur pressive sous l'omoplate gauche, plus en dehors qu'en dedans. (*Gross.*)

Pression tractive entre l'omoplate et l'épine du dos. (*Hartmann.*)

Douleur entre les omoplates, comme après un effort.

Violente traction entre les omoplates, qui descend le long de l'épine du dos, le soir.

890. Douleur de crampe, presque comme un pincement, entre l'omoplate droite et l'épine du dos. (*Wislicenus.*)

(Prurit chatouilleux sur l'omoplate gauche). (*Lehmann.*)

Élancement pruriteux à l'omoplate droite, qui excite à se gratter. (*Wislicenus.*)

Prurit lancinant aux omoplates, qui cesse en se grattant. (*Id.*)

Petits élancemens à l'omoplate droite. (*Id.*)

895. Élancemens répétés, comme par l'électricité, de l'omoplate gauche à la droite (au bout d'une heure). (*Moeckel.*)

Pression lancinante au sommet de l'épaule gauche (au bout de trois heures). (*Hartmann.*)

Raideur douloureuse entre les omoplates et à la nuque, en tournant le cou et la tête, le matin (au bout de seize heures).

À l'extérieur du cou, douleur pressive, en renversant la tête en arrière et en touchant au cou.

Gonflement glandulaire à la nuque, avec obnubilation de la tête (au bout de six heures).

900. De petits boutons paraissent à la nuque et au bras, se remplissent promptement de pus, et se couvrent d'une croûte.

Gonflement glanduleux dans l'aisselle gauche (au bout de cinq heures).

Enflure du bras et du pied malades. (*Moench.*)

Pandiculations des membres supérieurs. (*Lehmann.*)

Douleurs rhumatismales dans le bras, avec fourmillement, suivies de convulsions dans ce bras. (*Greding.*)

905. Le bras comme engourdi et douloureux. (*Sauter.*)

Enflure au bras. (*Muench.*)

Grand sentiment de lassitude dans le bras, plus encore dans les mains, comme s'il était obligé de les laisser pendre. (*Stapf.*)

Pesanteur dans les deux bras.

Pesanteur du bras gauche. (*Greding.*)

910. Paralysie du bras droit. (*Id.*)

Pesanteur et paralysie des membres supérieurs, plus cependant du bras gauche que du droit. (*Lehmann.*)

Faiblesse, comme de paralysie, d'abord dans le bras droit, et plus tard aussi dans l'avant-bras (au bout de cinq heures). (*Moeckel.*)

Pression paralytique au bras gauche, avec sentiment de paralysie et faiblesse dans tout le membre de ce côté. (*Hartmann.*)

Pression tractive paralytique, avec faiblesse dans tout le bras droit (au bout de quatre jours). (*Id.*)

915. *Pression tiraillante, paralytique, à la face extérieure du bras gauche* (au bout de cinq jours). (*Id.*)

Spasme du bras droit, avec grincemens de dents. (*Greding.*)

Vulsion (douloureuse) dans les bras, plus dans le droit que dans le gauche. (*Stapf.*)

Il lève le bras droit involontairement, et sans le savoir, sur sa tête. (*Greding.*)

Traction de haut en bas, dans les muscles du bras droit, suivie aussitôt de quelques vulsions en arrière près de l'articulation du coude, qui remontent vers l'épaule, et se dissipent alors pour quelque temps.

920. Ebranlement convulsif des bras, comme par un frisson des plus forts.

Spasme, ébranlement dans les bras. (*Greding.*)

Torsion continuelle des bras et des mains en dedans. (*Boucher.*)

Il étend parfois les bras et les mains, comme s'il voulait saisir quelque chose. (*Id.*)

Violente douleur lancinante, comme un coup de couteau émoussé, sous la tête de l'humérus, de dedans en dehors. (*Gross.*)

925. Dans le bras droit, sur lequel elle ne s'était pas couchée

(le matin vers trois heures), raideur (elle ne pouvait pas le ployer), avec la même sensation que s'il était plus court que l'autre, et douleur tiraillante dedans. (*Stapf.*)

Douleur tractive au côté interne du bras gauche. (*Hornburg.*)

Douleur tiraillante dans l'humérus. (*Id.*)

Douleur contusive dans le bras (au bout de six heures). (*Wislicenus*).

Douleur tiraillante dans l'os du bras.

950. Sensation lente qui remonte le long du bras gauche, comme si une mouche marchait sur la peau, et qui ne cède point à de fréquens frottemens.

Un bouton au bras gauche, au dessous de l'articulation du coude, sans nulle sensation ni suppuration, causant une douleur ulcérative quand on y touche (au bout de neuf jours). (*Hornburg.*)

Sous le coude droit, un bouton qui cause une douleur lancinante quand on y touche (le coude est douloureux quand on le remue ou qu'on y touche, comme s'il avait été brûlé).

Sensation vibrante au bras gauche, dans le pli du coude, comme s'il coulait de l'eau ou un liquide plus pesant dans les veines. (*Hornburg.*)

935. Douleur sécante dans l'articulation du coude gauche, à l'intérieur, en marchant. (*Wislicenus.*)

Vifs élancemens à l'extérieur de l'articulation du coude gauche (au bout de soixante-douze heures). (*Id.*)

Douleur tractive paralytique dans le coude.

Douleur tractive paralytique dans le coude et dans les doigts de la main gauche. (*Hornburg.*)

Petits élancemens à l'avant-bras gauche (au bout de vingt-quatre heures). (*Wislicenus.*)

940. Elancement sourd au milieu du côté interne de l'avant-bras, qui peu à peu devient plus fort et enfin très violent. (*Gross.*)

Tiraillement sécant dans les muscles inférieurs de l'avant-bras droit (pendant le repos) (au bout de cinq heures et demie). (*Hartmann.*)

Tiraillement sécant dans les muscles inférieurs de l'avant-bras gauche (au bout de trois quarts d'heure). (*Id.*)

Tiraillement paralytique dans les os du carpe. (*Id.*)

Tiraillement lancinant dans les os métacarpiens de la main gauche. (*Id.*)

945. Pression tiraillante dans les os métacarpiens et dans l'articulation antérieure du doigt indicateur gauche. (*Id.*)

Fréquemment, sueur froide aux mains.

Les deux mains sont couvertes, sur le dos, de petites taches rouges, qui disparaissent promptement. (*Wislicenus.*)

Enflure des mains. (*Wienholt.*)

Forte enflure des mains. (*Muench.*)

950. Sentiment de raideur dans la main droite et les doigts, qu'il ne pouvait fléchir. (*Stapf.*)

Il ne peut tourner librement la main sur son axe (par exemple en transvasant un liquide) ; il ne le peut que par saccades, comme si la synovie manquait dans l'articulation ; cependant cet obstacle au mouvement est sans douleur (au bout de quatre heures.)

Traction douloureuse dans les phalanges postérieures du doigt médius gauche, qui semble siéger dans le périoste. (Hartmann.)

Tiraillement paralytique dans l'articulation médiane du doigt indicateur droit. (Id.)

L'articulation antérieure du doigt indicateur est comme raide, et cause de la douleur pendant la flexion du doigt.

955. Tiraillement sécant dans les muscles du petit doigt de la main droite. (*Hartmann.*)

Vifs élancemens à l'os métacarpien du pouce (au bout d'une heure). (*Wislicenus.*)

Le bout des doigts de la main gauche ressent la même douleur que si on le serrait dans un étau. (*Hornburg.*)

Le corps étant froid, élancemens de dedans en dehors, au bout des doigts, surtout en saisissant quelque chose.

Douleur au bout du doigt médius, comme s'il y était entré quelque chose, plus forte quand on y touche qu'autrement. (*Wislicenus.*)

960. Ampoule au doigt, avec inflammation douloureuse. (*Lambergen.*)

Une pustule survenue près de l'ongle du doigt indicateur droit, laisse échapper beaucoup de liquide. (*Greding.*)

Propension à se luxer les doigts.

Douleur d'ulcération au côté interne de la cuisse.

Douleur comme de brisure à la cuisse et à la jambe, composée de petits élancemens qui se dirigent vers les os, et d'une sensation rongeante, avec un fort tiraillement dans les articulations; la douleur remonte peu à peu des articulations du pied jusqu'aux hanches, oblige, quand on est assis, de remuer sans cesse le pied, et se calme par l'effet de la marche (au bout de quatre heures). (*Wislicenus.*)

965. De temps en temps, lassitude dans les pieds, avec douleur tractive dedans.

Une sorte de tension; il est obligé d'étendre la cuisse (au bout de onze jours).

En marchant, pesanteur dans les cuisses et les jambes, avec raideur des genoux (au bout de douze heures). (*Wislicenus.*)

La cuisse et la jambe semblent plus pesantes, avec écoulement de mucus jaune par le nez et augmentation de la soif. (*Greding.*)

Traction paralytique dans la cuisse et la jambe gauches, avec raideur des genoux (au bout de douze heures). (*Wislicenus.*)

970. Paralysie des pieds (membres inférieurs); elle fut obligée de se coucher, avec nausées, tremblement, anxiété, vertige. (*Baldinger.*)

Paralysie des membres inférieurs. (*Dumoulin.*)

Douleur de crampe dans les muscles fessiers, avec tension, en penchant le corps en avant. (*Wislicenus.*)

Trois à quatre violens élancemens à la hanche droite, pendant le repos et le mouvement. (*Stapf.*)

Sensation de froid (qui se dissipe promptement) à l'articulation de la hanche droite (au bout d'une heure). (*Wislicenus.*)

975. Douleur à la hanche gauche, avec claudication. (*Greding.*)

Quand elle est couchée sur la hanche droite, la gauche lui fait mal; mais dès qu'elle se couche sur celle-ci, tout devient tranquille (au bout de huit ou neuf jours).

En marchant, tension paralytique dans les articulations des hanches, comme si elles étaient luxées. (*Wislicenus.*)

Tiraillement sécant, vulsif, dans les muscles postérieurs de la cuisse gauche, en se tenant assis (au bout de trois quarts d'heure). (*Hartmann.*)

Élancement sécant dans les muscles externes de la cuisse droite, immédiatement au dessus du genou, seulement en restant assis (au bout de deux heures et quart). (*Id.*)

980. Pesanteur énorme et raideur dans les cuisses, en marchant. (*Kummer.*)

Pesanteur dans les cuisses, même en se tenant assis. (*Hornburg.*)

Douleur de dedans en dehors sur un petit point du côté interne de la cuisse gauche (au bout d'une heure). (*Gross.*)

Forte pression au milieu de la face antérieure de la cuisse droite. (*Hartmann.*)

Élancement dans le milieu de la cuisse, plus en arrière qu'en devant (aussitôt après le repas). (*Gross.*)

985. Douleur pulsative et vibrante au haut du côté interne de la cuisse gauche (au bout de vingt-neuf heures). (*Id.*)

Sensation de vibration et comme de bourdonnement au dessus du genou gauche, en se tenant assis (au bout d'un quart d'heure). (*Hartmann.*)

Douleur en forme de crampe dans le genou droit, près de la rotule, en dehors, pendant la situation assise. (*Id.*)

Violentes douleurs dans le genou. (*Stapf.*)

Pendant le mouvement, raideur et comme excès de brièveté dans le tendon externe du jarret gauche, alternant avec la même sensation dans l'interne, mais cependant toujours plus forte dans l'externe. (*Moeckel.*)

990. Douleur serrante et pressive dans le creux du jarret droit. (*Hornburg.*)

Élancemens sourds dans le jarret gauche (au bout d'un quart d'heure). (*Gross.*)

Vulsion dans le jarret droit (au bout de quatre heures). (*Lehmann.*)

Tremblement des genoux. (*Mueller.*)

Sensation désagréable dans les articulations des membres inférieurs, les genoux surtout, comme s'ils allaient fléchir, principalement en marchant et plus encore en montant l'escalier.

995. Vulsion dans le jarret, qui remonte dans les cuisses.

Glocitation dans le pied, comme si de l'eau y tombait goutte à goutte (au bout de cinquante-quatre heures).

Glocitation très rapide en devant, au genou gauche, dans la position assise (sur-le-champ). (*Wislicenus.*)

Elancemens semblables à des coups d'aiguille, sous la rotule gauche, en restant assis. (*Gross.*)

Elancement pressif dans la rotule droite (pendant la situation assise) (au bout de trois heures et demie). (*Hartmann.*)

1000. En appuyant sur le pied gauche, des élancemens douloureux remontent jusqu'au genou (au bout de trente-huit heures). (*Wislicenus.*)

Traction sécante sur un petit point, aux pieds, qui se propage de bas en haut, d'abord à travers les jambes et les cuisses, puis à travers le sacrum, jusque dans les épaules. (*Kummer.*)

Lassitude paralytique dans les deux jambes. (*Moeckel.*)

En montant l'escalier, lassitude dans les jambes, les mollets surtout. (*Stapf.*)

Sensation qui remonte dans les jambes, simple fourmillement à l'extérieur, innombrables élancemens à l'intérieur. (*Wislicenus.*)

1005. Douleur dans la jambe, comme si elle était serrée, et tiraillement sourd dedans, la nuit surtout, qui diminue quand on tient la jambe pendante (au bout de dix heures).

Tiraillement brûlant qui remonte dans les jambes, à travers la face interne du jarret.

Pesanteur tremblotante des jambes.

Tiraillement sourd dans les jambes. (*Hornburg.*)

Douleur énorme dans les jambes, qui force à étendre le pied. (*Lambergen.*)

1010. Sensation douloureuse de pesanteur de la jambe droite, en la croisant sur la gauche (au bout de quatre heures). (*Hartmann.*)

Pesanteur tractive des jambes.

Douleur tiraillante dans le tibia.

Sensation comme d'accroissement dans la jambe droite ; raideur unie à de la pesanteur. (*Hartmann.*)

Douleur tractive, tiraillante, dans la jambe droite, avec une sensation de pression diductive dedans (au bout de quatre heures). (*Id.*)

1015. Vifs élancemens dans le mollet gauche, qui se dirigent de bas en haut. (*Wislicenus.*)

Crampe dans le mollet, en ployant la cuisse, le soir, dans le lit, et qui se dissipe en allongeant la cuisse (au bout de soixante-douze heures).

Pression tiraillante dans le milieu du côté interne de la jambe, sans nul rapport avec les mouvemens ni avec les attouchemens. (Hartmann.)

Pression, en se tenant debout, à la partie antérieure de la jambe gauche. (*Hornburg.*)

Sueur aux pieds, sans chaleur, en se tenant assis. (*Id.*)

1020. Prurit rongeant aux pieds et aux coude-pieds. (*Hartmann.*)

Élancemens sourds sur le coude-pied gauche, en se tenant assis, qu'une pression exercée du dehors ne change point. (*Wislicenus.*)

En marchant au grand air, tension dans l'articulation du pied droit.

En marchant et en fléchissant le pied, douleur de luxation dans les os du métatarse.

Douleur tiraillante dans l'os métatarsien du gros orteil.

1025. Crampe à la plante du pied, le soir, dans le lit, en ployant le genou.

Ardeur et fouillement dans les plantes des pieds. (*Kummer.*)

Violent prurit aux pieds.

Fourmillement dans les pieds en dessus (au bout de vingt heures).

Enflure des pieds.

1030. Chaleur surtout dans les pieds.

Douleur térébrante, fouillante, dans les plantes des pieds (au bout de plusieurs heures).

Douleur lancinante dans les plantes des pieds (au bout d'une demi-heure).

Douleur de brisure dans le gras du talon, en appuyant dessus.

Une sorte de traction indolente, depuis le talon jusqu'aux orteils, en faisant le tour des chevilles (au bout de trente heures).

1035. Elancemens térébrans ou tiraillans dans le tendon d'Achille.

(En marchant), tiraillement dans la plante du pied gauche, mêlé d'élancemens, pendant un quart d'heure. (*Moeckel.*)

Tension à la plante du pied droit, aux alentours du talon, qui dégénère en pression tensive: une pression exercée du dehors dissipe cette douleur pour quelque temps (au bout d'un quart d'heure). (*Hartmann.*)

Il se plaint d'un spasme très-douloureux dans le bras gauche et dans le dos, qui le soir s'étend jusque dans la cuisse. (*Greding.*)

Le soir, elle voulait s'étendre, mais ne le pouvait pas à cause des douleurs qu'elle éprouvait. (*Kummer.*)

1040. Ordinairement, lorsqu'une douleur était arrivée au plus haut degré, elle disparaissait tout à coup, et de suite en paraissait une autre dans un autre endroit. (*Gross.*)

Sensibilité douloureuse de la peau au moindre attouchement. (*Kummer.*)

Prurit fourmillant par tout le corps, passager, se manifestant tantôt sur un point et tantôt sur un autre. (*Wislicenus.*)

Eruption squameuse rouge à toutes les parties inférieures du corps, jusqu'au bas-ventre. (*Ziegler.*)

Ampoules pleines de sérosité (et qui crèvent aisément) , au creux des mains et à la jambe. (*Lambergen.*)

1045. En marchant, tous les deux ou trois pas, un élancement dans la partie malade, jusque dans la tête, comme quand on se pique inopinément; non en restant assis.

(Les points où la douleur lancinante avait siégé sont extrèmement douloureux quand on y touche.)

Douleur térébrante dans les glandes.

Douleur rongeante dans la partie souffrante (au bout d'une heure).

L'emploi de la belladonne à l'extérieur rend la partie sensible à l'impression du grand air.

1050. Tubercules et gonflemens froids, douloureux , qui durent long-temps (effet probablement consécutif).

Prurit tiraillant en divers endroits, surtout le soir , après s'être mis au lit; quand on s'est frotté, il ne reste que la douleur tiraillante, mais plus forte.

L'ulcère ne cause une douleur brûlante que pendant la nuit presque (depuis six heures du soir jusqu'à six heures du matin), comme si quelque chose allait en sortir par l'effet d'une pression, et que la partie fût paralysée et raide (au bout quarante-huit heures).

(L'ulcère se couvre d'une croûte noire, comme du sang desséché.)

L'ulcère ne rend presque que de l'ichor sanguinolent.

1055. L'ulcère devient douloureux au toucher, et cause presque une douleur brûlante (au bout de quatre heures).

Violent prurit dans l'ulcère (au bout d'une heure).

Douleur sécante dans l'ulcère pendant le repos, et douleur tiraillante en remuant la partie (au bout de vingt heures).

Douleur d'écorchure tout autour de l'ulcère (au bout de quatre heures).

(Intertrigo dans les plis des articulations.)

1060. *Douleur en forme de crampe, énorme, qui éclate tout à coup dans un des côtés de la poitrine, dans un côté du ventre, dans une lombe, ou dans un coude, surtout pendant le sommeil, et qui oblige à ployer ou courber en dedans la partie douloureuse* (au bout de huit, de seize, de trente heures).

(Douleur tractive dans les pieds, qui remonte jusque dans les omoplates, s'étend de là dans les doigts et enfin dans les dents, lesquelles en deviennent agacées et branlantes).

(Douleur tractive dans tous les membres.)

Le soir, dans le lit, élancemens pruriteux çà et là à la peau, comme des piqûres de puces.

L'après-midi surtout (vers trois à quatre heures), tous les accidens sont plus graves; ils sont plus supportables avant midi.

1065. Violent rire spasmodique.

Légers mouvemens convulsifs des membres. (*Dumoulin.*)

Mouvement convulsif des membres. (*Rau, Greding.*)

Soubresauts des tendons. (*Elfes.*)

Vulsion dans les membres. (*Ziegler.*)

1070. Après une petite contrariété, spasmes des plus violens, qui le poussent à essayer de monter le long de la muraille. (*Stapf.*)

Spasmes des membres, avec hoquet. (*Greding.*)

Pendant les spasmes des membres, lassitude et anxiété. (*Id.*)

Convulsions. (*E. Gmelin.*)

Extension instantanée, convulsive, des membres, en s'éveillant.

1075. Convulsions réitérées, et spasmes cruels, surtout dans les muscles fléchisseurs. (*Grimm.*)

Fortes vulsions et délire à haute voix. (*Baldinger.*)

Convulsions épileptiques. (*Wagner.*)

Spasmes énormes, qui ressemblent à l'épilepsie. (*Grimm.*)

Convulsions, distorsions de tous les muscles. (*De Saint-Martin.*)

1080. Spasmes dans tous les membres. (*Muench.*)

Dans les intervalles des spasmes, il pousse un cri violent, comme s'il éprouvait de grandes douleurs. (*Grimm.*)

La tête et le reste du corps rejetés en arrière et à gauche, ce qui ne lui permettait pas de marcher. (*Greding.*)

Insensible, râlant, avec des convulsions dans les mains et les pieds. (*Baldinger.*)

Tantôt distorsion singulière des membres, tantôt immobilité absolue. (*E. Camerarius.*)

1085. Perte de toute sensation, raideur des membres inférieurs, gonflement excessif de tous les vaisseaux sanguins de la peau, avec visage bouffi, extrêmement rouge, pouls très-plein et vite, et sueur des plus copieuses. (*Baldinger.*)

Fréquemment, raideur et immobilité des membres; par exemple, il ne pouvait pas remuer le pied gauche. (*Stapf.*)

Raideur de tous les membres, sous l'apparence d'une sensation de lassitude.

Raideur de tout le corps. (*Ehrhart.*)

Allongement spasmodique des membres, avec distorsion des yeux. (*Greding.*)

1090. Le matin, lassitude et agitation dans les membres,

par l'effet de douleurs ; il ne peut laisser ses membres en repos. (*Kummer.*)

Vive agitation dans tous les membres, de sorte qu'il ne
savait où se mettre.

Mobilité continuelle de la tête et des mains.

*Agitation du corps ; il était obligé de remuer sans cesse,
surtout les mains et les pieds ; il ne pouvait garder long-
temps la même position.* (*Hartmann.*)

Tremblement avec ébranlement convulsif.

1095. Tremblement dans tous les membres, impuissance
de marcher, gonflement de tous les vaisseaux du corps, et
sensation désagréable d'irritation dans la gorge, pendant
plusieurs jours. (*Baldinger.*)

Tremblement au cœur, avant midi.

Tremblement et lassitude des membres. (*Greding.*)

Lassitude des membres. (*Sicelius.*)

Le soir, lassitude telle, qu'il peut à peine marcher (au
bout de cinquante heures).

1100. Paresse dans tous les membres, et éloignement pour
le travail. (*Gross.*)

Éloignement pour le travail, avant le mouvement (au
bout de une, deux, cinq heures).

Pesanteur dans les mains et les pieds. (*Baehr.*)

Pesanteur du corps. (*Wierus.*)

Chute des forces. (*Wagner.*)

1105. Grande faiblesse.

Lassitude tous les jours, et sommeil après midi. (*Hornburg.*)

Le soir surtout, très-grande faiblesse, avec respiration
courte.

Faiblesse, démarche incertaine, comme si les genoux s'en-
trechoquaient ; il ne peut pas marcher.

1110. Accès courts et fréquens de grande faiblesse ; elle se
trouve pesante, et semble s'affaisser sur elle-même. (*Baehr.*)

Faiblesse comme paralytique de tous les muscles des membres supérieurs et inférieurs (au bout de six jours). (*Hornburg.*)

Faiblesse comme paralytique de tous les muscles, principalement de ceux des jambes.

Paralysie, tantôt dans une partie, tantôt dans une autre.
(*Greding.*)

Paralysie du bras droit et de la jambe du même côté. (*Id.*)

1115. Le côté gauche, le bras et la cuisse surtout, sont entièrement paralysés. (*Id.*)

Accès de syncope. (*Id.*)

Etat apoplectique. (*Wagner.*)

Pendant quatre jours, il resta étendu comme un mort, sans rien prendre, ni faire aucun mouvement. (*J.-B. Porta.*)

Etat léthargique, voisin de l'apoplexie ; il reste jour et nuit sans remuer un seul membre ; quand on le pince, il ouvre bien les yeux, mais ne dit rien. (*Wagner.*)

1120. Etat apoplectique. (*Hasenest.*)

Assoupissement profond.

Sommeil profond. (*Dillenius.*)

Sommeil profond, pendant vingt-quatre heures. (*Wierus.*)

Sommeil très-profond, avec soubresauts des tendons, pâleur et froid du visage, froid aux mains, pouls dur, petit et vite. (*May.*)

1125. Stupeur, qui l'oblige à dormir, avant midi ; il dormit d'un sommeil très-profond pendant une heure et demie ; après le réveil, grande faim, avec violente chaleur brûlante et sécheresse dans la bouche, sans soif ; puis, en tussiculant, haleine fétide, ayant l'odeur d'excrémens humains. (*Hartung.*)

Avant minuit, sommeil agité ; l'enfant ne fait que se remuer, parler et se disputer en dormant.

Il rêve dès qu'il s'endort.

Violente soif après un long sommeil. (*Greding.*)

Sommeil plein de rêves ; elle a affaire à beaucoup d'hommes ; elle veut s'échapper, mais n'y parvient pas. (*Kummer.*)

1130. Elle a une quantité extraordinaire de rêves, mais tranquilles et ne roulant que sur des affaires de ménage. (*Stapf.*)

Sommeil très-profond, sans beaucoup de rêves, jusque vers le matin (au bout de cinq jours). (*Hornburg.*)

Sommeil la nuit, avec des rêves dont le souvenir ne se conserve pas ; il s'endormit plus tôt que de coutume, et s'éveilla de meilleure heure, non sans se trouver reposé ; mais la force acquise ainsi faisait toujours place, au bout de quelques heures, à une paresse dans les membres qui durait tout le reste du temps. (Gross.)

Il rêve d'incendie, ce qui le réveille (au bout de cinquante-quatre heures).

Rêves effrayans, dont il reste un vif souvenir.

1135. La nuit, sommeil très-lourd, rêves inquiétans de meurtriers et de voleurs; il s'entendait crier lui-même, sans pour cela reprendre ses sens. (*Moeckel.*)

Le soir, fréquentes frayeurs qui réveillent; convulsions qui rejettent les pieds en haut et la tête en avant. (*Wislicenus.*)

Sommeil insupportable à cause de l'accroissement énorme des douleurs et de rêves effrayans.

Il se réveille en sursaut au moment où il va s'endormir.

Elle se réveille la nuit pleine de crainte; il lui semblait que quelque chose criait sous son lit; elle éprouvait de la chaleur sèche à son réveil.

1140. Au milieu d'un sommeil d'ailleurs calme, frayeur comme si elle tombait de haut, ce qui lui cause un violent sursaut. (*Stapf.*)

Sursaut qui le réveille. (*Hornburg.*)

Anxiété qui empêche le sommeil.

Insomnie la nuit, à cause de l'anxiété, avec douleur tractive dans tous les membres.

Frayeur en songe, qui réveille et inonde de sueur le front et le creux de l'estomac.

1145. Des songes affreux et des convulsions le réveillent à chaque instant. (*Ziegler.*)

Dans son sommeil de stupeur, il ouvre les yeux, jette autour de lui un regard hagard, et retombe dans l'assoupissement, avec stertoration. (*Baldinger.*)

La nuit, rêves qui occupent beaucoup l'esprit, et le matin, lassitude extrême quand il veut se lever. (*Rueckert.*)

Au moment de s'endormir, il ne savait pas s'il rêvait ou s'il veillait. (*Hornburg.*)

Rêves vifs, mais dont le souvenir ne reste pas. (Lang-hammer.)

1150. Le soir, étant couché dans le lit, il lui semble être emporté avec son lit par un courant d'eau; dix nuits de suite, aussitôt après s'être couché, il crut nager dans son lit. (*F. Hahnemann.*)

Le matin, il ne peut pas s'arracher au sommeil; en s'éveillant, il est de très-mauvaise humeur. (*Wislicenus.*)

En dormant, il chante et parle à haute voix.

Elle dort beaucoup, et lors même que la toux l'éveille, elle se rendort de suite ; cependant elle est étourdie et lasse le matin. (*Kummer.*)

Fréquent réveil, et, quoiqu'il se retourne à chaque instant, il ne trouve aucun repos, et ne peut se rendormir. (*Langhammer.*)

1155. La nuit, en dormant et en veillant, respiration entrecoupée ; l'inspiration et l'expiration ne durent que la moitié du temps qui s'écoule jusqu'à une nouvelle respiration ; l'expiration a lieu par saccades, et est plus bruyante que l'inspiration ; celle-ci ne dure pas beaucoup moins qu'elle.

(Ronflement suffocant en dormant.)

Fréquens réveils la nuit, comme s'il avait assez dormi (la première nuit). (*Langhammer.*)

Il ne peut pas dormir la nuit ; l'imagination, qui est trop occupée, ne le lui permet pas.

1160. Très-peu de sommeil. (*Lehmann.*)

Insomnie pendant quelques jours. (*Hoyer.*)

Envie de dormir continuelle, avec tendance aux pandiculations, le soir, de cinq à neuf heures (au bout de onze heures). (*Moeckel.*)

(Insomnie, avec rémission des douleurs, la nuit.)

Insomnie.

1165. Obnubilation continuelle et envie de dormir (au bout de quatre heures. (*Gross.*)

Envie de dormir (au bout d'une demi-heure).

Vers le soir, dès la chute du jour, envie de dormir, avec bâillemens ; mais le matin, il n'a pas dormi du tout.

En se réveillant, mal de tête et grande faiblesse.

Le matin, en s'éveillant, mal de tête, seulement au dessus des yeux, comme une pesanteur dans la tête ; l'œil lui fait mal ensuite, quand il y touche.

1170. Le matin il est très-las et chancelle. (*Kummer.*)

Envie de dormir aussitôt après le réveil. (*Gross.*)

Assoupissement. (*Sauvages, Valentini.*)

Assoupissement, avec pouls petit, faible, inégal. (*Boucher.*)

Somnolence pleine d'agitation. (*Mardorf.*)

1175. Grande envie de dormir. (*Sicelius.*)

L'après-midi, accès de fréquentes pandiculations et de

bâillemens, dans lesquels les yeux se remplissent d'eau (au bout de quarante-huit heures).

Fréquens bâillemens. (*E. Gmelin.*)

Bâillemens semblables à ceux qu'on a coutume d'observer dans l'ivresse. (*Mardorf.*)

Fréquens bâillemens, comme s'il n'avait pas assez dormi (au bout de deux heures un quart). (*Langhammer.*)

1180. Mouvemens fébriles. (*Ziegler*, *Sauvages.*)

Mouvemens fébriles tous les deux jours. (*Sauter.*)

Fièvre après la prise de chaque dose. (*Lentin.*)

Fièvre le soir.

Violente soif (au bout de trente heures).

1185. Soif violente après minuit et le matin.

Soif anxieuse. (*Grimm.*)

Soif extrêmement pénible. (*May.*)

Soif énorme d'eau froide (au bout de quatre heures). (*E. Camerarius.*)

Tourmenté par une soif brûlante et par la chaleur, il demande à boire de temps en temps, mais repousse les boissons qu'on lui présente. (*Grimm.*)

1190. Après la sueur, la soif augmente et l'appétit diminue. (*Greding.*)

La nuit, beaucoup de soif et sécheresse dans la bouche.

Le matin surtout, soif, fréquentes émissions d'urine et obscurcissement de la vue. (*Id.*)

Le matin, grande soif. (*Hornburg.*)

Grande soif, fréquentes émissions d'urine, sueur abondante. (*Greding.*)

1195. Elle est pâle comme une morte, et froide comme la glace. (*Kummer.*)

Le matin, froid glacial aux mains, la tête étant entreprise, avec propension à pleurer.

Froid par tout le corps, avec pâleur du visage.

Froid aux pieds, avec chaleur dans l'oreille interne, le soir.

Froid aux pieds, avec bouffissure et rougeur du visage, et afflux du sang à la tête.

1200. Froid par tout le corps, aux pieds surtout. (*Hornburg.*)

Froid aux mains et aux pieds, avec sueur froide aux pieds, assez abondante (au bout de dix heures). (*Moeckel.*)

Froid aux mains et aux pieds. (*Lehmann.*)

Sensation extraordinaire de froid aux jambes, surtout aux pieds (au bout de cinq heures). (*Id.*)

Froid. (*Muench.*)

1205. Un violent froid se concentre dans le dos, le creux de l'estomac, ou les deux bras à la fois, et se répand de là par tout le corps. (*Baehr.*)

(Froid après avoir mangé).

En dormant, elle est gelée, et ressent le froid; elle a froid aussi en s'éveillant.

Froid, surtout aux bras, avec chair de poule, en se déshabillant: en même temps, rougeur et chaleur des oreilles et du nez.

Froid et frissonnement, avec chair de poule, même auprès du poêle (au bout d'une heure). (*Moeckel.*)

1210. Froid fébrile, avec petits élancemens douloureux dans la poitrine. (*Greding.*)

Dès qu'elle est frappée par un petit courant d'air, frisson de suite; du reste elle se trouve mieux au grand air. (*Kummer.*)

Excès de sensibilité à l'air froid. (*Sauter.*)

Fréquens bâillemens et ensuite horripilations par tout le corps, qui ne font cependant que parcourir la peau, le soir. (*Baehr.*)

Frisson sur les bras et au ventre, non à la tête (au bout de deux heures).

1215. Aussitôt après midi, léger frisson, avec obscurcissement de la vue. (*Greding.*)

Frisson sur un bras. (*Hornburg.*)

Frisson sur le ventre. (*Id.*)

Frisson fébrile et froid aux mains. (*Rueckert.*)

Vers le soir, fièvre; un frisson secouant la fait trembler dans le lit; au bout de deux heures, chaleur et sueur générale; sans soif, ni pendant le frisson, ni pendant la chaleur.

1220. A de courts intervalles, des frissons descendent le long du dos, sans chaleur ensuite. (*Wislicenus.*)

Pouls très-petit, lent. (*Hornburg.*)

Fièvre : le matin, froid fébrile, avec faible chaleur ensuite. (*Greding.*)

Fièvre : *horripilation qui parcourt tout le corps* (au bout d'une heure) ; *quatre heures après, sentiment de chaleur et chaleur, surtout au visage.* (*Hornburg.*)

Fièvre ; la nuit, froid fébrile, remplacé promptement par la chaleur du corps, fréquentes émissions d'urine et accablement des membres ; la nuit suivante, deux accès de fièvre semblables, avec vertige et soif. (*Greding.*)

1225. Fièvre, frisson froid par tout le corps ; l'après-midi, chaleur erratique. (*Hornburg.*)

Fièvre ; le soir en se déshabillant, un peu de froid au corps, ensuite chaleur dans tout le côté gauche.

(Fièvre : après le froid, bien-être pendant quelques heures, puis sueur seulement au visage, aux mains (?) et aux pieds (?), avant que la chaleur vienne ; pendant la chaleur, pas de sommeil, presque pas de soif dans le froid, et nulle soif pendant la sueur et la chaleur ; un peu de mal de tête pendant la sueur au visage seulement, mais point pendant le froid, ni la chaleur.)

(Fièvre ; d'abord goût putride dans la bouche, puis chaleur au visage et aux mains ; après la disparition de la chaleur, la douleur diminue.)

Accès de fièvre répété souvent dans la journée ; à un frisson secouant succèdent chaleur générale et sueur par tout le corps, sans soif ni pendant le froid, ni pendant la chaleur.

1230. Fièvre, au milieu du froid extérieur, chaleur brûlante en dedans.

Fièvre ; alternatives de froid et de chaud. (*Baehr.*)

Fièvre : changement subit du froid au chaud, tous deux sans soif, avec envie de dormir dans la journée (au bout de douze jours). (*Wislicenus.*)

Plusieurs accès de fièvre dans un jour ; la chaleur y succédait au froid, après un intervalle de quelques minutes à une demi-heure, toujours sans soif pendant le froid et la chaleur, et presque toujours avec embarras de la tête. (*Hartmann.*)

Fièvre : le soir, dans le lit, froid, puis chaleur : le froid partait du sacrum, remontait dans le dos et redescendait aux cuisses. (*Kummer.*)

1235. Pouls fort, vite. (*Lehmann.*)

Pouls grand, plein, lent.

Pouls très-petit, vite.

Pouls grand, souvent accru de dix pulsations. (*Gross.*)

Violente chaleur. (*Rau.*)

1240. Peau brûlante. (*E. Camerarius.*)

Très-grande chaleur partout le corps, avec délire.

Chaleur brûlante au dehors et en dedans. (*Vicat.*)

Ardeur interne. (*Carl.*)

Chaleur sèche générale au bout des pieds et des mains, avec absence de soif et pâleur du visage, pendant douze heures.

1245. Chaleur interne, ardeur à la région de l'estomac. (*Hasenest.*)

Chaleur interne; tout ce qu'elle prend lui semble trop froid. (*Kummer.*)

Fièvre chaude, fièvre ardente. (*Delaunay.*)

Fièvre ardente (au bout de douze heures). '(*De Saint-Martin.*)

Chaleur brûlante du corps, avec gonflement extrême des vaisseaux de la peau et délire furieux. (*Baldinger.*)

1250. Au milieu d'une forte chaleur, gonflement des veines extérieures du corps, avec soif insatiable. (*Id.*)

Gonflement des veines sous-cutanées. (*Hornburg.*)

Les vaisseaux des membres sont gonflés; les artères du cou surtout battent avec force, de sorte que, quand les mâchoires sont ouvertes, l'inférieure frappe à chaque pulsation contre la supérieure, ce qui produit un léger claquement de dents; en même temps, chaleur et sentiment de chaleur par tout le corps, mais surtout à la tête. (*Hahnemann.*)

Le matin, au réveil, battement des artères dans la tête et dans toutes les parties du corps. (*Kummer.*)

La nuit, et surtout vers le matin, il a trop chaud dans le lit, et cependant il craint de se découvrir; les parties découvertes sont douloureuses, comme le froid les rendrait.

1255. Forte chaleur du corps, surtout battemens violens et fréquens des artères temporales, avec embarras de la tête; ensuite forte sueur. (*Greding.*)

Tous les jours, après le dîner, grande chaleur au corps, à la tête surtout, ce qui fait que le visage devient de temps en temps très-rouge. (*Id.*)

Tous les jours, vers midi, chaleur subite et rougeur du visage et de tout le corps, avec grand obscurcissement de la vue, et grande soif pendant une heure. (*Id.*)

Sensation de chaleur, avec chaleur partout le corps, mais surtout au visage, qui était rouge et suant, avec embarras de la tête (au bout de quatre heures). (*Hornburg.*)

(Le soir, chaleur aux mains et aux pieds, mais non aux bras et aux cuisses.)

1260. Un léger mouvement (la marche) excite de la chaleur au corps.

Rougeur et chaleur du visage, avec grande soif. (*Greding.*)

Inflammation à la surface du corps entier. (*Sauvages.*)

Rougeur de tout le corps. (*Muench.*)

Rougeur du corps entier, avec vitesse du pouls. (*Buchave.*)

1265. Chaleur par tout le corps, avec rougeur violette de toute la peau. (*Wiedemann.*)

Gonflement rouge du corps entier. (*Buchave.*)

Tout le corps est enflé, brûlant et rouge. (*Sauter.*)

Gangrène générale, chaude et froide (et prompte putréfaction du corps après la mort). (*Mappi.*)

Inflammation soudaine. (*Mardorf.*)

1270. Inflammations qui se dissipent promptement, et asthme. (*Greding.*)

Rougeur et enflure de la partie souffrante. (*Sauter.*)

Sensation de titillation et de mordication par toute la peau, surtout à la plante des pieds. (*Id.*)

Sentiment de fourmillement. (*Greding.*)

Prurit par tout le corps, et éruption de taches rouges, semblables à des piqûres de puces (au bout de quatre heures). (*Sauter.*).

1275. La poitrine et le ventre sont parsemés de petites taches rouges, indolentes et un peu élevées, qui disparaissent souvent, et renaissent ensuite tout à coup, avec rougeur générale de la peau. (*Wislicenus.*)

Fièvre chaude, érysipélateuse, accompagnée de tumeurs enflammées, passant même à la gangrène.

Points de la peau qui sont rouges, enflammés, et taches scarlatineuses, de formes très-variées (qui démangent?), sur le corps (au bout de seize heures).

Taches d'un rouge de sang sur tout le corps, principalement au visage, au cou et à la poitrine. (*Sauter.*)

Eruption semblable à la rougeole. (*Buchave.*)

1280. Taches d'un rouge foncé, scarlatineuses, par tout le corps, avec pouls petit et vite, asthme, toux violente, délire, mémoire plus active, frottement au nez, et dilatation des pupilles. (*Wiedemann.*)

Eruption scarlatineuse (les premiers jours). (*Struve.*)

Eruption, à la peau, de vésicules qui rendent beaucoup d'eau, et qui causent assez de douleur pour exciter des gémissemens et des cris. (*Lambergen.*)

Forte chaleur (sur-le-champ), et ensuite sueur très-copieuse. (*Greding.*)

Chaleur du corps, avec sueur (au bout de deux heures). (*Lehmann.*)

1285. Sueur (au bout de quelques heures). (*Ackermann.*)

Au moindre mouvement, il sue par tout le corps, surtout au visage.

Il a très-chaud, et sue par tout le corps, cependant sans soif.

En marchant au grand air (par le vent), il sue beaucoup de tout le corps, et est pris en même temps de mal de ventre, comme s'il s'était refroidi.

Sueur la nuit, qui a une odeur empyreumatique.

1290. Fortes sueurs nocturnes, qui n'affaiblissent pas. (*Ackermann.*)

Sueur nocturne. (*Hornburg.*)

Sueur le matin. (*Ziegler.*)

Forte sueur. (*Evers, Greding.*)

Sueur froide au front (au bout d'une heure). (*Rueckert.*)

1295. *Violente sueur toutes les nuits.* (*Greding.*)

Sueur, la nuit, pendant le sommeil, après minuit.

Aussitôt après minuit, il se réveille en sueur (et ne peut plus se rendormir); la sueur continue après le réveil (au bout de cinquante-quatre heures).

(Point de sueur pendant le sommeil de la nuit, mais bien pendant celui de la journée.)

Sueur pendant le sommeil. (*Buchave.*)

1300. Sueur par tout le corps, pendant le sommeil. (*Sauter.*)

Sueur par tout le corps, depuis quatre heures du soir jusqu'à minuit; ensuite sommeil pendant les sueurs. (*Id.*)

Forte sueur, avec flux d'urine. (*Ziegler, Greding.*)

Sueur très-abondante, qui dure long-temps et salit le linge. (*Greding.*)

Sueur subite, abondante, générale, et qui cesse tout aussi vite. (*Rueckert.*)

1305. Sueur dès qu'il se couvre dans le lit, surtout aux parties supérieures du corps. (*Hornburg.*)

Il n'y a que les parties couvertes dans le lit qui suent, le soir.

Le matin (vers deux à trois heures), après le réveil, sueur, quand on couvre les bras, qui cesse dès qu'on les découvre.

Le matin, sueur qui remonte des pieds jusqu'au visage, où elle est surtout abondante; immédiatement après, il se trouva le corps frais. (*Kummer.*)

Pendant la chaleur de la fièvre, sueur générale, quand il met les mains dans le lit, et froid général dès qu'il les retire.

1310. Tremblement. (*Horst, Delaunay, E. Gmelin.*)

Propension à s'effrayer, surtout quand quelqu'un s'approche. (*Rueckert.*)

Grande anxiété dans la journée; point de repos nulle part; il lui semblait qu'elle allait s'envoler.

Grande anxiété autour du cœur. (*Wagner.*)

Beaucoup d'anxiété et de propension à la frayeur. (*Moeckel.*)

1315. Anxiété à la région du cœur (au bout de trois heures). (*Lehmann.*)

Anxiété. (*Schmucker, Lambergen.*)

Fréquens gémissemens, surtout le matin, sans que le malade dise pourquoi, ni quelle douleur les lui arrache.

Gémissement à chaque expiration.

Gémissemens en dormant.

1320. Gémissemens. (*E. Gmelin.*)

Gémissemens alternant avec des sauts et des danses. (*Mardorf.*)

En jetant subitement un cri, il tremble des mains et des pieds. (*Greding.*)

Beaucoup d'anxiété, et une heure après, sueur. (*Henning.*)

Des événemens attendus avec plaisir lui apparaissent sous un jour fâcheux ; il les envisage sous un point de vue qui les lui fait redouter. (*Rueckert.*)

1325. Dans les momens exempts de fureur, il se plaint d'une insupportable anxiété qui lui fait désirer la mort. (*Baldinger.*)

Vers midi et le soir, anxiété précordiale, mal de tête, rougeur du visage et amertume de la bouche. (*Greding.*)

Anxiété et agitation. (*E. Gmelin.*)

Agitation. (*Boucher.*)

Grande agitation ; elle ne peut rester long-temps en place, elle en change à chaque instant. (*Kummer.*)

1330. Agitation continuelle de tout le corps. (*Boucher.*)

Mouvement continuel du corps, des bras surtout, le pouls étant tranquille. (*Id.*)

Agitation considérable dans le lit. (*Id.*)

Le soir, paroles peu cohérentes. (*Ackermann.*)

Délire. (*Ziegler, May, E. Camerarius, E. Gmelin.*)

1335. Délire continuel. (*Horst.*)

Après avoir mangé, le délire survient. (*F. Hahnemann.*)

Elle se dispose à retourner dans son pays. (*Greding.*)

Il délire comme en rêve, et crie qu'il lui faut aller à la maison parce que tout y est en feu. (*Id.*)

Il parle de loups ; en même temps, pouls plein.

1340. Délire ; il parle de chiens qui aboyent après lui. (*Hufeland.*)

Il est hors de lui, et parle beaucoup de chiens ; gonflement du bras et du visage. (*Muench.*)

La nuit, il délire, et le jour il a sa raison. (*Greding.*)

Délire la nuit, qui cesse dans la journée. (*Id.*)

Tantôt il délire, tantôt il parle raison et se plaint. (*E. Camerarius.*)

1345. Délire qui revient par paroxysmes. (*Albrecht.*)

Il murmure, comme s'il dormait. (*Hasenest.*)

Il dit des absurdités. (*Timm.*)

Bavardage qui n'a aucun sens. (*Boucher, E. Camerarius,* au bout de six heures ; *Buchave, Greding.*)

Il dit avec précipitation une foule d'absurdités. (*Sauter.*)

1350. Loquacité, comme dans la démence, avec yeux fixes et affreux. (*Buchave.*)

Loquacité, salacité. (*Greding.*)

Après la loquacité, mutisme. (*Buchave.*)

Délire gai. (*Sauvages.*)

Elle reste assise sans rien faire, auprès du poêle, elle s'efforce de faire des chansons, et en chante à haute voix qui sont gaies, mais absurdes; elle siffle aussi de temps en temps, mais ne veut ni manger ni boire, elle n'entend ni ne voit rien; pâleur du visage et sueur au front. (*F. Hahnemann.*)

1355. Il chante et fredonne.

Disposition à une joie excessive; il est enclin à chanter et à siffler (le soir) (au bout de treize heures). (*Wislicenus.*)

Rire involontaire, presqu'aux éclats, sans avoir d'idées risibles. (*Rueckert.*)

Il sourit assez souvent. (*Greding.*)

Rire fréquent. (*Id.*)

1360. En riant et chantant, elle touche les objets qui l'entourent, toute la journée. (*Id.*)

Elle rit aux éclats, chante et touche aux objets qui l'avoisinent. (*Id.*)

Rire bruyant. (*Grimm, Dumoulin, Hœchstetter.*)

Rire bruyant et immodéré. (*Carl.*)

Au milieu d'une gaîté excessive, propension à se fâcher sans sujet, et à dire des plaisanteries offensantes. (*J.-C. Hartung.*)

1365. Gaîté excessive après le souper, force vitale extraordinairement exaltée pendant un quart d'heure, après quoi l'envie de dormir reprend. (*Moeckel.*)

Gestes ridicules. (*Hasenest.*)

Tantôt folie ridicule, tantôt parler raisonnable (au bout d'une, de seize heures).

Il fait des contes ridicules (au bout d'une demi-heure, de six, de huit heures).

Gestes de charlatan. (*Hœchstetter.*)

1370. Démence : ils se déshabillent, courent en chemise dans les rues, font des gestes absurdes, dansent, rient aux éclats, babillent, et font des choses ridicules. (*Dillenius.*)

Il marche en levant beaucoup les jambes, comme s'il voulait passer par dessus un obstacle, comme un homme ivre. (*Sicelius.*)

Violent branlement de tête. (*Greding.*)

Grand branlement de tête, écume à la bouche, et perte des sens. (*Id.*)

1375. Elle bat des mains par dessus sa tête, avec toux courte, extrêmement violente et menaçant de suffocation, la nuit. (*Id.*)

Il bat des mains et branle la tête; de sa bouche coule un long flot de salive gluante. (*Id.*)

Elle a les traits du visage affreusement tirés; elle tire la langue, et fait des efforts pour vomir, par accès. (*Id.*)

Tantôt il saisit violemment ceux qui l'approchent, et tantôt il s'en éloigne avec crainte. (*Sauter.*)

Pleurs. (*Dumoulin.*)

1380. Elle est toujours prête à pleurer. (*Baehr.*)

En allant au grand air, elle est prise d'anxiété et d'envie de pleurer; elle est lasse de la vie, et veut aller se jeter à l'eau.

Propension à s'effrayer et à pleurer (au bout de huit minutes, de deux et de huit heures).

D'abord pleurs et morosité, qui dégénèrent ensuite en cris d'impatience (avec propension à se refroidir) (au bout d'une heure).

Fréquemment des pleurs, des gémissemens et des cris sans sujet, avec propension à s'effrayer (au bout de deux à huit heures, de huit à douze, rarement de douze à vingt).

1385. Pleurs et mauvaise humeur extrême en se réveillant. Abattement, désespoir. (*Boucher.*)

Il se relève la nuit, et se promène plongé dans des méditations. (*Greding.*)

Défaut d'aptitude à rien, indifférence pour tout, manque d'activité du corps et de l'esprit. (*Moeckel.*)

Pendant une heure, alternatives de pleurs et d'humeur maussade.

1390. Indifférence extrême pendant une heure; on pourrait lui ôter la vie sans l'émouvoir. (*Kummer.*)

Apathie: rien ne pouvait faire impression sur elle; au bout de quelques jours, esprit très-irritable, très-fâcheux; rien ne lui inspire de la joie.

Défaut de sérénité, mauvaise humeur, inaptitude à tout.

Morosité et propension à pleurer pour des riens, avec mal de tête, comme si la tête était pressée par une pierre.

Pas de disposition à parler. (*Hartmann.*)

1395. Il recherche la solitude et le repos ; tout bruit lui est à charge. (*Id.*)

Mauvaise humeur et taciturnité (au bout de huit heures); les deux jours suivans, disposition d'esprit ordinaire ; mais les deux autres jours, de nouveau mauvaise humeur. (*Id.*)

Il est de très-mauvaise humeur et sérieux. (*Hornburg.*)

Tout le contrariait, le fâchait.

Moral très-irritable, avec grande sécheresse dans la bouche.

Grande excitabilité et sensibilité des sens ; tout a trop de saveur et d'odeur ; le toucher, la vue et l'ouïe ont trop de finesse ; l'esprit est plus mobile, et les idées sont plus vives (au bout de trois heures).

Mauvaise humeur, comme si tout n'allait pas bien en lui ; il était fâché contre lui-même. (*F. Hahnemann.*)

Il se fâche aisément, et alors se met de suite à pleurer. (*Baehr.*)

Juremens à demi articulés. (*Dumoulin.*)

1405. Délire revenant par accès ou continuel, qui est d'abord gai, et ensuite se convertit en fureur. (*Vical.*)

Cris et hurlemens pour des riens, qui augmentent quand on cherche à lui faire entendre raison ; les pupilles se dilatent et se resserrent très-aisément.

Violente humeur querelleuse, que rien ne peut apaiser.

Délire avec férocité. (*Hoyer.*)

Fureur. (*Valentini, Wierus, Schreck.*)

1410. Fureur, l'enfant ne connaît plus ses parens (par une seule baie). (*Solenander.*)

Délire furieux dans le lit (au bout de dix heures). (*Sauter.*)

Il déchire ses vêtemens. (*Id.*)

Il se donne des coups de poing dans le visage. (*Greding.*)

Fureur et disposition à la violence.

1415. Fureur, avec grincemens de dents et convulsions. (*May.*)

Au lieu de manger ce qu'on lui présente, il brise la cuiller avec ses dents, ronge le plat, et hurle comme un chien. (*Muench.*)

Fureur, dans laquelle le malade était souvent très-rusé, chantait et criait, puis crachait et mordait. (*Elfes.*)

Il fait des choses insensées, déchire ses habits, ramasse des pierres et les jette aux assistans (au bout de deux heures). (*Sauter.*)

Fureur : il se blesse lui et les autres, et frappe tout autour de lui.(*Greding.*)

1420. Il veut mordre les assistans, la nuit. (*Id.*)

Fureur : elle prend les assistans aux cheveux. (*Mardorf.*)

Au milieu d'une chaleur ardente du corps, avec les yeux ouverts et immobiles, fureur telle, qu'il fallait la tenir sans cesse pour qu'elle ne se jetàt pas sur les assistans, et alors elle leur crachait au visage. (*Baldinger.*)

Après le sommeil, mauvaise humeur extrême : il mord les assistans. (*Buchave.*)

Il mord ce qui l'approche.(*Muench.*)

1425. Propension à mordre les assistans. (*Dumoulin.*)

Propension à tout déchirer. (*Id.*)

Il déchire tout, mord et crache. (*Sauter.*)

Il rejette la couverture loin de lui. (*E. Gmelin.*)

Il cherche à sauter à bas du lit. (*Id.*)

1430. Anxiété et démence telle, qu'elle se croit sur le point de mourir. (*Timmermann.*)

Il craint de mourir bientôt. (*E. Gmelin.*)

Défiance craintive.

Manie craintive; il a peur d'un chien noir imaginaire, d'une potence, etc. (plus souvent dans les douze premières heures, plus rarement ensuite).

Démence : il craint de pourrir étant en vie.

1435. Il cherche à s'envoler. (*Sauter.*)

Sous un prétexte quelconque, il s'échappe dans la campagne. (*Muench.*)

Elle cherche à s'étrangler, et prie les assistans de la tuer, parce qu'elle doit mourir cette fois. (*Greding.*)

Elle supplie les assistans de la tuer. (*Id.*)

Elle se précipite d'un endroit élevé.

1440. Il se jette dans l'eau. (*Sauter.*)

14. BISMUTH.

(*Bismuthum.*)

Ce métal est cassant, très-fusible, et d'un blanc rougeâtre.
On le dissout dans suffisante quantité d'acide sulfurique,
jusqu'à saturation, on verse goutte à goutte la dissolution
dans une quantité considérable d'eau pure (environ cinquante à cent fois autant), on remue bien le tout, et au
bout d'environ deux heures, on décante avec précaution le
liquide clair qui surnage le précipité. Cela fait, on verse encore une fois sur ce précipité une quantité d'eau égale à la
première, mais à laquelle on a ajouté quelques gouttes de
potasse, et l'on agite bien le tout ensemble. Ce qui s'est déposé au bout de quelques heures est débarrassé du liquide
par la décantation. On fait sécher complétement la poudre
sur du papier joseph, que l'on charge de poids. Ainsi desséchée, cette poudre est de l'oxide de bismuth, dont on broye
un grain, pendant une heure, avec cent grains de sucre de
lait, dans un mortier de porcelaine, en grattant souvent le
mélange avec une spatule en os. Un grain de cette dilution
pulvérulente est traité de même avec cent autres grains de
sucre de lait; l'on obtient ainsi une poudre dont chaque grain
renferme 1/10000 de grain d'oxide de bismuth, et dont une
très-petite partie d'un grain constitue la dose homœopathique.

Quelque peu nombreux que soient les symptômes suivans
de l'action pure du bismuth sur l'homme en santé, symptômes dont je souhaiterais de voir le nombre s'accroître, ils suf-
firont pour prouver qu'on peut faire homœopathiquement
usage de cette substance dans des états morbides graves.
Ainsi, par exemple, les symptômes 26 et 43 prouvent que
les éloges prodigués à l'oxide de bismuth par Odier, Car-
minati, Bonnat et autres, dans une espèce de douleur et de
pression à l'estomac, reposaient entièrement, à leur insu,
sur l'homœopathie, et que la propriété attribuée par Odier
à cette substance de guérir les battemens de cœur, tient uniquement à ce qu'elle a le pouvoir d'exciter des battemens de
cœur chez les personnes bien portantes (*voy.* symptôme 46).
Je passe sous silence d'autres indications du même genre.

Or, comme ces propriétés de l'oxide de bismuth sont purement homœopathiques, on voit en même temps combien les médecins dont je viens de citer les noms, et d'autres d'après eux, avaient tort d'en prescrire de si grandes doses dans ces cas, de le donner à celle d'un, deux, six et même douze grains, répétée deux, trois, quatre et cinq fois par jour, et de compromettre ainsi par ignorance le salut de leurs malades.

Ainsi que je viens de le dire, et j'en atteste l'observation la plus scrupuleuse, lorsque le bismuth est indiqué, soit dans ces circonstances, soit dans d'autres, il suffit d'en donner une seule dose de la plus petite partie de la dilution préparée d'après la méthode décrite en tête de cet article.

Symptômes du bismuth.

Le matin, étourdissement qui dure long-temps.

Une douleur brûlante, constrictive, dans la tête, surtout au front et aux yeux.

Continuellement un fouillement, une térébration, dans le front, les yeux et le nez, qui descend jusqu'au bout de celui-ci, et qui semble comme produite par un instrument émoussé; une alternative de contraction et d'expansion.

Gonflement, douleur comme d'ulcération, aux gencives; toute la bouche est douloureuse, de même que si elle se trouvait à vif.

5. Pression tractive dans les dents molaires, depuis les postérieures jusqu'aux antérieures, avec douleur tractive dans les joues.

Le matin, goût de sang dans la bouche; les crachats tirés de la gorge sont teints de sang.

Oppression sur la poitrine.

Constriction chaude, brûlante, sur la poitrine, qui rend la respiration et la parole difficiles.

Toux qui trouble le sommeil, pendant la nuit, avec beaucoup de crachats; toux aussi dans la journée.

10. Mal de poitrine et de dos : térébration et ardeur.

Tremblement des mains, dont on s'aperçoit en mangeant.

Observations recueillies par d'autres.

Vertige : sensation comme si le cerveau tournait en rond (au bout d'une heure). (*C.-T. Herrmann, dans un mémoire.*)

Vertige : sensation comme si la moitié antérieure du cerveau tournait en rond, plusieurs fois dans la journée, et pendant quelques minutes. (Id. ibid.)

La tête est entreprise. (Id. ibid.)

La tête pèse un quintal (au bout d'une heure). (*Id. ibid.*)

5. Violente douleur de pesanteur et de pression au front, surtout au dessus de la racine du nez et dans les deux tempes, en se tenant assis(au bout de trois heures et demie). (*F. Hartmann, dans un mémoire.*)

Pression et sensation de pesanteur au front, plus fortes pendant le mouvement. (Herrmann, ibid.)

Pression et sensation de pesanteur à l'occiput, plus fortes pendant le mouvement. (Id. ibid.)

Forte pression de dedans en dehors, dans les deux tempes, qui ne change ni par le mouvement, ni par l'attouchement (au bout de deux heures et demie). (*Id. ibid.*)

Traction pressive, sourde, dans la tête, tantôt sur un point, tantôt sur un autre, plus forte pendant le mouvement. (*Id. ibid.*)

10. Traction pressive sourde dans la tête, tantôt sur un point, tantôt sur un autre. (*Id. ibid.*)

Douleur sécante sourde dans le cerveau, qui commence au dessus de l'orbite droit, et se prolonge jusqu'à l'occiput (au bout de trois jours). (*Id. ibid.*)

Douleur térébrante, de dedans en dehors, tantôt dans la bosse frontale droite, tantôt dans la gauche, tantôt dans le deux à la fois(au bout de neuf heures). (*Hartmann, loc. cit.*)

Pression tiraillante dans la tempe droite, en dedans, mais toutefois en se rapprochant du dehors, qui augmente en appuyant sur la partie. (*Herrmann, loc. cit.*)

Douleur tiraillante, vulsive, dans tout le côté gauche de l'os occipital, plus vive auprès du pariétal (au bout de deux heures et demie). (*Hartmann, loc. cit.*)

15. Douleur tiraillante dans le front, au dessus de l'angle interne de l'œil droit, et en arrière dans l'orbite (au bout de vingt-quatre heures). (*Herrmann, loc. cit.*)

Pression sur l'œil droit, d'avant en arrière et de bas en haut (au bout de dix heures). (*Id. ibid.*)

Chassie dans les deux coins des yeux (au bout de huit heures et demie, de dix heures). (*C.-F. Langhammer, dans un mémoire.*)

Teinte terreuse de la face, et bord bleu autour des yeux ; les traits sont altérés, comme s'il avait été très-malade. (*Herrmann, loc. cit.*)

Pression tractive dans le conduit auditif externe gauche (au bout de vingt-quatre heures). (*Id. ibid.*)

20. Pression tiraillante au cartilage externe de l'oreille, qui se dissipa en appuyant sur l'oreille (au bout de quatre jours). (*Id. ibid.*)

Pression qui revient régulièrement, à de courts intervalles, sur l'os jugal droit, et à laquelle les attouchemens ne font rien. (*Id. ibid.*)

Le soir, langue chargée et blanche, sans chaleur ni soif (au bout de sept, de douze heures). (*Langhammer, loc. cit.*)

Goût métallique aigre et douceâtre à la partie postérieure de la langue. (*Hartmann, loc. cit.*)

Le soir, grande soif de boissons froides, sans chaleur (au bout de six, de douze heures). (*Langhammer, loc. cit.*)

25. *Nausées dans l'estomac : il lui semble qu'il va vomir, la sensation est forte surtout après avoir mangé.* (*Herrmann, loc. cit.*)

Pression dans l'estomac, surtout après avoir mangé. (*Id. ibid.*)

Borborygmes bruyans dans le côté droit du ventre, en se tenant debout (au bout de deux heures). (*Langhammer, loc. cit.*

Borborygmes dans l'hypogastre, sans nulle sensation. (*Hartmann, loc. cit.*)

Borborygmes non douloureux dans le bas-ventre. (*Id. ibid.*)

30. *Fréquentes émissions de vents.* (*Id. ibid.*)

Malaise dans l'hypogastre, avec pression tantôt sur un point, tantôt sur un autre (au bout de huit heures.) (*Id. ibid.*)

Douleur pinçante dans l'hypogastre, tantôt sur un point,

tantôt sur un autre (au bout de sept heures). (*Id. ibid.*)

Pression pinçante tantôt sur un point, tantôt sur un autre, dans le bas-ventre, avec borborygmes. (*Id. id.*)

Pression pinçante dans le bas-ventre, et borborygmes, avec envie d'aller par le bas. (*Id. ibid.*)

35. Le soir, ténesme ; il ne peut aller par le bas (au bout de treize heures). (*Langhammer, loc. cit.*)

Il est obligé d'uriner souvent, et chaque fois il rend beaucoup d'urine : celle-ci est aqueuse (au bout de douze heures). (*Herrmann, loc. cit.*)

Douleur pressive au testicule droit, plus violente quand on y touche (au bout de deux heures). (*Id. ibid.*)

La nuit, émission de semence, sans rêves érotiques. (*Langhammer, loc. cit.*)

Petits élancemens dans le sternum, au milieu, que l'inspiration et l'expiration ne changent point (au bout de huit heures). (*Hartmann. loc. cit.*)

40. Tiraillement autour du mamelon gauche (au bout de deux jours). (*Herrmann, loc. cit.*)

Douleur pressive, tantôt plus et tantôt moins forte, dans le côté droit de la poitrine, le long du sternum, sur un petit point, qui ne change ni par l'inspiration ni par l'expiration (au bout de quatre heures).[(*Hartmann, loc. cit.*)

Forte pression auprès du mamelon gauche, qui se porte en dedans, vers le sternum. (*Herrmann, loc. cit.*)

Douleur pressive, resserrante, à la région du diaphragme, en travers de la poitrine, en marchant(au bout de deux heures). (*Hartmann, loc. cit.*)

Petits élancemens tiraillans à la région des deux mamelons (qui a l'air de siéger à la surface du poumon et en même temps dans les muscles pectoraux), quelquefois plus violens pendant l'inspiration et l'expiration. (*Herrmann, loc. cit.*)

45. (Élancemens pinçans aux deux mamelons, que l'inspiration et l'expiration ne changent point.) (*Id. ibid.*)

Fort battement du cœur. (*Id. ibid.*)

Tiraillement lancinant sourd à la région des dernières côtes). (*Id. ibid.*)

Élancemens saccadés aux dernières fausses côtes, du côté

gauche, à l'endroit où elles s'articulent avec les vertèbres du dos. (*Id. ibid.*)

Douleur au côté gauche du dos, en se tenant assis, comme si on s'était baissé souvent (au bout de huit heures). (*Langhammer, loc. cit.*)

50. Vive pression sur le bord supérieur de l'omoplate droite et la clavicule. (*Herrmann, loc. cit.*)

Pression tensive au côté droit du cou, dans les vertèbres du cou, pendant le mouvement et le repos (au bout de trois heures). (*Id. ibid.*)

Sensation de vulsion musculaire dans le côté droit du cou. (*Id. ibid.*)

Tiraillement pressif dans l'articulation de l'épaule droite. (*Id. ibid.*)

Douleur spasmodiquement constrictive dans les muscles antérieurs du bras gauche, pendant le repos absolu du corps (au bout de vingt-quatre heures). (*Langhammer, loc. cit.*)

55. Tiraillement constrictif (en forme de spasme) dans les muscles du bras droit (au bout de quatorze heures).(*Id. ibid.*)

Pression paralytique au bras droit, en devant. (*Herrmann, loc. cit.*)

Forte pression à l'avant-bras gauche, plus en bas et en dehors qu'en haut et en dedans. (*Id. ibid.*)

Pression tiraillante paralytique à l'avant - bras droit, de dedans en dehors, tantôt plus de bas en haut, tantôt plus de haut en bas,qui se dissipe par le mouvement et l'attouchement. (*Id. ibid.*)

Lassitude paralytique et faiblesse dans le bras droit. (*Id. ibid.*)

60. Tiraillement sécant dans les muscles inférieurs de l'avant-bras droit (au bout de douze heures).(*Hartmann, loc. cit.*)

Douleur glocitante, comme de brisure, dans les deux os de l'avant-bras gauche (au bout de dix-huit heures). (*Id. ibid.*)

Pression tiraillante paralytique à l'avant-bras droit, violente surtout dans les os du carpe (au bout d'une heure). (*Herrmann, loc. cit.*)

Tiraillement dans les os du poignet droit, qui se dissipe pendant le mouvement. (*Id. ibid.*)

Sensation de faiblesse dans la main, comme s'il ne pouvait tenir sa plume, et qu'il tremblât (au bout de huit heures). (*Hartmann, loc. cit.*)

65. Douleur tiraillante vive autour de la tubérosité du poignet droit, jusque dans les muscles de la main. plus vive dans la tubérosité elle-même (au bout de onze heures). (*Id. ibid.*)

Violente douleur tiraillante dans les os du carpe gauche (au bout d'une heure et demie). (*Id. ibid.*)

Tiraillement dans les os metacarpiens des doigts indicateur et médius de la main droite (au bout de onze heures). (*Herrmann, loc. cit.*)

Pression tiraillante pruriteuse aux tubérosités internes des deux mains. qui excite a se frotter. (*Id. ibid.*)

Petit tiraillement dans les articulations postérieures du petit doigt. (*Id. ibid.*)

70. Tiraillement pressif au bout des quatrième et cinquieme doigts de la main droite. (*Id. ibid.*)

Petit tiraillement au bout des doigts de la main droite, surtout sous les ongles (au bout de trois jours.) (*Id. ibid.*)

Petit tiraillement saccadé dans l'éminence thénar gauche (au bout de deux heures). (*Id. ibid.*)

Forte pression saccadée au dessus du genou gauche, au bas de la cuisse, en dehors, qui ne change ni par l'attouchement, ni par le mouvement. (*Id. ibid.*)

Traction depuis le milieu du mollet et le côté antérieur de la jambe gauche jusque dans le pied. (*Id. ibid.*)

75. *Rongement pruriteux le long des tibias et sur les deux coude-pieds. à l'articulation, qui devient encore plus fort quand on se gratte; il est obligé de se gratter jusqu'au sang.* (*Id. ibid.*)

Traction à la cheville externe droite, qui se dissipe par le mouvement. (*Id. ibid.*)

Douleur tiraillante au dessous de la cheville externe droite, qui chaque fois se termine derrière le tendon d'Achille (au bout de neuf heures). (*Id. ibid.*)

Tiraillement pressif entre les deux derniers os métatarsiens gauches, près des orteils, en se tenant assis (au bout de dix heures). (*Id. ibid.*)

Petit tiraillement dans le talon gauche. (*Herrmann, loc. cit.*)

80. Douleur tiraillante au talon droit, près du tendon d'Achille (au bout de cinq heures). (*Id. ibid.*)

Tiraillement pressif au bout du gros orteil droit. (*Id. ibid.*)

Petit tiraillement aux phalanges postérieures des orteils gauches. (*Id. ibid.*)

Lassitude et accablement. (*Id. ibid.*)

En travaillant, il est pris d'une énorme envie de dormir ; il lit, mais sans savoir quoi ; il est obligé de se coucher, s'endort de suite, et éprouve des rêves vifs et confus, avant midi. (*Id. ibid.*)

85. *Le matin, quelques heures après s'être levé, énorme envie de dormir ; mais, en sortant de table, époque à laquelle jadis il s'endormait quelquefois, il ne peut dormir, pendant plusieurs jours de suite.* (*Id. ibid.*)

Le soir en sommeillant, violent sursaut, comme s'il tombait (au bout de quatorze heures et demie). (*Langhammer, loc. cit.*)

La nuit, réveil fréquent, comme par une peur. (*Id. ibid.*)

La nuit, rêves vifs, inquiétans. (*Id. ibid.*)

La nuit, sommeil troublé par des songes lascifs, sans ou plus souvent avec émission de semence. (*Id. ibid.*)

90. La nuit, il est couché sur le dos. (*Id. ibid.*)

La nuit, réveil fréquent, avec lassitude. (*Id. ibid.*)

Chaleur passagère par tout le corps, surtout à la tête et à la poitrine, sans froid avant ou après, le matin, peu après s'être levé (au bout de vingt-quatre heures). (*Herrmann, loc. cit.*)

Mauvaise humeur inquiète : tout lui déplaît ; tantôt il s'assied, tantôt il se couche, ou bien se promène, mais ne reste que peu de temps dans chaque situation, parce qu'elle lui devient à charge sur-le-champ. (*Id. ibid.*)

Mauvaise humeur toute la journée ; il était très-tranquille et ne voulait pas parler ; le soir, plus de sérénité. (*Langhammer, loc. cit.*)

95. *Il est maussade et mécontent de son état, dont il se plaint (au bout de vingt-quatre heures). (Herrmann, loc. cit.)*

Il commence tantôt une chose, tantôt une autre, mais ne s'arrête que très-peu de temps à chacune. (*Id. ibid.*)

La solitude lui est insupportable. (*Id. ibid.*)

15. BRYONE.

(*Brionya alba.*)

On exprime le suc de la racine fraîche, tirée de terre avant
la floraison, et on la mêle avec parties égales d'alcool, puis
on étend successivement le mélange jusqu'à la trentième
dilution, qui seule sert aux usages de l'homœopathie.

On peut remarquer pendant une quinzaine de jours les
effets d'une dose un peu forte de ce suc végétal.

La ressemblance de ses effets avec ceux du sumac ne saurait
être méconnue. La bryone change en outre totalement les
dispositions du moral; sa fièvre consiste principalement en
froid, et ses symptômes apparaissent ou s'exaltent d'une
manière spéciale pendant le mouvement du corps, quoiqu'il
ne soit pas rare non plus d'observer ses effets alternans, le
soulagement de ses accidens par le repos.

De là vient qu'en faisant usage de la bryone dans les maladies, il se présente des cas où le remède, quoique choisi le plus
homœopathique qu'il est possible, et donné à dose assez petite,
ne produit cependant pas, dans les premières vingt-quatre
heures, les effets qu'on attend de lui, parce qu'il n'y avait
qu'une série de symptômes qui correspondit à ses effets
alternatifs; dans ce cas, une seconde dose, administrée au
bout de vingt-quatre heures, procure de l'amélioration et
provoque l'effet opposé, de même qu'à l'égard de tout
autre médicament une seconde dose donnée immédiatement
après la première, éteint l'action de celle-ci. Très peu d'autres substances présentent ce phénomène, mais il n'est pas
rare pour la bryone.

Lorsque cette dernière n'était point parfaitement homœopathique, les effets nuisibles qu'elle provoque sont en général supprimés par le sumac, ou par un autre médicament
approprié aux circonstances, au moins par le camphre.

D'après la longue liste des symptômes que la bryone provoque chez l'homme bien portant, on peut construire plusieurs états morbides artificiels qui correspondent assez
exactement à certaines maladies journalières, notamment à
quelques fièvres et à quelques espèces de spasmes abdomi-

naux chez les femmes, pour qu'on soit fondé à en espérer des succès homœpathiques. Ses vertus curatives ont par
conséquent une grande portée.

Dans les maladies aiguës et violentes, où l'excitation est
grande, un très-petit globule de la dilution au décillionième
peut seul être efficace; l'inspiration d'un globule plus gros
ne l'est pas moins, quand le choix a été fait d'une manière
parfaitement homœopathique.

Symptômes de la bryone.

Vertige.

Vertige comme si l'on tournait sur soi-même, ou si tout
tournait autour de soi, en se tenant debout.

La tête est sourdement embarrassée et prise de vertige.
(*Michler.*)

Une sorte de vertige, comme s'il était ivre, et comme si
le sang se portait avec violence à la tête. (*Herrmann.*)

5. Il est comme ivre, et veut se coucher. (*F. Hahnemann.*)

Vertige dès qu'il quitte sa chaise ; tout tournait autour de
lui ; cet état cessa après avoir marché quelque temps.

Vertige, comme dans l'ivresse (pendant toute la journée)
(au bout de huit jours).

Il chancelle, le matin. (*F. Hahnemann.*)

Vertige, avec sentiment de pesanteur ; il lui semble que
tout tourne en rond. (*Herrmann.*)

10. Vertige et plénitude dans la tête. (*Hornburg.*)

Vertige, comme tournoyant, lorsqu'elle s'asseoit dans le
lit, et nausées au milieu de la poitrine, comme si elle allait
se trouver mal.

Le soir (à huit heures), vertige tel, en se tenant debout,
qu'il chancela en arrière, où il fut sur le point de tomber.

Quand il veut marcher, il chancelle, comme s'il allait
tomber en arrière.

En marchant, vertige des deux côtés, comme s'il n'était
pas ferme sur ses jambes (au bout de quarante-huit heures).

15. Après le mouvement, en se tenant debout, elle
chancelle d'un côté.

Le matin, en se levant du lit, vertige et tournoyemens,
comme si tout tournait en rond dans la tête.

Toute la journée, vertige dans la tête et faiblesse dans les membres.

Il peut à peine tourner la tête, à cause d'un sentiment de plénitude qu'il y éprouve.(*Hornburg.*)

Au vertex et au front, mouvemens sourds dans la tête, qui causent le vertige en suspendant la pensée. (*Michler.*)

20. Plus d'étourdissement que de vertige dans la tête.

Faiblesse d'esprit telle, que ses idées se perdent, comme quand on va se trouver mal, avec bouffées de chaleur au visage; surtout en se tenant debout.

Hallucination d'esprit; sa propre tête lui semble trop lourde. (*F. Hahnemann.*)

Hébétude dans la tête, avec perte sensible de la mémoire. (*Id.*)

. Elle ne savait pas au juste ce qu'elle faisait (dans la chambre), surtout étant couchée, pendant vingt-quatre heures (sur-le-champ). (*Id.*)

25. Elle ne sait ce qu'elle fait, et laisse tout s'échapper de ses mains (dans la chambre). (*Id.*)

La tête est hébétée, la méditation difficile. (*Herrmann.*)

Il demande des choses qui n'existent pas.

Il veut avoir de suite des choses dont il ne veut plus quand on les lui donne.

Défaut de mémoire; il ne peut se souvenir de rien (au bout de quatre heures).

30. Sa tête lui semblait peser un quintal.

Pesanteur énorme de la tête (souvent et aussi au bout de quatre jours). (*Herrmann.*)

Grande pesanteur dans la tête, et pression de tout le cerveau d'arrière en avant.

Hébétude de la tête.

Il a la tête comme hébétée (au bout d'une heure). (*Herrmann.*)

35. Tête étonnée et troublée, jusqu'au moment de se coucher.

Le matin, le mal de tête ne commence point au réveil, mais quand il ouvre et remue les yeux.

Le matin, en s'éveillant, il a la tête aussi étourdie et aussi douloureuse que s'il avait fait une orgie la veille au soir; il ne veut pas non plus quitter le lit.

(Pression dans la tête en marchant.)

Douleur sourde dans l'occiput. (*Hornburg.*)

40. Pression sourde à l'occiput. (*Rueckert.*)

Céphalalgie pulsative au front, qui l'oblige à se coucher. (*F. Hahnemann.*)

Pression fouillante dans la partie antérieure du cerveau, avec pression vers le front, violente surtout en se penchant et en marchant vite ; une promenade la fatigua beaucoup (au bout de vingt-quatre heures). (*Herrmann.*)

Douleur pressive telle dans le front, qu'à peine peut-il se pencher en avant. (*Hornburg.*)

Pression de dedans en dehors, dans le cerveau, au dessus de l'orbite gauche, qui dégénère en une pression de haut en bas sur le globe de l'œil (au bout de trois jours). (*Herrmann.*)

45. Céphalalgie pressive plus d'un côté que de l'autre, avec sensation pénible de pression dans l'œil du même côté (l'après-midi). (*Rueckert.*)

Sourde compression dans la tête, au front, au dessus des yeux.

D'abord le sang monte à la tête, puis compression d'une tempe à l'autre.

Sensation comme si la tête était comprimée d'une oreille à l'autre.

Douleur compressive aux deux côtés de la tête. (*Hornburg.*)

50. Mal de tête ; compression avec coups dans le cerveau, comme une sorte de pulsation.

Le matin, avant le jour, douleur comme si la tête était tendue, avec pesanteur dedans, mêlée d'élancemens. La douleur l'empêchait de lever les yeux, et quand elle se penchait en avant, elle ne pouvait plus se redresser (au bout de soixante heures).

Violent mal de tête, comme une grande pesanteur dans la tête, qui lui semblait devoir se pencher de tous les côtés ; avec pression de dedans en dehors dans le cerveau, et grande envie de se coucher (sur-le-champ).

Mal de tête, en sortant de table et à la promenade ; pression de dedans en dehors dans le front.

Mal de tête, comme si tout allait sortir par le front (1).

______

(1) Comparez 395.

55. Mal de tête, en se baissant, comme si tout allait sortir par le front (1).

En se tenant assis (en se baissant) et en lisant, pesanteur vertigineuse dans la tête, qui se dissipe en redressant celle-ci.

Mal de tête, seulement en se baissant ; pression de dedans en dehors, vers le front, mêlée d'élancemens.

Pression dans la tête, comme si le cerveau trop plein faisait effort pour écarter le crâne : surtout en se tenant assis.

Douleur pressive, de dedans en dehors, dans les deux tempes.

60. Céphalalgie, comme si quelque chose pressait sur le crâne pour l'écarter.

Le matin, après le réveil, dans le lit, en se tenant sur le dos, céphalalgie à l'occiput, qui s'étend jusqu'aux épaules, comme un poids qui peserait sur un point ulcéré.

Hémicranie : pression (fouillante) sur un petit point de la moitié droite du cerveau.

Sorte de fouillement ou de tiraillement le long des os des deux mâchoires, de haut en bas, accompagné d'un endolorissement de la glande sous-maxillaire (au bout de trente heures).

Céphalalgie, le matin, après s'être levé; traction vulsive dans les joues et les os jugaux et maxillaires.

Tiraillement vulsif depuis l'os jugal droit jusqu'à la tempe droite, de bas en haut, à l'extérieur, plus violent par l'attouchement. (Herrmann.)

65. Douleur tiraillante dans le côté gauche de la tête (au bout de vingt-quatre heures). (*F. Hahnemann.*)

(Tiraillement au dessus du front, puis dans les muscles du cou, et ensuite dans le bras droit.)

En marchant au grand air, un élancement dans la tête, à travers les tempes.

Elancemens isolés dans le front, avec hébétude de la tête. (*Hornburg.*)

Elancement dans la tête, depuis le front jusqu'à l'occiput.

(1) La sensation de pression diductive se confond presque avec celle de compression (46, 47, 48, 50, 51,), puisqu'elle est ressentie dans le cerveau, qu'enveloppe de toutes parts une boîte incapable de céder; on ne peut distinguer alors si la douleur provient du plus de volume du cerveau ou de la résistance du crâne, qui cependant en sont tous deux cause.

70. Sensation de tournoyement dans le côté droit du front, et un élancement dans le gauche.

Douleur plus vulsive que pulsative dans la tête, avec chaleur du visage.

Battement dans le côté droit de la tête, qu'on sent aussi à l'extérieur, le matin.

Le matin, en s'éveillant, céphalalgie au vertex : un ba‛ tement douloureux.

Douleur dans le front et dans l'occiput : un battement sourd (au bout de deux heures).

75. Céphalalgie pulsative, qui envahit les yeux, et empêche de voir ; pendant le mouvement, les battemens dans la tête sont plus rapides, et elle croit les entendre.

Un bruit semblable au chant d'un grillon, dans la tête.

Glocitation dans les deux tempes.

Douleur à la tempe, comme si quelqu'un le tirait par les cheveux.

Place grande comme un écu, sur le haut de la tête, qui cause une douleur brûlante, mais n'est point douloureuse au toucher.

80. La tête, et surtout sa partie antérieure, est douloureuse au toucher (pendant vingt-quatre heures). (*F. Hahnemann.*)

Sensation d'écorchure à l'un des côtés du derrière de la tête, en y touchant. (*Hornburg.*)

Rongement cuisant sur le cuir chevelu (la nuit).

Le matin, les cheveux sont très-gras, la tête étant froide ; en se peignant, les mains se graissèrent beaucoup (au bout de dix heures).

Un fort prurit sur la tête, en se peignant.

85. (Un battement douloureux dans toutes les parties de la face, qui se sentait aussi sous le doigt, en y posant la main.)

Coups d'aiguilles pruriteux dans le muscle frontal droit. (*Herrmann.*)

Tension dans les muscles frontaux, sous la peau, en remuant les yeux.

Chaleur dans la tête et au visage, avec rougeur. (*Hornburg.*)

Forte chaleur à la tête et au visage. (*Id.*)

90. Chaleur passagère au visage. (*Hornburg.*)

Tension à la peau du visage, en faisant agir les muscles de la face.

Taches rouges à la face et au cou (pendant deux jours).

Pâleur de la face pendant vingt-quatre heures. (*F. Hahnemann.*)

Gonflement mou, chaud et rouge de la face. (*Id.*)

95. Gonflement du côté gauche de la face, le long du nez surtout, avec un peu de douleur dedans (et diarrhée). (*Id.*)

Grand gonflement de la moitié supérieure du visage, surtout au dessous des yeux et au dessus de la racine du nez, avec enflure des paupières ; il ne pouvait ouvrir l'œil gauche ; pendant quatre jours (au bout de trois jours). (*Id.*)

Douleur constrictive dans le muscle surcilier droit. (*Herrmann.*)

Rougeur et enflure des paupières, avec pression dedans, pendant trois jours (au bout de trois jours). (*F. Hahnemann.*)

Bouton, gros comme un pois, à la paupière inférieure gauche, qui est douloureux quand on appuye dessus, pendant seize jours (au bout de vingt-quatre heures). (*Id.*)

100. Tubercule mou, à l'angle interne de l'œil gauche, d'où il sort de temps en temps beaucoup de pus, pendant dix jours (au bout de six jours). (*Id.*)

Le matin, en s'éveillant, il peut à peine ouvrir les yeux, qui sont collés par une masse purulente. (*Herrmann.*)

Douleur comme de brûlure au dessus de l'œil gauche et au côté gauche du nez, qui diminue un peu en appuyant la main sur la partie. (*F. Hahnemann.*)

Douleur comme de brûlure de dedans en dehors à l'œil gauche (au bout de vingt-quatre heures). (*Id.*)

Pression dans les yeux, avec sensation de prurit ardent dans les paupières. (*Hornburg.*)

105. Pression dans les yeux, pendant seize jours de suite. (*F. Hahnemann.*)

Pression sur l'œil droit, de haut en bas surtout (au bout de trois jours). (*Herrmann.*)

Fourmillement dans l'œil droit. (*F. Hahnemann.*)

Fréquent larmoyement des yeux. (*Herrmann.*)

L'œil gauche est trouble, comme s'il était plein d'eau,

110. Le matin, faiblesse de la vue : quand elle voulait lire, toutes les lettres se confondaient ensemble.

Presbyopie : il voyait bien à distance, mais ne voyait pas de près (au bout de vingt-quatre heures).

La paupière inférieure est parfois rouge et enflammée, la supérieure tressaille.

Douleur d'écorchure et cuisson dans l'angle interne de l'œil gauche.

Le matin, les paupières sont comme collées ensemble, un peu rouges et gonflées, et elles font mal, comme si on les avait échauffées en les frottant.

115. Le matin, au réveil, pression dans l'œil, comme si on appuyait la main dessus, ou comme si la chambre était pleine de fumée.

Le matin, les paupières sont gonflées et *comme collées par du pus.*

Gonflement de la paupière inférieure, avec douleur pressive en dedans ; l'œil est collé le matin par du pus.

Cuisson dans les yeux, comme s'il y avait du sable (?) dedans, qui oblige à se frotter.

L'après-midi, sensation à l'œil droit, comme s'il y avait du sable dedans.

120. Avant midi, gonflement subit d'un des deux yeux, avec douleur, sans rougeur ; il en sort du pus, et la conjonctive est d'un rouge foncé et tuméfiée.

Les yeux pleurent à l'air.

Au bord de la paupière supérieure gauche, prurit mêlé d'ardeur et de tiraillement.

Prurit à l'angle externe de l'œil gauche, mêlé de quelques tiraillemens, qu'on ne fait pas cesser en se frottant (au bout de six heures).

Les yeux se remplissent de larmes, et les paupières démangent, comme quand une plaie vient de se cicatriser ; il fut obligé de se frotter.

125. Une petite dartre sur la joue droite (au bout de quatre jours). (*F. Hahnemann.*)

Enflure de la joue droite, tout près de l'oreille, avec douleur ardente (au bout de quatre heures). (*Id.*)

Pression douloureuse au dessous de l'os jugal droit,

qu'une pression extérieure fait cesser (au bout d'une heure). (*Herrmann.*)

Pression pinçante dans la cavité articulaire droi.e de la mâchoire, plus forte pendant le mouvement. (*Id.*)

Tintement dans l'oreille gauche : bruit comme d'une petite cloche (au bout d'une heure). (*F. Hahnemann.*)

130. Douleur constrictive dans le conduit auditif, qui, après avoir enlevé le cérumen avec le doigt, cessa d'abord, puis revint ensuite sans discontinuer, avec dureté de l'ouïe. (*Michler.*)

Sensation dans le conduit auditif externe, comme si on appuyait un doigt dessus; elle augmente en se baissant pendant la lecture. (*Rueckert.*)

Douleur sourde autour de l'oreille gauche. (*Hornburg.*)

Douleur comme si on lui mettait le feu à l'oreille gauche (au bout de six heures). (*F. Hahnemann.*)

Ardeur dans le lobe de l'oreille. (*Hornburg.*)

135. Tubercule dur derrière l'oreille, qui change souvent de volume (au bout de vingt-quatre heures). (*F. Hahnemann.*)

Gonflement tuberculiforme au devant de l'oreille, qui s'ouvrit au bout de douze heures, jeta de l'eau, et se couvrit d'une croûte jaune. (*Id.*)

Bourdonnement dans l'oreille droite.

Sensation comme si les oreilles étaient bouchées, et qu'il n'y pût pas pénétrer d'air.

Quand il va dehors et qu'il rentre chez lui, après la promenade, il ressent des élancemens tantôt dans une oreille, tantôt dans l'autre.

140. Il sort du sang des oreilles.

Violente pression à la conque de l'oreille droite.

(Ulcération à la conque de l'oreille.)

Fréquent fourmillement et chatouillement dans la cloison du nez, surtout en se mouchant.

Au côté gauche du bout du nez, gonflement, avec douleur vulsive dedans, et douleur en y touchant, comme si la partie allait suppurer.

145. Un ulcère en dedans de la narine gauche, causant une douleur cuisante.

Enflure du nez, avec saignement de nez pendant plusieurs jours (au bout de cinq jours.). (*F. Hahnemann.*)

Saignement de nez, trois jours de suite (le dixième, le onzième, le douzième jour). (*Id.*)

Saignement de nez, plusieurs fois par jour, pendant quinze jours. (*Id*)

Saignement de nez (au bout de dix, de seize jours). (*Id.*)

150. Saignement de nez par la narine droite (au bout de neuf jours). (*Id.*)

Fort saignement de nez journalier (au bout de quinze jours). (*Id.*)

D'abord saignement de nez, puis ulcération des narines.

Saignement de nez (au bout de quarante-huit, de soixante-douze heures).

Le matin, après être sorti du lit, saignement de nez pendant un quart d'heure.

155. Saignement de nez, en dormant, le matin, vers trois heures, qui le réveille (au bout de deux, de quatre jours).

Saignement de nez, sans s'être préalablement penché en avant.

Traction, avec pression, dans la gorge, qui remonte à l'oreille. (*Hornburg.*)

Douleur à la partie postérieure du cou, sensible au toucher. (*Id.*)

160. Raideur tensive du côté gauche du cou. (*Id.*)

Raideur rhumatismale dans le côté du cou, vers la nuque. (*Id.*)

Tension dans la nuque, en remuant la tête. (*Id.*)

Au côté gauche de la nuque et du cou, dans les muscles de la face et les masseters, douleur d'écorchure, pendant le mouvement, qui rend difficile et presque impossible de tourner la tête et de mâcher (au bout de vingt-quatre heures). (*Id.*)

Coups d'aiguilles pruriteux au cou (surtout quand il a marché vite), qui excitent à se gratter, et se dissipent après s'être gratté (au bout de vingt-quatre heures.) (*Id.*)

165. Gerçure à la lèvre inférieure. (*F. Hahnemann.*)

Ardeur dans la lèvre inférieure. (*Hornburg.*)

Petites ulcérations à la lèvre inférieure, qui causent une douleur brûlante quand on y touche. (*F. Hahnemann.*)

Au coin droit de la bouche, plus sur la lèvre inférieure que sur l'autre, petite élévation qui saigne beaucoup de temps en temps, pendant six jours. (*Id.*)

Une ampoule à la partie rouge de la lèvre inférieure, causant une douleur brûlante.

170. Eruption sous le coin gauche des lèvres, qui cause une douleur cuisante.

Eruption à la lèvre inférieure, hors de sa partie rouge, qui démange et cuit comme du sel.

Entre la lèvre inférieure et la gencive, vulsion lancinante très-sensible (le matin, dans le lit), à peu près comme dans le cancer aux lèvres.

Odontalgie : vulsion et élancement dans les dents, qui se portent vers l'oreille, et obligent à se coucher (1).

Le soir, dans le lit, odontalgie vulsive dans les molaires, tantôt supérieures, tantôt inférieures (pendant une heure); quand la douleur siégait dans les premières, et qu'on posait le bout du doigt dessus, elle cessait tout à coup et passait dans les dents du bas correspondantes (au bout de cinq jours).

175. Odontalgie vulsive en fumant (comme d'habitude), (au bout d'une heure).

Odontalgie tractive, parfois vulsive, dans les molaires supérieures gauches, seulement pendant et après avoir mangé ; il semble que les dents soient trop longues et branlantes (au bout de six heures). (*Herrmann.*)

Douleur tractive dans les molaires des deux mâchoires (au bout de vingt-quatre heures). (*Id.*)

Branlement de toutes les dents, sensible en y touchant et en mordant.

Douleur dans une dent molaire, seulement en mâchant.

180. Enorme mal de dents, pendant le repos, et surtout dans le lit, qui diminue par la mastication. (*Hornburg.*)

Mal de dents lorsqu'on met quelque chose de chaud dans la bouche.

____

(1) Il y a plusieurs symptômes de la bryone qui obligent à se coucher (comparez 285, 479, 631,), ou au moins à s'asseoir (296), et plusieurs qui s'aggravent par la marche et la station (par exemple 308); mais il est bien plus commun d'observer l'effet alternatif, c'est-à-dire que les symptômes soient soulagés par le mouvement, et qu'ils rendent la situation couchée ou assise insupportable.

En mangeant, il survient une odontalgie tiraillante et lancinante (qui descend jusque dans les muscles du cou), et qu'aggravent surtout les choses chaudes.

Douleur comme si on perçait la dent avec une vrille et qu'ensuite on l'arrachât (que l'eau froide calme pour un instant seulement, mais qui diminue en allant au grand air); en même temps tiraillement dans la joue et pincement dans les oreilles, la nuit jusqu'à six heures du matin.

Mal de dents; en ouvrant la bouche, l'entrée de l'air cause de la douleur.

185. Mal de dents, après minuit (vers trois heures), comme quand l'air froid vient frapper le nerf d'une dent creuse, que le décubitus sur le côté non douloureux rend insupportable, et qui ne cesse qu'en se couchant sur la dent qui fait mal.

En buvant froid, douleur ulcérative dans la dent.

La gencive est douloureuse, comme si elle était à vif, avec dents branlantes et douloureuses.

Le matin, après le réveil, sensation comme si les dents molaires étaient trop longues; on peut les faire jouer avec le doigt, tant elles tiennent peu; on ne peut rien mordre, à moins de douleurs, comme si les dents tombaient, pendant quinze jours (au bout de quarante-huit heures). (*Stapf.*)

Les dents lui semblent trop longues. (*F. Hahnemann.*)

190. Gencives spongieuses.

Douleur simple, ou comme de pincement, dans une des glandes sous-maxillaires (au bout de douze heures).

Raideur douloureuse dans tous les muscles du cou, en se remuant, et âpreté dans la gorge en avalant.

Sensation à la mâchoire inférieure, comme si l'os y portait un petit tubercule, qui cause une douleur tensive quand on y touche et quand on tourne la tête (au bout de soixante-une heures). (*Stapf.*)

Éruption miliaire rouge au cou. (*F. Hahnemann.*)

195. Sensation d'âpreté et de grattement dans la gorge (au bout de cinq heures). (*Hornburg.*)

Il lui semble que sa gorge soit gonflée dans le fond, ou qu'il ait un fort coryza qui l'empêche de parler. (*Id.*)

Autour du cou, éruption causant un prurit cuisant, surtout après la sueur.

Elancemens dans la gorge quand on appuye dessus et qu'on tourne la tête.

Elancemens dans la gorge en avalant.

200. Pression dans le pharynx , comme s'il avait avalé un corps dur et pointu.

Il ne peut avaler ni les alimens ni les boissons, qui s'arrêtent dans la gorge.

(Sensation , en avalant, comme si la gorge était tuméfiée ou pleine de mucus, qu'il soit impossible d'en arracher.)

Mal de gorge ; sécheresse et âpreté dans la gorge , en avalant à vide ; en buvant, cette sensation cesse quelque temps , mais revient bientôt; elle n'est jamais plus désagréable que dans une chambre chaude.

Le soir , sentiment de sécheresse dans le fond et au haut de la gorge (au bout de quarante-huit heures).

205. Sentiment de sécheresse , non à la langue , mais au palais.

Ampoules au bord antérieur de la langue , qui causent une cuisson ardente. (*F. Hahnemann.*)

Sécheresse dans la bouche , telle que la langue se colle au palais. (*Id.*)

Sécheresse dans la bouche, sans soif. (*Hornburg.*)

Le matin , sentiment de sécheresse dans la bouche (au bout de quarante-huit heures). (*Michler.*)

210. L'intérieur de la bouche lui semble sec, sans soif.

Sentiment de sécheresse , seulement en dedans de la lèvre supérieure et aux dents du haut.

Beaucoup de soif, dans la journée, sans chaleur.

Violente soif pendant vingt-deux jours. (*F. Hahnemann.*)

Soif, surtout le matin. (*Id.*)

215. Violente soif , jour et nuit. (*Id.*)

Après avoir mangé , grande soif pendant seize jours. (*Id.*)

La salive coule involontairement des coins de la bouche.

Il crache beaucoup de salive. (*F. Hahnemann.*)

Afflux à la bouche d'une grande quantité de salive mousseuse. (*Hornburg.*)

220. Langue chargée et très-blanche.

Saveur fade, dégoûtante, dans la bouche (au bout de cinq jours). (*Michler.*)

Saveur douceâtre et dégoûtante dans la bouche. (*F.Hahne-mann.*)

Goût fade, pâteux, dans la bouche ; il ne sent rien du tout.

Goût fade et empâtement dans la bouche.

225. Goût douceâtre, nauséeux, dans la bouche.

Il ne trouve aucun goût aux alimens; mais, en ne mangeant pas, la bouche est amère.

Tout lui semble amer; il ne peut rien avaler.

Après le dîner, un goût amer lui reste continuellement à la partie postérieure du palais.

Le matin, mauvais goût, amertume dans la bouche.

230. Le matin, à jeun, goût comme de viande pourrie ou de dents gâtées dans la bouche (au bout de douze heures).

La langue étant assez nette, goût désagréable dans la gorge, comme quand on sent de la bouche; saveur de viande pourrie dans la bouche, qu'il ne sent plus en mangeant.

La bouche exhale pour lui une odeur putride.

Le soir, goût de rance ou de chose fumée dans la gorge.

Défaut d'appétit, sans mauvais goût (au bout de trois heures).

235. Altération de l'appétit. (*Hornburg.*)

Défaut d'appétit (pendant dix jours). (*F. Hahnemann.*)

L'estomac est vide; il a faim, sans appétit. (*Herrmann.*)

Le matin, à jeun, boulimie, sans appétit. (*Hornburg.*)

Faim, avec défaut d'appétit. (*Michler.*)

240. Nausées continuelles, et immédiatement après, faim canine (au bout de quelques heures). (*F. Hahnemann.*)

Le matin, faim canine et bouffées de chaleur, avec soif (au bout de trente, de soixante-douze heures). (*Michler.*)

Grande faim pendant quinze jours. (*F. Hahnemann.*)

Appétit trop fort, pendant six jours. (*Id.*)

Faim canine, sans appétit.

245. Faim canine, jusque dans la nuit.

Il a faim, et mange, mais sans rien trouver bon.

Il n'a pas d'appétit pour le lait ; mais lorsqu'il en prend, l'appétit et le goût lui reviennent.

Il demande des choses qu'il ne peut manger.

Les alimens flattent son odorat; mais l'appétit cesse dès qu'il commence à manger.

250. Appétence pour le vin.

Appétence pour le café.

Vif désir du café (au bout de cinq heures). (*F. Hahne-mann, Michler.*)

Fréquentes éructations.

Après les rapports, hoquet, sans avoir rien mangé.

255. Après les rapports, hoquet pendant un quart d'heure (au bout de quarante-huit heures).

Violent hoquet.

Violent hoquet après avoir mangé, depuis le matin jusqu'au soir.

Rapports ayant le goût de ce qu'on a mangé.

Les boissons ne donnent pas de rapports; mais les moindres alimens excitent des éructations, sans mauvais goût.

260. (Rapports, avec goût de pourri dans la bouche, et mucus dans la gorge.)

A chaque rapport, une douleur lancinante.

(Rapports brûlans, presque continuels, qui lui causent de l'âpreté dans la bouche, et l'empêchent de sentir le goût des alimens.)

Après avoir mangé, goût âpre et grande sécheresse dans la partie antérieure de la bouche, sans soif; les lèvres sont sèches et gercées.

Le soir, après s'être couché, goût amer dans la bouche.

265. Rapports après avoir mangé, et sur la fin rapports amers.

Rapports amers après avoir mangé.

De l'amertume lui remonte à la bouche, sans éructations, avec envie de vomir.

Rapports aigrelets, et afflux d'eau aigre à la bouche.

Le matin, après un rêve inquiétant, envie de vomir sans pouvoir vomir, et fréquentes éructations.

270. Nausées le soir, avant de se mettre au lit.

Rapports fréquens, souvent acidules, après avoir mangé. (*Herrmann.*)

Nausées, pendant vingt-quatre heures, avec afflux de beaucoup d'eau à la bouche (au bout de cinq minutes). (*F. Hahnemann.*)

Nausées, surtout en fumant (chez un homme habitué à la pipe). (*Hornburg.*)

Envie de vomir (sur-le-champ). (*Michler.*)

275. Vomissement, à plusieurs reprises, de mucus jaune et verd. (*F. Hahnemann.*)

Aussitôt après minuit, il s'éveille avec mal au cœur; il vomit des alimens et de la bile.

Les alimens lui remontent à la bouche par un effet semblable à l'éructation.

Régurgitation du contenu de l'estomac, presque sans efforts de vomissement.

Après avoir pris un aliment qu'il a trouvé bon, envie de vomir et dégoût.

280. Elle vomit les alimens, mais non les boissons.

Le matin, tous les jours, deux heures après s'être levé, nausées pendant une demi-heure, avec afflux d'eau à la bouche.

Le soir, nausées, puis afflux d'eau à la bouche (1).

Nausées, envies de vomir, sans avoir rien pris (au bout d'une heure).

Le matin, en s'éveillant, nausées, envies de vomir.

285. (Vomissement de sang, et obligation de se coucher.)

Le matin (vers six heures), vomissement d'un liquide amer et putride, dont le goût lui reste dans la bouche.

Après avoir bu (après midi), nausées et envies de vomir.

Le soir, vomissement de mucus (au bout de cinq heures.)

Le soir (vers six heures), vomissement d'eau et de mucus, avec froid par tout le corps.

Elle vomit du mucus, le matin, par une sorte de régurgitation.

(Toux, surtout après avoir mangé.)

(Un quart d'heure après chaque repas, mal de tête qui se dissipe peu à peu, mais revient au repas suivant.)

Après chaque repas, gonflement de ventre.

295. Douleur sécante, comme des coups de couteau, à la région du creux de l'estomac (au bout d'une heure).

Aussitôt après le repas (du soir), violente pression au creux de l'estomac en marchant, qui se termine par une pression sur la vessie et le périnée, dont la sensation finit par être insupportable : tout cesse en s'asseyant (au bout de douze heures).

(1) Comparez 402.

Pression à l'estomac dès qu'elle a mangé, et même déjà pendant qu'elle mange.

Après avoir mangé, pression dans l'estomac, comme s'il contenait une pierre, avec mauvaise humeur.

Pression dans l'estomac, après avoir mangé. (*Hornburg.*)

3oo. Pression dans l'estomac en marchant. (*Id.*)

Pincement au creux de l'estomac (au bout de douze heures). (*Michler.*)

Sensation au creux de l'estomac, comme s'il était gonflé. (*Hornburg.*)

Sensation extrêmement désagréable, comme de gonflement, au dessous du creux de l'estomac. (*Id.*)

Chaleur dans le bas-ventre (et dans tout l'intérieur du corps). (*Id.*)

3o5. Pression et pincement dans l'hypogastre. (*Herrmann.*)

Borborygmes bruyans dans le ventre, pendant quatorze jours. (*F. Hahnemann.*)

Bruyans borborygmes dans le ventre, surtout le soir, dans le lit, pendant dix-huit jours. (*Id.*)

Serrement et pression dans le ventre, à la région de l'ombilic, en marchant et se tenant debout.

Cardialgie constrictive, quelques heures après avoir mangé.

3io. Après avoir mangé, mal d'estomac constrictif, puis douleur sécante au creux de l'estomac, et au dessus, rapports, chaleurs qui montent à la tête, nausées et vomissement seulement des alimens qui ont été pris (au bout de quarante-huit heures).

Gonflement dur autour de l'ombilic et sous les hypochondres.

Hydropisie subite du bas-ventre ; il ne peut respirer, et il est obligé de s'asseoir (au bout de dix-huit heures).

Intertrigo à l'aine, dans les plis du ventre.

Douleur tensive à la région hépatique.

3i5. Douleur ardente dans le ventre, à la région du foie (au bout de huit heures).

Douleur dans le ventre, comme quand on va vomir (au bout de cinq jours).

Douleur dans les deux côtés du bas-ventre, semblable à celle qu'on éprouve dans la rate après avoir couru.

D'abord tiraillement et traction dans le ventre, surtout

pendant le mouvement ; puis élancemens sécans dans le bas-ventre, de bas en haut, jusque dans l'estomac (après avoir bu une tasse de lait chaud, l'après-midi) : la douleur l'obligeait à se ployer en deux, et elle cessa après avoir été à la selle.

520. Tortillement douloureux autour de l'ombilic, avec élancemens.

Mal de ventre, accompagné d'anxiété, qui gêne la respiration, et que la marche soulage.

Les vents sortent la nuit, non sans avoir été précédés de bruyans borborygmes.

Après le repas du soir, colique venteuse, avec pression à la région du cœcum.

Douleurs dans le bas-ventre, comme s'il avait pris médecine, ou s'il allait avoir des hémorrhoïdes.

325. Après le dîner, douleurs spasmodiques dans le bas-ventre.

Borborygmes dans le ventre, et même sensation que si la diarrhée allait survenir.

Mal de ventre, comme s'il allait avoir la diarrhée, pendant une heure et demie (au bout de cinq minutes). (*F. Hahnemann.*)

Mal de ventre énorme, l'après-midi, comme s'il allait avoir la dysenterie, mais sans selles.

En allant au grand air, pression sur l'ombilic, comme serait celle d'une tête.

330. (Il lui semble avoir une masse dans le fond du bas-ventre.)

Grippement et pincement dans le bas-ventre et à la région de l'ombilic, comme après un refroidissement, pendant plusieurs jours (au bout de trois jours); et après le mal de ventre, une forte selle liquide.

Selles fréquentes, très-fétides, précédées de tranchées dans le ventre.

Gonflement du bas-ventre, gargouillemens et tranchées, quoique le ventre soit resserré; il lui semble avoir quelque chose d'étranger dans le corps.

Mal de ventre en allant par le bas; il lui semble qu'on l'empoigne et qu'on le pince avec la main.

335. Déjections par le bas.

Selles deux fois par jour ; au bout de quelques jours, resserrement du ventre (1).

Selles brunes, fréquentes, liquides, chez un enfant à la mamelle.

Plusieurs selles (au bout de quarante-huit heures).

Déjection difficile de matières moulées et très-volumineuses.

340. Diarrhée (au bout de trois jours).

Selle diarrhéique (au bout de vingt-huit heures). (*Hornburg.*)

Selle liquide, sans douleur (au bout de vingt-quatre, de trente heures). (*Michler.*)

Diarrhée, quatre jours de suite ; une selle toutes les trois heures ; besoin si pressant, qu'il ne peut se retenir ; les douze jours suivans, les selles, de nature ordinaire, sortirent avec non moins de promptitude. (*F. Hahnemann.*)

Diarrhée, pendant deux jours, qui l'accable tellement, qu'il fut obligé de garder le lit (au bout de trois jours). (*Id.*)

345. Diarrhée, surtout le matin. (*Id.*)

Diarrhée, surtout la nuit ; et à chaque déjection, ardeur à l'anus (au bout de sept jours). (*Id.*)

Diarrhée ; les matières exhalent une forte odeur de fromage pourri. (*Id.*)

Selle liquide, sanguinolente (au bout de vingt-quatre heures). (*Id.*)

Diarrhée, précédée de tranchées (au bout de quarante-quatre, de soixante-douze heures).

350. Après une selle dure, ardeur dans le rectum, qui dure long-temps.

Selle très-ferme, avec douleur dans le rectum, qui rentre bientôt de lui-même ; puis selle diarrhéique, avec fermentation dans le bas-ventre. (*F. Hahnemann.*)

Selle très-dure.

Selle molle, avec douleur vive et brûlante à l'anus.

(1) L'effet primitif de la bryone paraît être le plus souvent de resserrer le ventre, et plus rarement de produire l'effet contraire. Elle peut donc, quand les autres symptomes l'indiquent, guérir la constipation d'une manière durable, propriété qui, si l'on excepte la noix vomique et l'opium, n'appartient qu'à un petit nombre de médicamens.

Grands élancemens pruriteux, semblables à des coups, qui remontent de l'anus dans le rectum.

355. (Diarrhée, la nuit.)

Ardeur et tranchées avant que l'urine sorte (au bout de trois jours). (*F. Hahnemann.*)

L'urine sort très-chaude. (*Id.*)

Douleur dans le bas-ventre, en urinant.

Sensation en urinant, comme si les voies urinaires étaient trop étroites.

360. Il est obligé de se relever plusieurs fois la nuit pour uriner.

Même sans que la vessie soit pleine, il éprouve des besoins si pressans, qu'à peine peut-il se retenir un instant (au bout de douze heures).

Quand il a uriné, le col de la vessie se resserre, et cependant il lui semble encore avoir de l'urine qui veuille sortir.

Il ne peut pas retenir long-temps l'urine quand il éprouve le besoin de la rendre, et s'il ne la rend pas de suite, il lui semble qu'elle sorte d'elle-même (ce qui cependant n'est point).

365. Pendant le mouvement, quelques gouttes d'urine chaude sortent souvent à son insu.

Après avoir uriné, il éprouve dans la vessie la même sensation que si elle contenait encore de l'urine, dont quelques gouttes coulent involontairement.

Ténesme à la vessie, et fréquentes émissions d'urine, en allant au grand air (au bout de cinq heures).

Douleur composée de prurit, d'ardeur et d'élancemens à la partie antérieure de l'urètre, dans les momens où il n'urine point.

Ardeur dans l'urètre.

370. (Douleur pressive dans l'urètre.)

(Traction et tiraillement à la partie antérieure de l'urètre, quand il n'urine pas.)

Quelques élancemens dans les testicules (sur-le-champ), étant assis.

Prurit lancinant et brûlant au bord du prépuce.

Le gland est plein de tubercules miliaires, rouges, qui démangent.

375. Gonflement de la grande lèvre gauche, sur laquelle

se développe une pustule noire et duie, sans douleur ni inflammation.

Ventre très-gonflé ; elle y éprouve la même agitation et les
mêmes pincemens que si ses règles allaient venir.

Les règles avancent de huit jours. (*F. Hahnemann.*)

Les règles avancent de quinze jours. (*Id.*)

Les règles avancent d'environ trois semaines. (*Id.*)

380. Les règles surviennent au bout de quelques heures,
parfois huit jours trop tôt (1).

(Augmentation des flueurs blanches.) (*F. Hahnemann.*)

Le matin, violens éternumens (au bout de dix-huit heures).

Le matin, grands éternumens et bâillemens (au bout de
quarante-huit heures).

Fréquens éternumens, surtout quand il se frotte le front
avec la main.

385. Un peu d'enrouement, et voix altérée, en allant au
grand air.

Une sorte d'enrouement, avec tendance à suer.

Voix rauque et rude (au bout de quatre heures). (*Herrmann.*)

Enrouement, pendant vingt-un jours. (*F. Hahnemann.*)

Coryza, pendant huit jours. (*Id.*)

390. Fort coryza, qui le force à parler du nez, avec froid
continuel, pendant dix-huit jours. (*Id.*)

Fort coryza, avec beaucoup d'éternumens, pendant huit
jours (au bout de quarante-huit heures). (*Id.*)

Fort coryza, avec douleur au front. (*Id.*)

Fort coryza, sans toux (au bout de trente-six heures).

Coryza violent, plutôt sec que fluent (au bout de quarante-huit heures).

395. Fort coryza, avec mal de tête lancinant ; il lui semblait que tout allait sortir par le front, surtout en se baissant
(au bout de soixante-dix heures) (2).

*Mucus visqueux dans la gorge, qu'il est facile d'en dé-
tacher. (Hornburg.*)

Toux sèche.

____

(1) C'est un effet primitif ; la bryone convient donc très-souvent dans la
métrorrhagie.

(2) Comparez 54, 55.

Toux sèche, qui semble venir de l'estomac, précédée d'un grattement et d'un chatouillement au creux de l'estomac.

Toux provoquée par une titillation continuelle dans la gorge, et qui fait cracher du mucus.

400. Toux, avec expectoration (sur-le-champ). (*F. Hahnemann.*)

Toux, avec expectoration, avant midi, quatre jours de suite (au bout de trente-quatre heures). (*Id.*)

Toux sèche, continuelle, surtout le matin, dans laquelle l'eau lui coule de la bouche (1).

(Des nausées l'excitent à tousser).

En toussant, vomissement des alimens.

405. En toussant, élancement qui dure long-temps, dans la profondeur du cerveau, au côté gauche.

Tussiculation sèche ; coups isolés, spasmodiques, violens, vers la partie supérieure de la trachée-artère, qui paraît être enduite d'un mucus desséché ; la fumée de tabac suffit pour exciter cette toux.

Excitation à cracher, il lui semble avoir du mucus dans la trachée-artère ; après avoir tussiculé quelque temps, il y ressent une douleur, mêlée d'astriction et de pression, qui devient plus vive en parlant et en fumant (au bout de quatre heures). (*Herrmann.*)

Quand il rentre de dehors dans sa chambre, même sensation que s'il y avait de la fumée dans la trachée-artère, et qui l'excite à tousser : il lui semble ne pouvoir jamais aspirer assez d'air (au bout de deux heures). (*Id.*)

Mucus visqueux dans la trachée-artère, qui ne se détache qu'après de fréquens efforts. (Id.)

410. Le matin, dans le lit, forte toux, qui dura une heure, et procura l'excrétion d'une grande quantité de mucus.

Le matin, oppression de poitrine comme par du mucus qui se détache avec peine.

Tussiculation laryngée douloureuse, grattante, comme par suite de sécheresse dans le larynx, le soir, après s'être mis au lit.

Il expectore par la toux des masses de sang caillé (au bout de trois heures).

(1) Comparez 282.

I.38

415. Il détache de sa gorge, par la toux, du mucus de
teinte jaune.

En toussant, élancemens dans l'intérieur de la gorge.

. En toussant, élancemens dans la dernière côte.

En toussant, élancemens dans le sternum, qui l'obligent
à appuyer la main sur la poitrine, et qui se font même sentir
en posant la main sur la partie (1).

En toussant, éternument à deux reprises.

420. En toussant, il a des soulèvemens de cœur, sans
nausées.

En toussant, douleur dans le creux de l'estomac.

Douleur qui pénètre toute la tête, en toussant.

*Chaque fois qu'il tousse, sorte de pression qui envahit
toute la tête.*

Immédiatement avant chaque accès de toux, inspirations
rapides et spasmodiques, comme si l'enfant ne pouvait pas
reprendre haleine, et que ce motif l'empêchât de tousser;
sorte d'accès de suffocation, après lequel la toux survient;
après minuit surtout.

425. Pression au creux de l'estomac, qui lui oppresse la
poitrine.

Une chaleur extraordinaire au creux de l'estomac lui rac-
courcit la respiration, avec une sorte de douleur pressive.

Douleur ardente dans le côté droit de la poitrine (au bout
de huit jours).

Interception de la respiration.

La respiration est raccourcie : il est obligé de respirer
plus vite.

430. Asthme (au bout d'une heure).

Accès de point de côté et d'oppression de poitrine qui
dure douze heures.

Oppression de poitrine; il sentait le besoin de faire des
inspirations profondes (comme si sa poitrine fût bouchée et
n'admît point d'air), et quand il essayait d'en faire, il éprouvait des douleurs dans la poitrine, comme s'il s'y dilatait
quelque chose qui résistât à l'extension.

Anxiété, le matin, qui semble venir du bas-ventre, comme
s'il avait pris médecine, et comme s'il avait l'haleine trop
courte.

(1) Comparez 512, 535, 601.

Respiration rapide, anxieuse, presque impossible, à
cause d'élancemens dans la poitrine, d'abord sous les omoplates, puis sous les muscles pectoraux, qui empêchent de
respirer et obligent de s'asseoir ; ensuite élancemens au vertex.

435. Pression sur toute la poitrine (au bout de deux
heures et demie).

Pression à la partie supérieure du sternum, semblable à
celle de la main ; elle ne croit pas pouvoir aller au grand air
sans éprouver là de la douleur.

Au milieu du sternum, douleur pressive, même pendant
la respiration, avec froid aux pieds.

Pression sur la poitrine, comme si elle était rétrécie par
du mucus, et, en inspirant, quelques élancemens dans le sternum, qui paraissent diminuer en mangeant.

Pesanteur dans la poitrine et dans le corps, qui se dissipe
en mangeant.

440. En faisant de profondes inspirations, élancemens
dans le côté, sur les côtes, par saccades, qui se dissipent au
grand air.

En inspirant, un élancement qui s'étend de la partie supérieure de la poitrine jusqu'à l'omoplate.

En inspirant, douleur tensive à l'articulation postérieure
des côtes, qui, en rendant l'inspiration plus profonde, prend
le caractère d'un élancement sourd, surtout au dessous des
omoplates, et principalement lorsqu'il se penche en avant.

Le soir (à six heures), élancement dans la poitrine avec
anxiété.

Un élancement instantané dans la clavicule gauche, auquel succède une douleur simple.

445. En se retournant dans le lit, élancement dans le côté
de la poitrine sur lequel il n'était pas couché.

Élancement et sorte de pulsation au bas du côté droit de
la poitrine.

Pression lancinante de dedans en dehors dans la poitrine.

A la moindre inspiration, élancement, comme dans un
ulcère, qui dure autant qu'elle, sur une petite place au dessous du sternum ; la partie cause la même douleur qu'un
ulcère, même quand on y touche (1), mais plus encore quand

(1) Comparez 448, 512, 585. 602.

on lève le bras droit; le matin (au bout de vingt-quatre heures).

Douleur au cartilage xyphoïde, quand on y touche, comme s'il y avait là une ecchymose, le soir.

450. Douleur sur toute la poitrine, avec anxiété, qu'une émission de vents dissipe, le soir (à neuf heures).

Accès, comme si le mal augmentait, et enlevait la respiration et la parole.

Sensation, comme de saisissement de la poitrine, près du sternum.

Douleur constrictive de poitrine, immédiatement au dessus du creux de l'estomac, plus forte surtout quand il s'assied et se penche en avant, et quand il se couche sur le côté, dans le lit.

Battemens de cœur pendant plusieurs jours de suite (au bout de douze heures). (*F. Hahnemann.*)

455. *Chaleur dans la poitrine.* (*Hornburg.*)

Sensation dans la poitrine, comme si tout s'en détachait et tombait dans le ventre. (*Id.*)

Pression resserrante derrière le sternum, plus violente en expirant et en inspirant (au bout de cinq jours. (*Herrmann.*)

Grand gonflement de la partie antérieure externe de la poitrine. (*Hornburg.*)

460. Dans un mamelon endurci, petits coups isolés, semblables à des secousses électriques, pendant deux heures et demie, après quoi toute trace d'induration avait disparu (au bout de cinq heures). (*Stapf.*)

Douleur lancinante aiguë sous le mamelon droit, vers la partie externe, qui ne se fait sentir dans la poitrine qu'en expirant. (Herrmann.)

(Distension à partir des fausses côtes).

Tension dans la poitrine, en marchant.

Au côté gauche de la nuque, vers l'aisselle, raideur douloureuse des muscles, en remuant la tête.

465. Douleur dans la nuque, près de l'occiput; mélange de douleur et de faiblesse, comme si la tête était faible.

Douleur dans la nuque, comme après un refroidissement.

Pression entre les deux omoplates, et dans la région correspondante du devant de la poitrine, en restant assis, qui se dissipe en marchant.

Ardeur entre les omoplates et au dessous. (*Michler.*)

Pression douloureuse sur l'acromion droit, plus forte quand on y touche; en faisant une inspiration profonde, élancement sourd au même endroit, qui s'étend en dehors et en dedans, jusque dans l'articulation de l'épaule (au bout de dix heures). (*Herrmann.*)

470. Douleur spasmodique entre les omoplates, presque comme un frisson.

Élancement dans les vertèbres lombaires. (*Hornburg.*)

 Douleur lancinante dans le sacrum et le dos, la nuit, pendant six heures (au bout de soixante-dix heures). (*F. Hahnemann.*)

Douleurs dans le sacrum, qui rendent la marche très-pénible. (*Id.*)

Ardeur dans le dos. (*Michler*).

475. Douleur constrictive dans tout le dos, en travers, comme s'il était fortement serré par des liens, et presque semblable à une crampe (l'après-midi, depuis quatre heures jusqu'à huit) (au bout de quarante-huit heures).

Traction de haut en bas dans le dos, en restant assis, qui se dissipe par le mouvement.

Vulsion lancinante, douloureuse, des deux côtés, le long de l'épine du dos, en se tenant assis, surtout le matin et le soir.

Douleur contusive dans le sacrum, en se tenant assis, qui est surtout très-vive en restant couché, et l'est moins en se remuant.

Il ne peut se ployer, ni se baisser, à cause de douleurs dans le dos et les lombes; tiraillement plus sensible en se tenant debout qu'en se tenant assis, mais qu'il ne ressent pas lorsqu'il est couché.

480. Une couple de grands élancemens semblables à des coups de couteau dans la hanche.

Titillation semblable à celle que produirait la marche d'un animal, depuis le creux de l'aisselle jusqu'à la hanche.

Élancement sourd au dessus de l'aisselle, se dirigeant vers le bras. (*Hornburg.*)

Une sorte d'élancement dans le bras, surtout en le levant. (*Rueckert.*)

(Tressaillement et vulsion dans le muscle deltoïde.)

485. Traction comme par un fil le long des os du bras, jusqu'au bout des doigts.

Pression sur les deux humérus, qui l'empêche de s'endormir le soir.

Tiraillement nerveux de haut en bas dans l'intérieur des bras.

Sueur dans le creux de l'aisselle.

Douleur comme de luxation à l'acromion, en levant le bras (au bout de trois heures).

490. Enflure du bras droit, jusqu'au coude.

Elancemens dans l'articulation du coude droit. (*Hornburg.*)

Gonflement au coude, et un peu tant au dessus qu'au dessous, jusqu'au milieu du bras; de même aux jambes; pendant trois heures. (*Hornburg.*)

Douleur tiraillante à la face interne de l'avant-bras, depuis le coude jusqu'au poignet (au bout de cinq jours). (*Herrmann.*)

Eruption miliaire rouge au côté antérieur de l'avant-bras. (*F. Hahnemann.*)

495. (Violens élancemens et fourmillement dans le bras gauche.)

Elancemens au bout du coude, avec traction dans les tendons, jusque dans la main; cet élancement devient plus vif en ployant le coude.

(Fourmillement dans la main, comme si elle était engourdie.)

Douleurs lancinantes dans les articulations des mains, et pesanteur de celles-ci. (*Hornburg.*)

Il ne peut rien tenir dans ses mains. (*Id.*)

500. Tremblement des mains, dont les veines sont gonflées). (*Id.*)

Douleur comme de luxation dans les poignets, à chaque mouvement (au bout de vingt-quatre heures).

Petit élancement dans le poignet, quand la main s'échauffe, et pendant le repos, qui ne se dissipe point par le mouvement.

Vers minuit, inflammation du dos de la main, avec douleur brûlante.

Sensation de chaleur dans le creux des mains et les avant-bras; elle est obligée de se lever très-matin; au bout de quelques heures, sensation de froid dans les mêmes parties.

5o5. Sensation comme d'engourdissement dans le creux des mains (1).

Tiraillement saccadé dans l'articulation, entre le carpe et les doigts, ou dans les dernières articulations de ceux-ci, qui dure peu. (*Rueckert.*)

Vulsion involontaire des doigts des deux mains, pendant le mouvement. (*Hornburg.*)

Douleurs lancinantes dans les doigts en écrivant. (Id.)

(Engourdissement des doigts des deux mains jusqu'au poignet.)

5io. Sensation de paralysie dans les doigts.

(Douleur dans l'éminence thénar: sorte d'élancement et de crampe.)

Gonflement un peu chaud et pâle de l'articulation inférieure du petit doigt ; il y ressent des élancemens en remuant le doigt et en appuyant dessus (2).

Petit bouton entre le pouce et l'indicateur de la main droite, qui, toutes les fois qu'on y touche, cause une douleur lancinante faible.

Douleur à la partie supérieure du petit doigt, comme s'il y avait du pus dedans.

5i5. Douleur contusive au sacrum et à la cuisse.

Une douleur saccadée, comme de crampe, dans le sacrum, se fait sentir par intervalles, quand il est assis ou couché.

Le sacrum cause la même douleur que s'il avait été brisé de coups, quand on est couché dessus.

Douleur dans l'articulation de la cuisse, semblable à des coups ou à des secousses, quand il se tient couché ou assis ; en marchant, cette douleur est moins forte.

En marchant le corps courbé en avant, douleur lancinante depuis l'articulation de la cuisse jusque dans le genou.

52o. Douleur dans le trochanter ; élancement effrayant pendant un faux pas ; pendant le repos, battement dans cette partie, qui est très-douloureuse au toucher (3).

Les jambes et les cuisses manquent de solidité ; il chancelle en descendant l'escalier (au bout de vingt heures).

(1) Comparez 576.
(2) Comparez 443 , 535 , 602.
(3) Comparez 601 ; 602.

Douleur lancinante sourde dans les hanches. (*Hornburg.*)

Prurit aux hanches et aux cuisses (au bout de quarante-huit heures). (*F. Hahnemann.*)

Douleur tiraillante dans la cuisse droite, pendant le mouvement. (*Id.*)

525. *Grande lassitude dans les cuisses ; il peut à peine monter l'escalier ; la lassitude est moindre en descendant.* (*Rueckert.*)

Les cuisses ne sont pas fermes, surtout en montant et descendant l'escalier (au bout de deux jours). (*F. Hahnemann.*)

Grande lassitude dans les cuisses, sensible même en restant assis (au bout de huit heures). (*Rueckert.*)

Traction dans les cuisses, comme si les règles allaient venir.

Le matin, dans le lit, raideur des cuisses, sorte de crampe.

Un élancement à la partie supérieure et antérieure de la cuisse.

530. Douleur contusive au milieu de la cuisse ; il ressent au même endroit comme des coups de marteau, quand il est assis.

En se tenant assis, et, la nuit, étant couché, crampe dans le genou et la plante des pieds.

En descendant l'escalier, douleur comme si les rotules allaient se briser.

Lassitude dans les pieds en montant l'escalier.

Raideur tensive douloureuse du genou.

535. Au dessous du genou, bouton suppurant, qui ne fait mal et n'élance que quand on y touche.

Tiraillement et ardeur dans le genou droit.

Les rotules font mal, comme si elles avaient été violemment arrachées.

Prurit semblable à celui d'une plaie qui se cicatrise, dans le creux du jarret, et sueur au même endroit, la nuit.

Elançemens dans les genoux, en marchant. (*Hornburg.*)

540. Petits élancemens passagers dans les articulations des genoux, seulement pendant le mouvement. (*Rueckert.*)

Eruption sèche au creux des jarrets, qui le soir démange, rougit, et cause de la cuisson après qu'on s'est gratté. (*F. Hahnemann.*)

Lassitude , surtout dans les articulations des genoux.
(*Hornburg.*)

Lassitude, surtout dans l'articulation du genou (de suite).
(*Michler.*)

Les genoux fléchissent en marchant. (*Hornburg.*)

545. *Les jambes sont si lasses qu'à peine peuvent-elles
le soutenir, au commencement de la marche et dès qu'elle
se tient debout.* (*Id.*)

Enflure des deux jambes (au bout de quarante heures).
(*F. Hahnemann.*)

Au côté externe du mollet gauche, douleur contusive en
remuant et tournant le pied, de même qu'en y touchant :
pendant le repos, sensation d'engourdissement au même endroit ; durant plusieurs jours (au bout de douze heures).
(*Hornburg.*)

Enflure et rougeur de la moitié inférieure des jambes , à
l'exception des pieds, qui ne sont pas enflés. (*Id.*)

Violente douleur tractive dans la jambe , le mollet surtout, pendant une heure, suivie de sueur (au bout de quatre
jours.)

55o. Douleur tractive dans les os des jambes.

(Eruption suintante aux cuisses.)

Douleur tiraillante, vulsive, dans la moitié supérieure du
tibia.

Vulsion dans la jambe, la nuit ; pendant le jour, vulsion
semblable à une commotion électrique.

Enflure subite des jambes.

555. Le matin , crampe dans le mollet gauche (au bout de
douze heures).

La nuit, étant couché dans le lit, spasme dans les pieds et
dans le talon (au bout de six heures).

La nuit, crampe dans le mollet (*tension constrictive*) , qui
se dissipa par le mouvement.

Tiraillement en forme d'élancemens depuis les pieds
jusque dans le creux des jarrets, moins fort pendant le repos
que pendant le mouvement. (*Hornburg.*)

Pression au bord interne du pied gauche (au bout d'une
heure). (*Herrmann.*)

56o. Tiraillement dans le coude-pied droit, la première
nuit. (*F. Hahnemann.*)

Gonflement chaud du pied (au bout de huit heures).

Gonflement chaud du pied, avec douleur contusive en étendant le pied; lorsqu'on appuye celui-ci par terre ou qu'on y touche, douleur comme s'il y avait un abcès dedans.

(Boutons purulens blancs au pied; ils causent la même douleur qu'un ulcère malin; le pied est rouge, la douleur empêche de marcher.)

Enflure des pieds, avec tiraillement dans les tibias et pesanteur dans les bras.

565. Les pieds sont, le soir, comme tendus et enflés.

Tension dans l'articulation du pied, pendant le mouvement.

Douleur tensive dans le coude-pied, même en restant assis.

Deux nuits de suite, aussitôt après s'être mis au lit, traction comme par un crochet, dans le talon; élancemens sourds, qui se succèdent avec rapidité, pendant un quart d'heure.

Le matin, dans le lit, coups d'aiguille dans les deux talons, qui cessèrent après qu'il se fut levé.

570. Douleur dans les pieds, comme après un faux pas.

Elancemens dans les pieds. (*Hornburg.*)

Elancemens si violens dans la plante des deux pieds, qu'elle ne pouvait s'appuyer dessus, avec tension dans les articulations des pieds; la tension et les élancemens l'empêchaient aussi de rester couchée. (*F. Hahnemann.*)

Elancemens isolés dans les orteils. (*Hornburg.*)

Elancement dans la plante des pieds, en s'appuyant dessus.

575. Coups de couteau dans la plante du pied gauche.

Douleur comme d'engourdissement (1) et comme de tension dans les plantes des pieds, en s'appuyant dessus.

Sensation de pesanteur dans les pieds, et sentiment d'engourdissement dedans, comme s'ils étaient enflés.

Elancement et pression dans le gras du gros orteil, et douleur dedans, comme s'il avait été gelé.

Un cor, jusqu'alors indolent, devient douloureux, surtout en marchant, mais aussi en se tenant tranquille.

580. Les cors causent une douleur comme ulcérative au moindre attouchement, même de la couverture.

____

(1) Comparez 505.

Douleur lancinante dans le gras des orteils droits , plus sensible en restant assis qu'en marchant.

Elancement dans le gras des orteils des deux pieds , avec forte sensation de chaleur vers le soir ; il fut obligé de quitter sa chaussure.

Un cor (jusqu'alors indolent) cause une douleur lancinante et brûlante , seulement quand on y touche très-doucement; mais une forte pression fait cesser de suite la douleur.

Douleur au gras des orteils gauches, comme de brisure.

585. Douleur contusive dans les bras et les jambes , même en restant couché, et plus forte en se tenant assis qu'en marchant; étant couché, il lui fallait sans cesse changer ses membres de place ; mais, quelque part qu'il se couchât, il lui semblait toujours qu'il serait mieux ailleurs.

Toutes les parties du corps causent une douleur contusive quand on met la main dessus; mais la sensation est surtout vive au creux de l'estomac, et principalement le matin.

Douleur par tout le corps, comme si la chair était détachée des os, pendant seize jours. (*F. Hahneman.*)

Tous les membres sont comme brisés et paralysés (le soir), comme s'il s'était couché dans un lit trop dur (au bout de quatre heures).

Traction indolente dans la partie souffrante.

5go. Douleur anxieuse , pressive et tractive, dans le périoste de tous les os, comme à l'invasion d'une fièvre intermittente , avant midi (au bout de vingt-quatre heures).

Pression dans tout le corps, principalement sur la poitrine.

Traction violente dans tous les membres.

Il lui est insupportable de tenir tranquille la partie souffrante : il ne fait que la lever et la baisser.

Vulsion visible dans les bras et les jambes , en se tenant assis, dans la journée.

595. Quand la douleur cesse , la partie tremble et la figure devient froide.

Elancemens dans la partie souffrante.

Elancemens par tout le corps, semblables à des coups d'épingle.

Une légère excitation morale (en riant), fait naître subi-

tement une ardeur lancinante (pruriteuse) par tout le corps,
comme si on avait été fouetté avec des orties, ou si on avait
une éruption ortiée, dont cependant la peau n'offre aucune
trace; l'ardeur revenait ensuite, pour peu qu'il y pensât, ou
qu'il s'échauffât.

Elancemens brûlans, pruriteux et continuels, en diverses
parties, le soir, après s'être mis au lit (au bout de deux
heures).

600. Elancemens dans les articulations, pendant le mou-
ment et en y touchant.

Elancemens dans la partie souffrante, qui lui causent de
la frayeur (1).

Elancement dans la partie souffrante , quand on appuye
dessus (2).

(Pulsation douloureuse dans les vaisseaux , par tout le
corps.)

(Eruption psoriforme aux articulations seulement, à
l'intérieur des poignets , au pli des bras, au bout des
coudes, et sur les genoux, où elle est plus abondante que
dans le creux des jarrets.)

605. Eruption miliaire aux bras, à la partie antérieure de
la poitrine et sur les genoux, qui le soir rougit , démange et
cuit, avant que la personne se mette au lit; mais dès qu'elle
s'est échauffée dans le lit, l'éruption et le prurit cessent.

Il survient au bas-ventre et aux hanches de petits boutons
qui causent un prurit ardent, et quand on se gratte, il se
forme des gerçures.

– Teinte jaune de la peau du corps entier, même du visage
(au bout de douze jours). (*F. Hahnemann.*)

Eruption miliaire, rouge et proéminente, par tout le
corps, chez la mère et son nourrisson ; elle parut chez celui-ci au bout de deux, et chez la mère au bout de trois
heures. (*Id.*)

Eruption au bas ventre, au dos, jusqu'à la nuque, et aux
avant-bras , qui , avant midi et le matin , cause une douleur
brûlante et cuisante. (*Id.*)

610. Eruption par tout le corps, surtout au dos, jusqu'au

____

(1) Comparez 520.
(2) Comparez 418, 448 , 512 , 585.

cou, **causant un** prurit tel, qu'il se gratterait presque jusqu'au sang.

Le soir, titillation et prurit aux jambes, autour des genoux, et aux cuisses; après s'être gratté ou frotté, il survient de petits boutons saillans et rouges, qui causent une
douleur brûlante; lorsque les boutons ont paru, tout prurit
cesse.

Immédiatement avant de s'endormir, le jour ou le soir,
prurit tiraillant, ou plutôt élancemens fouillans, pruriteux
et brûlans, en divers points des parties molles du corps.

Prurit chatouilleux (dans la journée) aux bras, aux
mains et aux pieds, sans nulle autre sensation, qui ne disparaît pas en appuyant sur la partie.

615. Petites taches rouges à la peau des bras et des jambes, qui causent la même douleur que des piqûres d'ortie,
et qui disparaissent de suite, quand on appuye dessus.

Un point écorché et non douloureux commence à cuire
vivement.

Douleur tiraillante dans l'ulcère.

(Le pus de l'ulcère colore le linge en noirâtre.)

Il a froid à l'ulcère, et celui-ci est douloureux, comme s'il
avait été exposé à un grand froid.

620. Le matin, après s'être levé, douleur cuisante aux
alentours de la croûte de l'ulcère, qui augmente quand il
se met debout, cesse quand il reste assis, et disparaît par un
mouvement modéré.

Aux alentours de la croûte de l'ulcère, pulsation qui se
rapproche d'un élancement (après le dîner).

Il ne voulait pas aller au grand air, qui autrefois lui
plaisait beaucoup. (*F. Hahnemann.*)

Lassitude générale. (*Hornburg.*)

625. Lassitude dans les membres inférieurs, qui l'oblige
de s'asseoir. (*Id.*)

Lassitude, paresse et envie de dormir. (*F. Hahnemann.*)

Elle est lasse, les bras et les jambes lui font mal; quand
elle travaille un peu, les bras lui tombent du corps, et à peine
peut-elle monter un escalier.

En marchant, surtout après s'être levé d'une chaise, et en
commençant à marcher, il semble que tous ses muscles aient

perdu leur ressort ; il se trouve mieux en continuant à marcher (au bout de quarante-huit heures).

Il ne se sent jamais plus faible qu'en allant au grand air.

630. En allant au grand air, il éprouve tant de malaise, ses jambes sont si lasses, et il a la tête si faible, qu'il se croit prêt à tomber ; il balète et est pris d'une chaleur à la poitrine qui monte à la tête ; cet état cesse dans la chambre, mais recommence dehors.

Elle n'était pas lasse en se promenant au grand air ; mais dès qu'elle rentrait à la maison, elle le devenait au point d'être obligée de s'asseoir ou de se coucher.

Au moindre effort, il perd de suite toutes ses forces.

Pesanteur et lassitude dans tous les membres ; il est si faible qu'à peine peut-il mettre les pieds l'un devant l'autre.

Lassitude des pieds, comme si elle avait fait une longue course.

635. Quand il a mangé et qu'il se lève, ses jambes pèsent un quintal.

Lassitude.

Lassitude extrême, en se tenant assis, moindre en marchant.

Il croit se trouver mieux en restant couché.

Le matin, il ne peut pas s'arracher du lit, et, sans être las, il voudrait y rester long-temps.

640. Grande lassitude, quand il s'éveille.

Peu après le réveil (à midi), il est plus malade, les symptômes sont plus graves, et son esprit est troublé.

Il dort bien une nuit, jusqu'au matin, et conserve envie de dormir toute la journée ; mais la nuit suivante il a un sommeil agité, et le jour il n'a nulle envie de dormir.

En se levant du lit, il se sent défaillir, avec sueur froide et gargouillemens dans le ventre.

Grande propension à bâiller ; fréquens bâillemens pendant la journée.

645. Bâillemens fréquens. (*Hornburg.*)

Bâillemens continuels avant dîner, avec beaucoup de soif. (*Rueckert.*)

Pandiculations (l'après-midi). (*Id.*)

Envie de dormir, aussitôt après avoir mangé. (*Hornburg.*)

Grande envie de dormir, même dans la journée, pendant plusieurs jours de suite. (*F. Hahnemann.*)

650. Continuelle propension à dormir, pendant trois jours. (*Id.*)

Propension telle au sommeil, qu'il voudrait dormir toute la journée, pendant treize jours. (*Id.*)

Grande envie de dormir dans la journée, surtout à midi, en se réveillant; elle avait tous les membres engourdis.

Beaucoup d'envie de dormir dans la journée, quand il est seul.

(Il est las, et cependant ne peut pas dormir; quand il cherche à s'endormir, il perd la respiration.)

655. Elle ne fait qu'agiter les mains et les pieds, jusqu'à une heure du matin, comme si elle éprouvait de l'anxiété; elle est couchée comme une femme qui a perdu l'esprit, le front couvert d'une sueur froide, et gémit; ensuite elle ressentit de la lassitude.

Elle ne peut rester au lit le matin; toutes les parties sur lesquelles elle se couche lui font mal.

La nuit, agitation dans le sang; il s'endort tard et dort mal.

Elle ne fait que se retourner dans le lit, jusqu'à une heure du matin, ne peut s'endormir à cause d'une sensation anxieuse de chaleur, et n'a cependant pas sensiblement chaud à l'intérieur.

Insomnie à cause d'agitation dans le sang et d'anxiété (il fut obligé de se lever); les idées se pressaient en foule dans sa tête, sans chaleur, sans sueur, sans soif.

660. Aussitôt après s'être mis au lit, le soir, sensation de chaleur et chaleur extérieure par tout le corps, pendant la nuit entière; il se retourne à chaque instant, mais ne peut se découvrir sans être pris sur-le-champ d'un mal de ventre violent, d'un pincement lancinant, ou d'un élancement pinçant, semblable à celui que produiraient des vents, avec insomnie causée par la surabondance des idées : le matin, cet état cesse sans qu'il sorte de vents.

Insomnie, la nuit, à cause d'agitation dans le sang; il se retourne sans cesse dans son lit.

Pendant plusieurs nuits, la chaleur l'empêche de dormir, la couverture lui semble de trop, et quand il l'écarte il a froid, cependant sans soif, et presque sans sueur.

Il a de la peine à s'endormir ; de la chaleur, de l'agitation dans le sang, l'en empêchent jusqu'à minuit.

Il ne peut pas s'endormir avant deux heures du matin, et ne fait que se retourner dans son lit, comme un enfant dont le repos a été troublé ; le matin, après son réveil , il a encore une forte envie de dormir.

665. Elle ne s'endormit que vers quatre heures du matin, et ensuite rêva de mort.

L'enfant ne peut pas s'endormir le soir, ne peut pas trouver de repos ; il quitte le lit.

Insomnie avant minuit.

Il ne peut s'endormir avant minuit, à cause d'une sensation de frissonnement qui lui parcourt une jambe ou un bras ; ensuite un peu de sueur.

Le soir, dans le lit, après un sommeil de courte durée, elle se réveille avec un tortillement aux creux de l'estomac, a des nausées avec menace de suffocation , et est obligée de se lever.

670. Gémissemens pendant le sommeil, vers trois heures du matin.

Le soir, avant de s'endormir, frayeur et sursauts.

Sursauts, dans le lit, chaque soir en s'endormant.

Sursauts pendant le sommeil, jusqu'au réveil.

Un songe inquiétant le réveille en sursaut, et il jette les hauts cris.

675. En s'éveillant, il ne peut se débarrasser de son rêve, et continue à rêver tout éveillé.

Elle s'éveille la nuit, toutes les heures, se rappelant ses rêves, et quand elle se rendort, elle retombe dans un autre rêve non moins vif, qu'elle se rappelle également au réveil.

Grande agitation la nuit ; vers trois heures, rêves inquiétans ; elle crie en dormant.

Rêves inquiétans.

Il rêve, étant éveillé, que quelqu'un veut forcer la croisée du dehors.

680. Sommeil agité par des rêves confus ; il se jette d'une série d'idées dans une autre. (*Hornburg.*)

Sommeil inquiet et plein de pensées. (*Michler.*)

Etat de somnambulisme. (*Nicolaï.*)

Selle involontaire, la nuit, en dormant. (*F. Hahnemann.*)

Réves pleins de disputes et de choses désagréables.

685. *Réves très-vifs, pendant toute la nuit, dans lesquels il s'occupe avec inquiétude et anxiété de ses affaires journalières.*

Il s'occupe en songe de ses affaires domestiques.

La nuit, en rêve, elle quitte le lit, et ouvre la porte comme pour sortir.

(En dormant, il remue la bouche, comme s'il mangeait.)

Quand on l'éveille, il délire.

690. Délire nocturne.

Le matin, au point du jour, loquacité délirante à l'occasion de choses qu'elle doit faire; le délire cesse à l'invasion de la douleur.

Avant minuit (vers dix heures), au milieu de forte chaleur au corps, avec sueur (sans soif), idées délirantes et effrayantes, par exemple de soldats qui l'attaquent avec leurs épées, de sorte qu'il était tenté de se sauver ; le délire cessa en se découvrant et se rafraîchissant.

Vers le soir, elle tourne la bouche de côté et d'autre, ouvre les yeux, les roule dans leurs orbites, et délire comme si elle était éveillée : elle parlait distinctement, mais avec précipitation, comme si elle se figurât avoir autour d'elle d'autres personnes que celles qui y sont, les regardait fixement, parlait comme avec des enfans étrangers, et voulait aller à la maison.

Il se réveille de bonne heure la nuit.

695. Il ne dort qu'avant minuit, et ne peut plus dormir ensuite ; il reste les yeux ouverts, mais sent une grande lassitude en restant couché, qui augmente bien dans les jambes en se levant, mais qui ne tarde pas à cesser.

Le sommeil ne le rafraîchit point; il est encore très-las le matin, en s'éveillant; la lassitude cesse en se levant et s'habillant.

Elle dort toute la journée, avec grande chaleur sèche, sans boire ni manger, et en éprouvant des convulsions à la figure; elle va six fois par bas sans s'en apercevoir, et rend des matières brunes très-fétides.

L'après-midi, frisson, puis chaleur avec froid en même temps; le froid se faisait sentir à la poitrine et aux bras (quoique les bras et les mains fussent plus chauds qu'à l'ordinaire), et la chaleur était dans la tête ; en même temps, douleur pulsative dans les tempes, qui s'aggrave le soir ; le frisson, le chaleur et le froid étaient sans soif.

Après avoir dormi, à midi, sensation de froid et trouble de la tête.

700. Il fut obligé de boire plusieurs fois dans la nuit (au bout de trente heures).

Le matin, en s'éveillant, mal de tête.

En s'éveillant, sensation de froid.

(La nuit, les pieds et les mains sont comme morts, sans sentiment, engourdis et glacés, au point qu'on ne peut les échauffer.)

Il ressent du froid dans tout le côté droit.

705. Sensation de froid dans les bras.

Sensation générale de froid pendant tout le premier jour.

Froid au grand air. (*F. Hahnemann.*)

Violent froid secouant par tout le corps, comme dans une fièvre intermittente, qui l'oblige à se coucher, avec douleur lancinante dans le côté gauche, au dessus de la hanche, comme s'il allait survenir là un abcès, cependant sans soif et sans chaleur ensuite (au bout de quarante-huit heures). (*Stapf.*)

Frissonnement par toute la peau.

710. Horripilations vers le soir.

Le soir, après s'être couché, *froid dans le lit.*

Froid, le soir, avant de se coucher.

Frissonnemens fréquens.

Sensation de froid, au grand air, avec répugnance à s'y exposer.

715. Après une promenade au grand air, elle est prise de froid dans la chambre ; elle n'avait pas froid dehors.

Sensation de froid au milieu d'une soudaine chaleur générale (au bout d'une demi-heure).

Forte soif (il fut obligé de boire beaucoup d'eau froide), avec chaleur interne, sans qu'extérieurement il soit chaud au toucher. (Hornburg.)

Grande soif. (*Id.*)

Soif sans chaleur extérieure. (*Id.*)

720. *Sensation de chaleur au visage, avec rougeur et soif* (au bout de trois heures). (*Herrmann.*)

Chaleur passagère. (*Hornburg.*)

Chaleur dans l'intérieur du corps (surtout dans le bas-ventre). (*Id.*)

Le soir, chaleur à l'oreille externe, après quoi horripilation et froid secouant aux cuisses (au bout de quatre heures).

Fièvre : nécessité de se coucher, froid, bâillemens, nausées ; puis sueur, sans soif, depuis dix heures du soir jusqu'à dix heures du matin.

725. Fièvre : avant midi, chaleur (avec soif) ; au bout de quelques heures (après midi), froid sans soif, avec rougeur de la face et un peu de mal de tête.

A chaque mouvement et au moindre bruit, elle est prise subitement de chaleur sèche.

Chaleur seulement aux membres inférieurs, par accès fréquens ; il lui semblait marcher dans de l'eau chaude.

Le soir, chaleur et rougeur des joues, avec froid secouant par tout le corps, chair de poule et soif.

D'abord soif (au bout d'une heure), puis adipsie, avec froid aux pieds et aux mains (au bout de quatre heures).

730. Le soir, sa gorge se remplit de mucosités, et elle a soif.

Soif violente.

Grande soif.

Forte soif ; elle peut et doit boire beaucoup à la fois, sans en être incommodée.

Le matin, en se levant, grande soif.

735. Boire de la bière augmente la soif.

Chaleur, à l'intérieur seulement, avec soif inextinguible.

Une chaleur extraordinaire au creux de l'estomac lui donne une soif violente (mais point de sécheresse dans la gorge).

Chaleur sans soif.

Chaleur au corps, sans soif.

740. Le matin, à quelques reprises, chaleur sèche par tout le corps.

La nuit, une chaleur sèche.

Le matin, elle a de la chaleur dans la tête.

Avant midi, chaleur dans la tête.

Vers le soir, chaleur au visage.

745. Une tache ronde , rouge et chaude , sur la pommette.

Forte chaleur à l'intérieur, le sang semble brûler dans les veines.

Urine rouge.

Il sue aisément au moindre effort, même la nuit.

Il sue à grosses gouttes en s'exposant à l'air froid.

750. Sueur chaude au creux des mains.

Vers le matin , sueur, surtout aux pieds.

Sueur le matin.

Sueur anxieuse, qui empêche de dormir. (*F. Hahnemann.*)

Il sue en mangeant. (*Id.*)

755. Il sue au moindre effort. (*Id.*)

Forte sueur par tout le corps, même à la tête, dans le lit. (*Id.*)

Sueur, comme huileuse , jour et nuit. (*Id.*)

Très-forte sueur chaude par tout le corps, même au cuir chevelu. (*Id.*)

Violente sueur nocturne , à partir de trois heures du matin, pendant vingt nuits de suite. (*Id.*)

760. Sueur copieuse, six nuits de suite. (*Id.*)

Un peu de sueur vers le matin , après le réveil.

Forte sueur, d'odeur aigre, la nuit , pendant un bon sommeil.

Vers trois heures du matin , la sueur lui donne soif; ensuite sueur pendant quatre heures, d'odeur aigre et douceâtre ; avant qu'elle cesse, mal de tête, composé de pression et de traction, qui, après le lever, fait place au trouble de la tête.

Il s'éveille tout à coup vers trois heures du matin, et tombe dans une douce transpiration, qui dure jusqu'au matin; pendant ce temps, c'est couché tranquillement sur le dos qu'il se trouve le mieux, et il ne sommeille que peu; avec sécheresse de la partie antérieure de la bouche et des lèvres, sans soif (au bout de huit heures).

765. Légère transpiration dans le lit, depuis le soir jusqu'au matin; il ne dort que de minuit à trois heures.

Délire relatif à ses affaires, pendant une heure (au bout d'une demi-heure).

Il voulut plusieurs fois s'échapper du lit. (*F. Hahnemann.*)

Scrupules, anxiétés (au bout de dix-huit heures).

Anxiété par tout le corps, qui le poussait sans cesse à faire quelque chose, et l'empêchait de se trouver bien nulle part.

770. *Anxiété ; il s'inquiète de l'avenir.* (*Herrmann.*)
Très-irritable, très-enclin à la frayeur, à la crainte, à l'indignation.

Grande irritabilité, et propension à la colère.

D'abord abattement, puis (au bout de cinq jours) sérénité. (*Michler.*)

Abattement. (*Hornburg.*)

775. Beaucoup de pleurs, pendant un jour et demi. (*F. Hahnemann.*)

Propension à la fois à se fâcher, à être de mauvaise humeur et à pleurer.

Mauvaise humeur ; croyant ne jamais terminer un travail commencé, il l'entame toujours où il ne devrait pas, et change à chaque instant ; ensuite céphalalgie pressive au front.

Mauvaise humeur et propension à quereller. (*Hornburg.*)

Morosité ; il blâme tout ce qu'il voit. (*Id.*)

780. Suractivité ; elle veut entreprendre et faire trop de choses à la fois (au bout de vingt heures).

(Grande mauvaise humeur, nulle propension à penser, débilité des facultés de l'âme.)

FIN DU PREMIER VOLUME.

TABLE

DU PREMIER VOLUME.

Pages.

TRAITÉ DE MATIÈRE MÉDICALE PURE.

FIN DE LA TABLE DU PREMIER VOLUME.